ハーバード大学テキスト
血液疾患の病態生理

訳 奈良 信雄
東京医科歯科大学大学院医歯学総合研究科臨床検査医学分野教授
東京医科歯科大学医歯学教育システム研究センター長

Pathophysiology of Blood Disorders

H. Franklin Bunn, MD
*Professor of Medicine
Harvard Medical School
Hematology Division
Brigham and Women's Hospital
Boston, Massachusetts*

Jon C. Aster, MD, PhD
*Professor, Department of Pathology
Harvard Medical School
Staff Pathologist,
Department of Pathology
Brigham and Women's Hospital
Boston, Massachusetts*

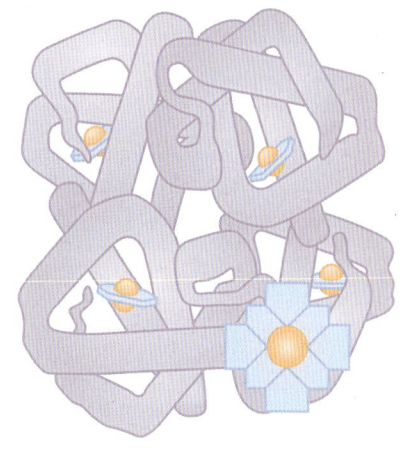

メディカル・サイエンス・インターナショナル

Authorized translation of the original English edition,
"Pathophysiology of Blood Disorders", First edition
edited by H. Franklin Bunn, Jon C. Aster

Copyright © 2011 by The McGraw-Hill Companies, Inc.
All rights reserved.

Japanese translation rights arranged with The McGraw-Hill Companies, Inc.
through Japan UNI Agency, Inc., Tokyo

© First Japanese edition 2012 by Medical Sciences International, Ltd., Tokyo

Printed and bound in Japan

訳者序文

　血液学は難しい．苦手である．こんな声が医学生，研修医，実地医家，内科専門医からしばしば聞こえる．ときには血液学を専門にしようとする後期研修医の二の足を踏ませることもある．

　血液専門医からすれば，血液学ほど分かりやすく，楽しい学問はないと思う．すべての医学の基礎となる構造と機能は，血液学の領域では分子レベルから形態学レベルまで詳細に解明されている．かつては経験則に基づく治療しかなかったが，今日では分子レベルでの解析により，理論に基づいた治療も可能となった．実際，血液学領域でのこうした学問の進歩は他領域の学問にも応用されるまでになっている．

　初心者と専門医の認識のギャップは何からきているのだろうか？

　専門医は血液疾患の病態生理を理解し，それに基づいて臨床を行っている．それに対し，初心者は病態生理を十分に理解していない，いやできない．このことこそが初心者から血液学を遠ざける最大の原因ではなかろうか．

　今日では医学的知識は膨大となり，医学部で教授する量が莫大に増えた．いきおい，個々の分野での講義数は減少せざるをえない．血液学の病態生理をじっくり教育できる余裕はない．しからば，テュートリアル，あるいは自己学習で自学することが要求される．ところが，自学自習に必要な血液学の病態生理学のテキストがない．血液学を苦手になるのは致し方ないのだろうか．

　海外ではどうしているのか．訳者は文科省の委託事業で海外13か国，36大学医学部を視察する機会を得た．そこで見た日本の医学部教育と，とくにアメリカでの医学教育の決定的な差異は，病態生理学の教育にあることが分かった．ハーバード大学ではPBLテュートリアルに参加した．活発な討論はもちろんだが，学生はそれぞれが病態生理学のテキストを持参し，それを片手に発言していた．アメリカの国家試験であるUSMLEでも，病態生理に関する問題が目白押しである．それだけ病態生理の学習を大切にしている．日本では，どうか．残念ながら，すぐれたテキストがないという理由もあろうが，学生の使用する教科書といえば，試験対策本が主流である．

　何とか血液学を修得していただき，臨床に役立てていただきたい．そんな思いの中，たまたまメディカル・サイエンス・インターナショナル社から本書の翻訳を依頼された．ハーバード大学で目にした教科書だけに，即座に翻訳を決意した．小生にとっての最適の書斎は通勤電車であるが，片道40分，朝晩合計1時間半の時間で，つり革につかまりつつ本書を翻訳した．翻訳すればするほど，本書がいかに血液学をマスターするのにすぐれた本であるかが身にしみて分かった．

　血液疾患は決してまれではなく，鉄欠乏性貧血のように女性の10〜20％にも見られるようなコモンディジーズも少なくない．また白血病や出血傾向など，初診時の対応が患者の命運を分ける疾患も少なくない．医学生，研修医，実地医家，血液専門医を志す後期研修医の皆さんに是非本書をご活用いただき，血液学に対する苦手意識を克服してもらいたいと願う．

　なお，本書の翻訳にあたっては直訳は避けた．翻訳本は得てして読みにくい．実際には訳者が本書を通読し，訳者自らが新たに新書を執筆するつもりで筆を進めた．そもそも文法構造が違う言語を直訳しても，頭にはサッパリ入りにくい．そこで，主語，述語の反転を始め，できるだけ分かりやすい訳書にした．章立てや段落を変えたり，見出しも挿入しした．本書にはない追加も随所に入れたが，ひとえに理解を助けるためである．

　本書の刊行にはメディカル・サイエンス・インターナショナル社の正路修氏のご協力をいただいた．深謝したい．

2012年春

奈良　信雄

序　文

　血液および血液疾患を学習することは，医学生にとっても，またどのレベルの臨床医にとっても興味深い．他の領域には，これほど幅広いインパクトを与える専門分野は少ない．有能な血液学者は，病理学，内科学，小児科学，そして外科学にも精通している．一方，総合医にしても，他の領域の専門医にしても，貧血を始め，出血傾向，血栓症，造血器腫瘍に遭遇することはしばしばである．多くの学生にとって，血液学と臨床検査医学をよく理解していることの意義は大きい．他の領域だと，これほど信頼できる情報量に富んだ診断検査はないし，最新の分子生物学，細胞生物学，分子病理学に裏付けられた学問はない．

　本書は，医学生に血球および止血の調節と機能に関する生理学的背景を理解してもらい，同時に血液疾患の発症に関する病態生理学的機序を学習してもらう意図で編集された．実践よりも，むしろ原理の説明に重点を置くことにした．そのため，診断法や治療を詳細に記述するのはあえて避けた．その代わり，病態発生の大枠の中で，関連する診断技法や処置の基本はカバーした．

　本書の構成ならびに内容は，ハーバード大学医学部の2年次の3週間の血液学コースに準拠した．各章の執筆陣は，血液学コースの担当者であり，図表の多くは実際の講義で使われているものである．われわれ2名が，共著のものも含め，すべての原稿をまず書き，同僚の事細かなアドバイスを受けて修正を加えた．さらに，共著者全員が他の執筆者の原稿もすべからく校閲した．図はすべて一人のイラストレーターによって描かれ，2名で入念にチェックした．こうした編集作業により，本書は統一された構成と記載になり，科学的にも臨床的にも高いレベルを保っていると確信する．

　本書の刊行に当たっては多くの人の支援をいただいた．McGraw-Hill社のJames Shanahan, Karen Edmonson, Armen Ovsepyanからは，いかに医学生にとって有用で関心を集める書物にするか，編集者としての目線で厳しいアドバイスをもらった．執筆には，Jessica Hughes, Muriel Goutasの助けをいただいた．Jeff Kutok博士 (Brigham and Women's Hospital) とCarola von Kapffからは貴重な血液塗抹標本写真を拝借した．出版する10か月前には，ハーバード大学医学部，2012年クラスの180名に原稿を見てもらった．多くの学生から，真摯で鋭い技術上あるいは概念上の誤記を指摘してもらった．これら多くの援助を受け，立派な完成本として上梓することができたことに深謝したい．最後に，われらが妻，Erin MaloneとBesty Bunnの愛と支援に心から感謝する．

H. Franklin Bunn
Jon C. Aster
August 2010

執筆者

Joseph H. Antin, M.D.
Professor of Medicine
Dana Farber Cancer Institute
Boston, Massachusetts

Kenneth A. Bauer, M.D.
Professor of Medicine
Beth Israel Deaconess Medical Center
Boston, Massachusetts

Nancy Berliner, M.D.
Professor of Medicine
Director of Hematology
Brigham and Women's Hospital
Boston, Massachusetts

Daniel J. DeAngelo, M.D., Ph.D.
Associate Professor of Medicine
Dana Farber Cancer Institute
Boston, Massachusetts

Mark D. Fleming, M.D., Ph.D.
Professor of Pathology
Children's Hospital Boston
Boston, Massachusetts

Arnold S. Freedman, M.D.
Associate Professor of Medicine
Department of Medical Oncology
Division of Hematologic Malignancies
Dana Farber Cancer Institute
Boston, Massachusetts

Bruce Furie, M.D.
Professor of Medicine
Beth Israel Deaconess Medical Center
Boston, Massachusetts

Richard M. Kaufman, M.D.
Assistant Professor of Pathology
Medical Director,
Adult Transfusion Service
Brigham & Women's Hospital
Boston, Massachusetts

Matthew M. Heeney, M.D.
Assistant Professor of Pediatrics
Hematology/Oncology Fegan 704
Children's Hospital Boston
Boston, Massachusetts

Samuel E. Lux IV, M.D.
Professor of Pediatrics
Division of Hematology/Oncology
Children's Hospital Boston
Boston, Massachusetts

David G. Nathan, M.D.
Professor of Pediatrics
Dana Farber Cancer Institute
Boston, Massachusetts

David T. Scadden, M.D.
Professor of Medicine
Center for Regenerative Medicine
Boston, Massachusetts

目 次

1 血液と造血臓器 1
2 造血 11

PART I
貧血と赤血球疾患 23

3 貧血総論 25
4 骨髄不全，骨髄浸潤性疾患による貧血 35
5 鉄代謝：欠乏と過剰 41
6 巨赤芽球性貧血 51
7 慢性疾患に伴う続発性貧血 61
8 サラセミア 67
9 鎌状赤血球症 79
10 赤血球膜または赤血球代謝異常による溶血性貧血 91
11 後天性溶血性貧血 101
12 赤血球増加症 109

PART II
止血と血栓症 115

13 止血総論 117
14 血小板異常症 129
15 遺伝性凝固異常症 139
16 後天性血液凝固異常症 147
17 血栓性疾患 155

PART III
白血球系疾患 163

18 白血球の機能と非腫瘍性白血球系疾患 165
19 造血器腫瘍(序説) 179
20 骨髄増殖性疾患，骨髄異形成症候群 189
21 急性白血病 201
22 非ホジキンリンパ腫および慢性リンパ性白血病 213
23 ホジキンリンパ腫 229
24 多発性骨髄腫および類縁疾患 235

PART IV
輸血医学 245

25 輸血 247
26 造血幹細胞移植 257

セルフアセスメント解答 267
索引 269

注意

本書に記載した情報に関しては，正確を期し，一般臨床で広く受け入れられている方法を記載するよう注意を払った．しかしながら，著者(訳者)ならびに出版社は，本書の情報を用いた結果生じたいかなる不都合に対しても責任を負うものではない．本書の内容の特定な状況への適用に関しての責任は，医師各自のうちにある．

　著者(訳者)ならびに出版社は，本書に記載した薬物の選択，用量については，出版時の最新の推奨，および臨床状況に基づいていることを確認するよう努力を払っている．しかし，医学は日進月歩で進んでおり，政府の規制は変わり，薬物療法や薬物反応に関する情報は常に変化している．読者は，薬物の使用に当たっては個々の薬物の添付文書を参照し，適応，用量，付加された注意・警告に関する変化を常に確認することを怠ってはならない．これは，推奨された薬物が新しいものであったり，汎用されるものではない場合に，特に重要である．

CHAPTER 1

血液と造血臓器
Introduction to Blood and Hematopoietic Tissue

Jon C. Aster

> **学習目標**
>
> 本章で理解すること
> - 血液の成分
> - 血液各成分の検査法
> - 主な造血臓器・リンパ組織(骨髄,脾臓,胸腺,リンパ節)の構造と機能

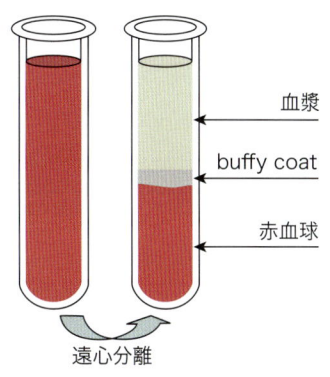

診療科の専門を問わず,すべての医師は血液および造血器疾患に関する知識を身につけておく必要がある.というのも,鉄欠乏性貧血のような基本的血液疾患は健康診断でも病院診療でもしばしば遭遇するし,肝疾患や腎疾患など他臓器の疾患に貧血など二次的な血液異常を伴うことはまれではない.日常の診療だけでなく,血液疾患の研究は,悪性腫瘍の病態生理を分子生物学の面から解析したり,幹細胞の生物学的特徴を解明するのにも役立つ.そのうえ,これらの研究は生物学ならびに医学の発展に大きく寄与したし,分子生物学の臨床医学への実用的応用にも貢献してきた.

本書の目標は,医学生が臨床医あるいは医学研究者になるためのトレーニングを受けている際に,血液疾患に関する基礎知識をみっちりと身につけてもらうことにある.まず第1章では,血液および血球の成熟と機能に関与する造血組織,さらに日常よく行われる血液学的検査所見について概説する.第2章では,血球の起源と血球産生の調節について詳しく述べる.それ以降の章ではそれぞれの血液疾患について詳述する.

1. 血液

循環血液量は成人男性で約5L,成人女性では約4Lである.血液は,固形成分の**血球**と,液体成分の**血漿**からなる.血球と血漿は低速度の遠心分離で容易に分離できる.すなわち,血液を遠心分離すると,試験管下層の厚い赤血球層と,上層の血漿層に分かれる.赤血球層と血漿層の中間には,**buffy coat**とよばれる薄い灰白色層があり,ここには白血球と血小板がある.

1)血球

血液の塗抹標本を作成し,染色して光学的顕微鏡で観察すれば,ほとんどの血球はほんの数分で形態学的特徴から分類できる.かつては,形態学に精通した医師なら,病歴,身体所見,そしてベッドサイドでの血液塗抹標本の観察から血液疾患を正しく診断できていた.ところが昨今では血球検査は医師から臨床検査技師,病理学者へと移ってしまった.それでも,血液疾患を正しく理解するには,血球およびその前駆細胞の形態学的特徴を十分に知っておくべきである.

血球は大きく分けて,赤血球,白血球,血小板の3つの成分がある.血球数の基準値を表1-1に示す.

第2章で述べるように,赤血球,血小板,顆粒球,単球は骨髄にある共通の前駆細胞から発生する.そこでこれらの血球は**骨髄系細胞** myeloid cell とよばれる.一方,種々のリンパ球は別の前駆細胞に由来し,**リンパ系細胞** lymphoid cell とよばれる.

①**赤血球** red blood cell

末梢血液中でもっとも多い血球で,ヒトの赤血球には核がなく,末梢血液塗抹標本では両凹面の円盤状形態を示す.細胞質は酸素を運搬するタンパク質

表1-1 血球数の成人基準値
(Brigham and Women's Hospital)

血球	基準値(/μL)
赤血球	450〜640万
白血球	4,000〜10,000
好中球	48〜76%(絶対数1,900〜7,600)
好酸球	<5%(0〜500)
好塩基球	<1.5%(0〜200)
単球	2.5〜8.5%(100〜800)
リンパ球	18〜41%(800〜4,100)
血小板	15〜45万

(訳注:原著ではS.I.単位で記載されているが,本邦で通常使用されている表記とした)

のヘモグロビンで満たされている(図1-1).赤血球の単純な形態と構造は,その機能を発揮するために巧妙に形作られている.すなわち,赤血球は肺呼吸で摂取した酸素を末梢組織に運搬し,末梢組織で生じる二酸化炭素を肺に運んで呼吸によって体外に排出する.正常な赤血球の寿命は約120日である.

②**白血球** white blood cell

白血球には図1-2に示すように種々のタイプがある.

顆粒球は骨髄に由来する寿命が短い白血球で,末梢血液中では形態学的に区別できる.

もっとも多いのは**好中球**(多形核白血球)で,核は3〜5個に分葉し,中等度の面積をもつ細胞質には淡いライラック色調の顆粒が認められる.好中球には貪食作用があり,細菌や真菌によって引き起こされる急性感染症などに対する防御を担当する.

好酸球は2分葉の核をもち,細胞質には赤色の顆粒がぎっしり詰まっている(eosinophils という名称は暁の女神Eosに因む).好酸球は慢性の免疫応答に重要な役割を果たし,とくに寄生虫症,喘息,アレルギー疾患に関連する.

好塩基球は顆粒球のうちではもっとも少なく,細胞質には暗青色の顆粒がぎっしり詰まり,核の形態は不明瞭である.好塩基球は,好酸球が増えるような病態でわずかに増加する程度である.

白血球の他のタイプとして単核球がある.これは顆粒球にみられるような核の分葉がない白血球で,単球とリンパ球がある.

単球は白血球のうちでもっとも大きく,直径は12〜20 μmである.核はくびれたり,腎臓形をし,豊富な淡青色の細胞質に小さな顆粒をわずかに含む.単球は好中球と同様に活発な貪食能をもつが,いくつかの点で好中球と異なる.とりわけ注目に値する点として,単球は末梢血液から組織に移行し,寿命が比較的長いマクロファージに分化して感染や組織損傷が発する危険なシグナルをキャッチする監視役となることがあげられる.

リンパ球は免疫応答で重要な役目を果たす.大きさはさまざまで,静止状態にあるリンパ球は正常赤血球とほぼ同じ直径が7〜9 μmで,核は円形で,細胞質は乏しい.活性化されたリンパ球は20 μmにもなる大きな血球で,核は大きく,細胞質も豊富になって顆粒を少数含む.循環しているリンパ球には,B細胞,T細胞,NK細胞がある.これらの区別は形態学的には不可能で,細胞分化系に特異的なマーカーを検索することで区別する.いわゆる記憶細胞とよばれるいくつかのB細胞とT細胞は年余にわたって生存できる.この長寿命は,過去数年前に感染した病原体に曝露された際に反応する免疫系

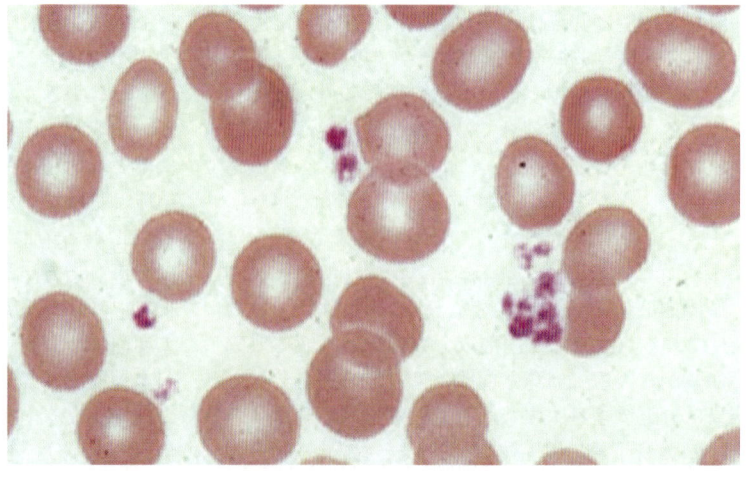

図1-1 赤血球と血小板(末梢血液)

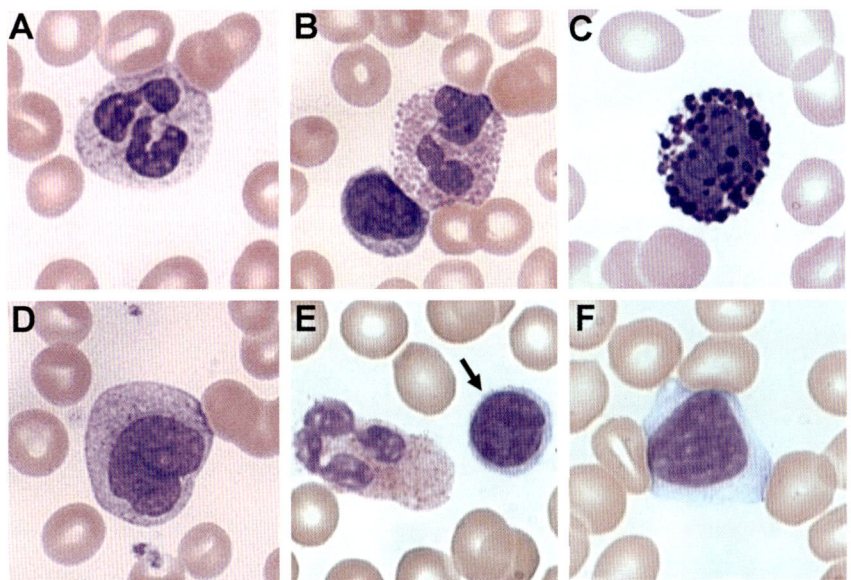

図 1-2　白血球(末梢血液)．A：好中球，B：好酸球，C：好塩基球，D：単球，E：静止期の小リンパ球(矢印)，F：活性化された異型リンパ球．

の基盤となる．

③血小板 platelet(thrombocyte)

　血小板は骨髄中の巨核球から分離した核のない小さな断片状の血球で，細胞質には紫色の顆粒がある(図 1-1)．血漿中の血液凝固因子と協力し，血小板は止血に重要な役目を果たす．血小板の寿命は 7～10 日である．血小板の構造と機能は第 14 章で述べる．

④その他の骨髄由来細胞

　マクロファージのほかにも，次に記載するように，骨髄白血球に由来するさまざまなタイプの細胞が主として組織に存在する．

　破骨細胞 osteoclast：単球に由来する多核細胞で，骨にあり，骨吸収を行う．

　形質細胞 plasma cell：B 細胞が最終的に分化した細胞で，抗体を産生する．主に，骨髄，脾臓，リンパ節，腸管にある．

　樹状細胞 dendritic cell：分化した抗原提示細胞である．

　肥満細胞 mast cell：暗青色で異染性を示す顆粒をもつ細胞で組織にある．免疫応答，とりわけ過敏反応に関与する．

　幹細胞 stem cell，**前駆細胞** progenitor cell：血球の祖先となる細胞である．

2) 血球計測

　臨床検査では自動血球計数器で血球を算定する．自動血球計数器には原理の異なる 2 種類の方式がある(図 1-3)．1 つは電気抵抗法で，電流が流れる小さな隙間を血球や血球断片が通過するときに発生する電気抵抗の変化を検出する方法である．もう 1 つはフローサイトメトリを使う方法で，原理は後述する．いずれの方式でも血液検体中の各血球を同定し，数ならびに大きさを測定する．通常は赤血球の溶解液を用いてヘモグロビン濃度を同時に測定する．自動血球計数器は赤血球の平均容積，血液単位容積当たりの赤血球数，ヘモグロビン濃度から赤血球恒数(指数，第 3 章参照)を計測し，貧血の診断と分類に利用される．すなわち，赤血球恒数として平均赤血球容積(MCV)，平均赤血球ヘモグロビン濃度(MCHC)，平均赤血球ヘモグロビン量(MCH)，ヘマトクリット値を算出する．成人男女の赤血球恒数の基準値を表 1-2 に示す．自動血球計数器では血小板の大きさも計測でき，平均血小板容積が増加している場合には特発性血小板減少性紫斑病のように，寿命が短縮して幼若な血小板が増えている病態を示し，臨床的に有用である．

　白血球はフローサイトメトリで分類できる．個々の白血球を含む血液滴がレーザー光線を通過する際，細胞の大きさに応じて前方に光を屈折し，また細胞質顆粒に応じて側方に屈折する．レーザー光投射の前方と側方に置かれた光センサーが個々の細胞の光散乱を感知し，グラフ上に描記される．こうして，光散乱の性質から，白血球の分類(リンパ球，単球，好中球など)がプロットされ，各白血球の絶

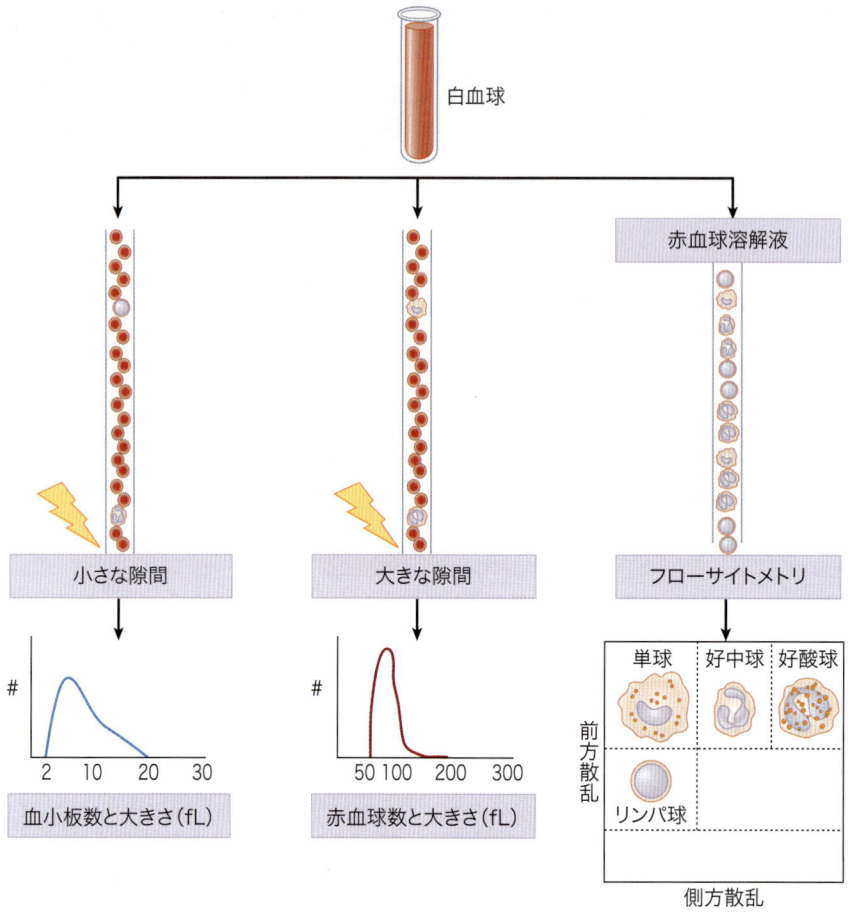

図1-3 **自動血球計数器での血球計測**．赤血球と血小板の数と容積は電気抵抗法で測定する．フローサイトメトリでは白血球を測定する．

対数と相対比率が計測できる（図1-3）．

フローサイトメトリの前方と側方の光散乱だけでは，B細胞とT細胞のように形態学的に類似した白血球を区別することはできない．そこで，それぞれの血球系に特異的な抗体を用いて蛍光染色し，色素の励起波長に応じたレーザー光と色素の放射波長を検出する鏡とフィルターを備えたフローサイトメトリで検査する．この方法は，ヒト免疫不全ウイルス（HIV）感染患者末梢血液中のCD4陽性ヘルパーT細胞を測定したり，造血器腫瘍を診断するのに使用される（第19〜24章）．

表1-2 **赤血球恒数（指数）基準値**(成人，Brigham and Women's Hospital)

検査項目	男性	女性
ヘモグロビン(g/dL)	14.5〜18.0	13.5〜16.5
ヘマトクリット(%)	44〜54	40〜50
平均赤血球容積(MCV)(fL)	80〜95	
平均赤血球ヘモグロビン量(MCH)(pg)	27〜32	
平均赤血球ヘモグロビン濃度(MCHC)(pg/fL)	32〜36	

3）血漿 plasma

血液の液体成分である血漿は，水と，それに溶解しているタンパク質，脂質，電解質などから構成される．本書では，血漿量，電解質，脂質濃度などの調節機構については割愛し，凝固系にかかわるタンパク質，von Willebrand factor（ヴォン・ヴィレブランド因子）やプラスミンなど血栓溶解にかかわるタンパク質など，血栓の形成と溶解にかかわる血漿タンパク質を中心に解説する．止血に不可欠な役割を演じる血小板機能にも影響する因子の検査については第14，15章で記述する．

2．骨髄 bone marrow

出生後には通常，骨髄が唯一の造血臓器である．幼小児期にはほとんどの骨の骨髄で造血が起こっている．成人になれば通常は椎骨，長管骨近位部，頭蓋骨に造血は限られる．骨髄には栄養動脈が入り，それらは分枝して内皮細胞や外膜細胞で裏打ちされた静脈洞に移行する．静脈洞の間にある歯状の組織には，線維芽細胞，脂肪細胞，リンパ球やマクロファージなどの単核細胞，種々の成熟段階の造血細胞などが存在する（図1-4）．

光学的顕微鏡レベルではわかりにくいが，造血細胞は骨髄の中で血球の分化と機能発現が秩序よく進行するように順序立てて配列されている．例えば，巨核球は静脈洞に接しており，血小板が末梢血液に直接に流入できる．赤血球前駆細胞はマクロファージを取り囲むようにして存在し，赤芽球島を形成している．形質細胞は毛細血管に沿うようにして存在し，抗体を血液中に放出しやすくしている．また第2章で述べるように，造血幹細胞は毛細血管に接する特別な凹んだニッチの中で発育する．骨芽細胞は骨を裏打ちしている．さらに最近わかったことであるが，脂肪細胞は造血を負に制御しており，骨髄中の造血組織の量と分布を抑制する作用がある．

骨髄検査

骨髄検査の適応は，血球数が原因不明のまま基準値を外れて異常値を示したり，未熟な芽球細胞などの異常細胞が末梢血液に現れているような場合である．赤血球，好中球，血小板などの骨髄系細胞はリンパ系細胞に比べて寿命が短いため，骨髄機能が原因のいかんにかかわらず障害された場合には，まずこれらの血球数に異常が現れる．骨髄系細胞のすべてが減少しているのは**汎血球減少症**とよばれ，骨髄での造血が低下している病態を示す．逆にすべての骨髄系細胞が増加しているのは**汎血球増加症**とよばれる．そのほか，血球の増減の組み合わせで，表1-3に示すような名称がある．

骨髄検査は，通常は後腸骨稜の穿刺もしくは生検によって行われる．末梢血液と混じった穿刺骨髄液をスライドグラスに塗抹し，染色して顕微鏡で観察する．正常の骨髄穿刺では，血球分化のさまざまな段階にある細胞を含む骨髄断片を採取する（図1-5）．骨髄穿刺液には，リンパ系細胞よりも骨髄

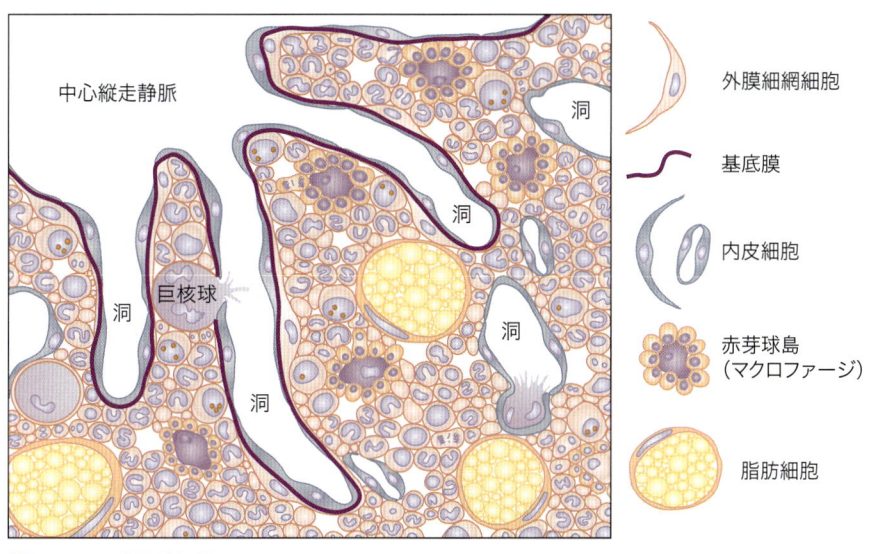

図1-4　正常骨髄組織．

表1-3 血球数異常のさまざまな名称

異常血球数	名称
全骨髄系細胞の減少	汎血球減少症 pancytopenia
全骨髄系細胞の増加	汎血球増加症 pancytosis
赤血球数の減少	貧血 anemia
赤血球数の増加	赤血球増加症，多血症 erythrocytosis, polycythemia
白血球数の減少	白血球減少症 leukopenia
白血球数の増加	白血球増加症 leukocytosis
好中球数の減少	好中球減少症 neutropenia
好中球数の増加	好中球増加症 neutrophilia
好酸球の増加*	好酸球増加症 eosinophilia
好塩基球の増加*	好塩基球増加症 basophilia
単球数の減少	単球減少症 monocytopenia
単球数の増加	単球増加症 monocytosis
リンパ球数の減少	リンパ球減少症 lymphopenia
リンパ球数の増加	リンパ球増加症 lymphocytosis
血小板数の減少	血小板減少症 thrombocytopenia
血小板数の増加	血小板増加症 thrombocytosis

*好酸球と好塩基球は正常でも極めて少ないので，好酸球減少症や好塩基球減少症というのはない．

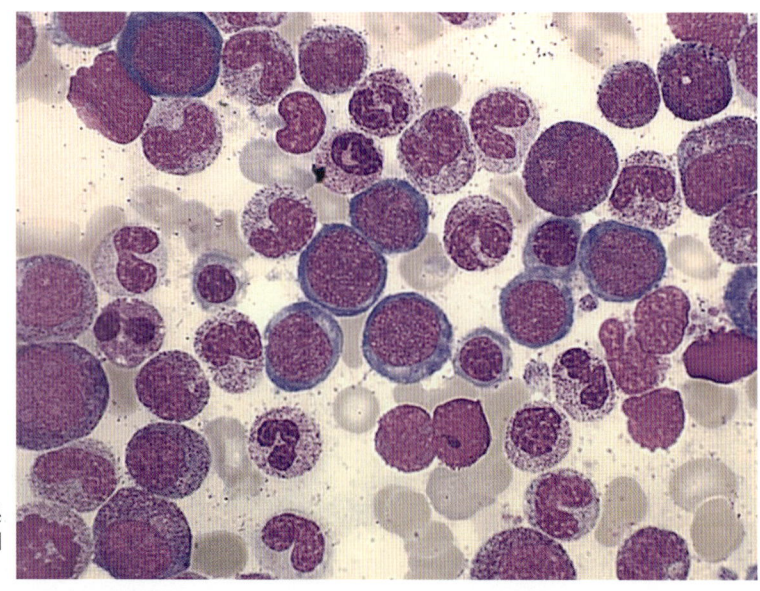

図1-5 **正常骨髄穿刺液．**赤血球系と顆粒球系のさまざまな成熟段階の細胞が認められる．

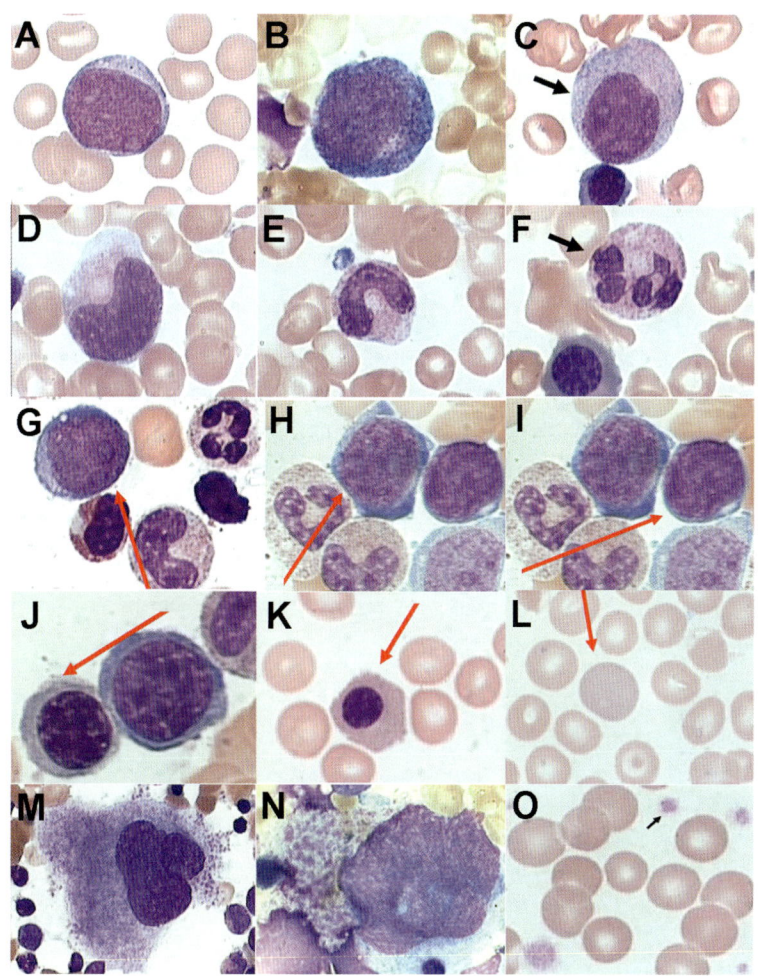

図 1-6 正常骨髄穿刺液で観察される種々の成熟段階の骨髄系細胞．A-F：好中球の分化成熟段階，A：骨髄芽球，B：前骨髄球，C：骨髄球，D：後骨髄球，E：桿状核好中球，F：分葉核好中球．G-L：赤血球の分化成熟段階，G：前赤芽球，H-I：好塩基性赤芽球，J：多染性赤芽球，K：正染性赤芽球，L：網赤血球．M-O：血小板の成熟段階，M：巨核球，N：細胞質が断片化して血小板を放出している巨核球，O：末梢血液中の血小板．これらのほか，正常骨髄には，少数ながらもリンパ球，形質細胞，肥満細胞，マクロファージなどが存在する（図示されていない）．

系細胞のほうが多く含まれる．熟練した技量で骨髄を詳細に検査すれば，ほとんどすべての骨髄系前駆細胞と血球を形態学的観察だけでも十分に同定できる（図1-6）．ただし，未熟な癌細胞やリンパ系細胞については，フローサイトメトリなど他の検査法を用いてさらに検討しなければならない．

骨髄穿刺検査の欠点として，骨髄の線維化をきたすような種々の病態では"dry tap"として骨髄吸引が不能になり，検査ができない．この場合には骨髄生検を行わないと骨髄を観察することはできない（図1-7）．骨髄生検は生検針を用いて1cmほどの細長い骨髄片を切り出し，脱灰して組織切片標本を作成する．骨髄生検標本では個々の細胞の詳細な観察はできないが，骨髄全体の細胞密度を判定したり，結核など肉芽腫性病変，転移性悪性腫瘍，造血器腫瘍などで骨髄線維化をきたす疾患の診断に有用である．

3. 胸腺 thymus

骨髄で産生されたリンパ球の初期段階細胞のいくつかは前縦隔にある2葉の胸腺に移行し，T細胞に分化する．胸腺は皮質と髄質に分かれる．皮質には未熟なT細胞（胸腺細胞）が多く存在し，髄質には少数の胸腺細胞と，扁平上皮に分化した上皮細胞の集団であるハッサル小体 Hassall corpuscle が散在する（図1-8）．胸腺は上皮細胞と樹状細胞の網状構造で覆われる．この2つの細胞はペプチド抗原を提示して胸腺細胞を分化させる．この過程は**胸腺細胞増殖** thymopoiesis とよばれ，第2章で詳しく述べる．

4. 二次性リンパ組織 secondary lymphoid tissue

骨髄系細胞が分化した赤血球，顆粒球，単球，血

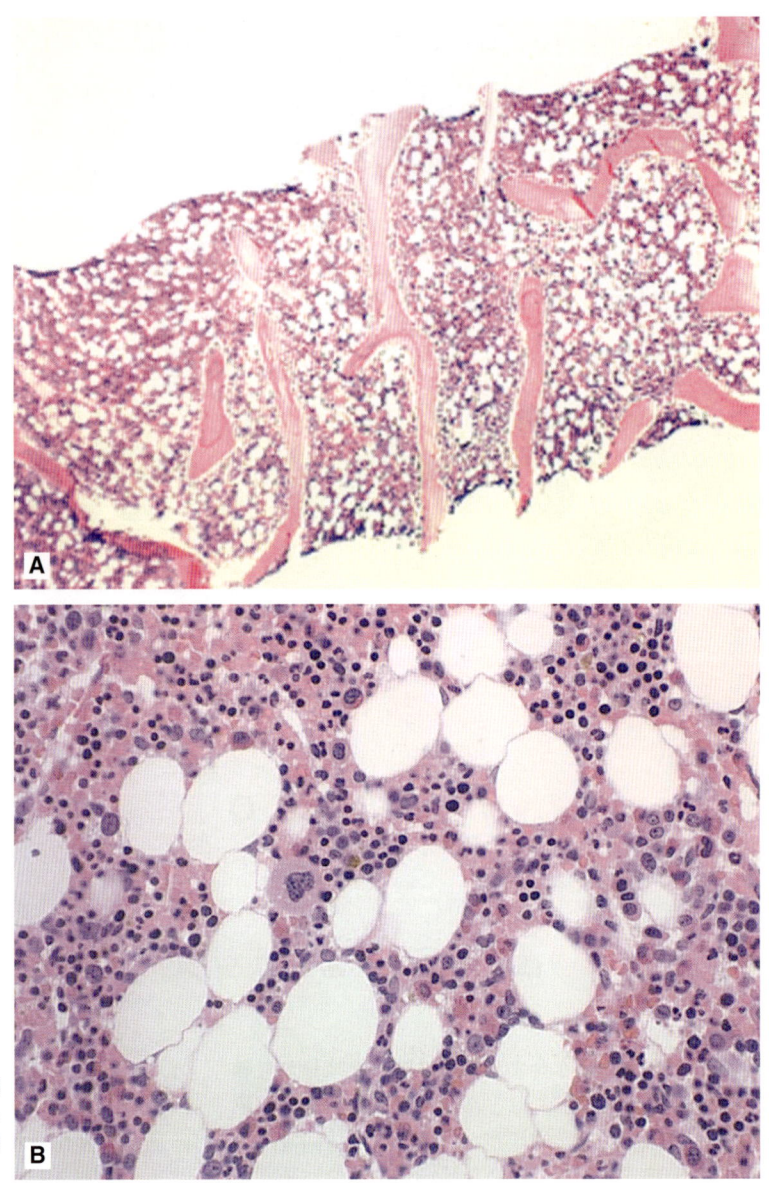

図 1-7　骨髄生検標本．A：弱拡大．骨梁と骨髄組織を観察できる．B：強拡大．脂肪細胞と造血細胞が認められる．赤血球と顆粒球の未熟な細胞が観察され，巨核球が散在する．

小板は，骨髄から末梢血液へ移行すると，それぞれの運命は定まっており，一定の寿命で死滅する．これに対し，T細胞とB細胞の運命はまったく異なる．骨髄や胸腺から遊離したリンパ球は血液を循環して二次性リンパ組織に到達する．二次性リンパ組織には，脾臓，リンパ節，小腸のパイエル板 Payer patch や扁桃組織などの粘膜関連リンパ組織がある．これらの組織は，獲得免疫細胞や先天性免疫細胞が病原体や異物に出会うのに適した構造になっている．ここで抗原と接触して活性化されたT細胞なりB細胞は増殖を開始し，免疫応答を起こした部位で産生される因子の影響を受けて異なった運命をたどることになる．T細胞は，エフェクターT細胞（ヘルパーT細胞と細胞傷害性T細胞），調節性T細胞，記憶T細胞へと分化する．一方，B細胞は，記憶B細胞になったり，形質細胞に分化して免疫グロブリンを産生する．

　脾臓には2つの機能がある．1つは血液中の粒子状物質を濾過する機能で，もう1つは獲得免疫反応の場になることである．血液は脾門部から脾動脈を介して脾臓に流入する．脾動脈は脾実質内で枝分かれし，小動脈になる（図1-9）．小動脈はさらに枝分かれし，それらは免疫刺激に反応する用意のできているT細胞とB細胞が集まったリンパ濾胞で囲まれ，これらの組織が**白脾髄**を構成する．小動脈はさらに枝分かれして樹枝状の細動脈となり，**赤脾髄**に

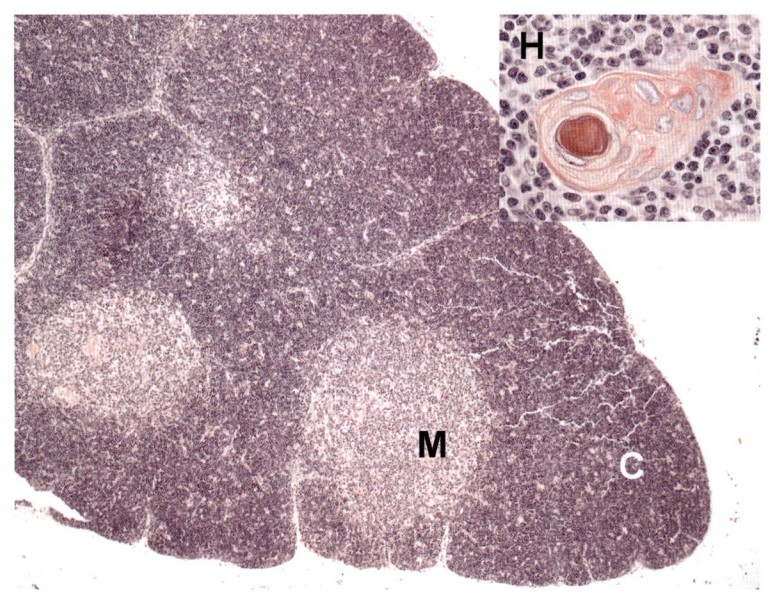

図 1-8　胸腺．弱拡大では胸腺細胞が多く存在する皮質(C)と，蒼白で中心部に位置する髄質(M)がわかる．挿入図は髄質のハッサル小体(H)を示す．

流れ込む．赤脾髄は，細長い隙間のような開口部をもつ基底膜で脾洞と境する脾索からなる．正常の赤血球は可塑性があってこの細長い隙間をすり抜けて循環できるが，老朽化して可塑性のなくなった赤血球はすり抜けることができず，マクロファージに捕捉されて排除される．同じようにマクロファージはこの部位で粒状の細菌を除去し，敗血症を防ぐ第一段階の防御機構を担っている．血液中の抗原は白脾髄で容易にT細胞とB細胞に接し，それぞれエフェクターT細胞と形質細胞に分化する．赤脾髄には多数の形質細胞があり，重要な抗体産生場所となっている．

　原発性に発症する脾臓疾患はまれである．しかし，他の疾患で二次的に脾腫をきたすものは多い(表1-4)．正常では脾臓は約150gであるが，病的状態では10倍以上に腫大することがある．

　脾臓が血液のフィルター役となっているのと同様に，**リンパ節**はリンパ液を濾過する．中枢神経系以外の組織には，組織間のリンパ液を集めるリンパ管がある．リンパ液はリンパ系を構成するリンパ節に流れ込む．健康なときのリンパ節は直径1.5 cm以下と小さく，被膜に包まれている．リンパ節には，B細胞，T細胞，抗原提示樹状細胞，マクロファージ，抗体産生形質細胞などがある(図1-10)．リンパ液はゆっくりとリンパ節に注がれ，そこで免疫細胞の監視を受ける．咽頭痛やリンパ節が腫れたことがある人なら誰でもわかるように，リンパ節はさまざまな急性・慢性の免疫反応で腫脹する．もっとも頻度は低いが，B細胞もしくはT細胞の腫瘍である悪性リンパ腫によるリンパ節腫脹には注意が必要である．

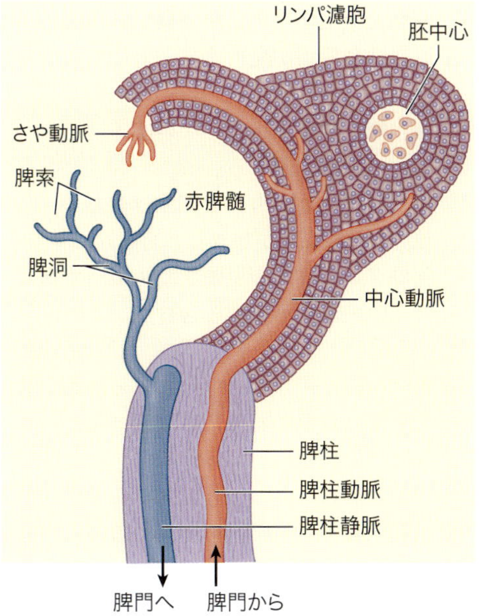

図 1-9　脾臓．白脾髄と赤脾髄への血液流入(Kumar V, Abbas A, Fausto N, Aster J, eds.: Robbins Pathologic Basis of Disease 8th edition, Elsevier, Philadelphia, p.633, 2010 より引用)

表1-4　脾腫の原因

I. 感染
　　細菌：心内膜炎，敗血症，結核
　　ウイルス：伝染性単核球症
　　真菌：ヒストプラズマ症
　　原虫：マラリア，バベシア症
II. 鬱血
　　門脈圧亢進症：肝硬変，門脈血栓症，脾静脈血栓症，心不全
III. 造血器腫瘍
　　悪性リンパ腫：非ホジキンリンパ腫，ホジキン病，慢性リンパ性白血病，骨髄増殖性疾患
IV. 反応性過形成
　　溶血性貧血
V. 非感染性免疫反応
　　サルコイドーシス
　　膠原病：関節リウマチなど
VI. その他
　　アミロイドーシス
　　リソソーム病：ゴーシェ病など
　　悪性腫瘍の転移
　　原発性脾嚢胞，腫瘍(極めてまれ)

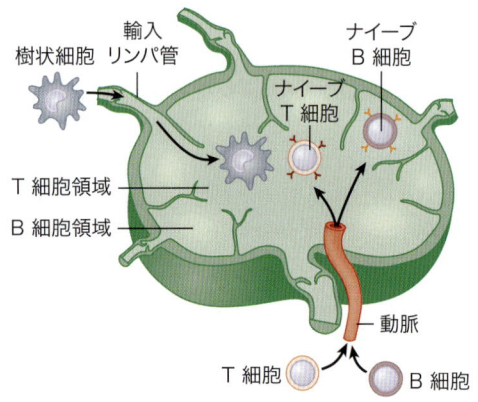

図1-10　リンパ節. 皮質，B細胞濾胞，髄質を示す．B細胞とT細胞はそれぞれ特異的な部位に移行することをイラストで示す(Kumar V, Abbas A, Fausto N, Aster J, eds.: Robbins Pathologic Basis of Disease, 8th edition, Elsevier, Philadelphia, p.189, 2010 より引用)．

セルフアセスメント

1. 脾臓について正しくない記述はどれか．
   A．血液の濾過作用がある．
   B．免疫グロブリンを産生する重要な臓器である．
   C．急性もしくは慢性的免疫系が活性化されると腫大する．
   D．血球を産生する重要な臓器である．
   E．原発性に腫瘍が発生することはまれである．

2. リンパ節について正しくない記述はどれか．
   A．リンパ液を濾過する．
   B．主にB細胞があり，T細胞は少ない．
   C．急性の免疫反応が起きると有痛性に腫脹する．
   D．免疫グロブリンの主要な産生場所である．
   E．多くの抗原提示細胞を含む．

3. 骨髄について正しくない記述はどれか．
   A．出生後は主要な血球産生場所である．
   B．骨髄への癌転移が疑われる場合には骨髄穿刺検査が診断にもっとも有効である．
   C．汎血球減少症の原因を検索するのにしばしば検査される．
   D．胎児の発生段階で，最初に造血が起こる部位である．
   E．造血を負に調節する脂肪細胞が含まれる．
   F．造血幹細胞の成長を支えるニッチがある．

CHAPTER 2

造血 Hematopoiesis

David Scadden, Jon C. Aster

> **学習目標**
>
> 本章で理解すること
> - 造血臓器の発生
> - 造血幹細胞の性質と機能
> - 造血調節における造血因子と転写因子の役割
> - 造血因子と造血幹細胞移植の臨床応用

第1章では形態学的に認識できる造血前駆細胞，赤血球，白血球，血小板について述べた．第2章では，血球が生成される過程の造血 hematopoiesis について記載する(hematopoiesis という用語はギリシャ語の"血液を作る"に由来する)．後述するように，造血という現象では，数が少なく，かつ形態学的には不明瞭ながらも重要な機能をもつ造血前駆細胞が主役になる．造血の維持・調節機構を解明することは，組織の幹細胞の生物学的特徴を明らかにし，骨髄造血が障害されて血球減少をきたす疾患や，悪性腫瘍，遺伝性疾患の有効な治療法を開発するのに貢献してきた．

1. 造血臓器の発生

造血細胞の発生起源は複雑で，十分に解明されているわけではない．造血幹細胞 hematopoietic stem cells(HSCs)としての性格をもつ細胞は出生前に種々の組織で発生し，次々に造血が起こる(図2-1)．

胎生16日頃には卵黄囊で造血が開始される．ここでは，循環システムの発生に伴い，酸素を運搬する赤血球がもっぱら作られる．さらに血球は胎生3～4週頃に大動脈-性腺-中腎発生に関連する腹側中胚葉から発生するようになる．腹側中胚葉とおそらく卵黄囊から発生する HSCs は血流を介して肝臓に運ばれる．

肝臓は胎生6週頃に造血臓器となり，胎生期を通じて主要な造血の場となる．なお，HSCsと造血前駆細胞のいくつかは胎盤と臍帯血にも胎生6週頃に出現し，出生するまで続く．胎生7～8週までに肝臓に由来するリンパ系前駆細胞は新しく発生する胸腺に移動し，ここでT細胞が発生する．

胎生5か月には肝臓などで作られる HSCs は骨髄へ移動し，出生するまで骨髄が主要な造血の場となる．そして出生とともに肝臓での造血は消失する．

出生後，造血は通常は骨髄に限られる．もっとも，重症な遺伝性貧血などの重篤な造血障害がある場合には，肝臓での造血が維持されたり，新たに開始される．そして，髄外造血として脾臓やリンパ節でも造血が起こるようになる．慢性骨髄性白血病などの造血器腫瘍がこれらの髄外造血部位に浸潤することがあり，その結果，著明な肝脾腫や中等度のリンパ

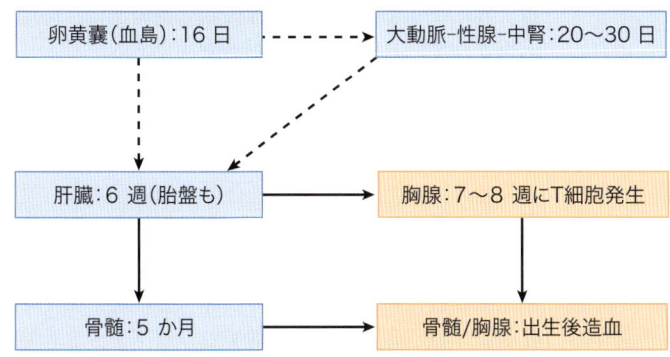

図 2-1 **ヒトの造血発生**．点線は造血幹細胞と初期の前駆細胞が移行すると想定される経路を示すが，証明されているわけではない．

節腫をきたすことがある．

2．造血幹細胞，前駆細胞

　造血という現象はたえず動的な状態にある．骨髄では，通常，約2千億個の赤血球，約1千億個の血小板，約6百万個の好中球が毎日作られる．一方ではほぼ同数の血球が日々崩壊し，血球数は定常状態に保たれている．造血は一生涯続き，しかも血球数の変化に応じて極めて繊細に調節されている．というのも，血球が減少しすぎても，逆に増加しすぎても重篤になり，致命的になりかねないからである．

　こうして血球数が定常状態を維持するべく，造血機構は造血前駆細胞から成熟血球にいたるまでヒエラルキーに沿って秩序が保たれている（図2-2）．造血ヒエラルキーの頂点はHSCsである．HSCsは造血を維持し，同時にすべての血球に分化する能力をもつことから，多能性幹細胞ともよばれる．定常状態では，HSCsが分裂する場合，2個の娘細胞のうち少なくとも1個の細胞はHSCsとしての性格を残す．つまり**自己再生**self renewalを行い，これによってHSCsの数が保たれることになる．

　HSCsの分裂様式には，対称性分裂と非対称性分裂がある（図2-3）．対称性分裂は胎児肝でみられる様式で，幹細胞の数を増やすべく，1個の幹細胞が2個の幹細胞を作る．造血の亢進が要求されるようなストレスがかかった場合には，幹細胞は対称性分裂によって運命づけられた**分化**commitmentを起こし，2個の造血前駆細胞になる．非対称性分裂では，幹細胞からできる2つの娘細胞のうち1個は幹細胞のままであるが，もう1つは分化する．骨髄ではこの非対称的分裂が優位に起こり，このためHSCsはほぼ一定数が保たれる．詳細は必ずしも明らかにされていないが，ごく初期分化段階の前駆細胞は骨髄系（赤血球，顆粒球，巨核球）かリンパ系（B細胞，T細胞，NK細胞）にまず分かれる．分化が進行するにつれ，前駆細胞は最終分化段階の個々の血球の性質をもつようになる．

　骨髄のHSCsは通常は**静止状態**quiescenceに長くとどまり，ほとんどは数か月ごとに活動を開始して分化を"始める"．静止状態にあること自体は多分化能を維持するのに有用で，形質転化や腫瘍性変化につながる突然変異を起こしにくくするのにも役立つ．しかしながら，出血や感染症などで造血の亢進が要求されると，HSCsは頻回に分裂するようになり，しかも対称性分裂によりHSCsの数を増やす．極端な状態では，HSCsなり初期の造血前駆細胞が骨髄から放出され，肝臓，脾臓，リンパ節などに移行して**髄外造血** extramedullary hematopoiesisを行うようになる．

　HSCsが血中を循環できるなら，なぜ出生後の造血は骨髄だけに限定されるのだろうか？　その理由の1つには，HSCsが活発に骨髄に定着しやすい点があげられる．循環HSCsはケモカインCXCL12が高濃度に含まれる骨髄毛細血管に接着し，骨髄内に移行する．HSCsは骨髄間質に入り，血管と骨梁を裏打ちする骨芽細胞の間に落ち着く．この部位は特殊な微小環境であるニッチnichを構成し，"ニッチ"を構成する細胞からはCXCL12のような因子が放出され，HSCsの増殖，分化を制御する．ただし，そのメカニズムはよくわかっていない．HSCsはニッチの出す因子によって静止状態が保たれ，後述する造血因子の刺激には反応しない．造血因子が増え，同時にニッチの静止誘導因子が減少したときにのみHSCsが増えると考えられる．また，別の仮説として，ニッチの"空き"具合がHSCsの数を規定し，空いているニッチが多ければHSCsの数を増やすと考えられる．高度の造血障害が起きた際には，肝臓など髄外造血の場にニッチが二次的に出現するとされる．

　HSCsは数が少なく，形態学的にもリンパ球とほとんど区別できないため，同定するには特殊な方法が必要になる．HSCsの細胞表面にはCD34のようなマーカーが発現し，特定の色素を活発に排出する．これらの性質を応用して，HSCsが濃縮された細胞集団が同定される．とはいえ，生きたHSCsであることを証明するには，機能を確認しなければならない．高線量の放射線曝露などで骨髄細胞が破壊された患者の長期にわたる造血を完全に支持するには，希釈して定量したHSCsを含む細胞液を輸血しなくてはならない．この方法が**造血幹細胞移植** stem cell transplantationで，当初は研究目的に開発され，今日でも研究に広く使われているが，現在では後述するような種々の疾患の治療に急速に応用されるようになっている．造血幹細胞移植療法は，臨床応用されている唯一の幹細胞治療法である．

3．造血因子による骨髄系造血の調節

　赤血球，顆粒球，血小板を作る骨髄系造血は，造血因子に影響される骨髄系前駆細胞レベルによって調節される．骨髄系前駆細胞は分化するとともに多分化能と自己再生能を失い，代わって細胞分裂能が亢進し，特定の造血因子に対するレセプターを細胞

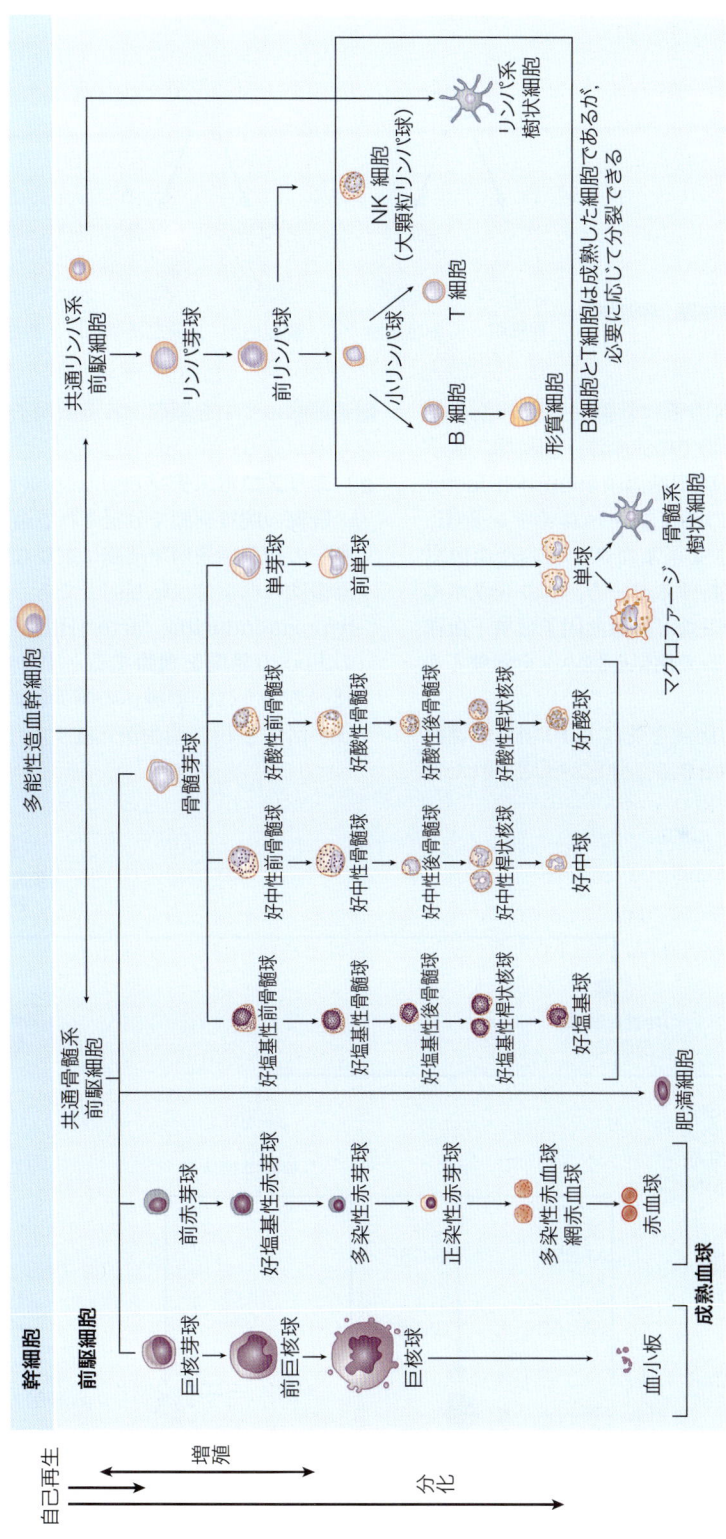

図 2-2 造血細胞のヒエラルキー．自己再生能をもつ多能性幹細胞はヒエラルキーの頂上にあり，骨髄系と赤芽球系のすべての細胞に分化する．未熟な骨髄系細胞と，未熟ならびに成熟したリンパ系細胞は細胞分裂することができる．B細胞とT細胞は成熟した細胞であるが，必要に応じて分裂できる．

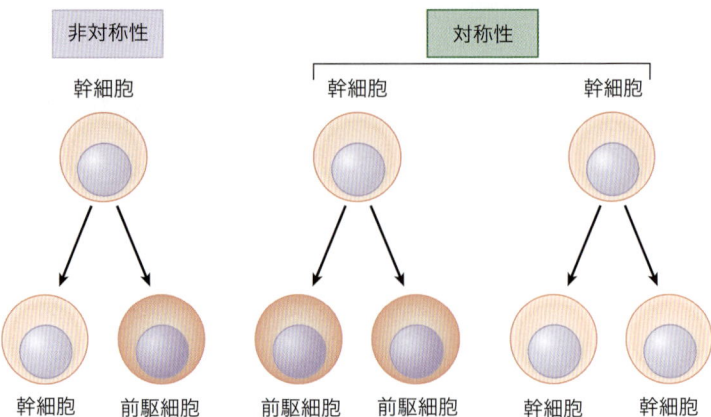

図2-3 造血幹細胞の対称性，非対称性分裂．

表面に発現する．造血因子は骨髄系前駆細胞の増殖と生存を調節し，骨髄での赤血球，顆粒球，血小板の産生を制御する．幹細胞因子 stem cell factor (SCF)(c-KIT リガンド)やインターロイキン3 (IL-3)などの造血因子はさまざまなタイプの造血前駆細胞の増殖と生存を支持する．一方，エリスロポエチンやトロンボポエチンなどの造血因子は単一血球系へ分化が運命づけられた前駆細胞のみを刺激する(図2-4)．

骨髄には造血因子の刺激を受けて10倍もの骨髄系細胞を増やすことができる．分化が決定された骨髄系細胞の産生を調節する造血因子として次のようなものがある．

a）エリスロポエチン erythropoietin(Epo)

腎臓の間質細胞で分泌される造血因子で，初期段階の赤芽球系前駆細胞に重要な働きを示す．酸素濃度の低下は，転写因子である低酸素誘導因子 hypoxia-inducible factor(HIF)を介して腎臓でのEpoの発現を調節する．すなわち，第3章で述べるように，組織への酸素供給が減少すると，HIF活性とEpo産生が亢進する(図2-5)．

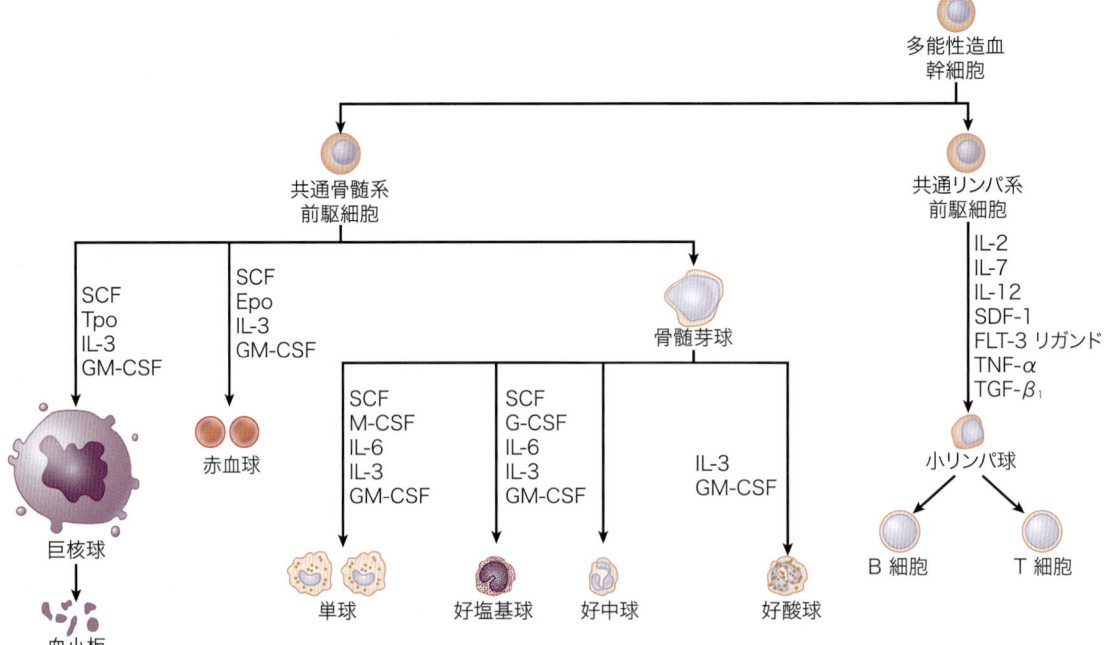

図2-4 造血因子．特定の前駆細胞に作用する造血因子を表す．IL：インターロイキン．GM-CSF：顆粒球マクロファージコロニー刺激因子．M-CSF：単球コロニー刺激因子．Tpo：トロンボポエチン．Epo：エリスロポエチン．SCF：幹細胞因子（= c-KIT リガンド）．SDF-1：ストローマ細胞由来因子-1．FLT-3：Fms 様チロシンキナーゼ-3．TNF：腫瘍壊死因子．TGF：形質転換因子．

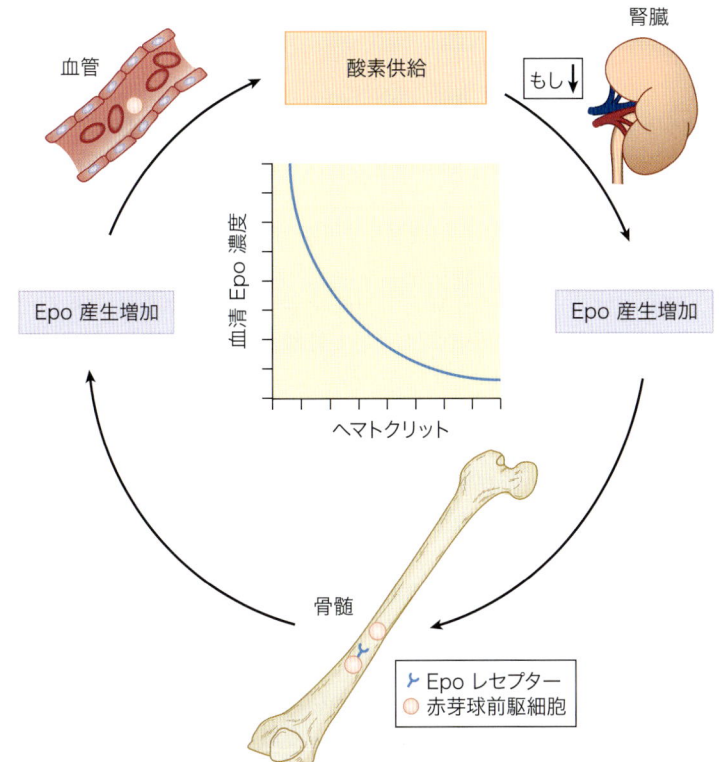

図 2-5 Epo による赤血球産生の調節．
腎臓の特殊な細胞への酸素供給が低下すると，Epo の発現と分泌が増加し，骨髄前駆細胞を刺激して赤血球の産生が亢進する(J. Spivak, Nature Review Cancer 5:543,2005 より改変)．

b）トロンボポエチン thrombopoietin(Tpo)

トロンボポエチンは骨髄中にあって血小板を末梢血液に放出する大型多核細胞である巨核球の重要な増殖因子である．Tpo は骨髄間質細胞，肝実質細胞，内皮細胞などで構成的に分泌されている．Epo とは異なり，Tpo の活性は発現量の変化で調節されるのではなく，Tpo に対する血小板と巨核球前駆細胞の拮抗によって調節される（図 2-6）．血小板にも巨核球前駆細胞にも Tpo レセプターは発現しており，血小板レセプターが減るとフリーの Tpo が増えて骨髄中の巨核球前駆細胞を刺激する．つまり，血小板の産生は身体全体の血小板数で調節される．こうした理由から，巨大脾腫によって血小板が貯留した場合，貯留された血小板にも Tpo を結合する能力はあるためフリーの Tpo は低いままで，たとえ末梢血液中の血小板が減少していても血小板の産生は増加しない．

c）顆粒球コロニー刺激因子 granulocyte colony stimulating factor(G-CSF)

好中球の前駆細胞にとって大切な増殖因子である．Tpo と同様に，G-CSF もマクロファージ，内皮細胞，線維芽細胞などで構成的に分泌されている．IL-1 や TNF など炎症性サイトカインに反

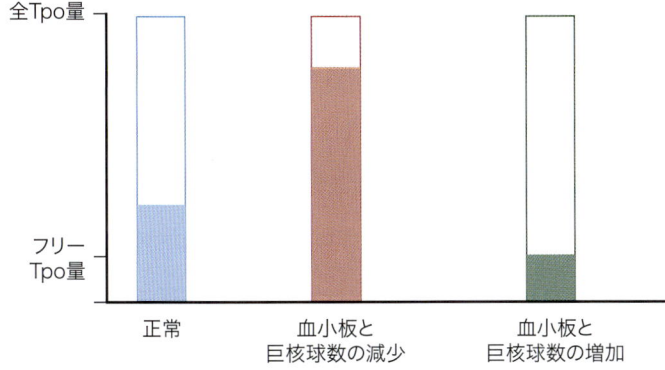

図 2-6 Tpo による血小板産生の調節．
Tpo は構成的に分泌されており，巨核球前駆細胞，巨核球，血小板にあるレセプターと結合する．巨核球と血小板数が減少すると，骨髄巨核球前駆細胞のレセプターと結合するフリーの Tpo 量が増え，骨髄巨核球前駆細胞の増殖が刺激される．逆に巨核球と血小板数が増えた場合には，フリーの Tpo 量は減少する．

応して G-CSF 産生は高まる．そして G-CSF は顆粒球系前駆細胞を刺激し，好中球産生が著明に増加することとなる．

Epo，Tpo，G-CSF はいずれも特定のサイトカイン受容体ファミリーに結合する糖タンパクである．これらの造血因子が結合してレセプターが活性化されると，シグナル伝達系を刺激し，JAK-STAT，Ras，AKT 経路などの下流経路にシグナルが伝わる（図 2-7）．すると代謝活動が活発になり，運命づけられた造血前駆細胞の増殖と生存を促す．その結果，造血前駆細胞が増殖し，成熟血球数が最終的に増えることとなる．造血因子の刺激が始まってから造血前駆細胞が増えて成熟血球になるには約 10 日かかる．つまり，造血因子が増えるとすぐに血球が増加するのではなく，ズレがある．

4. リンパ系造血

骨髄系造血に比較し，リンパ系造血はより複雑である．というのも，リンパ系造血は前駆細胞の段階だけでなく，成熟リンパ球でも起こりうるからである．骨髄では IL-7 のようなサイトカインの刺激を受けてリンパ系に分化する能力のある初期段階の前駆細胞が増える．そして，B 細胞，T 細胞，NK 細胞へと次のように分化する．

a) B 細胞への分化

リンパ系前駆細胞のあるものは骨髄にとどまり，B 細胞に分化する（図 2-8）．分化する過程で，免疫グロブリン重鎖(IgH)遺伝子の再構成，引き続いて免疫グロブリン軽鎖 κ，λ 鎖遺伝子の再構成が起こる．そしてナイーブな B 細胞は細胞表面に IgM と IgD を発現するようになる．ナイーブ B 細胞はやがて骨髄から出て，末梢リンパ組織に定着する．そこで長期にわたり静止した状態でとどまる．抗原刺激が加わると，これらの細胞のいくつかは増殖と分化を開始し，IgM 分泌型形質細胞や IgM 発現記憶 B 細胞になる．しかし多くの抗原で刺激された B 細胞は，リンパ節のような末梢リンパ組織の特殊なニッチである胚中心に移行する．多くの胚中心 B 細胞は死滅することになるが，抗原と高親和性に結合した胚中心 B 細胞は生き残り，クラススイッチを起こして他の免疫グロブリン成分を発現する．やがてこれらの B 細胞は胚中心から離れ，記憶細胞として長く生存したり，形質細胞へと最終的に分化する．

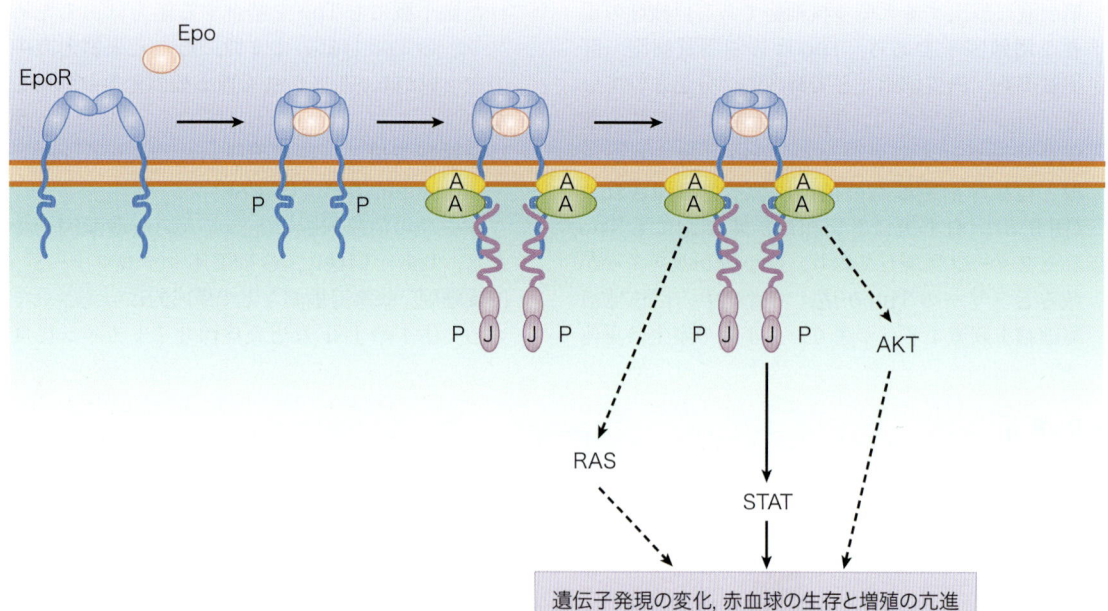

図 2-7　エリスロポエチンのシグナル伝達． Epo が Epo レセプター(EpoR)に結合すると，構造上の変化と自己リン酸化が始まり，アダプタータンパク質(A)と JAK ファミリーのキナーゼが集まる．続いて，次々に起こるリン酸化を経て，これらのタンパク質は RAS，AKT，JAK/STAT 経路にシグナルを伝える．その結果，赤血球前駆細胞の増殖と生存を高める遺伝子発現が増加する．Tpo のような他の造血因子も，異なる造血前駆細胞の中で同様のシグナル伝達を介して増殖が刺激される．

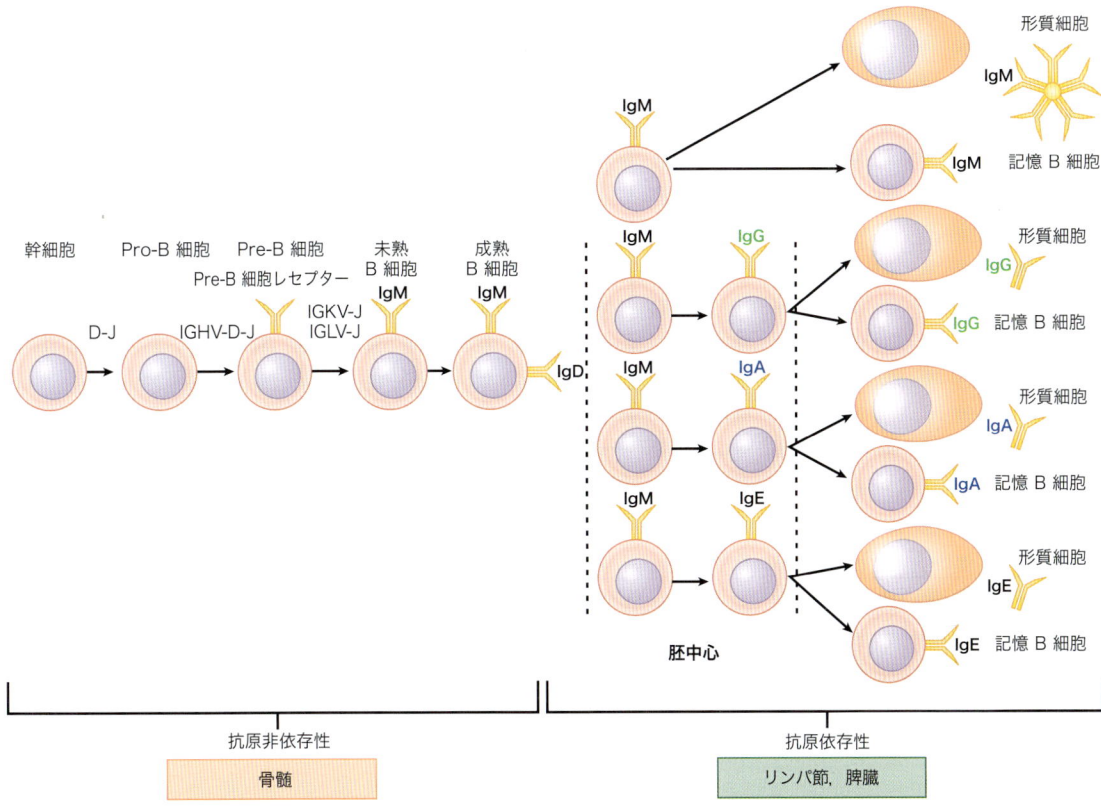

図 2-8 B細胞分化．D-J, IGHV-D-J, IGKV-J, IGLV-J は免疫グロブリン重鎖(IgH), 軽鎖 κ, λ 鎖遺伝子の再構成の段階を示す．(Dr. M-P Lefranc and the International ImMunoGeneTics Information System 作成の図より改変).

b) T細胞への分化

残りの骨髄リンパ系細胞は胸腺に移行する．そこでT前駆細胞に分化し，T細胞レセプター遺伝子の再構成が始まる(図2-9)．T細胞レセプター遺伝子を発現して生存する唯一の細胞は，主要組織適合抗原クラスⅠ(HLAクラスⅠ)かクラスⅡ(HLAクラスⅡ)に関連して抗原と低親和性に結合しているものである．この過程は正の選択とよばれる．自己の抗原と高親和性に結合するT細胞は負の選択としてアポトーシスを起こす．こうして自己の細胞に対する免疫を起こさないようにしている．T細胞レセプター遺伝子の再構成に失敗した細胞や，抗原を結合するレセプターを作れない細胞も死滅する．

胸腺に由来する細胞のほとんどは，細胞表面に $\alpha\beta$ T細胞レセプターとCD4かCD8レセプターを共発現している．これらは血液を循環して体中のリンパ組織に定着する．そして適度の抗原刺激を受けると，T細胞は活性化され，大きくなって分裂を始める．活性化されたT細胞は，B細胞と同じように，抗原特異的なエフェクター細胞として CD4 陽性の Th1 か Th2 ヘルパー細胞，あるいは CD8 陽性細胞傷害性T細胞へと終末分化をとげるか，記憶細胞として長期に生存する．胸腺中の前駆細胞の少数は $\gamma\delta$ 鎖からなるT細胞レセプターを発現している．これら $\gamma\delta$ T細胞は CD4 なり CD8 を発現できず，皮膚や腸管に分布する．

c) NK細胞への分化

3つめのタイプのリンパ球としてナチュラルキラー細胞(NK細胞)がある．これも骨髄中のリンパ系前駆細胞から IL-15 の刺激を受けて作られ，血液を循環して末梢のリンパ組織へ移行する．NK細胞は抗体もT細胞レセプターも発現しないが，特定のサイトカインやウイルス感染細胞，あるいは癌細胞のように異常な表面抗原をもつ細胞に曝露されると活性化される．NK細胞は，CD8 陽性細胞傷害性T細胞と同じく，細胞質にアズール顆粒を含み，この中の酵素が標的細胞を破壊する．

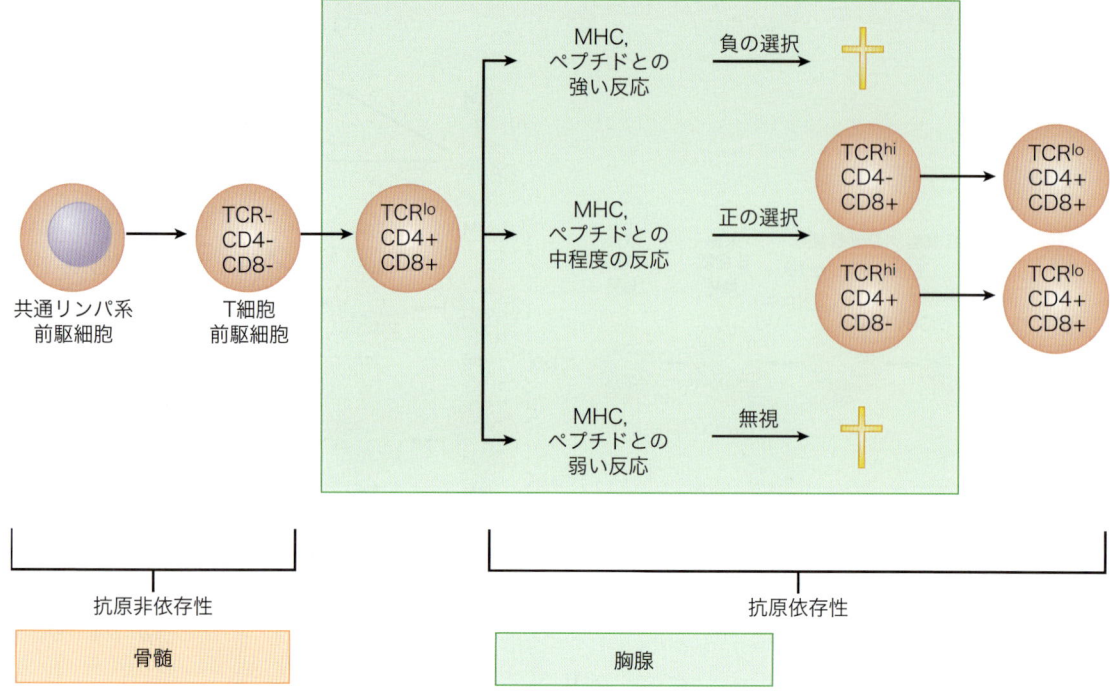

図 2-9　T細胞分化(詳細は本文参照)(Dr. Luc Van Kaer 作成の図版より改変).

5. 造血に果たす転写因子 transcription factor の役割

　では，初期の前駆細胞が分化を始める際，どの細胞に分化するのかを一体何が決定するのだろうか？この謎に対して2つの仮説が主張されている．

　1つは造血微細環境が産生する因子がどの方向に分化するのかを指示するというモデルである．ある条件下ではこの仮説は正しいようである．例えば，リンパ系前駆細胞が Notch 経路を刺激する因子の刺激を受けると T 細胞に分化し，Notch シグナルがないと主に B 細胞へと分化する．もう1つの仮説は，造血前駆細胞がランダムに特定の運命をたどるという考えで，造血因子は運命を決定するのではなく，運命づけられた細胞の増殖と生存を指示して細胞を増やすというものである．このモデルでは，すでに述べたように骨髄系前駆細胞の増殖が造血因子によって調節されることに合致する．

　いずれの仮説にせよ，造血前駆細胞は分化の進行に必要な遺伝子を発現させる．ノックアウトマウスを用いた実験によれば，DNA および調節遺伝子発現に関連するタンパク質の転写因子が分化の方向を決定するのに重要と考えられる(図 2-10)．例えば，転写因子 PAX5 が欠損すると，B 細胞への分化だけが妨げられ，他の細胞系列には異常を発生しない．

同様に，転写因子として作用するユニークなレセプターである Notch 1 が欠損すると選択的に T 細胞の発達が障害され，C/EBPαが変異すると顆粒球系造血が障害される．MLL などの転写因子も初期の前駆細胞にとって重要で，欠損すると造血が完璧に障害される．その一方では，初期段階の前駆細胞や系列決定に役立たないものの，成熟細胞への後期分化段階で重要な転写因子もある．例えば，転写因子の BCL6 が欠損すると，抗原刺激を受けた B 細胞から胚中心細胞に成熟することができなくなる．

　このように，造血という現象は，造血因子や造血微小環境で産生される局所性因子といった外来性因子と，造血因子レセプターや造血にかかわる転写因子などの造血前駆細胞の内因性因子による複雑な相互作用のもとで，うまく調節されている．

　造血調節機構の破綻によって発症する疾患に，造血器腫瘍がある．造血器腫瘍では，後天的な突然変異のために分化を調節する転写因子の機能が一般に変調をきたしている．実際，特定の転写因子が正常状態で作用する分化段階の細胞に由来する悪性腫瘍で，その転写因子に突然変異が認められやすい．その例として，PAX5 の変異が初期分化段階の B 細胞の腫瘍でみられ，胚中心 B 細胞に派生する腫瘍で BCL6 の変異がみられる．一般に，癌に特異的な転写因子の変異は細胞の分化を阻止し，細胞を未熟な

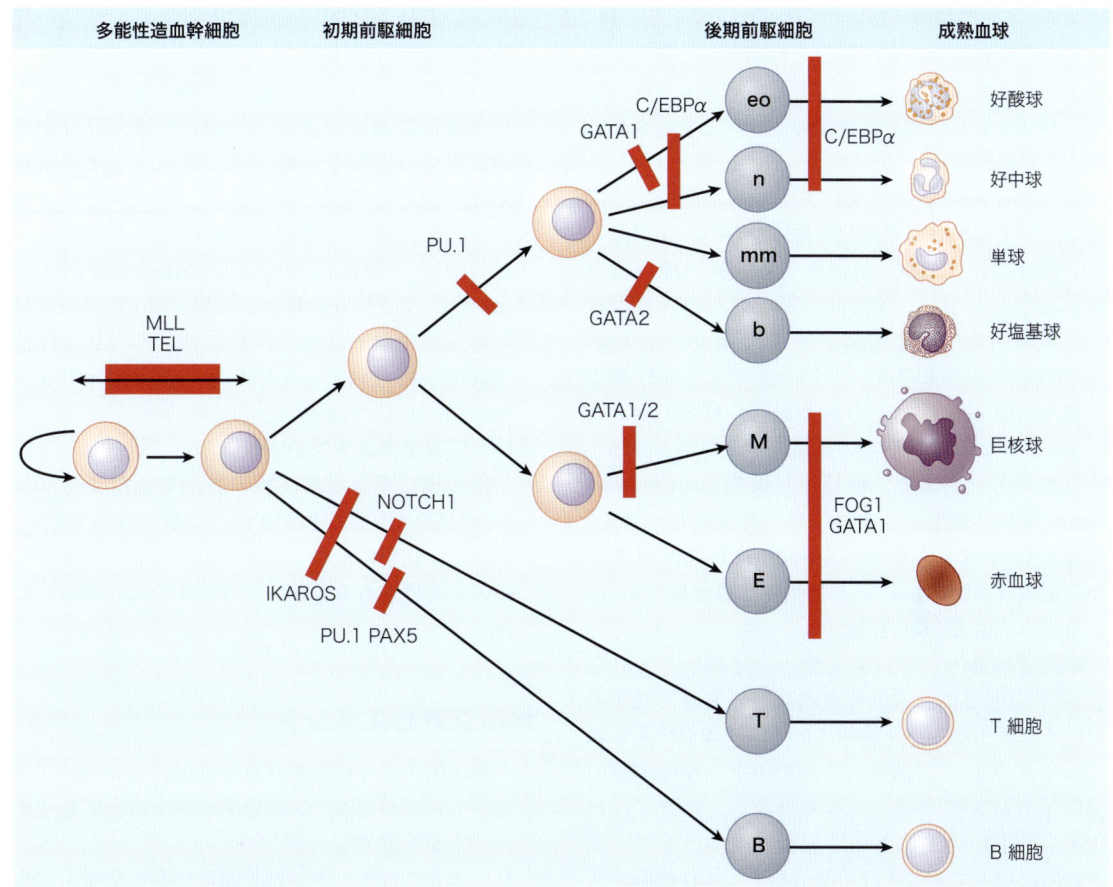

図 2-10 造血に関わる転写因子．ノックアウトマウスでの研究から，転写因子の欠損は赤線で示す分化段階を障害する．

ままにとどめる．転写因子の変異に加え，造血因子のシグナル伝達経路に1か所以上の変異が造血器腫瘍でしばしば検出される．これらの変異は，たとえ増殖因子がなくても増殖因子に非依存性に細胞を増殖する腫瘍になる．このテーマについては造血器腫瘍の章で詳しく展開する．

6．幹細胞移植

造血幹細胞移植(SCT)については第26章で詳しく述べることにし，ここでは概略の紹介にとどめる．

HSCsが骨髄のニッチに定着して完璧に造血を行えるという事実は，末梢血液にHSCsを輸注すれば造血が回復するという理論的根拠となる．SCTに用いられるHSCsとして，骨髄細胞，HSCsの宝庫ともいえる新生児臍帯血細胞，末梢血液細胞がある．SCTには，移植を受ける患者自身のHSCsを移植する**自家移植** autologous transplantation と，他の提供者のHSCsを移植する**同種移植** allogeneic transplantation がある．どのHSCsを用いるか，自家か同種移植かは，個々の臨床適応から判断される．

SCTの適応には次のような疾患がある．
- 遺伝性血液疾患(HSCsあるいは前駆細胞の機能が量的，質的に障害されている疾患)
- 後天性骨髄不全(再生不良性貧血)
- 悪性腫瘍(とくに造血器腫瘍)

造血が障害または欠落した先天性もしくは後天性疾患では，正常のHSCsをSCTで供給すれば完全な機能をもつ成熟血球を十分に産生できるようになる．一方，悪性腫瘍では，腫瘍細胞を死滅させるだけ大量の放射線や抗癌剤によって生じる骨髄抑制から患者を救う目的でSCTが行われる．

一卵性双生児からの移植を除けば，同種SCTでは宿主と遺伝的に異なる造血細胞が作られることになる．この場合，宿主の免疫システムによって移植されたHSCsは異物とみなされて拒絶される．これを防ぐには，放射線や化学療法による前処置が必要

になる．この前処置には2つの目的がある．1つは，宿主の免疫システムを抑制し，移植された細胞が排除されないようにすることである．もう1つは，宿主のHSCsを消滅させて骨髄のニッチを空けさせておくことにある．

他人から同種SCTを受けて造血能が回復する際には，いくつかの重要な免疫反応を伴う．まず第一に，移植されたHSCsに由来するリンパ球は宿主細胞を敵とみなし，免疫抑制薬を使わなければ時には致命的な移植片対宿主反応 graft-versus-host (GVH)病を引き起こす．その一方では，悪性腫瘍患者に同種SCTが施行された場合，移植HSCsに由来するリンパ球が宿主の腫瘍細胞を異物とみなして攻撃する．つまり，移植片対腫瘍 graft-versus-tumor (GVT)効果で，これは良い結果をもたらす．有益なGVTをとるのか，有害なGVHを避けるのかの選択は，臨床医にとって微妙な境界線であり，この議論は第26章に記載する．

期待されるものの，いまだに十分成功していないSCTの応用に，遺伝性血液疾患の患者に対する遺伝子治療がある．理論的には，鎌状赤血球症にみられるβ-グロビン鎖遺伝子欠損のような幹細胞の遺伝子異常を研究室レベルで修復し，修復されたHSCsを自家SCTによって患者に戻すことで，正常造血に修正することは可能である．体性細胞から造血能をもつ幹細胞にプログラムを作り変える最近の技術革新が，遺伝子治療への長期的展望にとって明るい材料となっている．

7．造血因子の臨床応用

造血因子が骨髄での血球産生を高める目的で臨床応用されている．

a）エリスロポエチン(Epo)

Epoはもっとも臨床応用が進んでいる造血因子である．とくにEpoの低レベルが原因で発症する貧血の治療に効果がある．腎実質が障害されてEpo産生が低下する腎不全に伴う貧血や，炎症性サイトカインがEpo産生を抑制する慢性炎症における貧血などが良い適応である．炎症に伴う貧血は，種々の炎症性疾患や悪性腫瘍（第7章）で認められる．また，Epoは無効造血を伴う骨髄異形成症候群 myelodysplastic syndrome (MDS)（第20章）のような造血器腫瘍に用いられ，効果の得られることがある．

b）顆粒球コロニー刺激因子 granulocyte colony stimulating factor (G-CSF)

G-CSFは主に薬物で惹起された好中球減少症の治療に用いられる．とりわけ大量の化学療法によって約21日続く一過性の骨髄機能不全を起こした場合に適応がある．G-CSFを使えば好中球が減少する期間を短縮でき，結果として感染症に伴う発熱の頻度を減らせる．顆粒球とマクロファージの産生を亢進する顆粒球マクロファージコロニー刺激因子 granulocyte-macrophage colony stimulating factor (GM-CSF)も同様に好中球が減少した状態で使用され，G-CSFと同様な効果が得られる．G-CSFは，先天性好中球減少症（第18章）の治療にも使われる．

c）トロンボポエチン(Tpo)

巨核球の産生と血小板の放出を刺激するTpoは，自己免疫性血小板減少症の治療に有効である．しかし，化学療法による血小板減少症や，血小板産生が妨げられる原発性の骨髄疾患には効果がない．

セルフアセスメント

1．造血因子について誤りはどれか．
   A．トロンボポエチンは血小板減少に反応して産生が亢進する．
   B．エリスロポエチンは失血に反応して産生が高まる．
   C．G-CSFは薬物によって生じた好中球減少症の治療によく使われる．
   D．IL-7はリンパ系前駆細胞に重要な成長因子である．
   E．トロンボポエチンは自己免疫性血小板減少症の治療に有効である．

2．造血幹細胞について誤りはどれか．
   A．発生初期に卵黄嚢と背側大動脈に現れる．
   B．特定の表面マーカーをもち，独特な形態学的特徴を示すまれな細胞である．
   C．血管とケモカインCXCL12を発現する間質細胞の近くの骨髄ニッチで発育する．
   D．治療の目的には，骨髄，臍帯血液，末梢血液から採取される．
   E．自己再生能と多分化能を併せもつ唯一の造血細胞である．

3．造血にかかわる転写因子について誤りはどれか．
　A．特定の細胞の発達に特異的に必要な因子がある．
　B．造血幹細胞の増殖と維持を調節する因子がある．
　C．成熟リンパ球の終末分化を調節する因子がある．
　D．造血因子によって直接に調節される．
　E．造血因子と協調して造血細胞の産生に作用する．

PART I 貧血と赤血球疾患

洋の東西を問わず，貧血 anemia という言葉は一般に脱力，無気力，生気がない状態をいう．医学的な意味では，貧血とは赤血球容積が減少した状態に限って使用される．いずれにしろ，この2つの解釈は，酸素が生命の存続に必須で，その酸素の運搬を赤血球が担っていることを併せて表現している．右に示す絵画は，青白い若い女性が胸に手を当て，動悸がしていることを表現している．医者は脈を触り，心臓の鼓動が高まっていることを示している．これらの症状や身体所見はヘモグロビン濃度が低下し，心血管系で代償作用が行われていることをいみじくも表している(第3章)．

17世紀の医者は，この患者が萎黄病 chlorosis に罹っているとただちに診断したであろう．chlorosis という言葉は緑黄色を意味するギリシャ語の chloris に由来する．こうした病態は，処女病 morbus virgineus とか，恋人病 mal d'amour などともよばれ，若い女性に発病しやすかったことを表す．今日では，鉄欠乏性貧血が貧血の原因として世界中でもっとも頻度が高いことが知られている．

20世紀にはヘモグロビン，赤血球，および貧血の研究が今日の分子生物学，細胞生物学の礎石となり，造血機構，分子遺伝，酸素代謝の解明に大きく貢献した．

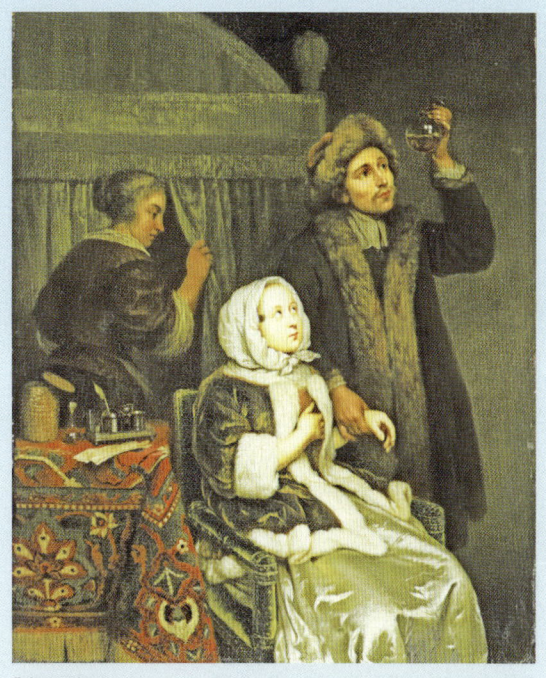

「病める婦人」．Caspar Netscher 画，17世紀．バッキンガム宮殿，王室所蔵．ⓒ 2010 Her Majesty Queen Elizabeth II．

CHAPTER 3

貧血総論 Overview of the Anemia

H. Franklin Bunn

> **学習目標**
>
> 本章で理解すること
> - 貧血における酸素運搬の障害と，その代償機構
> - 貧血患者の臨床診断，臨床検査
> - 赤血球の産生と崩壊，平均赤血球容積(MCV)に基づく貧血の分類
> - 無効造血の診断と病態発生
> - ビリルビン代謝：赤血球の崩壊，マクロファージでのヘム異化，ビリルビン輸送，肝臓での抱合

1. 貧血の定義

第1章で述べたように，赤血球の基本的な機能は呼吸している細胞と組織に酸素を運ぶことである．貧血とは，循環している赤血球量が著明に低下した状態と定義される．その結果，血液から体組織へ酸素を十分に供給できなくなる．臨床的には，血液ヘモグロビン濃度ないし血液に占める赤血球容積比率のヘマトクリットの低下をもって貧血とし，健常者の平均値よりも2標準偏差(SD)以下に下がっている患者を貧血とする．

図3-1に示すように，これらの数値は年齢，性別によって異なる．また，血漿量が変化していると貧血がマスクされることもある．例えば，循環赤血球量が減少していて貧血のある場合でも，同時に脱水などのために循環血漿量が減っていれば，血液ヘモグロビン濃度とヘマトクリット値はむしろ上昇していると誤判定されたり，正常だと判断されかねない．さらに後述するように，急速な出血では赤血球と血漿が同時に失われるので貧血を見誤られたりする．

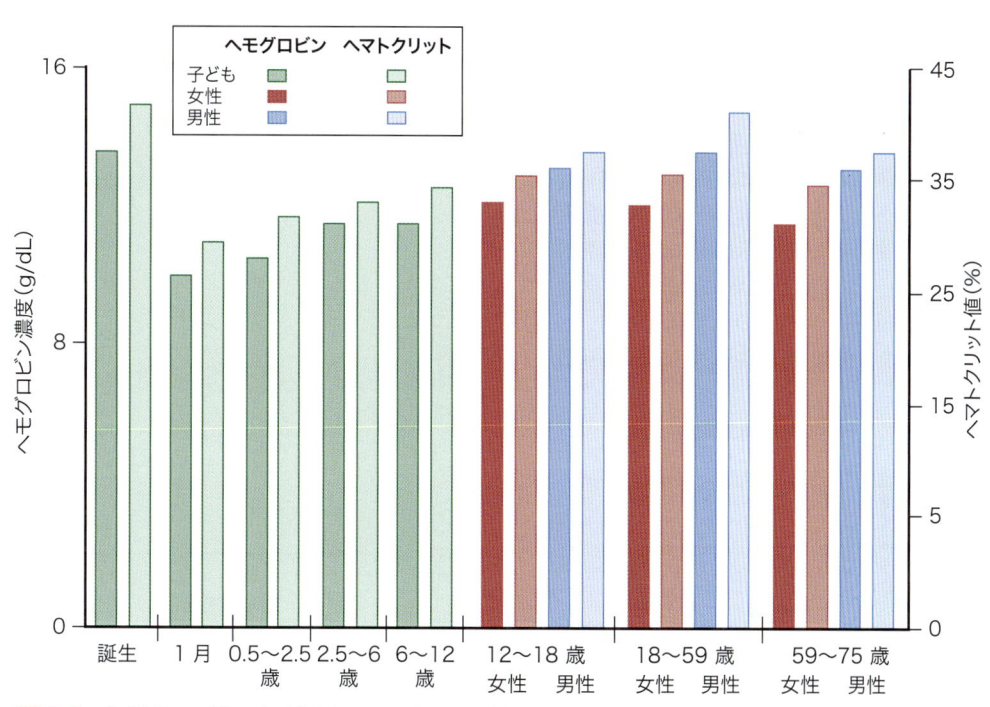

図3-1 年齢別ヘモグロビン濃度とヘマトクリット値の基準下限値．

2. 貧血における酸素運搬

組織への酸素供給は，Fick 方程式によって行われる．すなわち，血流，ヘモグロビン濃度，動脈-静脈間での酸素解離度によって規定される．貧血患者では，定義に示すようにヘモグロビン濃度の減少によって酸素運搬能は低下している．しかし，図3-2 および後述するように，Fick 方程式の他の要素である血流，酸素解離はむしろ代償性に変化している．

1）血液循環

貧血では心臓，脳，肝臓，腎臓などの生命維持に重要な臓器への血流量が増え，代わりにそれ以外の臓器への血流は少なくなる．貧血患者が蒼白になるのは，皮膚から生命維持に重要な臓器に血液が回されるからである．軽度から中等度の貧血では，心拍出量は安静時には正常であるが，運動時には増加する．高度の貧血ともなれば，安静状態でも心拍出量は増加し，高心拍出性心不全を起こしてしまう．心不全は，冠動脈疾患や，そのほかの心血管異常を合併している患者に起こりやすい．

2）酸素解離

Fick 方程式で表される Asat－Vsat（図 3-2）は，動脈(A)と静脈(V)血液間における酸素飽和度の差異を示す．この AV 間での酸素飽和度の違いは，酸素結合曲線から解釈できる．

図 3-3 は，健常者と貧血患者での酸素結合曲線を示す．上図でみられるように，貧血患者では結合曲線が右にシフトし，どの酸素分圧でも酸素飽和度が低くなる．つまり貧血患者赤血球の酸素親和性が低くなっている．これは赤血球の 2,3-ジホスホグリセレート(2,3-DPG)レベルの上昇による．

ヒトの赤血球の酸素親和性は主に 2,3-DPG と pH によって規定される．健常者の動脈血では約 95 Torr の酸素分圧で酸素はほぼ 100％飽和される．赤血球が動脈から毛細血管床を通って静脈に流れこむ際，酸素が細胞に受け渡される．健常者の静脈血は約 40 Torr の酸素分圧で約 80％飽和される．こうして，約 20％の酸素が解離される（図 3-3）．

一方，貧血患者では赤血球の 2,3-DPG が上昇して酸素親和性が低くなっているために約 45％もの酸素が解離される．この現象は貧血患者における赤血球量の不足を補う重要な手段である．

図 3-3 の下図に酸素解離を定量的に示す．この図の横軸に酸素分圧，縦軸に酸素量を示す．標準的な気温と気圧の条件では，1 g のヘモグロビンが 1.34 mL の酸素を結合できる．そこでヘモグロビン濃度が 15 g/dL の健常者では血液の酸素運搬能は 15×1.34 つまり約 20 mL/dL ということになる．前述したように，毛細血管床を通るとき 20％の酸素が解離するので，血液 100 mL 当たり 4 mL の酸素が解離される．

これに対し，ヘモグロビン濃度が 7.5 g/dL の貧血患者では酸素結合能が健常者の半分なので酸素運搬能は約 10 mL/dL である．もしも赤血球の酸素親和性が正常であれば，血液 100 mL 当たり 20％，

Fick方程式（重症貧血）

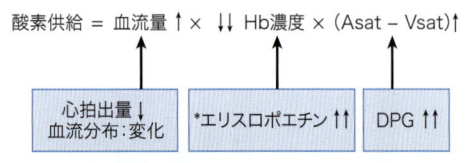

酸素供給 ＝ 血流量↑ × ↓↓Hb濃度 × (Asat － Vsat)↑

　　　　　　　　↑　　　　　　↑　　　　　　　　↑
　　　　　┌─────┐　┌─────────┐　┌──────┐
　　　　　│心拍出量↓│　│*エリスロポエチン↑↑│　│DPG ↑↑│
　　　　　│血流分布：変化│　└─────────┘　└──────┘
　　　　　└─────┘

図 3-2　貧血における Fick 方程式． Hb：ヘモグロビン，Asat：動脈血酸素飽和度，Vsat：静脈血酸素飽和度，DPG：2,3-ジホスホグリセレート．＊エリスロポエチンの減少によって起きる貧血では反応がマスクされる．

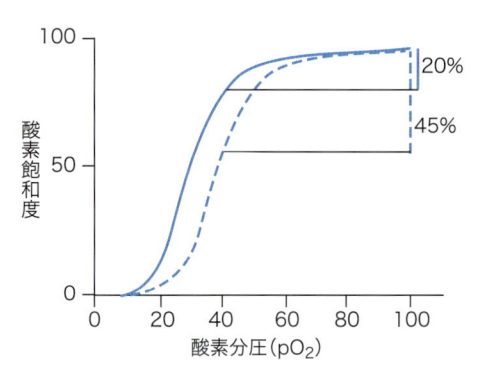

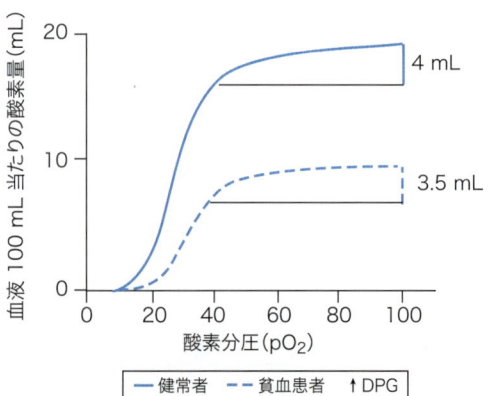

図 3-3　健常者と貧血患者における酸素結合曲線． DPG：2,3-ジホスホグリセレート．

つまりほんの2 mLの酸素しか解離できなくなる．これを避けるべく，貧血患者赤血球の酸素親和性は低くなっており，3.5 mL，つまりほぼ正常に近い酸素解離が行われる．

3）エリスロポエチンによる赤血球造血刺激

図3-2に示すFick方程式における中間の要因に影響を与えるには2つの手段がある．すでに述べたように，貧血患者では定義どおりにヘモグロビン濃度が低い．それに伴って酸素運搬能が低下すれば，当然ながら組織の低酸素をきたす．すると体内細胞にある分子センサーがわずかの低酸素状態をも検知し，低酸素によって誘導される転写因子HIFを誘導する．HIFは腎臓，および程度は低いが肝臓において，エリスロポエチン発現を刺激し，赤血球造血を亢進させる．エリスロポエチンの生理学あるいは生物学的特徴は第2章で詳しく述べた．こうしてエリスロポエチンの増加は，循環赤血球量をほぼ正常に近いレベルまで維持する．

貧血になると，腎臓および肝臓での低酸素シグナルを感知して，エリスロポエチンの産生が著しく増加する．図3-4のように，血漿エリスロポエチン濃度はヘマトクリット値と逆相関する．重症貧血患者になると，血漿エリスロポエチン濃度は健常者の1,000倍にもなりうる．

赤血球の産生が障害されて発症するタイプの貧血では，赤血球系前駆細胞は高濃度の血漿エリスロポエチンに反応しない．一方，失血や赤血球寿命の短縮が原因で起こる貧血では，貧血に対する第3の代償作用として，エリスロポエチンに反応して赤血球造血が亢進する．

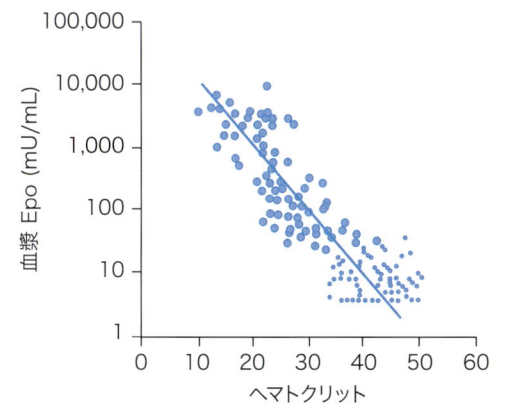

図 3-4 健常者(小さな丸)と種々の貧血患者(大きな丸)における血漿エリスロポエチン(Epo)濃度．mU：ミリ単位．

3. 貧血の症状と徴候

a) 症状

軽度〜中等度の貧血では症状はほとんどない．ストレスがかかったときに息切れや易疲労感がみられる程度である．

高度の貧血になると呼吸困難や倦怠感が主な症状として訴えられる．これらの症状は，赤血球量の減少による組織低酸素状態を代償しきれなくなると現れる．

b) 身体所見

身体所見も貧血の重症度で異なり，図3-2で示したFick方程式から考えると理解しやすい．まず皮膚が蒼白になるが，これは前述したように，生命維持に重要な臓器に血液が回されて，皮膚の血流が減少するためである．日焼けした人や黒人では皮膚の蒼白が目立たないが，爪床や，眼球結膜・頰粘膜などの粘膜で確認できる．

貧血が高度になると，代償性に心拍出が亢進し，安静にしていても頻脈になる．血行動態の亢進によってしばしば収縮期心雑音が聴取され，頸部にも伝達される．軽度の貧血では，安静にしていると心拍は正常であるが，運動をすれば心拍数が増える．

そのほか，それぞれの貧血のタイプの病態生理に応じて，特異的な所見が認められる．例えば，溶血性貧血では，欠陥があったり障害された赤血球が脾臓で捕捉されるために脾腫がしばしば認められ，さらに赤血球の急速な崩壊に伴う血漿ビリルビンの増加による黄疸も出現する．

4. 貧血の病態発生：赤血球の産生と崩壊

血液循環中の赤血球量は，あたかも銀行預金額に基づく現金収支と同じで，毎週の現金収入と，支出あるいは喪失のバランスを考えるとよくわかる．現金収支を赤血球に置き換えれば，貧血は大きく3つに分類できる．
- 赤血球産生の低下
- 赤血球崩壊の亢進(溶血)
- 失血

患者の病歴聴取と身体診察から，貧血がどのタイプに属するのかあらかた見当がつく．例えば，よく

貧血の原因：
赤血球の産生低下，赤血球の崩壊亢進(溶血)，失血

問診すると血便など出血の存在が明らかになる．黄疸，脾腫の存在は溶血性貧血を示唆する．

臨床検査では，網赤血球数が貧血のタイプを簡単にかつ的確に分類するのに役立つ．網赤血球数は，寿命が2.5日以内の幼若な赤血球の割合を測定できる．赤血球の産生が低下していれば，網赤血球数が減少している．これらの患者では，血漿エリスロポエチン濃度（図3-2，3-4）が上昇しているにもかかわらず，新しい赤血球を作り出すことができないからである．一方，溶血性貧血と急性出血では，エリスロポエチン濃度の上昇に反応して網赤血球数が増加している．

1）失血による貧血

著明な貧血の原因となる失血には，外傷，消化管出血，尿路出血などがあげられる．貧血の重症度は，出血のスピードと量に依存する．比較的少量の出血なら，図3-2に示す代償作用によって患者は耐えることができる．血液センターや病院での献血は，通常500mLないし体全体の血液量の10％と規定されている．また，健常者が体血液量の20％以下の失血ならば，血管の収縮や血流分布の再編によって明瞭な症状は出現しにくい．

しかし，それ以上に失血すれば，血液容量の低下に基づく症状や所見が現れる．こうなると，いくら血流再編などの代償機構が働いても，血圧を維持できなくなる．治療の失血では**低容量性ショック** hypovolemic shockを起こし，精神錯乱，冷たく湿潤した皮膚，頻脈，過換気，臥位での低血圧などがみられる．

急性の大量出血で注意すべきことは，当初は赤血球と血漿が同時に失われるのでヘマトクリット値とヘモグロビン濃度が低下しない点である．自然に血漿量が回復したり，また輸液などで水分が補給されてはじめて赤血球の喪失が顕著になる．

出血が徐々に起こった場合には，貧血の症候はしばしば現れにくい．本章の最初に述べたように，多くの患者は非特異的な症状なり所見しか示さない．しばしば鉄欠乏を伴う．

失血に伴う貧血の治療は，出血量と経過によって異なる．低容量性ショックを起こしている場合には，輸液と同時に赤血球輸血を行う．出血量がさほど多くなければ，必ずしも赤血球輸血は必要でない．遺伝子組換えエリスロポエチン投与が赤血球造血を促進することもある．十分な鉄貯蔵量がない場合には赤血球造血にも制限がかかるので，すべての出血患者には出血に伴う鉄喪失を補う意味からも鉄の補充が必要になる．また，出血した患者では，止血しているかどうかの確認も重要である．消化管出血患者では，便潜血検査で出血の有無を追跡しておく．

2）赤血球産生低下による貧血

赤血球造血が低下して貧血になる疾患は数多い．ただし，これらの貧血ではいくつかの共通した特徴がある．

まず，一般にゆっくり発症する．そもそも赤血球寿命が120日と正常でさえあれば，たとえ赤血球造血が突然阻止されたとしても，ヘモグロビン濃度とヘマトクリット値は徐々に減少する．さらに代償作用が働くので，貧血が高度にならなければ症状も出ない．ただし，すでに述べたように網赤血球数は減少する．

図3-2と3-4で示したとおり，貧血の進行とともに血漿エリスロポエチン濃度は上昇する．しかし，エリスロポエチン濃度が上昇しても，赤血球産生が障害されている疾患では，エリスロポエチンに反応しないので赤血球造血は増えない．

網赤血球指数 reticulocyte index（RI）を赤血球造血の指標にする血液学者もいる．これは次式で計算する．

$$網赤血球指数 = \frac{網赤血球(\%) \times ヘマトクリット値}{正常ヘマトクリット値(0.45)}$$

健常者の網赤血球基準値は1〜2％なので，網赤血球指数は1〜2である．例えば，ヘマトクリット値が15で網赤血球が3％ならば，網赤血球指数は1になる．ということは，網赤血球数が正常より高くても，網赤血球指数は正常下限になる．高度の貧血によって血漿エリスロポエチン濃度が上昇し，正常の骨髄で赤血球産生が8倍にも増える場合でも，赤血球造血はほぼ正常レベルにしかならない．つまり，赤血球産生低下による貧血では，網赤血球数が少なくなっている．

平均**赤血球恒数**は赤血球産生低下による貧血の原因を鑑別するのに役立つ．第1章で述べたように，平均赤血球恒数として，平均赤血球容積 mean corpuscular volume（MCV），平均赤血球ヘモグロビン量 mean corpuscular hemoglobin（MCH），平均赤血球ヘモグロビン濃度 mean corpuscular hemoglobin count（MCHC）が用いられる．このうちMCVが赤血球産生低下に基づく貧血の分類に有用である（表3-1）．

MCVが小さい**小球性貧血**や大きい**大球性貧血**で

表3-1 赤血球産生低下による貧血

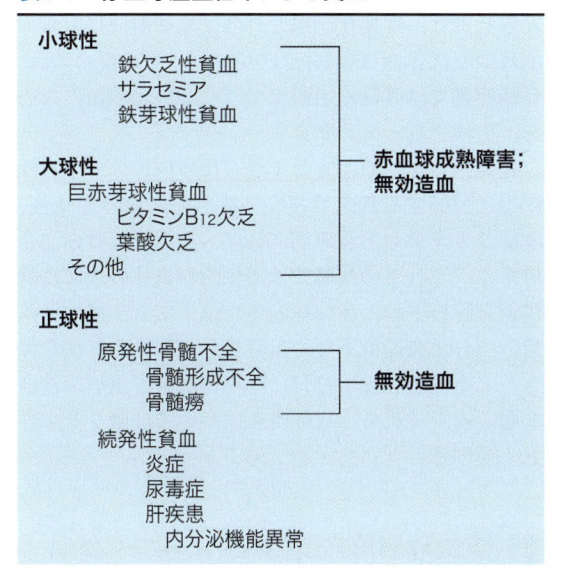

- **小球性**
  - 鉄欠乏性貧血
  - サラセミア
  - 鉄芽球性貧血
- **大球性**
  - 巨赤芽球性貧血
    - ビタミンB_{12}欠乏
    - 葉酸欠乏
  - その他

→ 赤血球成熟障害；無効造血

- **正球性**
  - 原発性骨髄不全
  - 骨髄形成不全
  - 骨髄癆

→ 無効造血

  - 続発性貧血
    - 炎症
    - 尿毒症
    - 肝疾患
    - 内分泌機能異常

赤血球産生低下に基づく貧血のうち，小球性貧血や大球性貧血では，骨髄では未熟な赤血球が増えているのに，末梢血液では網赤血球が減っている．多くの赤血球系前駆細胞は成熟障害のために骨髄中でアポトーシス apoptosis（プログラムされた死）を起こし，網赤血球を作れない．この現象が**無効造血** ineffective erythropoiesis である．

無効造血は，重症型および中等度型β-サラセミア，鉄欠乏性貧血，鉄芽球性貧血および他の骨髄異形成症候群，巨赤芽球性貧血など，赤血球産生が低下して起こる貧血の病態にとって重要な現象である．各疾患については次章以降で詳述する．

赤血球の産生が低下する原因は，赤血球系前駆細胞が減少しているのか，無効造血である．種々のタイプの貧血における赤血球産生，赤血球寿命，赤血球崩壊の動態を図3-5に示す．

赤血球造血の場は骨髄である．したがって，赤血球産生低下に基づく貧血の診断に骨髄検査は重要になる．骨髄生検は骨髄細胞密度の判断に有用で，骨髄塗抹標本観察は赤血球系細胞とそれ以外の細胞の比率を判定し，さらに特徴的な赤血球成熟障害を表す軽微な形態異常を検出できる．この両者の検査法は相補的な情報を提供するので，骨髄検査の際には両検査を同時に行うことが多い．

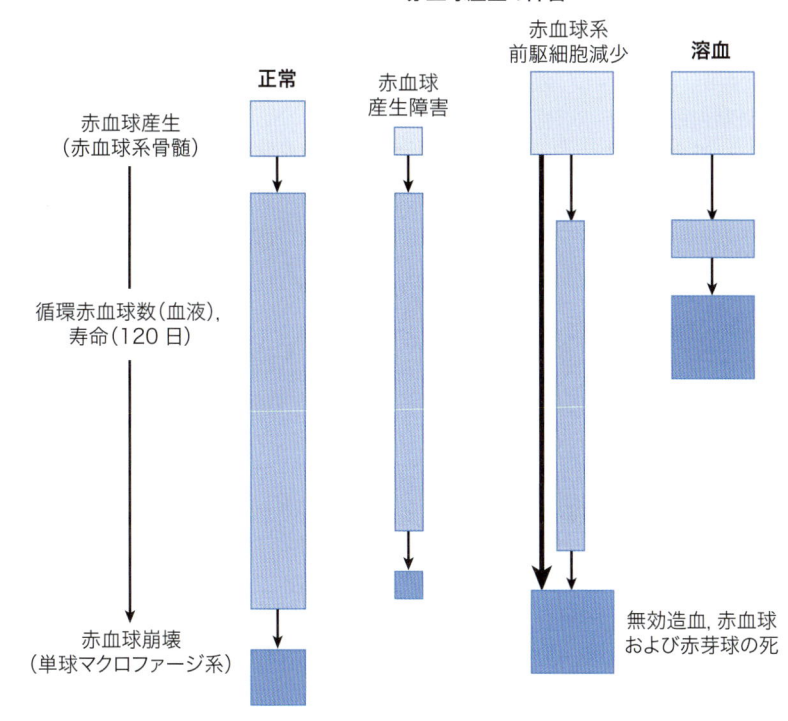

は，骨髄での赤血球系細胞に成熟障害がある．貧血に反応して血漿エリスロポエチン濃度が増加して赤血球系前駆細胞の増殖が亢進し，顕微鏡観察で過形成が確認できる．しかし，赤芽球の成熟が障害されていると，原因の種類と程度によって成熟赤血球への分化がさまざまな程度に抑制される．その結果，

赤血球産生の障害

図3-5 種々のタイプの貧血における骨髄赤血球造血，赤血球寿命，赤血球崩壊のフローチャート． 中央の長方形の長径は赤血球寿命，短径は赤血球の1日産生量を示す．つまり，長方形の面積が赤血球量となる．

a) 小球性貧血

小球性貧血では赤血球の容積だけでなく，平均赤血球ヘモグロビン濃度の減少も伴う．図3-6に示すように，小球性貧血はヘモグロビンの3つの構成成分，すなわち鉄，ポルフィリン（鉄が挿入されてヘムになる），グロビンのいずれかの異常が原因となる．

貧血を発症するほどの貯蔵鉄の減少と，先天性の変異によりα-もしくはβ-グロビン鎖の合成が障害されているサラセミアでは，MCVが小さくなる．また，後天性ないし先天性にポルフィリン合成が障害されている鉄芽球性貧血では，赤血球サイズは典型的には幅があるが，一般に小球性赤血球が多い．

b) 大球性貧血

大球性赤血球は種々のタイプの貧血で認められる．MCVが120 fLを超える場合には，通常，**巨赤芽球性貧血**で，DNA合成障害による赤血球の成熟異常を反映する．巨赤芽球性貧血の原因としては，ビタミンB_{12}（コバラミン）欠乏，葉酸欠乏，メトトレキサートなどDNA合成阻害薬が多い．巨赤芽球性貧血ほどに大きくない大球性貧血は，溶血性貧血，骨髄不全，骨髄異形成症候群，肝疾患，アルコール常習者，甲状腺機能低下症などでみられる．

c) 正球性貧血

赤血球産生障害が原因で起こる**正球性貧血**にはさまざまな疾患がある．重症の貧血で正球性であれば，骨髄自体の異常であり，再生不良性貧血か，白血病，癌転移，線維化，肉芽腫などによる骨髄の置換である．しばしば白血球と血小板も減少し，**汎血球減少症** pancytopenia になる．骨髄が腫瘍細胞などで浸潤されたり，線維化が起これば，末梢血液に有核赤血球や涙滴赤血球（図3-7）が現れる．この場合には，骨髄穿刺では骨髄液を吸引できない"dry tap"なので，生検を行って診断する．

正球性貧血の原因としてさらに多いのは，全身性疾患に付随する貧血である．悪性腫瘍，慢性感染症，関節リウマチなど膠原病で軽度〜中等度の貧血を合併する．これらの病態では慢性的な炎症のために鉄代謝が障害され，赤血球産生が低下する．慢性肝疾患，内分泌機能低下症でも軽度〜中等度の貧血を伴う．二次性貧血の中では，唯一腎不全で重症の貧血が起こる．これら二次性貧血については第7章で詳しく述べる．

3）赤血球崩壊亢進（溶血）に基づく貧血

循環赤血球を崩壊して寿命を短縮させる病態には，構造異常，代謝異常，免疫異常，機械的障害など，さまざまなものがある．病態のいかんを問わず，溶血性貧血には多くの共通した特徴がある．1つには，赤血球造血は維持されているので，低酸素に誘導されて上昇したエリスロポエチン（図3-1）に反応して赤血球産生が亢進し，網赤血球が増加する．網赤血球が5％以上の貧血では，まず溶血性貧血を考慮する．もっとも，網赤血球増加は，鉄欠乏性貧血，ビタミンB_{12}欠乏性貧血，葉酸欠乏性貧血など栄養素不足貧血に治療開始後の2週間でもみられるので注意する．さらに，癌の骨髄転移など骨髄浸潤性疾患でも網赤血球が早期に放出され，中等度の網赤血球増加が認められる．

原因が明確でない貧血を診断するには，血液塗抹

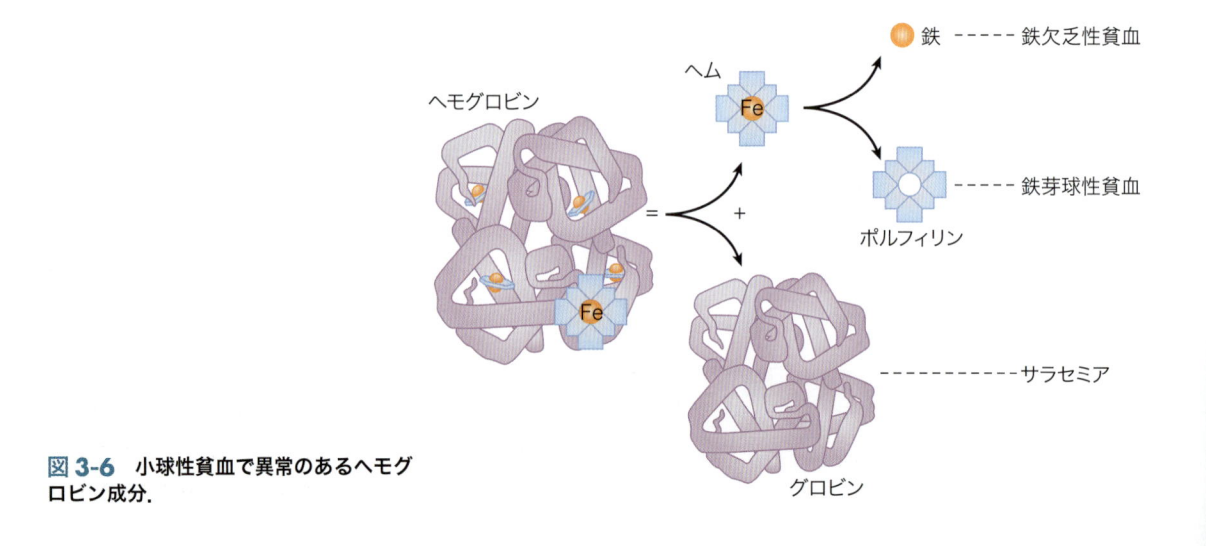

図3-6 小球性貧血で異常のあるヘモグロビン成分．

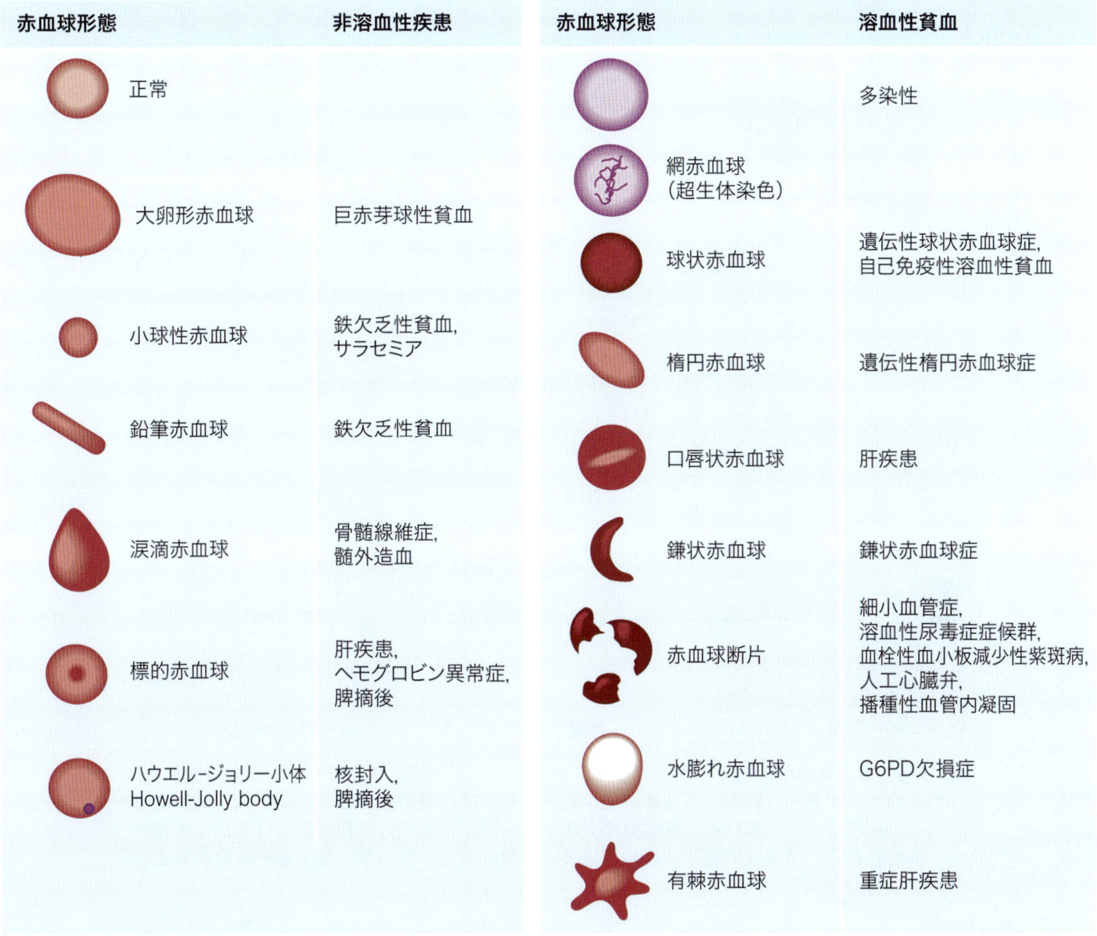

第3章 貧血総論 31

赤血球形態	非溶血性疾患	赤血球形態	溶血性貧血
正常		多染性	
大卵形赤血球	巨赤芽球性貧血	網赤血球（超生体染色）	
小球性赤血球	鉄欠乏性貧血, サラセミア	球状赤血球	遺伝性球状赤血球症, 自己免疫性溶血性貧血
鉛筆赤血球	鉄欠乏性貧血	楕円赤血球	遺伝性楕円赤血球症
涙滴赤血球	骨髄線維症, 髄外造血	口唇状赤血球	肝疾患
標的赤血球	肝疾患, ヘモグロビン異常症, 脾摘後	鎌状赤血球	鎌状赤血球症
ハウエル-ジョリー小体 Howell-Jolly body	核封入, 脾摘後	赤血球断片	細小血管症, 溶血性尿毒症症候群, 血栓性血小板減少性紫斑病, 人工心臓弁, 播種性血管内凝固
		水膨れ赤血球	G6PD欠損症
		有棘赤血球	重症肝疾患

図 3-7　赤血球形態異常. G6PD：グルコース-6-リン酸脱水素酵素.

標本で赤血球形態を丹念に観察することが重要である．とりわけ，溶血性貧血の鑑別診断に有用である．図 3-7 に示すように，さまざまなタイプの溶血性貧血で特徴的な赤血球形態異常がみられる．これら異常赤血球の特徴と発生機序は第 9～11 章で述べる．

末梢血液塗抹標本検査に比べ，骨髄穿刺液標本の顕微鏡観察は溶血性貧血の鑑別診断にさほど役立たない．赤血球系過形成がほぼ全例にみられるが，これは網赤血球増加で簡単に判断できる．骨髄検査が役立つとすれば，悪性リンパ腫と自己免疫性溶血性貧血が合併している場合と，発作性夜間ヘモグロビン尿症 paroxysmal nocturnal hemoglobinuria (PNH) で骨髄低形成を起こした場合である．この点については第 11 章で述べる．

溶血の存在は，図 3-8 に示す赤血球崩壊での生理的ステップに基づいた血清の検査によって容易に把握できる．赤血球の寿命が尽きると，赤血球は正常であれ異常であれ，脾臓，肝臓，骨髄のマクロファージに捕捉される．マクロファージ内でヘモグロビンのタンパク成分であるグロビンがタンパク融解される．一方，ヘムはヘムオキシゲナーゼの作用を受けて直鎖テトラピロールのビリベルジン biliverdin，一酸化炭素，遊離鉄に異化される．ビリベルジンは還元されてビリルビン bilirubin になり，マクロファージから放出されると血漿中のアルブミンと結合する．

アルブミンに結合したビリルビンは血流を介して肝細胞に取り込まれ，ここでグルクロン酸抱合を受けて水溶性になる．抱合型ビリルビンは胆汁中に排

溶血性貧血の特徴：
網赤血球増加．赤血球形態観察が診断に有用．血液生化学所見：非抱合ビリルビン上昇，LD 上昇，ハプトグロビン低下．確定診断のための特殊検査：クームス (Coombs) 試験，PNH スクリーニング，ヘモグロビン電気泳動，G6PD スクリーニング，など．

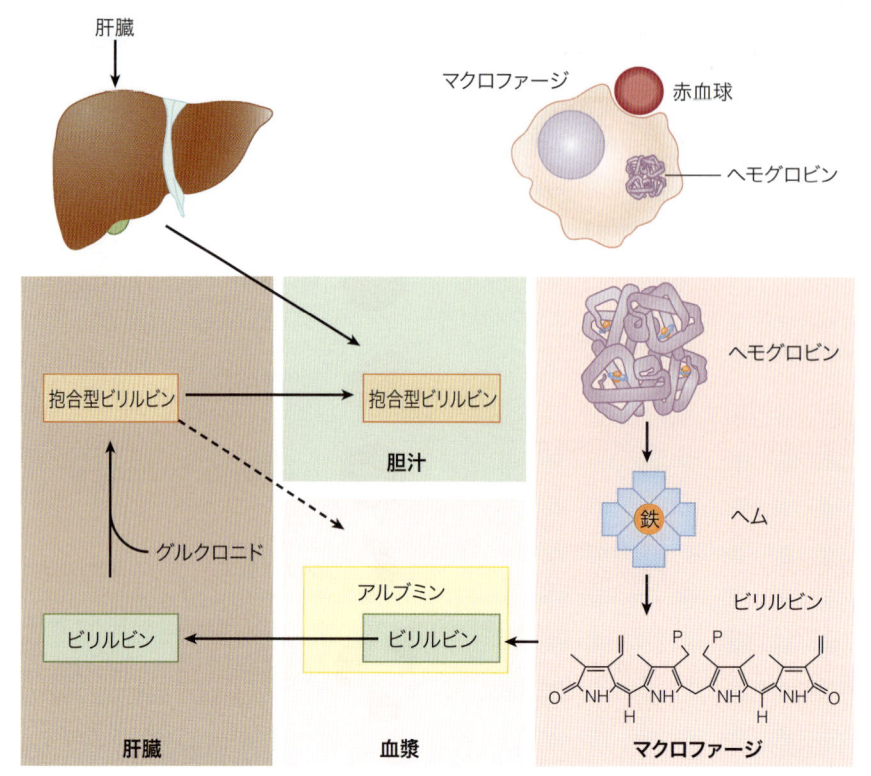

図 3-8 赤血球崩壊．右上に示すように，老朽化した赤血球はマクロファージに捕捉され，ヘモグロビンが異化される．ヘムはビリルビンになって血漿中に放出され，アルブミンと結合して肝細胞に取り込まれる．肝細胞でグルクロン酸抱合を受けた抱合型ビリルビンは胆汁中に排出される．通常は抱合型ビリルビンの血漿濃度はごく低いが，肝胆道系疾患があると上昇する(破線矢印)．

出され，十二指腸から小腸に輸送される．腸管で腸内細菌が抱合型ビリルビンをウロビリノゲンに変換し，さらにステルコビリンとなって便を褐色調にする．

　溶血性貧血患者では，赤血球崩壊とヘム異化が亢進する結果，血漿ないし血清中の非抱合型("間接型")ビリルビンが増加する．中等度～重症の溶血性貧血ではしばしば黄疸になる．さらに溶血が慢性的に起これば，ビリルビン胆石を形成しやすくなる．もしも溶血性貧血患者が肝胆道系疾患を併発すれば，抱合型ビリルビンも増加することになり，非抱合型と抱合型ビリルビンが高値になって高度の黄疸になる．

　赤血球の崩壊が，血管内にしろ血管外(マクロファージ内)にしろ亢進すれば，循環血液中にヘモグロビンと赤血球酵素が漏出することになる．例えば，溶血の速度に応じて血清乳酸脱水素酵素(LD)が上昇する．なお，血清 LD は，巨赤芽球性貧血でも無効造血の結果，上昇しうるので注意が必要である．遊離したヘモグロビンは高親和性の血漿タンパク，とりわけハプトグロビンに結合する．ヘモグロビン-ハプトグロビン複合体は速やかに循環血液中から排出される．この結果，血漿ハプトグロビンは貧血の程度に応じてしばしば完全に消失する．

　溶血は血管外のマクロファージ内で起こることが多い．しかし，血管内で高度の溶血が起こることもあり，崩壊した赤血球から血漿ハプトグロビンの結合能力を超えてヘモグロビンが放出されることがある．循環血液中の遊離ヘモグロビンの四量体($\alpha_2\beta_2$)は容易に分解して$\alpha\beta$ダイマーになり，腎糸球体で濾過され，近位尿細管細胞で再吸収される．ここでヘモグロビンは異化され，ヘム鉄はフェリチン ferritin とヘモシデリン hemosiderin に移送される(第5章)．なお，尿細管の再吸収能を上回るほどのヘモグロビンが糸球体で濾過されれば，ヘモグロビンは尿中に出現し，赤褐色調のヘモグロビン尿 hemoglobinuria となる．

　溶血性貧血が診断されると，病歴情報および身体所見に基づいて特殊検査を行って溶血の原因を調べる必要がある．鑑別診断を進めるにあたっては，溶

表3-2　溶血性貧血の分類

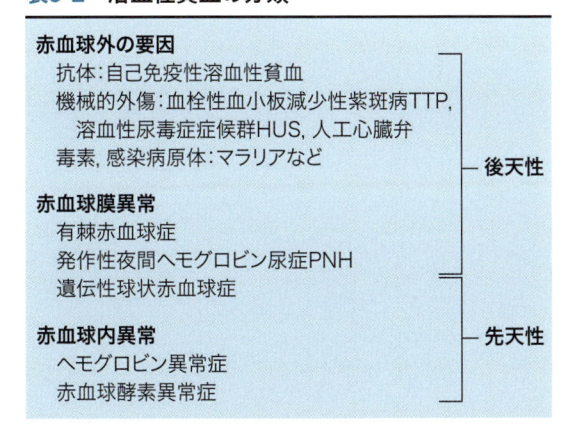

赤血球外の要因 　抗体：自己免疫性溶血性貧血 　機械的外傷：血栓性血小板減少性紫斑病TTP, 　　溶血性尿毒症候群HUS, 人工心臓弁 　毒素, 感染病原体：マラリアなど	後天性
赤血球膜異常 　有棘赤血球症 　発作性夜間ヘモグロビン尿症PNH 　遺伝性球状赤血球症	
赤血球内異常 　ヘモグロビン異常症 　赤血球酵素異常症	先天性

血性貧血の分類を理解しておくことが有用である．溶血性貧血の分類には，2つのアプローチがある（表3-2）．1つは，溶血が起きている部位別に分けるもので，赤血球外と赤血球，さらに赤血球膜か赤血球内（ヘモグロビンか赤血球酵素）の異常によって分類する．2つ目は，溶血性貧血を先天性疾患と後天性疾患に分ける分類である．溶血性貧血のさまざまな病型については第9～11章で詳述する．

セルフアセスメント

1．貧血患者で無効造血の存在を確認するのに<u>有用でない</u>検査はどれか．
　A．血清LD値
　B．血清ビリルビン値
　C．網赤血球数
　D．血清エリスロポエチン濃度
　E．骨髄検査

2．溶血の存在を証明するのに適した血清値の組み合わせはどれか．
　A．LD低値，非抱合型ビリルビン高値，ハプトグロビン低値
　B．LD低値，非抱合型ビリルビン高値，ハプトグロビン高値
　C．LD高値，非抱合型ビリルビン高値，ハプトグロビン低値
　D．LD高値，抱合型ビリルビン高値，ハプトグロビン低値
　E．LD高値，抱合型ビリルビン高値，ハプトグロビン高値

3．貧血患者で赤血球量の低下を代償するのにもっとも有効なのはどれか．
　A．安静時心拍出量増加
　B．赤血球2,3-ジホスホグリセレート活性上昇と赤血球酸素親和性低下
　C．赤血球アデノシン三リン酸活性上昇と赤血球酸素親和性亢進
　D．血漿エリスロポエチン濃度上昇
　E．動脈血酸素分圧（pO_2）上昇

4．小赤血球症を起こす疾患をあげよ．

5．大赤血球症を起こす疾患をあげよ．

CHAPTER 4

骨髄不全，骨髄浸潤性疾患による貧血
Anemias Due to Bone Marrow Failure or Infiltration

H. Franklin Bunn

> **学習目標**
>
> 本章で理解すること
> - 汎血球減少症の鑑別診断
> - 原発性骨髄異常症の分類
> - 再生不良性貧血の病態発生機序と治療の原則

第2章から明らかなように，循環血球の産生は正常な機能をもつ多能性造血幹細胞の数によって調節されている．したがって，多能性造血幹細胞が直接に障害されたり，骨髄の微細環境にあるニッチ nich が障害されれば，循環する血球数が減少し，時にはその機能も障害される．このため，骨髄疾患では，循環する赤血球，白血球，血小板がいずれも減少する汎血球減少症 pancytopenia をしばしば発症する．

汎血球減少症をきたす疾患は多い（表4-1）．赤血球，白血球，血小板は骨髄で作られるので，汎血球減少症がある患者には当然ながら穿刺や生検を行って骨髄を検査する必要がある．表4-1でアステリスクをつけたように，本章では造血幹細胞障害と，骨髄には本来ない細胞が浸潤して骨髄微細環境が障害されて起きる病態（骨髄癆 myelophthisis）について述べる．高度の汎血球減少症は骨髄無形成を示す危険な徴候であるが，骨髄癆では血球減少の程度はさまざまである．その他の汎血球減少疾患は他の章で解説する．

表4-1 汎血球減少症をきたす疾患

カテゴリー	疾患
造血幹細胞障害	再生不良性貧血*
	特発性*
	免疫機序*
	薬物，毒素，放射線，ウイルス性*
造血細胞のクローン性変異	急性白血病（第21章）
	骨髄異形成症候群（第20章）
	発作性夜間ヘモグロビン尿症（第11章）
骨髄癆（骨髄浸潤性）	癌骨髄転移*
	肉芽腫性疾患，結核*
	悪性リンパ腫（第22章）
	骨髄線維症（第20章）
血球成熟障害	巨赤芽球性貧血（第6章）
末梢血での破壊亢進	脾機能亢進（第1章）
	自己免疫疾患（SLEなど）
	血球貪食リンパ組織球症（第18章）

*本章で解説する．

1. 再生不良性貧血

1）後天性再生不良性貧血

骨髄細胞の95％以上は造血幹細胞に由来するので，造血幹細胞が障害されると骨髄細胞は著明に減少する．図4-1に正常骨髄と重症再生不良性貧血患者骨髄の弱拡大標本を比較して示す．図4-1Bの再生不良性貧血患者骨髄では赤血球系，骨髄球系，巨核球系細胞はほとんど確認できず，わずかにリンパ球，形質細胞，内皮細胞や線維芽細胞など骨髄間質細胞を認めるにすぎない．

① 病態発生

骨髄無形成 marrow aplasia は，自然に，または薬物，毒素，ウイルス感染などの外来要因によって，造血幹細胞の遺伝子に突然変異が発生して起こると考えられる．図4-2で示すように，遺伝子変異は造血幹細胞の増殖・分化能を直接に障害するか，あるいは造血幹細胞や前駆細胞に新しい抗原を発現させて細胞傷害性T細胞によって間接的に造血機構を障害する．

② 疫学

骨髄無形成を起こす最も多い原因は，医原性（薬物か放射線による）である．悪性腫瘍患者は腫瘍細胞を撲滅するために化学療法で治療することが多い．抗癌薬の多くはDNA複製など細胞増殖を阻止する作用をもつ．そこで，造血細胞や消化管細胞など，常に増殖している正常細胞も障害される．このため，癌化学療法や放射線治療を受けた患者では，しばしば骨髄抑制が起こり，汎血球減少症をきたす．これらの骨髄抑制は容易に想定されるもので，投与量に依存して可逆性である．一方，抗菌薬クロラムフェニコールなどの薬物は，投与されたごく一部の患者に特異的に非可逆性の再生不良性貧血を起こすことがある．

再生不良性貧血患者では，炭化水素や工業用溶媒などの有毒化学物質との接触を確認することが重要である．しばしば問題になるのはベンゼンである．非A，非B，非C肝炎ウイルスなどのウイルス感染も重症の非可逆性骨髄無形成を起こすことがある．その原因は，造血幹細胞への直接作用なのか，免疫を介する作用なのかは不明である．ウイルスによる非可逆性の重症な骨髄抑制はまれであるが，軽度な可逆性の血球減少は種々のウイルス感染でしばしばみられる．

薬物，毒性物質，ウイルス感染が関係しない骨髄無形成は，特発性と考えられる．これは年間に人口100万人当たり約2人が新しく発病するまれな疾患である．これに対し，急性白血病と多発性骨髄腫の発症率は約15倍ほど高い．

④の治療の項で述べるように，特発性再生不良性貧血のかなりの患者は免疫抑制療法に反応する．ただし，なぜ免疫系が造血幹細胞を障害するのか，詳細なメカニズムはわかっていない．

③ 臨床像，診断

症状と身体所見は血球減少の程度による．多くの患者では，貧血のために進行性の倦怠感と皮膚蒼白

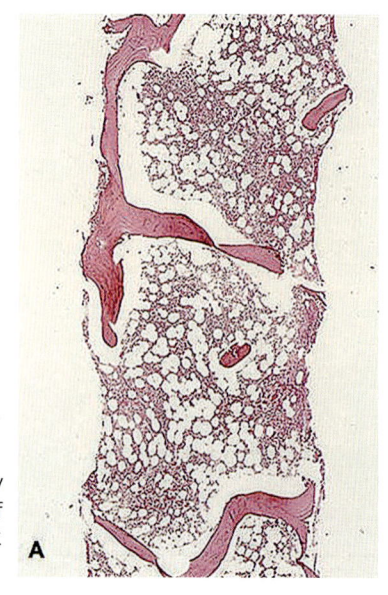

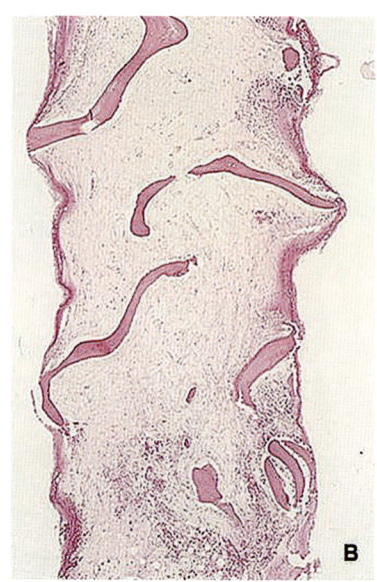

図4-1 骨髄生検標本．A：健常者，B：再生不良性貧血患者(Dr. Stanley Schreier, American Society of Hematology Image Bank の好意による)．

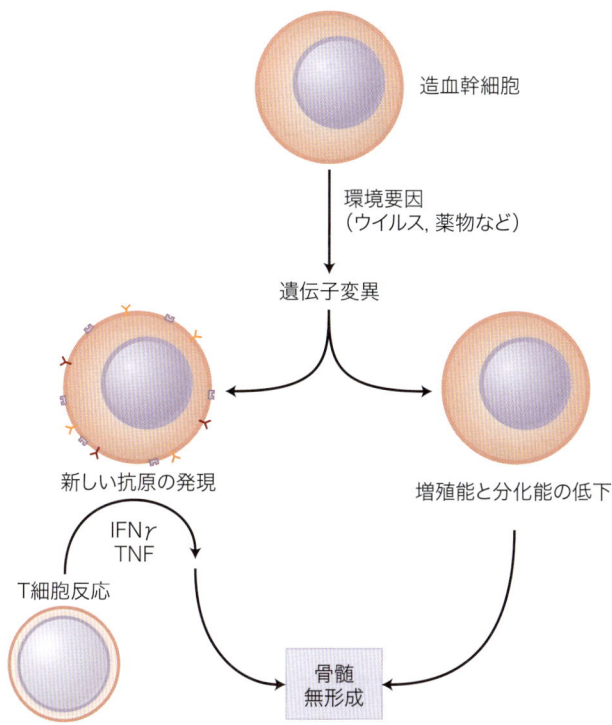

図 4-2 骨髄無形成の病態発生．造血幹細胞のゲノムの障害は，血球の増殖と分化を障害するか，新しい抗原の発現を誘導して免疫による破壊をきたす（Red Blood Cell and Bleeding Disorders. In：Kumar V, Abbas AK, Fausto N, Aster JC, eds. *Robbins Pathologic Basis of Disease*. Philadelphia, USA：Elsevier；2010, p.663 より引用）．

を訴える．血小板減少によって点状出血や紫斑が現れる．発熱患者で最も注意が必要なのは，好中球減少によって起こる急性細菌感染に伴う発熱とその他の徴候である．もちろん多くの患者ではこれらが組み合わさっている．

身体診察では，皮膚蒼白，点状出血，紫斑，膿瘍や肺炎など細菌感染に伴う所見がみられる．リンパ節，脾臓の腫大はない．

血球検査では汎血球減少がある．平均赤血球サイズや容積(MCV)はしばしば中等度に大きくなり，網赤血球の比率と絶対数は極めて低い．白血球分画では好中球減少と単球減少が認められる．寿命が長いリンパ球は比較的保たれている．診断確定には骨髄穿刺と生検が欠かせない．組織検査では，正常骨髄の造血細胞比率が約 35 〜 50％(図 4-1A)であるのに対し，再生不良性貧血患者では 10％以下(図 4-1B)になっている．

④ 治療，経過，予後

再生不良性貧血患者であると診断がつけば，まず骨髄抑制を起こしうる薬物や毒性物質への接触はすぐに避けるようにする．

再生不良性貧血の治療はかつては補助療法しかなかった．すなわち，貧血に対して赤血球輸血，血小板減少による出血傾向に対して血小板輸血，さらに感染症に抗菌薬が用いられた．しかし，これらの治療の甲斐もなく，多くの重症患者は重篤な敗血症で死亡していた．十分な補助療法の必要性は現在でも有用なことは変わらない．しかし，重症再生不良性貧血患者の多くは，造血幹細胞移植，あるいは免疫抑制療法によって寛解に導入できたり，治癒も期待できるようになった．

歴史的にみれば，造血幹細胞移植を受けた最初の患者は再生不良性貧血である．治療の有用性は，他の血液疾患にも広まることとなった(第 26 章)．最近の 30 年間では，移植療法ならびに補助療法が進歩し，造血幹細胞の生着率は向上し，移植片対宿主病 graft-versus-host disease(GVHD) の発生率は低くなった．日和見感染の併発も少なくなった．これらにより，無病生存が著明に改善された．今日では，ヒト白血球抗原 human leukocyte antigen (HLA)合致同胞から造血幹細胞移植を受けた 20 歳以下の患者の約 75％は長期に安定した血液学的寛解が得られるようになり，ほぼ完治する．40 歳以上の患者では，長期生存率は約 40％に低下する．血縁者以外のドナーから造血幹細胞移植を受けた場合の結果は，これらよりも劣る．

適切なドナーがみつからない場合，あるいは高齢のために移植を受けられない場合には，免疫抑制療法の適応となる．一般に，シクロスポリンのようなカルシニューリン阻害薬と抗胸腺細胞または抗リンパ球グロブリンとの併用療法が行われる．特発性再

生不良性貧血患者のおよそ3/4は免疫抑制療法に反応する．この事実は免疫学的機序による造血前駆細胞障害が再生不良性貧血の病態発生に主要な役割を果たすことを示唆する（図4-2）．

造血幹細胞移植に比べ，免疫抑制療法は経費が安く，すぐに出る副作用も少ない．しかし，寛解は安定せず，およそ1/3の患者はクローン性の血液疾患，例えば骨髄異形成症候群，急性白血病，発作性夜間ヘモグロビン尿症などに移行する．このような後期の有害な合併症は造血幹細胞移植では少ない．

⑤ 純赤血球形成不全（赤芽球癆）
pure red cell aplasia（PRCA）

重症貧血で，網赤血球がまったくなく，しかし血小板数，白血球数，白血球分画には異常のない患者がまれにみられる．図4-3に示すように，骨髄の細胞密度は正常で，巨核球と骨髄系幼弱細胞には異常がなく，それでいて赤芽球が認められない．こうした患者の約1/3に胸腺上皮細胞腫瘍である胸腺腫，悪性リンパ腫，自己免疫疾患を伴うこと，さらに免疫抑制療法はしばしば長期間にわたって有効であることから，免疫学的機序が病態発生にかかわっていると考えられる．まれには，遺伝子組換えエリスロポエチン投与を受けた患者に抗エリスロポエチン抗体が作られ，薬剤として投与されるエリスロポエチンも，また患者の体内で産生されるエリスロポエチンも不活性化され，純赤血球形成不全が発症することがある．

赤芽球に選択的に感染するパルボウイルスB19感染が急性に一過性赤血球産生を抑制することがある．健常者では普通，パルボウイルスB19に感染すると伝染性紅斑（第五病，リンゴ病）を発病し，ヘモグロビン濃度が中等以下に低下することはない．しかし，鎌状赤血球症などの慢性溶血性貧血患者では，パルボウイルスB19感染によって急速に赤血球産生が阻止され，かつ循環血液中での赤血球崩壊が急激に進み，ヘモグロビン濃度が急速に著しく低下する．

2) 先天性再生不良性貧血

数々の形質異常をもつまれな先天性疾患を有する新生児や幼児で骨髄不全のみられることがある．本項では，頻度が高く，かつ先天的な骨髄不全の特徴がよく知られているファンコニ貧血と，後天性の純赤血球形成不全によく似ているダイアモンド・ブラックファン貧血を紹介する．

① ファンコニ貧血 Fanconi anemia

100万出生児当たり約3人が発症するまれな常染色体劣性遺伝疾患である．骨髄不全が進行性に起こり，特徴的な皮膚色素沈着（カフェオレ斑），低身長，骨格や性腺発育不全，腎臓の欠損など，さまざまな先天奇形を伴う．図4-4Aにファンコニ貧血でよくみられる親指の欠損を示す．患児では，DNA修復に関与するタンパク複合体の1つもしくは複数の構成成分が欠損している．ファンコニ貧血患児の約10%が急性骨髄性白血病を発症する．造血幹細

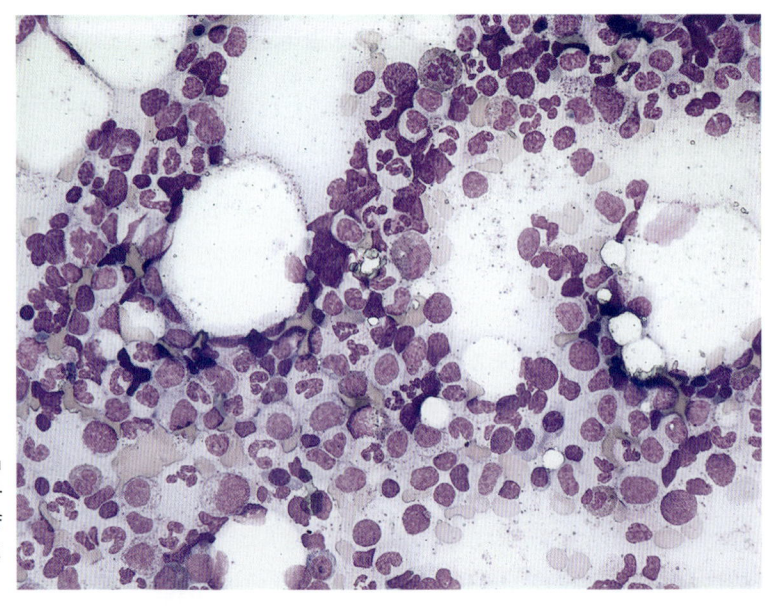

図4-3 純赤血球形成不全（PRCA，赤芽球癆）の骨髄塗抹標本． 骨髄中に赤芽球が認められない（Dr. Peter Maslak, American Society of Hematology Image Bankの好意による）．

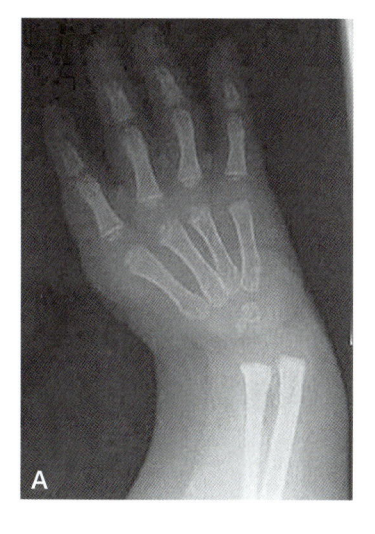

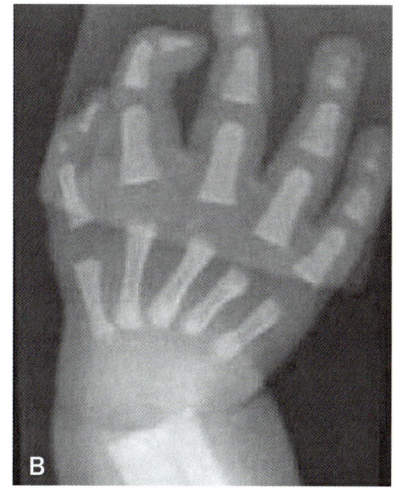

図 4-4 手の奇形，ファンコニ貧血．
A：ファンコニ患児の手のX線写真．親指が欠損している．B：ダイアモンド・ブラックファン貧血患児の手のX線写真．親指に3指節ある．

胞移植によって長期寛解が得られることがある．

② ダイアモンド・ブラックファン貧血
Diamond-Blackfan anemia

100万出生児に約5人が発症するまれな疾患で，遺伝学的にも臨床的にも多様である．貧血は通常，出生時か1歳未満に発症するが，遅れて発症することもある．患児は，しばしば骨格（とくに親指，図4-4B），腎臓，頭蓋顔面骨，心臓に奇形を伴う．一般に低身長である．後天性の純赤血球形成不全と同じく，ダイアモンド・ブラックファン貧血の骨髄には赤芽球が欠如しているが，骨髄球系や巨核球系の幼弱細胞は正常で，末梢血液でも白血球数と血小板数には異常がない．ファンコニ貧血患児と同様に，ダイアモンド・ブラックファン貧血患児も悪性腫瘍を合併するリスクが高い．患児の約半数で，小または大リボソームサブユニットの1つのタンパク変異のヘテロ接合体がみられる．さらに，プリンサルベージ経路のアデノシンデアミナーゼ（ADA）活性が赤血球でしばしば著明に上昇し，それが診断の根拠とされる．こうしたリボソームタンパクの異常やアデノシンデアミナーゼ活性上昇がどのように病態発生にかかわるのか不明であるし，また臨床的特徴との関連も不明である．さらに，ほとんどの患児は副腎皮質ステロイド薬に反応するが，その理由は定かでない．

2. 骨髄癆性貧血 myelophthisic anemia

骨髄が造血細胞以外の種々の成分で二次性に浸潤された**骨髄癆** myelophthisis では貧血になり，しばしば血小板減少，時に白血球減少を伴う．

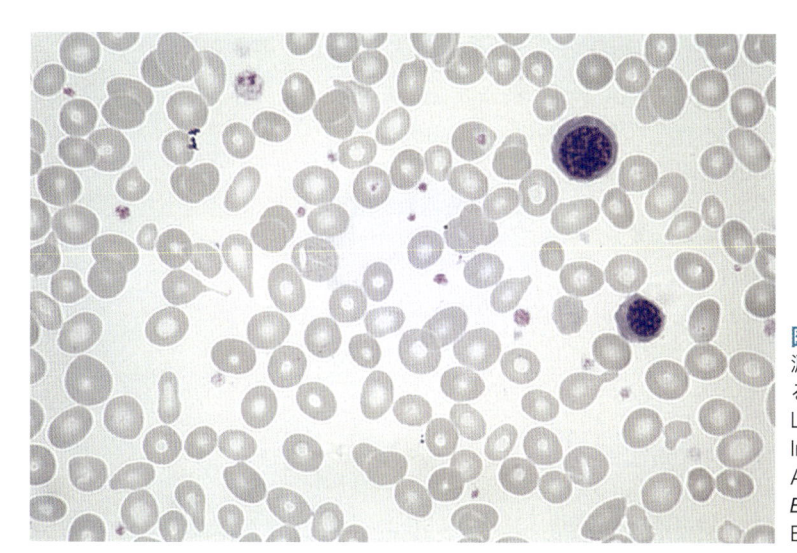

図 4-5 骨髄線維症の末梢血液標本．
涙滴赤血球と有核赤血球が認められる（Diseases of White Blood Cells, Lymph Nodes, Spleen And Thymus. In：Kumar V, Abbas AK, Fausto N, Aster JC, eds. *Robbins Pathologic Basis of Disease*. Philadelphia, USA：Elsevier；2010, p.631 より引用）

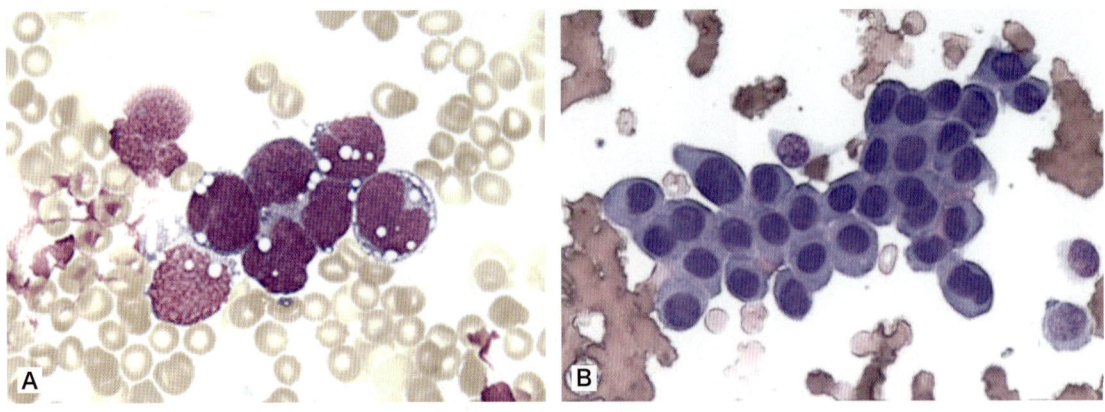

図 4-6　骨髄塗抹標本における癌細胞の塊． A：横紋筋肉腫，B：膀胱癌（B は Dr. Peter Maslak, American Society of Hematology Image Bank の好意による）．

　骨髄癆性貧血で最も頻度の高いのは癌の骨髄転移で，とりわけ乳癌，肺癌，前立腺癌が多い．癌細胞自身が骨髄を占拠するだけでなく，骨髄線維芽細胞を刺激してコラーゲンの広範な沈着をもきたす．反応性の線維化は骨髄微細環境を破壊し，造血細胞の産生を障害するとともに，未熟なままの血球を末梢血液中へ放出してしまう．こうした骨髄の機能異常は末梢血液標本で観察できる（図 4-5）．すなわち，有核赤血球と涙滴赤血球が目立ち，時には未熟な骨髄球系細胞も観察される．

　癌細胞は骨髄穿刺液の中でしばしば大きな塊を作り，正常の造血細胞とははっきり区別できる．図 4-6 の A は横紋筋肉腫，B は膀胱癌細胞の塊を示す．なお，線維化のために骨髄穿刺では癌細胞を確認できないこともあるが，この場合は骨髄生検で確認する．癌が骨髄癆性貧血までも起こした状態では，癌は相当進行しており，治療で寛解を導入することはまず期待できない．

　骨髄癆性貧血は，造血器腫瘍である悪性リンパ腫と白血病でも起こりうる．もっとも，造血器腫瘍の場合には骨髄癌腫症に比べて骨髄線維化の程度が少ないので，図 4-5 に示すような有核赤血球や涙滴赤血球を認めることは少ない．

　そのほか，原発性骨髄線維症や粟粒結核のような播種性肉芽腫性疾患など骨髄増殖性疾患でも，反応性に骨髄線維化が起こり，骨髄癆性貧血になる．

セルフアセスメント

1. 特発性再生不良性貧血が自己免疫疾患であることを示す最も良い根拠はどれか．
   A．赤血球，好中球，血小板に対する自己抗体の存在
   B．細胞傷害性 T 細胞が骨髄で増加
   C．B 細胞の骨髄への浸潤
   D．脾腫
   E．免疫抑制療法が有効

2. ファンコニ貧血患者で先天性に欠陥があるのはどれか．
   A．DNA 合成
   B．DNA 修復
   C．多能性造血幹細胞の産生
   D．重要な造血因子である stem cell factor(SCF) の産生
   E．造血幹細胞の骨髄への定着

3. 67 歳の前立腺癌患者に最近高度の貧血が発症した．癌の骨髄転移を示す最も優れた末梢血液所見はどれか．
   A．血小板減少
   B．好中球減少
   C．白血球増加
   D．血小板増加
   E．有核赤血球出現

CHAPTER 5

鉄代謝：欠乏と過剰
Iron Homeostasis: Deficiency and Overload

H. Franklin Bunn, Matthew M. Heeney

学習目標

本章で理解すること
- 鉄代謝：腸管での吸収，血漿中の輸送，赤芽球への取り込み，老朽化赤血球からの放出，血漿中への再循環
- 腸管からの鉄吸収およびマクロファージからの鉄放出にかかるヘプシジンの役割
- 鉄欠乏をきたす頻度順での原因
- 鉄欠乏診断の鍵となる検査結果
- 鉄過剰の原因と臨床所見

細菌から人類にいたるまで，鉄は最も重要な金属である．鉄原子の外層は，酸化還元反応に重要な酸素のような物質を容易に結合できるような複雑な化学構造になっている．

鉄はヘモグロビン，ミオグロビン，チトクロームのようなヘムタンパクの生物活性を保つだけでなく，種々の代謝過程における酵素の補因子としての重要な役目がある．しかし，鉄は強い反応性ゆえに，タンパク架橋形成，脂質過酸化，DNA損傷などによって細胞および組織障害につながる酸素フリーラジカルなど有害物質の発生をも触媒する．そこで鉄の生物活性を安全に行うために，絶妙な調節機構が必要となる．

本章では鉄の基本的な代謝として，吸収，輸送，利用，再循環，排泄について解説する．この10年間で，鉄代謝異常の変異マウスとゼブラフィッシュの研究を通じて鉄代謝にかかわる遺伝子のクローニングと解析が進み，鉄代謝の解明が著しく進歩した．鉄欠乏ないし鉄過剰の病態発生，臨床的特徴，治療を理解するのに必要な鉄代謝について述べる．

1．正常鉄代謝

安全で効果的な鉄の輸送と利用は，個々の細胞レベルと個体としての全体での厳密な調節によって行われる．

鉄代謝に重要な役割を演じる種々のタンパク発現は，細胞内の鉄濃度によって調節され，これらのタンパクをコードするmRNAのコンセンサス・ステム・ループ consensus stem loop によって行われる．鉄が欠乏すると，2つの鉄調節タンパク iron regulatory protein（IRP）がステム・ループに特異的に結合し，mRNAの翻訳の安定性と速度を修飾する．一方，細胞内の鉄が豊富にあると，IRPは構造を変えてmRNA結合を抑制する．また，全身の鉄代謝は血液中を循環するポリペプチドホルモンの**ヘプシジン** hepcidin によって調節される．ヘプシジンは，食物中鉄の腸管での吸収と，マクロファージからの再循環鉄の放出をコントロールする．これらの調節機構は後ほど詳述する．

1）鉄吸収

食事での鉄摂取量は地域，食文化，経済状況によって相当異なる．食物中の鉄は，無機塩，植物や動物鉄に含まれる有機鉄複合体として摂取される．消化された穀物，野菜，果物は胃，十二指腸に入り，第二鉄イオンを放出する．図5-1に示すように，健常者では毎日わずか1〜2mgの鉄が，主に十二指腸絨毛で吸収される．

吸収された鉄イオンは鉄還元酵素によって第一鉄に還元され，管腔の膜貫通チャネルである二価金属輸送体 divalent metal transporter 1（DMT1）によって細胞内に取り込まれる（図5-2）．ここで一部の鉄は多孔質の多量体タンパクである**フェリチン** ferritin 内に貯蔵される．第一鉄は小腸細胞の管腔から離れた基底外側の細胞膜にある輸送タンパクの**フェロポルチン** ferroportin を介して細胞から出る．ここで鉄は急速に酸化され，第二鉄となって血漿タンパクであるフェリチンと結合して血中を循環する．

図5-2で示すように，十二指腸細胞からの排出は，肝臓で合成される小さなポリペプチドホルモン

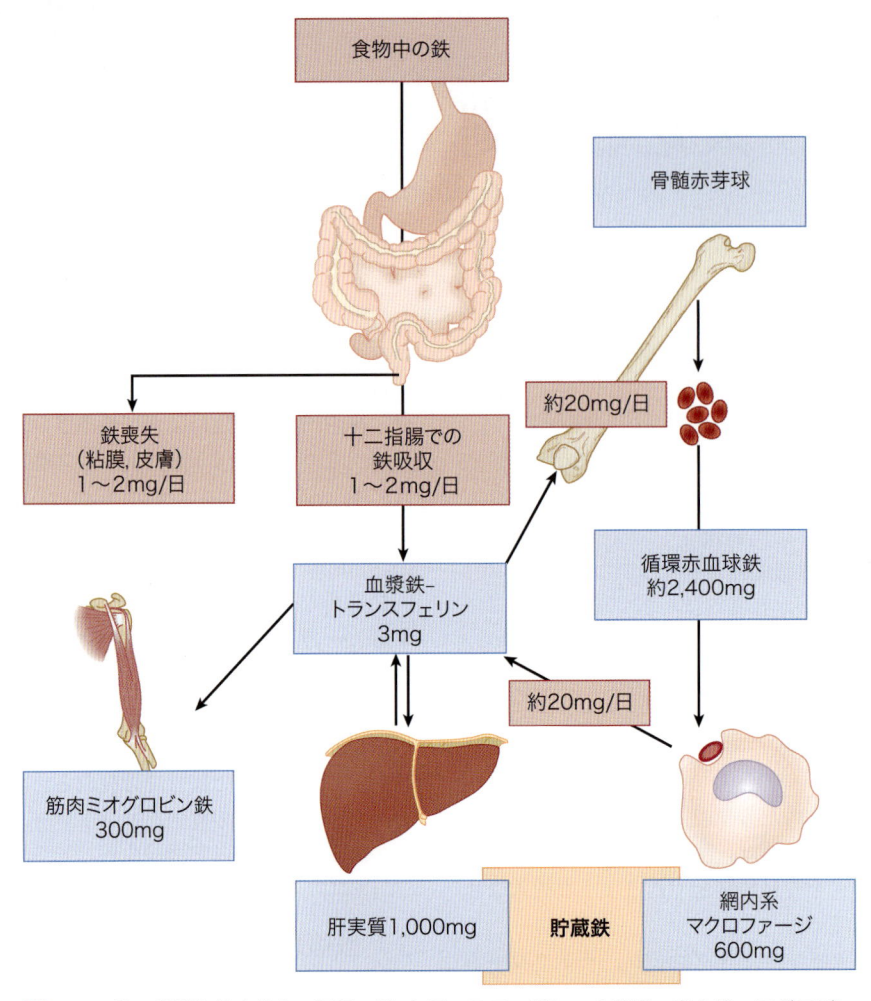

図 5-1 鉄の代謝と体内分布．吸収，鉄-トランスフェリンへの移送，赤血球ヘモグロビンのヘムおよび筋肉ミオグロビンへの取り込み，肝臓および網内系での貯蔵，再利用を示す．図中の数字は体重 70kg の成人男性のものである．

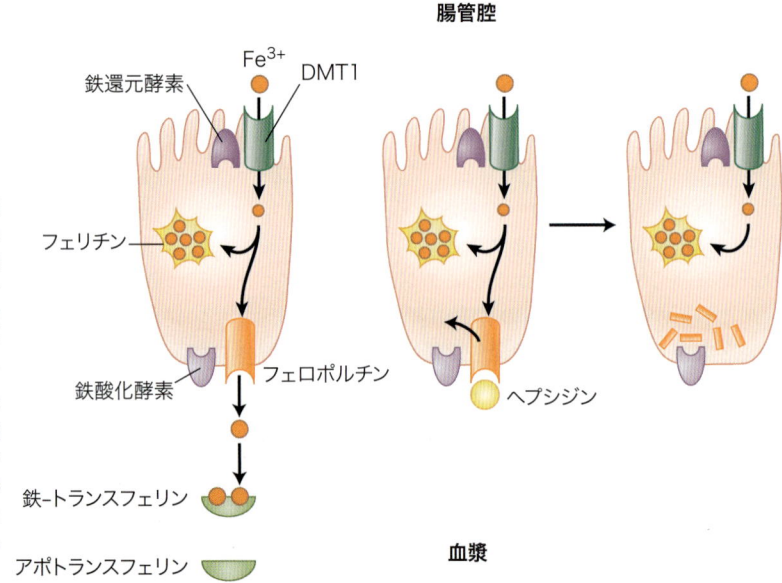

図 5-2 十二指腸細胞での鉄吸収と排出．十二指腸腔の三価鉄は二価鉄に還元され，二価金属輸送体 divalent metal transporter (DMT1)を介して十二指腸細胞内に入り，フェロポルチンを通じて基底側から排出され，酸化されて三価鉄になる．主な鉄調節因子のヘプシジンがフェロポルチンに結合(中央)すると，フェロポルチンのインターナリゼーションと分解が進み(右)，細胞から鉄が出ていくのを抑制する仕組みになっている．

のヘプシジンによって抑制される．ヘプシジンはそのレセプターであるフェロポルチンと結合すると，レセプターのインターナリゼーションが起こり壊される．この結果，十二指腸細胞からの鉄排出速度が弱められる．

北米，南米，ヨーロッパでは，食事による鉄の摂取は，肉などに含まれるヘモグロビンないしミオグロビンの形で摂取されることが多い．これらのタンパクは胃と小腸上部で分解され，ヘムが遊離して小腸細胞で吸収される．ここでヘムはヘムオキシゲナーゼの作用を受けて分解され，鉄を放出する．放出された鉄はフェリチンの形で貯蔵されるか，フェロポルチンによって細胞から排出される．腸管腔におけるヘムのチャネルないし取り込みについて十分には解明されていない．

2）鉄輸送

血漿タンパクのトランスフェリンは高親和性の2つの部位で第二鉄イオンを結合する．鉄はしっかりとトランスフェリンと結合し遊離の状態の鉄は濃度が低すぎて測定できないほどである．こうしてトランスフェリンは"フリー"の鉄による有害作用から組織と細胞を守っている．図5-1に示すように，トランスフェリンは十二指腸で吸収した鉄と，老朽化赤血球から遊離したヘモグロビンに由来する鉄を集める（後述の「5）鉄の再利用」参照）．

3）細胞内への鉄取り込み

十二指腸細胞を除くすべての細胞は，鉄-トランスフェリンが細胞膜にあるトランスフェリンレセプターに結合して鉄を取り入れる．赤芽球は大量のヘモグロビンを産生しなければならないので，他の細胞よりもはるかに多くのトランスフェリンレセプターを発現している．図5-3に示すように，トランスフェリンレセプターの発現は，IRPが前述したコンセンサス・ステム・ループにトランスフェリンレセプターmRNAの3′非翻訳領域で結合し，鉄非依存性に調節されている．

鉄欠乏の状態では，十二指腸細胞内への鉄取り込みが最大限になる．IRPがステム・ループに結合し，トランスフェリンレセプターmRNAの安定性が高まり，タンパク発現が上昇する．鉄欠乏における輸送タンパクDMT1の上方調節 up-regulationは，IRPが3′ mRNAステム・ループ結合してmRNAの安定性を亢進させることによっても行われる．

鉄2原子が結合したトランスフェリン分子は，鉄1原子のみが結合しているか，鉄が結合していない分子に比べてレセプターとの結合性がはるかに高い．図5-4に示すように，鉄-トランスフェリンとトランスフェリンレセプターの複合体は急速に取り込まれ，鉄輸送タンパクDMT1を含む細胞膜微小胞となる．この微小胞にプロトンポンプが作動して内部を酸性化して鉄を遊離し，DMT1を介して放出される．鉄は細胞質に出ると，ミトコンドリアに入ってヘム合成に利用されるか，フェリチンとして貯蔵される．

4）赤血球系造血における鉄利用

アイソトープでラベルした鉄を利用した *in vivo*

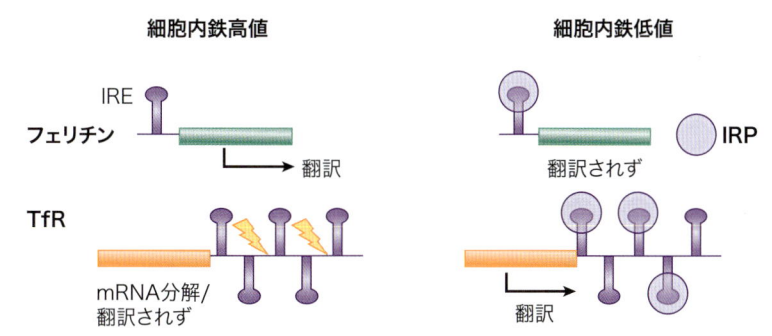

図 5-3　フェリチンmRNA翻訳速度とトランスフェリンレセプター（TfR）mRNA安定性の鉄依存性調節． 細胞内の鉄が不足すると，鉄調節タンパク（IRP）がそれぞれのmRNAにあるコンセンサス・ステム・ループ鉄調節要素に結合し，トランスフェリンレセプターmRNA量を増やし，フェリチン翻訳を抑制する．逆に細胞内の鉄が過剰になると，IRPはステム・ループに結合しない．トランスフェリンレセプターmRNAが分解され（黄色稲妻形矢印），フェリチンの翻訳は妨げられない．

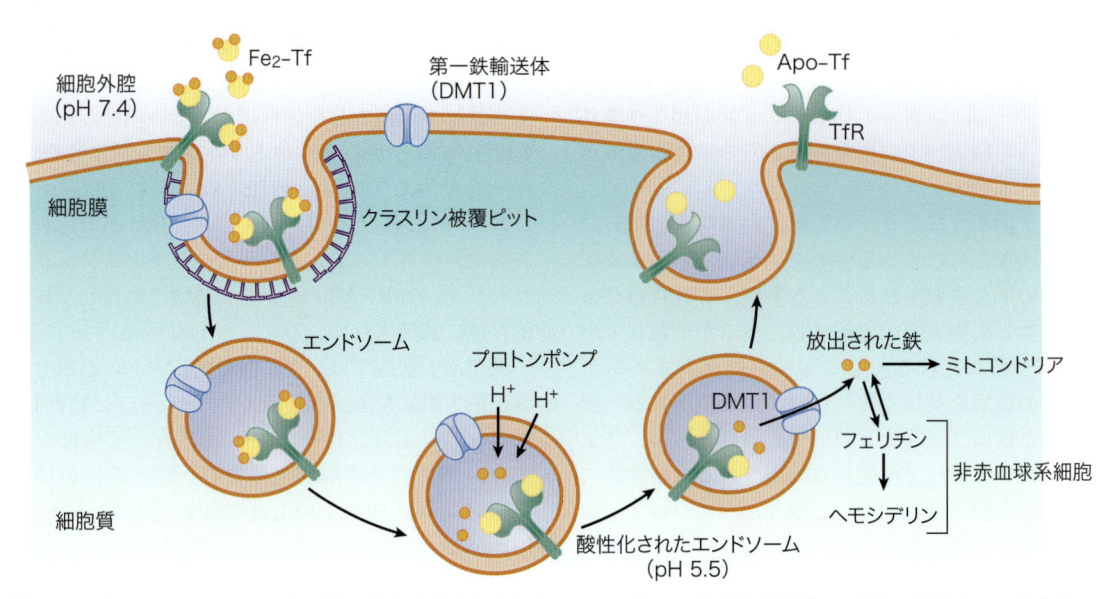

図 5-4 トランスフェリンレセプター(TfR)を介したトランスフェリンに結合した鉄(Fe_2-Tf)の細胞内への取り込み. Fe_2-Tf と TfR の複合体を含む微小胞はプロトンポンプと融合し, 微小胞内を酸性にする. そして鉄が遊離され, 二価金属輸送体(DMT1)を介して排出される. 鉄元素が離れた TfR はアポトランスフェリン(Apo-Tf)を遊離する. 微小胞はふたたび細胞膜に結合し, アポトランスフェリンを血漿中に送り込む.

の実験から, トランスフェリンに結合した鉄の90％以上は骨髄の赤芽球に入り, ヘムに取り込まれてヘモグロビン合成に利用される.

このプロセスは極めて効率よく行われる. これに対し, 無効造血や骨髄低形成の患者では, ごくわずかの鉄-トランスフェリンしか循環赤血球に取り入れられない.

5) 鉄の再利用

正常な赤血球の寿命は約 120 日である. 寿命が近づいた赤血球は脾臓のマクロファージに感知され, 捕捉される(図 5-1). マクロファージ内でヘモグロビンが分解され, 鉄が遊離してフェリチンに貯蔵される. 十二指腸細胞から鉄が放出される(図 5-2)のと類似したメカニズムで, 鉄はフェロポルチンを介してマクロファージから血漿中に放出され, トランスフェリンと結合する. マクロファージから骨髄に戻される鉄は毎日およそ 20 mg で, これは十二指腸で食物から吸収される毎日の鉄 1～2 mg よりもはるかに多いことになる. つまり, 老朽化した赤血球の鉄は骨髄で新しく作られる赤血球に再利用され, 生体における鉄代謝は大量で高生産性の循環をしている.

6) 鉄の貯蔵

フリーの鉄は細胞にも組織にも有害である. そこで, ヘムの合成に利用されない鉄は細胞内の貯蔵庫に隔離され, 必要なときに利用される. 安全でかつ効率よく鉄を再利用する役目を担うのがフェリチンである.

フェリチンは水酸化鉄を取り囲む 24 個のサブユニットからなり, フェリチンの産生は細胞の要求に応じて巧妙に調整される. 図 5-3 に示すように, 鉄が不足すれば, IRP がフェリチン mRNA5′ 末端でステム・ループ鉄に結合し, mRNA の翻訳を阻止してフェリチン合成が停止される. 一方, 鉄が豊富にあると, IRP はステム・ループに結合せず, 翻訳が停止されることもなくフェリチンが合成される.

細胞内に鉄がたまりすぎると, 一部のフェリチンは変性し, ヘモシデリンとなって鉄が一層離れにくくなる. 大多数の体内鉄はフェリチンかヘモシデリンとして, 図 5-1 に示す 2 つの部位で貯蔵される. すなわち, 約 600 mg は肝臓の Kupffer 細胞など網内系マクロファージに貯蔵され, 約 1,000 mg は肝実質細胞に貯蔵される. 男性では年齢にかかわらずこの量が貯蔵される. 一方, 出産可能な女性では, 月経による出血と, 妊娠時の胎児発育のために, 鉄貯蔵量は少ない. なお, 鉄の貯蔵はゆっくりと行わ

れるので，小児では肝臓とマクロファージの鉄含有量は少ない．

7）鉄の排出

鉄過剰症で鉄の排出が亢進したり，鉄欠乏では鉄排出を抑制するなど，鉄の排出を調節する生理的機構は備わっていない．

鉄は，皮膚，毛髪，腸管，泌尿器などの細胞脱落に伴ってほぼ毎日1 mgが失われる．女性では，月経に伴って約1 mgの鉄が上乗せして失われる．

2．鉄代謝検査

1）血清鉄とトランスフェリン鉄飽和度

鉄過剰症患者を除けば，血漿および血清中の鉄はほとんどすべてがトランスフェリンに結合している．血清鉄とトランスフェリン量についての解釈は，血清中の全トランスフェリン量を測定し，トランスフェリンの鉄飽和度を計算することで，よく理解できる．

図5-5 Aに示すように，鉄欠乏症患者では血清鉄が減少して全トランスフェリン量が増加するので，血清トランスフェリンの鉄飽和度は低い．血清中の全トランスフェリン量は，妊婦や経口避妊薬を服用している女性でも高値になる．

第7章でも述べるが，炎症性疾患では血清鉄が少ないが，同時に全トランスフェリンも減っている．このため，トランスフェリンの鉄飽和度は正常のことが多い．

鉄過剰症では，血清鉄が上昇しているが，注目すべきことに，トランスフェリンの鉄飽和度も極めて高い．

2）血清フェリチン

フェリチンサブユニットの一部はマクロファージや肝臓内の鉄貯蔵から，鉄と結合しない状態で血漿中に放出される．そこで，血漿中のフェリチン濃度は，生体内の鉄貯蔵状態を知るよい指標になる．

図5-5 Bに示すように，血清フェリチン濃度は鉄欠乏で低値になり，鉄過剰症のほか，炎症性疾患，組織傷害（癌，外傷など），肝疾患で高値になる．鉄欠乏に炎症や肝疾患が合併すれば，血清フェリチン濃度は通常，正常範囲にとどまる．

3）骨髄および肝での鉄貯蔵

マクロファージ内の鉄貯蔵状態を直接に把握できる方法は，骨髄穿刺標本に鉄を特異的に染めるプルシアンブルー Prussian blueで染色することである．

肝臓における鉄貯蔵も，生検組織標本にプルシアンブルー染色を施して定性的に鉄貯蔵を観察したり，生検標本から直接に鉄を定量測定する．施設によっては，磁気共鳴画像（MRI）で非侵襲的に肝臓の鉄貯蔵状態を測定している．

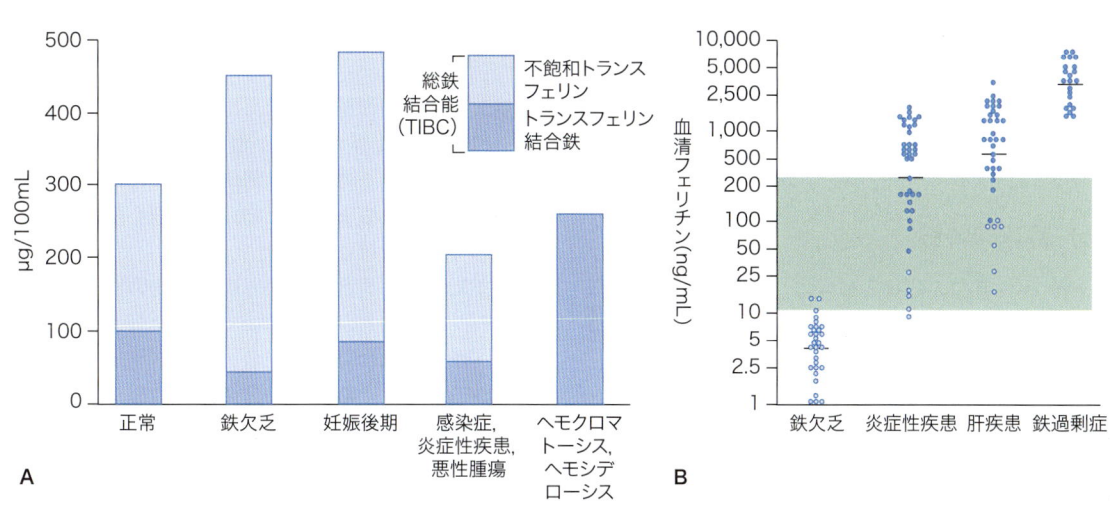

図 5-5 鉄代謝の検査． A：種々の疾患における血清鉄とトランスフェリン鉄飽和度．B：種々の疾患における血清フェリチン量．縦軸は対数スケールである．○は鉄欠乏を示し，左欄は鉄欠乏単独で，他は炎症や肝疾患を合併したものである（BはLipschitz DA, Cook JD, and Finch CA. A clinical evaluation of serum ferritin as an index of iron stores. N Eng J Med 1974; 290: 1213-6. Copyright©1974 Massachusetts Medical Society, all rights reservedより改変）．

4）血清トランスフェリンレセプター

トランスフェリンレセプタータンパクの一部は血漿中に放出され，測定される．生体内のトランスフェリンレセプターのほとんどは赤血球系細胞に発現しており，血清中のレセプター測定は赤血球系造血状態を把握する指標になる．実際，骨髄無形成患者では血清トランスフェリンレセプターは低値で，無効造血や溶血性貧血の患者では高値になる．

3. 鉄欠乏性貧血
iron deficiency anemia

1）疫学

洋の東西を問わず，鉄欠乏は貧血の原因として最も頻度が高い．そして，鉄欠乏の原因は出血による鉄の喪失が多い．

妊娠可能な女性では，月経過多と妊娠が鉄欠乏を引き起こす．また，男女，年齢を問わず，消化管出血が鉄欠乏の原因になる．例えば，食道静脈瘤，胃炎，消化性潰瘍，憩室症，悪性腫瘍，痔核が出血を起こしうる．鉤虫のような消化管寄生虫が問題になっている地域では，広範囲に重症の貧血を起こす．

スプルーのような上部消化管吸収不良では，十二指腸での鉄吸収が障害されて鉄欠乏性貧血になる．牛乳だけで育った乳児も鉄が欠乏しやすい．この場合には，母乳を増やしたり，市販の鉄調合製品を利用すれば鉄欠乏を減らせる．食事での鉄摂取不足が鉄欠乏の原因になることはまれであるが，栄養の少ないスナック菓子ばかりを食べる青年では鉄が欠乏しがちである．なお，鉄は胃酸でpHが低いと吸収されやすいので，無酸症の高齢者も鉄を欠乏しがちである．

2）臨床的特徴

鉄欠乏性貧血の症状と徴候は，主として貧血の程度に依存する（第3章参照）．しかし，鉄欠乏性貧血に特徴的な臨床的特徴もある．

小児でも成人でも異食症picaを呈することがある．これは，粘土（土食症geophagia）や氷（pagophagia）など食べ物ではないものをかんだり，"ガリガリ"かじったりする現象である．

頻度は低いが，重症の鉄欠乏性貧血患者では爪が凹レンズ状になったり（スプーン爪 spoon nails, koilonychia），口角に亀裂が入ったり，食道に薄い膜webができて嚥下困難になったりする．

鉄欠乏性貧血の小児患者では認知力や学習能力が低下することもあるが，これは必ずしも貧血の程度では説明できない．成人では，鉄欠乏性貧血だけで精神的あるいは身体的行動に障害が出るかどうかは明らかでない．

3）血液学的特徴

鉄欠乏の進行度は臨床検査成績の変化をみれば正確に判定できる．

初期の鉄欠乏では，赤血球ヘモグロビン，ヘマトクリット，平均赤血球恒数，血清鉄のいずれにも異常はないが，肝臓およびマクロファージの鉄貯蔵は消失している．

鉄欠乏が進むと，平均赤血球容積(MCV)が低下し，次いでヘマトクリット値とヘモグロビン濃度が低下する．この時期には血清フェリチンと鉄は低下し，全トランスフェリンを示す総鉄結合能(TIBC)が反応性に上昇する．

鉄欠乏がさらに進行すると，患者は貧血が進み，小球性赤血球に加えて平均赤血球ヘモグロビン濃度(MCHC)の低下に対応して赤血球の低色素性が現れる．血液塗抹標本では中央の淡明部が増大した小球性の菲薄赤血球と，鉛筆様など赤血球の形態異常が認められ，しかも赤血球の大小不同がある．これら赤血球形態変化を図5-6に示す．白血球数には異常はないが，血小板数はしばしば増える．ただし，血小板数がなぜ増えるのかは不詳である．

4）治療

鉄欠乏性貧血の治療には，ほぼ1世紀近く，硫酸第一鉄のような経口鉄塩が標準的に用いられてきた．しかし，多くの患者は胸焼けや便秘などといった消化器症状に悩まされ，経口で鉄剤を服用するのは決して容易ではなかった．

近年になり，可溶性の鉄と炭水化物の複合体が開発され，安全にしかも効率よく静脈投与できるようになった．これにより，患者のコンプライアンスを損なうことなく，確実に十分な鉄を補充できる．

合併症のない鉄欠乏性貧血患者は鉄剤によく反応し，治療開始後1週間で網赤血球が最高に達する．続いてヘマトクリットとMCVが次第に正常値になる．

鉄欠乏性貧血の治療で注意すべきことは，鉄欠乏の原因を明らかにすることである．すべての患者に

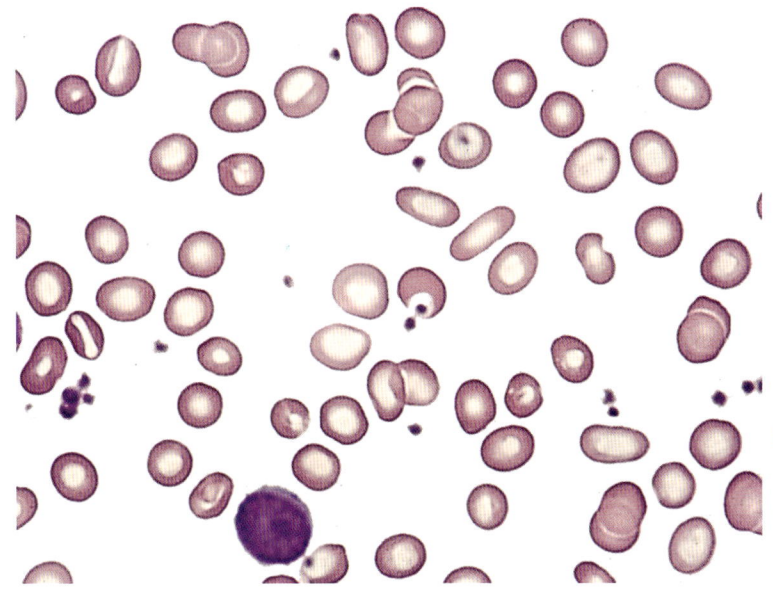

図 5-6 重症鉄欠乏性貧血の末梢血液塗抹所見．赤血球の小球性と低色素性があり，鉛筆様細胞と標的赤血球も認められる．正常な赤血球は図の下方にある小リンパ球とほぼ同じサイズである．

対し，消化管出血の有無に注意を払う．月経過多，頻回の献血，上部消化管吸収不良などの明確な原因がなければ，便潜血検査だけにとどまらず，消化管造影検査か内視鏡検査で消化管をチェックすべきである．

4．鉄過剰症 iron overload

すでに本章の最初で述べたように，生体にはフリーの鉄による酸化の障害を避けるべく，分子レベルでの幾重もの安全策が備わっている．とはいえ，先天性もしくは後天性の鉄過剰症では，過剰鉄に伴う生命予後不良をこういった安全策だけでは防ぎきれない．

原因のいかんを問わず，鉄過剰症ではさまざまな臨床および臨床検査上の特徴がある．鉄過剰の影響を受けやすい臓器は，心臓，肝臓，内分泌臓器，とりわけ下垂体，性腺，膵島である．検査では，表5-1に示すように，当然ながら鉄欠乏と正反対の所見を示すことになる．

1）遺伝性ヘモクロマトーシス

遺伝性鉄過剰症は，ヘプシジン発現やそのレセプターであるフェロポルチンの欠損で発症する．最も多い異常は，主要組織適合遺伝子複合体 major histocompatibility complex（MHC）クラスⅠタンパクに相同で，同じMHCクラスⅠタンパクのβ_2-

表5-1 鉄代謝の臨床検査

	欠乏	過剰
血清鉄	↓	↑〜↑↑
総鉄結合能（TIBC）	↑	正常
トランスフェリン飽和度	↓〜↓↓	↑〜↑↑
血清フェリチン	↓	↑〜↑↑
血清トランスフェリンレセプター	↑	正常
骨髄鉄貯蔵	0〜↓	正常〜↑↑
肝鉄貯蔵	0〜↓	↑〜↑↑↑

ミクログロブリンに結合する膜貫通タンパクをコードする遺伝子 HFE の単一変異(C282Y*)によるタイプである．この遺伝子変異はヨーロッパ系祖先の約10％にみられる．このため，ヨーロッパ系の人の400人に1人の割合でホモ接合体 homozygote となる．ヘテロ接合体 heterozygote ではヘモクロマトーシスの臨床所見は認められない．ホモ接合体でも浸透率は低く，約10％程度しか鉄過剰による臓器障害を発生しない．また罹患者でも，男性では中年で，女性では月経や妊娠に伴う鉄喪失のために，より高齢になってから症状や徴候が現れる．遺伝性ヘモクロマトーシスの患者では，心臓，肝臓，内分泌器官への直接障害だけでなく，しばしば皮膚色素沈着，倦怠感，関節痛などを訴える．

頻度はぐっと低くなるが，トランスフェリンレセプター2とフェロポルチンに変異が伴って成人に発症するタイプの遺伝性ヘモクロマトーシスもある．また，ヘプシジンかヘモジュベリン hemojuvelin とよばれるタンパクに変異があり，幼小児期に鉄過剰による臓器障害の起こる若年発症の遺伝性ヘモクロマトーシスもある．

これら遺伝性ヘモクロマトーシスの分子レベルでの発生機序は，ヘプシジンの発見と，鉄代謝調節に果たす役割が明らかにされることによって劇的に解明が進んだ．HFE，トランスフェリンレセプター2，ヘモジュベリンはヘプシジンの転写を上方調節 up-regulate する．したがって，ヘプシジンだけでなく，これらの遺伝子の作用を阻害するような変異があると鉄代謝が障害され，十二指腸での鉄吸収およびマクロファージからの鉄放出が亢進し，鉄過剰症を起こす．

鉄過剰症のスクリーニング検査としては血清トランスフェリン鉄飽和度が最も優れる．遺伝性ヘモクロマトーシスは，しばしば HFE 遺伝子の C282Y 変異のホモ接合体であることから診断される．もしもそれが証明されなければ，肝生検や遺伝子の精密検査を行う必要がある．

成人の遺伝性ヘモクロマトーシス患者は，定期的な瀉血で鉄過剰を軽減することができる．臓器障害が出る前に瀉血を開始すれば，糖尿病，心不全，肝硬変などへの進展を予防できる．

＊HFE の282番目のアミノ酸がシステインからチロシンに置換されている．

5．二次性ヘモクロマトーシス

本章の最初に述べたように，鉄を体外に放出する唯一の手段は，上皮細胞の脱落による毎日約1～2 mg の鉄喪失である．この放出はほぼ一定しており，調節されているわけではない．一方，輸血を必要とする貧血患者では，鉄吸収は著しく増えている．全血輸血または濃厚赤血球輸血1単位には鉄がおよそ250 mg 含まれている．これから計算すると，毎月2単位の輸血を受けている患者では鉄を余分に500 mg 体内に入れていることになり，それでも鉄の排出は1か月間で50 mg にすぎない．したがって，輸血を頻回に受ければ，鉄過剰になる．

貧血の種類によっては，輸血による鉄過剰に，二次的な複雑要因も加わる．重症ないし中等症のβ-サラセミア(第8章)や，次項で述べる鉄芽球性貧血など，無効造血を伴う貧血患者では，ヘプシジンのレベルが抑制され，十二指腸からの鉄吸収が不適切に亢進する．このため，輸血を行っている無効造血患者では鉄が大量に蓄積されてしまう．

遺伝性ヘモクロマトーシスの患者と同様に，二次性ヘモクロマトーシスの患者でも心臓，肝臓，内分泌器官障害が出る．これらの患者はもともと貧血があるため，鉄過剰によって倦怠感や皮膚色調変化が起きているのかどうか判断しにくい．そのうえ，二次性ヘモクロマトーシスの患者では遺伝性に比べ，関節痛を訴えることは少ない．

二次性ヘモクロマトーシスの患者は貧血が基礎にあるので，瀉血の適応にはならない．そこで，鉄キレート剤を使用して治療する(第8章参照)．

6．鉄芽球性貧血

図5-1に示したように，正常では毎日およそ20 mg もの大量の鉄が骨髄中の赤芽球に入り，急速かつ効率的にヘモグロビン合成に利用される．鉄はミトコンドリア内でプロトポルフィリンIX protoporphyrin IX に挿入され，ヘムとなる．

先天性ないし後天性の貧血の中には，赤芽球内でのヘムへの鉄挿入が障害され，ミトコンドリアに鉄が集積されていることがある．その結果，プルシアンブルー染色で鉄染色すると，赤芽球の核の周囲でミトコンドリアに鉄が集積し，環状鉄芽球の形態になる(第20章，図20-8 C 参照)．この鉄芽球性貧血ではヘモグロビン合成が障害され，時に小球性赤血球の集団となる．

先天性の鉄芽球性貧血は極めてまれである．ほと

んどはX染色体に座位するヘム合成の律速酵素である赤芽球特異的δアミノレブリン酸合成酵素δ-aminolevulinic acid synthase遺伝子変異が原因となるので，男児にX連鎖性に遺伝する．

これに対し，後天性鉄芽球性貧血はしばしばみられる．エタノールのような有毒物質への曝露に続いて一過性で可逆的な赤血球造血が障害される患者もあるが，抗生物質クロラムフェニコールで発症することもある．環状鉄芽球は骨髄異形成症候群myelodysplastic syndrome(MDS)でもしばしば認められ，高齢者における貧血の原因として比較的多い(第20章参照)．

セルフアセスメント

1. 平均赤血球容積 mean corpuscular volume (MCV)の低値に加え，鉄欠乏性貧血を示す最も適切な検査所見はどれか．
   A．平均赤血球ヘモグロビン濃度mean corpuscular hemoglobin concentration (MCHC)正常，血清鉄低値，鉄結合能低下，血清フェリチン低値
   B．MCHC低値，血清鉄低値，鉄結合能上昇，血清フェリチン低値
   C．MCHC低値，血清鉄低値，鉄結合能低下，血清フェリチン低値
   D．MCHC低値，血清鉄低値，鉄結合能上昇，血清フェリチン高値
   E．MCHC正常，血清鉄低値，鉄結合能上昇，血清フェリチン高値

2. 健常者では血清フェリチンに結合する主な鉄の供給源はどれか．
   A．十二指腸での無機鉄吸収
   B．十二指腸でのヘム鉄吸収
   C．老朽化赤血球からの鉄放出
   D．肝細胞からの鉄放出
   E．筋ミオグロビンからの鉄放出

3. 遺伝性ヘモクロマトーシスの病態発生に共通した特徴はどれか．
   A．ヘプシジン発現障害
   B．トランスフェリンレセプターの発現亢進
   C．フェリチン発現亢進
   D．トランスフェリン発現障害
   E．フェロポルチン発現亢進

CHAPTER 6

巨赤芽球性貧血 Megaloblastic Anemias

H. Franklin Bunn, Matthew Heeney

学習目標

本章で理解すること
- コバラミン（ビタミン B_{12}）と葉酸の主要代謝経路
- コバラミンと葉酸の腸管での吸収と血漿中への輸送
- 骨髄と末梢血液で巨赤芽球の形態をきたす機序と特徴
- コバラミン欠乏の原因
- 葉酸欠乏の原因

1. コバラミンと葉酸の生理学

a) コバラミン（ビタミン B_{12}） cobalamin

コバラミンはテトラピロールコリン環を有する複雑な有機分子で，コリン環中心の二価金属イオンが鉄ではなくコバルトであることを除けば，ヘムに構造が類似する．ヘム鉄と同様に，コリン環のコバルト原子も2つの軸配位子 axial ligand に結合している．1つはベンズイミダゾールヌクレオチドで，もう一方はメチル基（メチルコバラミン）かアデノシル基（アデノシルコバラミン）である．

コバラミンは，肉，魚，乳製品など動物性食品に含まれる．食物中のコバラミンはタンパクにしっかり結合している．摂取すると，一部のコバラミンは唾液中のハプトコリン haptocorrin に移される．図6-1に示すように，残りのコバラミンは胃の酸性条件下で容易に遊離され，胃液中のハプトコリンに移される．そして十二指腸に入って pH が高くなると，コバラミンはハプトコリンから離れて胃壁細胞から分泌される輸送タンパクの内因子 intrinsic factor と結合する．

コバラミンと内因子の複合体は消化されないで小腸内を進み，回腸末端の上皮細胞に発現しているコバラミン-内因子複合体に特異的なレセプターと結合する．回腸で吸収されたコバラミンは腸管腔と反対の基底側から血漿中に入り，門脈循環を経由して肝臓に輸送される．血漿内では，トランスフェリンに機能的に類似する輸送タンパクのトランスコバラミン transcobalamin に結合して運ばれる．鉄と同じく，肝臓がコバラミンの主な貯蔵部位となる．

循環しているトランスコバラミンとコバラミンの複合体は，細胞膜に発現しているレセプターに結合して取り入れられる．これは肝細胞以外の細胞にコバラミンが取り込まれる基本的かつ唯一の方法である．コバラミンは後で述べるように種々の重要な生化学反応に関与しているので，トランスコバラミンレセプターはさまざまな細胞に発現している．

造血では，造血前駆細胞が秩序よく分裂を繰り返して対数増殖し，多数の循環血球を産生する．

巨赤芽球性貧血 megaloblastic anemia では DNA 合成が障害され，細胞分裂の DNA 合成期（S期）において細胞分裂が遅くなるか停止してしまう．こうした欠陥のある細胞の大半はプログラム化された死，すなわちアポトーシス apoptosis を起こす．骨髄では造血前駆細胞の寿命が短縮し，無効造血によって循環血球数が減少する．しかるに RNA 合成と細胞質の成熟は比較的スムーズに行われ，芽球や血球は大きくなる．

巨赤芽球性貧血の主な原因は，コバラミン（ビタミン B_{12}）か葉酸の欠乏で，いずれも DNA の複製と修復に欠かせないビタミンである．さらに，DNA を阻害する化学療法薬もコバラミンや葉酸欠乏でみられるのと同様な所見が表れる．

巨赤芽球性貧血では，血球にとどまらず消化管細胞など，絶えずしっかりと細胞増殖と分化を行っている組織にも病変が及ぶのは当然であろう．

巨赤芽球性貧血の病態生理を理解するには，ビタミン B_{12} と葉酸の吸収，輸送，利用についての十分な知識を得ることと，これらのビタミンが補酵素として作用する重要な生化学反応をよく知っておくことが必要になる．

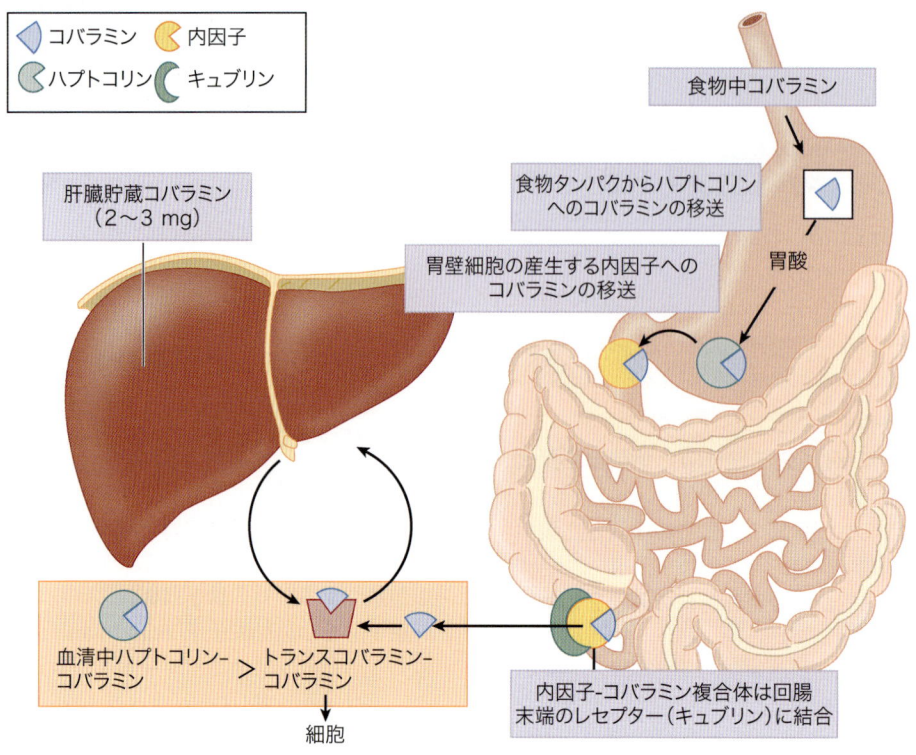

図6-1 コバラミンの吸収，利用，貯蔵．

　トランスコバラミン-コバラミン複合体は，血漿中のコバラミンのごく一部にすぎない．およそ70〜90%のコバラミンは，骨髄系の白血球に主に由来するハプトコリンと結合している．ハプトコリンは前述したように，唾液や胃液など多くの体液中に分泌されるが，その生物学的意義は明らかでない．

b) 葉酸 folic acid, folate

　葉酸は，1個から数個のグルタミン酸残基に結合した三環系プテロイル群からなる一群の化合物のことをいう．

　葉酸は，果物，野菜，レバー，肉などに，主にポリグルタミン酸塩複合体として含まれている．しかし，長時間の加熱調理をすると，葉酸の生物活性は弱まったり，失われてしまう．

　図6-2に示すように，摂取された葉酸ポリグルタミン酸塩は腸管内で加水分解され，モノグルタミン酸誘導体になる．これは特異的な細胞膜貫通チャネルを通じて容易に十二指腸および空腸細胞内に吸収される．そして腸細胞内で N^5-メチルテトラヒドロ葉酸塩（N^5-メチル THF）に変換され，細胞から出て血漿中に自由に入る．

　体細胞表面にはいくつかのタイプの葉酸レセプターが発現しているが，それらの細胞内への取り込みにかかわる役割は明らかでない．コバラミンや鉄と同じく，葉酸も主として肝臓で貯蔵される．

2. コバラミンと葉酸の生化学

　コバラミンも葉酸も，補因子 cofactor として，アミノ酸，中間代謝体，プリン体，ヌクレオチドなどの生合成にかかわる．図6-3に示すように，前述した2つのタイプのコバラミンが異なった生化学反応に関与する．

　アデノシルコバラミン adenosylcobalamin はメチルマロニルコエンザイム（CoA）からスクシニルCoA への転化を触媒する．後述するように，血清メチルマロン酸の測定は，コバラミン欠乏症の診断に有用である．一方，**メチルコバラミン**はホモシステインからメチオニンへの転換を触媒する（図6-3, 6-4）．

　N^5-メチル THF は血漿から細胞内へ入ると，ポリグルタミン酸と結合して細胞から血漿へ戻されなくなる．そして N^5-メチル THF からメチル基がメチオニンに渡され，細胞内の THF が形成され，適切な量で維持される．この反応は，葉酸の基本的な作用であるメチル基やホルミル基のような1炭素原子部分を有機化合物に添加する役目を示す．アミノ

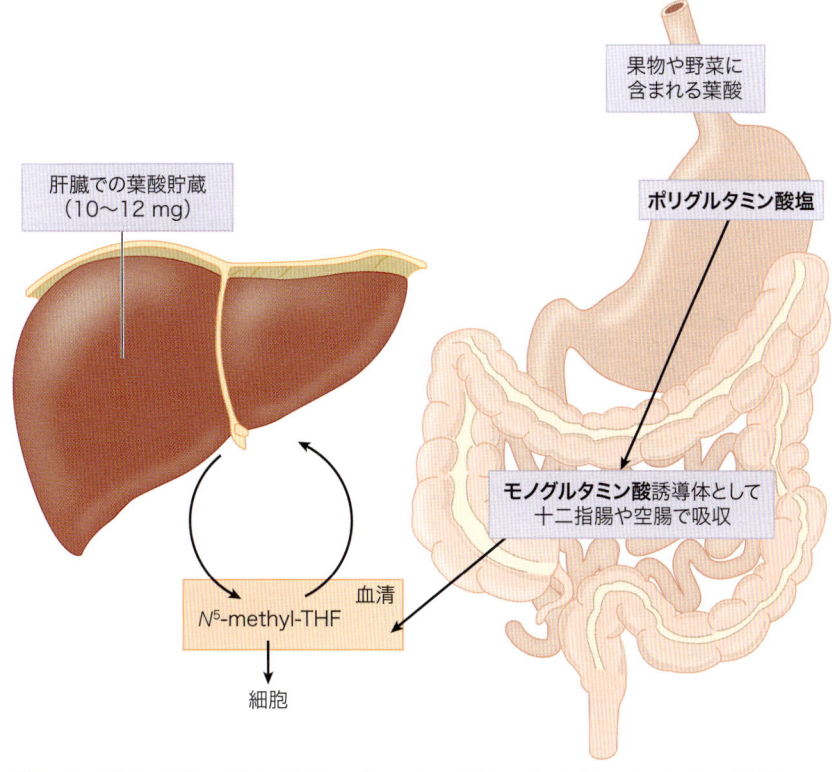

図 6-2 葉酸の吸収，利用，貯蔵．N^5-methyl THF：N^5-メチルテトラヒドロ葉酸塩．

酸のセリンがグリシンに転換するときにメチル基がTHFに転位してN^5,N^{10}-メチレンTHFになり，これは *de novo* のプリン生合成およびデオキシウリジン酸からデオキシチミジル酸への転換に利用される．

次節で詳しく述べるが，コバラミンか葉酸が欠乏すると，細胞分裂が障害され，とりわけ骨髄細胞や腸管上皮細胞など活発な増殖を行っている細胞に悪影響が出る．

3．巨赤芽球性貧血の病態生理と特徴

コバラミンあるいは葉酸が欠乏してDNA合成障害が起こると，**巨赤芽球性変化** megaloblastic change とよばれる特徴的な形態異常が骨髄および末梢血液細胞でみられる．

図6-5の下図に正常および巨赤芽球の成熟を比較している．赤芽球の成熟過程において，巨赤芽球は正常の赤芽球よりも大きい．核の成熟はDNA合成障害で遅れるものの，細胞質の成熟は支障がなく，ヘモグロビン合成が行われるので，**核-細胞質成熟乖離** nuclear-cytoplasmic dyssynchrony とよばれる現象が起こる．巨赤芽球はDNA修復が不完全になるため，非クローン性の染色体異常がみられることもある．これらの巨赤芽球には欠陥があるため，成熟して網赤血球となって末梢循環に放出されない

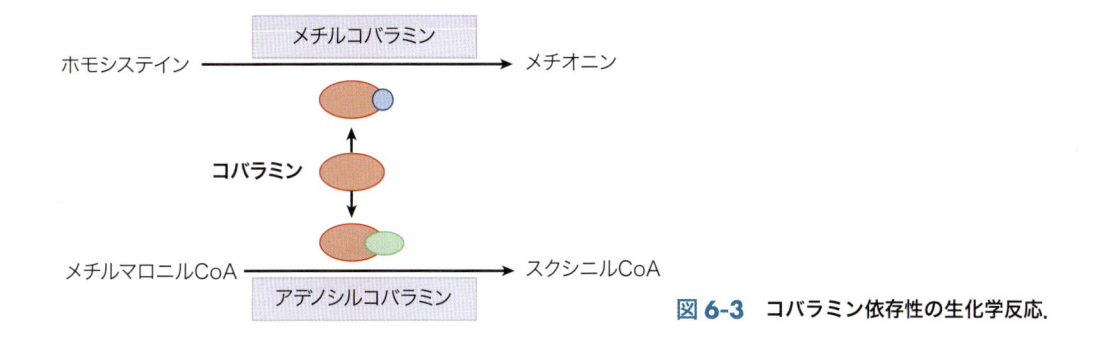

図 6-3 コバラミン依存性の生化学反応．

図 6-4 葉酸の細胞内への取り込みと，メチオニン，プリン体，チミジル酸合成における炭素原子の輸送．THF：テトラヒドロ葉酸塩，MTX：メトトレキサート（DHF 還元酵素阻害薬），DHF：ジヒドロ葉酸，dUMP：デオキシウリジン一リン酸，dTMP：デオキシチミジン一リン酸，Cbl：コバラミン．

ままに骨髄で壊されてしまう．これが無効造血である（第3章参照）．

成熟障害は赤芽球だけなく，骨髄系細胞にも及ぶ．赤芽球と同じく，細胞サイズが大きく，核の成熟が遅れる．赤芽球がアポトーシスを起こす結果，血清中の非抱合型ビリルビンが軽度に増加し，乳酸脱水素酵素 lactate dehydrogenase（LD）は著しい高値を示す．

巨赤芽球性貧血患者の末梢血液塗抹標本では，著明な赤血球大小不同 anisocytosis と，しばしば大型の卵円形赤血球 macro-ovalocyte が観察され，他の大球性貧血との鑑別になる（第3章参照）．平均細胞容積 mean cell volume（MCV）はヘモグロビン濃度が低くなるに伴い大きくなる．MCVが110以上であれば，通常，巨赤芽球性貧血であるといってよい．巨赤芽球性貧血のほかに大球性貧血になるのは，溶血性貧血，骨髄無形成，骨髄異形成症候群，肝疾患，アルコール依存症などがある．

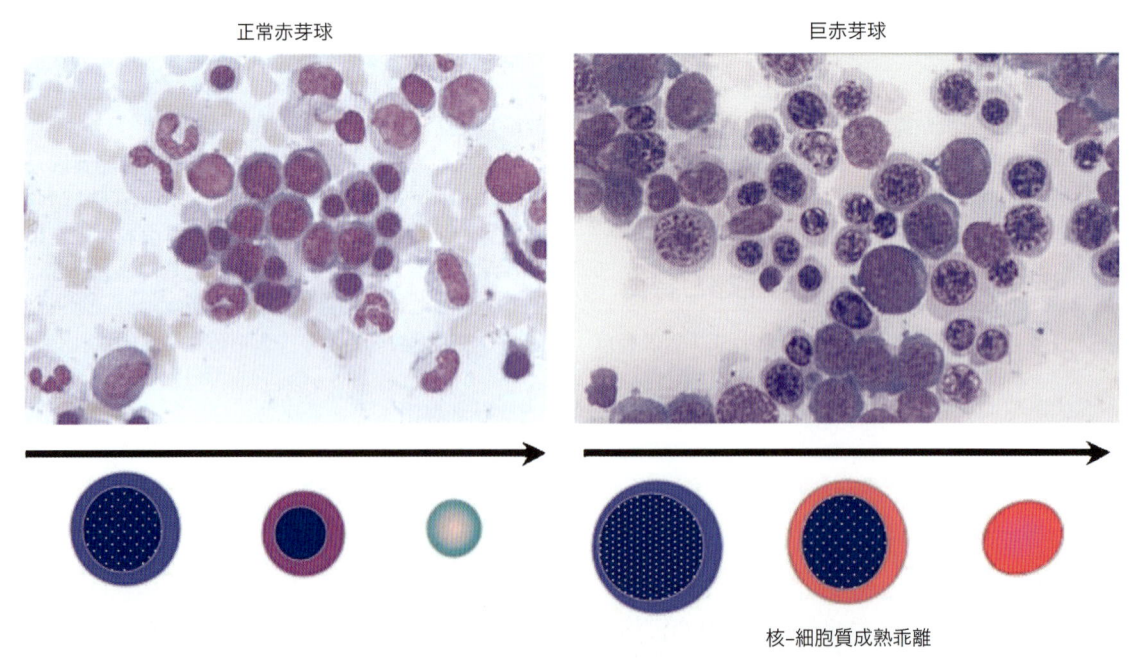

図 6-5 正常赤芽球と巨赤芽球の成熟過程．骨髄塗抹標本の下に，正常と巨赤芽球の細胞の大きさと核成熟の相違がわかるようにイラストで示した（Dr. Mark Fleming より提供）．

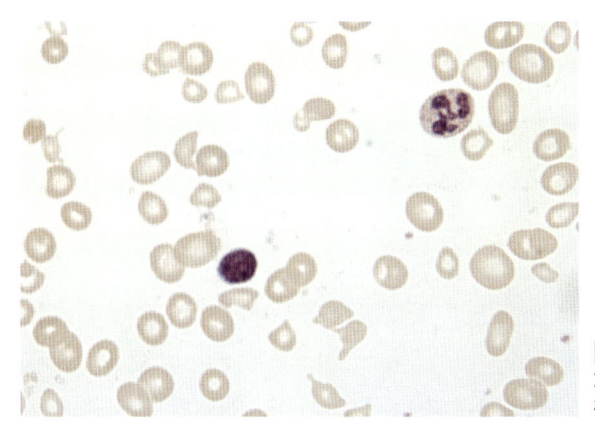

図 6-6 巨赤芽球性貧血患者の末梢血液所見．赤血球に大小不同があり，大卵円形赤血球がある．また，好中球の核過分葉もみられる．

巨赤芽球性貧血では無効造血を反映し，網赤血球は少ない．重症になると白血球も血小板もしばしば減少するが，感染症や出血傾向を引き起こすほどではない．診断上有用な所見は，図 6-6 に示すような**好中球核過分葉** hypersegmented neutrophil がみられる点である．もっとも，なぜ核が過分葉になるのかは明確でない．

骨髄と末梢血液における血球数と形態異常は，コバラミン欠乏でも葉酸欠乏でも同じである．消化管粘膜の上皮細胞にも形態異常があり，サイズは大きく，巨赤芽球のような核異常がある．

DNA 合成や細胞分裂を障害する化学療法薬の使用でも，骨髄と腸管細胞に巨赤芽球性貧血と同様な変化が現れる．その良い例がジヒドロ葉酸還元酵素を阻害するメトトレキサート（図 6-4，MTX）である．

4．コバラミン（ビタミン B_{12}）欠乏性貧血
cobalamin deficiency

1）疫学

コバラミンが欠乏する原因には表 6-1 に示すようなものがある．最も多い原因は，何らかの理由によるコバラミン吸収障害である．このうち，米国や温暖気候地域では，悪性貧血か食物中のコバラミン吸収不良が最も多い．

悪性貧血は自己免疫異常によって胃粘膜の胃壁細胞が破壊される疾患である．この細胞は，内因子を産生し，さらにプロトンを胃腔に排出もする．胃生検を行うと，胃粘膜固有層にリンパ球と形質細胞の浸潤が認められる．時の経過とともに胃粘膜は萎縮し，胃壁が薄くなる．自己免疫が胃壁細胞を攻撃するのは，ヘリコバクタピロリ *Helicobacter pylori* 感染によって惹起された炎症の結果であるとする研究もある．内因子が欠如すると，回腸末端でのコバラミン吸収ができなくなる（図 6-1）．コバラミンは通常は肝臓におよそ 2～3 mg 貯蔵されている．したがって，内因子がなくてコバラミンが吸収できなくなっても，コバラミン欠乏症が出るのは肝臓での貯蔵がすっかりなくなる 2～5 年後ということになる．

悪性貧血よりも頻度が高いのが，胃酸が分泌されなくなり，食物中のコバラミンをハプトコリンに転送できないためにコバラミンを吸収できないことである（図 6-1）．加齢とともに無胃酸症の罹患頻度はぐっと上昇し，80 歳以上では 40％にも及ぶ．若年者でも上部消化管疾患に対して長期間にわたりプロトンポンプ阻害薬が使用されていると，コバラミン欠乏の起こることがある．この場合，内因子自体は存在するので，コバラミン吸収不良は悪性貧血ほど

表6-1 コバラミン欠乏の原因

吸収不良
内因子欠乏
悪性貧血：多い
胃全摘後
食物中のコバラミン吸収不良：多い
回腸末端病変：スプルー，回腸炎，回腸切除
寄生体との競合
細菌："盲管"blind loop症候群，小腸憩室
広節裂頭条虫症
まれな原因
食物での摂取不足
亜酸化窒素

ではない．コバラミン欠乏になるにはより長い期間が必要であり，重症度も低い．

内因子は胃でしか産生できない．そのため，胃全摘手術を受けた人でもコバラミンの吸収不良が起こる．コバラミンを吸収する回腸末端が切除された人でも，吸収不良は同様に起こる．しかしこれらの手術は米国ではまれで，コバラミン欠乏の原因としてはそれほど問題にならない（訳者注：日本では胃癌に対する胃全摘術を受ける頻度が高く，コバラミン欠乏の主要原因になる）．

一方，プエルトリコやハイチなど熱帯地方では，熱帯スプルーのような慢性吸収不良のためにコバラミンと葉酸がしばしば欠乏する．この病態の原因は明らかではないが，抗菌薬治療に反応する症例の存在は，病態発生の解明への手がかりになると思われる．

クローン Crohn 病のような回腸末端の炎症を起こす炎症性腸疾患でもコバラミン吸収不良をきたすことがある．また，消化管内の寄生病原体との競合でコバラミン欠乏になることもある．憩室，狭窄，手術後の"盲管"blind loop などで腸管内容物が停滞すると，細菌が過剰に増殖し，細菌がコバラミン-内因子複合体を回腸で吸収される前に奪い取ることがある．スカンジナビア諸国では，広節裂頭条虫が同じようにコバラミンを奪い，欠乏症を起こすことがある．

そのほか，コバラミン欠乏を起こすまれな原因として2つがあげられる．1つは厳格な菜食主義者 vegan で，乳製品を含め一切の動物性食品を長期にわたって摂取しない結果，コバラミン欠乏になる．もう1つは，亜酸化窒素で長時間麻酔を受けた場合，亜酸化窒素とコバラミンが化学的に結合して生物活性を失わせるために，コバラミン欠乏になることがある．

2）臨床所見

コバラミン欠乏患者は，貧血と神経学的症候が医学的に重要である．一般に高齢者に発病しやすい．悪性貧血の患者は，白斑，自己免疫性内分泌異常など他の自己免疫異常を伴いやすい．

貧血の症状や徴候は他の慢性貧血と同じであるが，ゆっくりと発症する．貧血自体は高度で，血液

コバラミン欠乏：
・血液学所見（高頻度）：貧血＞白血球減少，血小板減少
・消化器症状（まれ）：舌炎，吸収不良
・神経学的症状（高頻度）：神経障害＞脊髄症，認知症

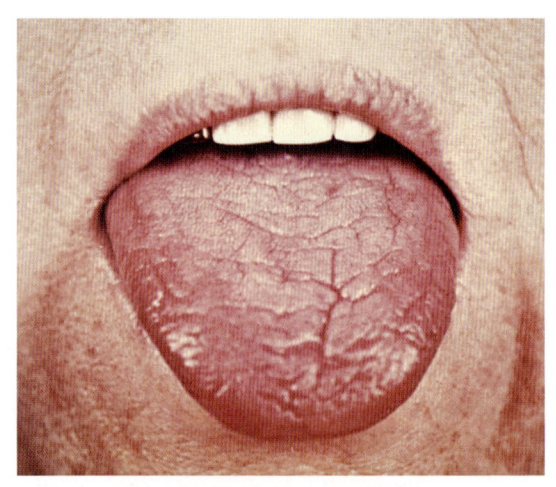

図 6-7 悪性貧血患者にみられる萎縮性舌炎（ハンター舌炎）．舌辺縁部の舌乳頭が消失し，舌表面が平滑になっている．

ヘモグロビン濃度が 5g/dL の患者をみることもまれでない．皮膚は貧血による蒼白に加え，骨髄での無効造血のために血清ビリルビンが高値になってレモン色調を帯びたり，眼球結膜の黄疸が出現する．

コバラミン欠乏は消化管粘膜細胞の増殖をも障害するが，これに伴う症候はまれである．時には舌乳頭が萎縮し，軟らかく，牛肉のように赤い平滑な舌（ハンター舌炎）になる（図 6-7）．小腸の絨毛先端が鈍くなることもあり，軽い消化不良を起こすこともある．これらの症候は治療を行えば改善する．

コバラミン欠乏症で重要なものは神経障害である．時に見逃されるので注意すべきである．神経障害は通常は高度の貧血に伴うが，時には貧血も大赤血球症もないのに発症することがある．多くの患者は，通常は下肢に"しびれ感"や"うずき"などの末梢神経症状を訴える．頻度は低くなるが，脊髄後索障害による運動失調や深部感覚障害を訴える．脊髄側索障害による筋肉脱力や痙性を訴える患者もある（図 6-8）．重症のコバラミン欠乏症では認知症も認められる．

経験をふまえていえば，**末梢神経症状，運動失調，認知症などの神経症状がある患者をみた場合，たとえ貧血なり大赤血球症がなくても，まずはコバラミン欠乏症を疑って検査すべきである**．

3）臨床検査所見

巨赤芽球性貧血の血液学所見は前述のとおりで，コバラミンと葉酸欠乏症の間に血液学的所見に差異はない．

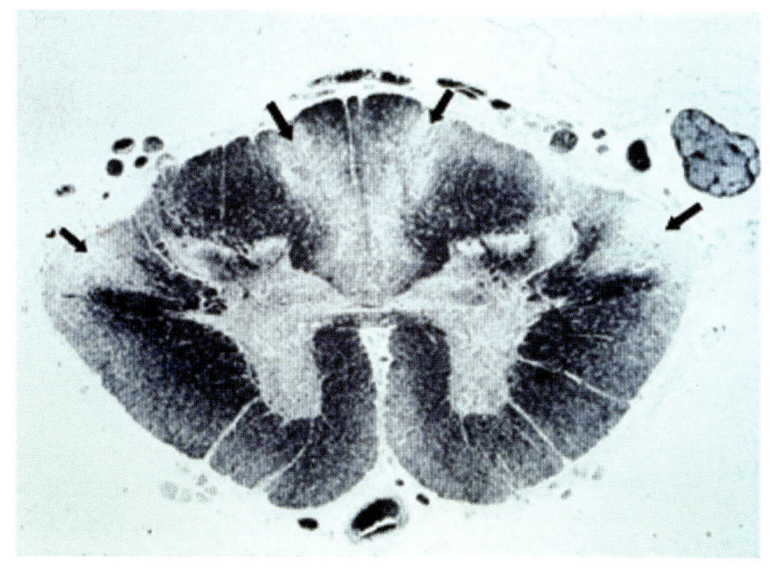

図 6-8　悪性貧血患者の脊髄横断所見．後索と側索の脱髄(矢印)を認める．

コバラミン欠乏症の鑑別診断の第一歩は血清コバラミンの低値を証明することである．もっとも，たとえ血清コバラミン濃度が基準値下限程度であっても，アデノシルコバラミンとメチルコバラミン反応のそれぞれの基質であるメチルマロン酸とホモシステインの血清濃度が上昇していればコバラミン欠乏と診断できる(図 6-3)．

コバラミン欠乏が確認されれば，その原因を究明しなければならない．悪性貧血患者の約半数は血清中に抗内因子抗体が陽性になる．また，悪性貧血や食物コバラミン吸収不良の患者の多くで無胃酸症が認められる．胃酸が問題なければ，細菌の過剰増殖か回腸末端での吸収不良を考慮する．

4）治療

コバラミン欠乏性貧血には，赤血球造血を抑制する他の要因さえ合併していなければ，コバラミン補充療法が貧血からの完全な回復に有効である．しかし，神経障害に対しては補充療法の有効性は劣る．巨赤芽球性貧血の治療を始める前に，コバラミン欠乏か葉酸欠乏かを鑑別しておくことが重要になる．というのも，理由は明らかでないが，コバラミン欠乏症に葉酸を投与すると，貧血はある程度改善するが，神経症状はかえって悪化する．

重症な貧血に対して治療を開始すると，細胞分裂が急激に活発になり，低カリウム血症をきたすリスクがある．さらに，高齢の重症貧血患者では血球の増加とともに心不全を起こしかねない．このため，血液量が急速に増えすぎないように十分に注意す

る．とくに治療で貧血の急速な改善が望める場合には，脳や心臓など生命の存続に重要な臓器で虚血性障害がないかぎり，赤血球輸血を行ってはならない．

コバラミン欠乏症の多くは吸収障害が原因になっている．このためコバラミンは非経口的に補充する．当初は毎週，続いて毎月定期的に筋注すれば血液学的な寛解が得られる．治療開始後の典型的な反応を図 6-9 に示す．まず網赤血球が急速に増加し，7日目にピークとなる．続いてゆっくりではあるが着実にヘモグロビン濃度とヘマトクリット値が増え，平均細胞容量(MCV)が小さくなって基準値になる．経口で服用して，回腸での吸収バリアを克服するほどの大量のコバラミンならば有効になりうる．しかし，高齢患者をはじめ多くの患者が，大量のコバラミン製剤を定期的に服用することができない．このため，ほとんどの専門医は非経口的治療を行う．

5．葉酸欠乏症 folate deficiency

1）疫学

コバラミン欠乏症は通常，コバラミン単独の欠乏であるが，葉酸欠乏症は他の栄養素と一緒に欠乏していることが多い．葉酸が欠乏する原因には，主要なものが3つ，すなわち栄養不良，吸収不良，需要の亢進である(表 6-2)．

第1は摂食不足である．すでに述べたように葉酸は果物，野菜，レバー，肉製品などに含まれるが，長く加熱調理すると活性が失われる．コバラミン欠乏症は食事の不摂生が原因になることは少ないが，

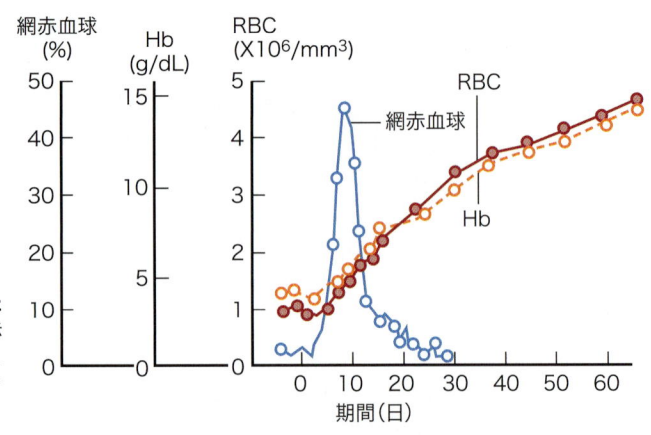

図 6-9　悪性貧血患者にコバラミン治療を行った場合の血液学所見の推移． 治療開始1週目に網赤血球が著明に上昇し，続いてヘモグロビン濃度と赤血球数が増える．治療中に MCV が徐々に小さくなり，ヘモグロビン/赤血球の比率が変化する．

葉酸欠乏症は食事からの摂取不足が，とりわけ特定の集団に起こりやすい．

ヤギ乳で育った乳児はとくに葉酸欠乏になる．ジャンク食品ばかり食べる若者も葉酸を欠乏しやすい．いずれも成長に葉酸が必要な時期であるのに，食事が偏っているために葉酸が欠乏する．貧困家庭生活者は新鮮な食品を取りにくく，葉酸が欠乏しやすい．アルコール依存者は，食事が不規則で，そのうえアルコールが葉酸の摂取を抑え，かつ腸管循環が障害されているために葉酸欠乏症になりやすい．

第2に，葉酸の吸収障害は，とくに十二指腸と空腸粘膜を侵す種々の消化管疾患で起こりうる．とりわけ重要なものが，セリアック病 celiac disease と熱帯スプルー tropical sprue である．なお，熱帯スプルーは前項で述べたように，コバラミン欠乏症にもなりやすい．

第3は，成長や病的細胞増殖に伴って葉酸の需要が亢進しているときに，しばしば葉酸欠乏症が起こる．幼児や思春期に不足しやすいことはすでに述べた．かつては，貧困家庭を中心に妊婦に葉酸欠乏症がしばしばみられた．今日では葉酸欠乏症の可能性のある妊婦には鉄とビタミンの複合剤が定期的に投与されるようになり少なくなった．

細胞増殖が過剰になる病態でも葉酸が欠乏することがある．鎌状赤血球症のような慢性の溶血性貧血患者には，赤血球造血の亢進に対応できるように，通常は予防的に葉酸が投与される．急速に大きくなる腫瘍患者でも，十分な食事をとっていないと葉酸が欠乏する．

2）臨床所見

葉酸欠乏症の血液学所見と消化器症候はコバラミン欠乏症と同様である．両者ともに巨赤芽球性変化があり，同じ血液学的形態異常を示す．しかし，コバラミン欠乏症と決定的に異なることは，葉酸欠乏症ではめったに神経症状を起こさない点である．

妊婦が妊娠第1期に葉酸を欠乏すると，児に脊椎二分裂のような神経管欠損症を起こすリスクが高まる．葉酸欠乏症でなぜこのような神経管欠損症が起こるのかは不詳である．葉酸は遺伝子発現を修飾するDNAメチル化に必要な生化学反応に必要であることが原因かもしれない．原因はともあれ，妊娠初期に葉酸を投与して神経管欠損症のリスクを回避することが重要である．米国では1998年以降，小麦粉などの穀類に葉酸を補強し，新生児の神経管欠損症の発症が顕著に減った．

表6-2　葉酸欠乏症の原因

摂取不足
乳児
栄養不良
アルコール依存症
吸収障害
スプルーなど
需要亢進
成長期：幼児，思春期
妊娠
骨髄過形成
巨大腫瘍

葉酸欠乏症：
・血液学所見（頻度は高い）：貧血＞白血球減少，血小板減少
・消化器症候（まれ）：舌炎，吸収不良

3）臨床検査所見

葉酸欠乏性貧血では，血球数，末梢血液および骨髄穿刺液の血球形態変化は，コバラミン欠乏性貧血と何ら変わらない．両者ともに巨赤芽球性変化が目立つ．

診断に有用な検査は血清葉酸値の測定で，一般に低値となる．もっとも，血清葉酸値は食事の影響をすぐに受ける．それに比べ，赤血球内葉酸値は数日間は安定しており，葉酸欠乏を反映する正確な指標になる．図6-3に示す生化学反応からもわかるように，葉酸欠乏症ではコバラミン欠乏症と同じく血清ホモシステイン値が上昇しているが，コバラミン欠乏症とは異なって血清メチルマロン酸値は基準値にとどまる．

4）治療

葉酸欠乏症には，経口葉酸薬1 mg/日の服用が安全かつ安価で，効果のある治療法である．服用後の血液学的所見はコバラミン欠乏症で治療を受けたときと同じような変化を示す．しかし，葉酸欠乏症はしばしば他のビタミンや栄養素の不足を伴っているので，栄養状態をきちんと評価しておくようにする．

セルフアセスメント

1．61歳の男性．胃癌のために胃全摘術を受けた．このタイプの手術で欠乏して栄養障害性貧血を起こすリスクが高いのはどれか．
 A．キュービリン
 B．トランスコバラミン
 C．ハプトコリン
 D．内因子
 E．ガストリン

2．25歳の女性．パパニコロウ染色試験を受けに来院した．彼女は妊娠を希望しており，避妊ピルの服用を中止したいと言っている．通常の臨床検査でMCVが高値で，血清鉄とフェリチンは基準値であった．この時点で児に影響を及ぼすリスクの高い栄養上の問題として注意すべきはどれか．
 A．神経管欠損症
 B．発育不良
 C．悪性貧血
 D．吸収不良
 E．学習能力低下

3．コバラミン欠乏を最もよく反映する検査所見はどれか．
 A．血清メチルコバラミン高値
 B．血清ホモシステイン高値
 C．抗胃壁細胞抗体陽性
 D．無胃酸症
 E．好中球核過分葉

CHAPTER 7

慢性疾患に伴う続発性貧血
Anemias Associated With Chronic Illness

H. Franklin Bunn

> **学習目標**
>
> 本章で理解すること
> - 貧血を併発する慢性疾患の種類
> - 慢性炎症における貧血の病態発生とヘプシジンの役割
> - 腎不全における貧血の病態発生
> - 遺伝子組換えエリスロポエチンの有用性,安全性,臨床適応

第4〜6章と第8〜11章で解説した貧血は,先天性もしくは後天性に赤血球産生障害や赤血球寿命の短縮によって**一次性**の血液疾患によるものである.もちろんこれらの貧血は重要であるが,最も頻度が高く,かつ内科病棟や小児科病棟に入院中の患者に発症しやすい貧血は,慢性疾患に続発する**二次性**の貧血である(表7-1).

1. 慢性炎症性疾患に伴う貧血

1か月以上続く慢性の全身性炎症性疾患患者のほぼ全員が貧血になる.慢性炎症としては,感染症,腫瘍,膠原病などがある(表7-1).種々の感染症が貧血を起こしうるが,感染性心内膜炎,結核,肺膿瘍,骨髄炎,腎盂腎炎などが代表的な疾患である.いくつかの慢性炎症では貧血の病態生理がもっと複雑である.例えば,後天性免疫症 acquired immunodeficiency syndrome(AIDS)では,ヒト免疫不全ウイルス human immunodeficiency virus (HIV)が直接に赤血球系前駆細胞を傷害する.マラリアやバベシア症では,寄生虫が循環赤血球に寄生して,赤血球を破壊して貧血になる.

腫瘍では,さまざまな炎症反応を起こして貧血を起こす.1つには,炎症性サイトカインを分泌して異常な遺伝子発現を招来する.また,腫瘍内部での酸素なり栄養素の供給不足が壊死および炎症反応を引き起こす.白血病,悪性リンパ腫,骨髄癌腫症などでは,腫瘍の浸潤によって赤血球の産生が損なわれる.

感染症もしくは癌でなくても,貧血はさまざまな炎症性疾患に伴う.多くの病態では,自己免疫が患者の細胞や組織を傷害し,強い炎症反応を引き起こす.例えば,関節リウマチは最もよくみられる膠原病で,慢性炎症における貧血を起こす典型的な例である.リウマチ性多発筋痛症や側頭動脈炎はしばしば強い炎症を起こし,高度の貧血を伴う.全身性エリテマトーデス systemic lupus erythematosus (SLE)における貧血では,強い炎症に加え,自己抗体による赤血球崩壊の亢進,次項で述べるような腎不全が原因となる.

1) 病態発生と臨床検査所見

慢性炎症における貧血は,鉄代謝の異常が原因として長い間考えられてきた.

骨髄,肝臓,脾臓のマクロファージの貯蔵鉄が増えており,血清フェリチンの高値がその証拠とされてきた(第5章,図5-5 B).ただし,過剰鉄を血漿中へ輸送するのも阻害され,その結果,血清鉄が低値になる(第5章,図5-5 A).理由は明らかでないが,血清トランスフェリン濃度も低い.この鉄利用障害によって赤血球造血は"鉄欠乏"の状態を示す.

骨髄赤芽球の細胞質における鉄含有量は少なく,循環血液中の赤血球も小さい.赤血球産生が障害さ

表7-1 慢性疾患における貧血

慢性炎症に伴う貧血
感染症
癌
膠原病
腎不全に伴う貧血
慢性肝疾患に伴う貧血
内分泌機能不全に伴う貧血

れ，網赤血球指数も低い．

慢性炎症性疾患における鉄利用障害は軽微であるので，貧血の程度としては重症になることは少ない．ヘモグロビン濃度が 8 g/dL を下回るようであれば，出血や溶血など他要因の合併を考慮する．

最近の 5 年間で，慢性炎症性疾患における貧血の病態発生メカニズムがかなり明らかになってきた．すなわち，炎症性サイトカインが直接に転写を誘導し，血漿ヘプシジン値が著明に増加することがわかってきた．ヘプシジンは，腸管での鉄吸収とマクロファージからの貯蔵鉄の放出を抑制する（図 7-1）．こうして，貯蔵鉄量が多くなり，血清鉄が低い状態となる．

2）治療

慢性炎症性疾患における貧血患者は，赤血球輸血を必要とすることはほとんどない．次項で述べるように，遺伝子組換えエリスロポエチンが有効な症例もある．また，基礎疾患を治療することで貧血が改善することもある．

2．腎不全に伴う貧血

慢性腎不全では赤血球造血が抑制される．大まかに言って，貧血の程度は機能があるネフロン数の減少と比例する．本章で述べる他の続発性貧血と違い，腎疾患に伴う貧血は重症のことが多く，赤血球輸血の必要なこともある．

平均赤血球恒数は正球性正色素性で，網赤血球指数は低い．赤血球の形態には通常，異常はないが，有棘赤血球の形態や，ホタテ貝の縁のように赤血球の辺縁が波打っているようにみえる症例もある．

尿毒症の患者では血小板機能も障害され（第14章），消化管出血を起こしやすくなって，貧血が進む．多くの尿毒症患者では赤血球寿命はほぼ正常であるが，溶血性尿毒症症候群 hemolytic uremic syndrome や血栓性血小板減少性紫斑病 thrombotic thrombocytopenic purpura の場合には血管内溶血が起こって分裂赤血球 schistocyte が認められる（第 11，14 章）．

腎不全で貧血が起こる一義的な原因は，障害のある腎臓から十分量のエリスロポエチンを血漿中に分泌できないことにある．第 2，3 章で述べたように腎臓はエリスロポエチンを産生する主要臓器である．腎不全に伴う貧血では，他の疾患に伴う同程度の貧血よりも血漿エリスロポエチン濃度が低い（図 7-2）．

腎不全の貧血にエリスロポエチンが大きく関与していることは，遺伝子組換えエリスロポエチン recombinant human erythropoietin（rhEpo）を投与すると劇的な効果が得られることから明らかである．図 7-3 に rhEpo で治療された初期の患者例を示す．患者は腎機能が進行性に悪化し，高血圧をコントロールするために両側腎摘出を余儀なくされた．その後，老廃物を排泄するために血液透析が必要となり，さらにヘマトクリット値を最低限の 20％台に保つために頻回の輸血が行われた．ところが，rhEpo 治療を開始したところ，ヘマトクリット値は正常に近づき，rhEpo 投与量を減量するほどとなった．rhEpo を使う前には，患者の血清トランスフェリンは完全に鉄で飽和され，血清フェリチン値も増加しており，鉄過剰の状態にあった．それが rhEpo を投与すると赤血球数の著明な増加に

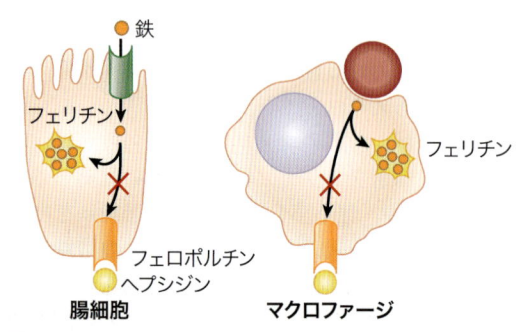

図 7-1　慢性炎症性貧血における鉄代謝異常の病態発生． 炎症性サイトカインによって血漿ヘプシジンが増え，フェロポルチンを不活性化して，十二指腸細胞から血漿中への鉄排出と，マクロファージからの鉄放出を抑制する．

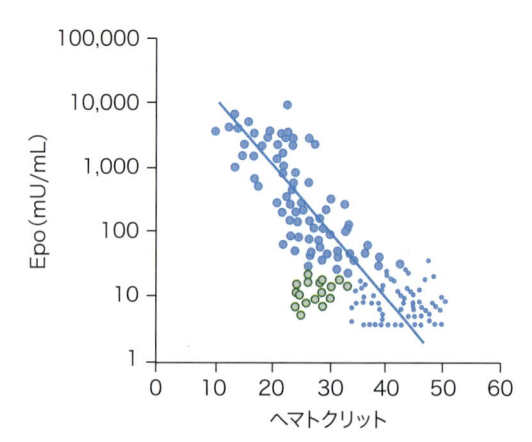

図 7-2　種々の程度の貧血患者における血漿エリスロポエチン（Epo）濃度． 慢性腎疾患の一部の患者（大きな緑の点）では他のタイプの貧血患者（大きな青い点）よりも血漿エリスロポエチン濃度が低い．健常者は小さな青い点で示した．mU：ミリユニット．

合わせ，貯蔵鉄の利用が高まり，血清鉄ならびに血清フェリチン値は減少した．rhEpo 治療前に鉄貯蔵が多くなかった患者では，エリスロポエチンに対する反応をよくするために鉄の併用が必要であった．

図 7-3 の症例が示すように，慢性腎不全に伴う貧血は rhEpo で治癒することができる．世界で数百万人もの腎不全患者が恩恵を被ることとなった．しかし，いくつかの大規模研究の結果は，ヘモグロビン濃度を 12g/dL 以上に保つ投与量の場合，わずかではあるものの血栓症リスクや心血管疾患による死が確実に増えると警鐘を鳴らしている．

rhEpo は腎不全以外が原因の貧血にも効果がある（表 7-2）．例えば，癌や HIV 感染患者で化学療法による貧血に対して輸血を減らすことができる．腎不全に比べて癌や HIV 感染患者では同じ貧血改善効果を得るにはより大量のエリスロポエチンが必要になる．このため，血栓症を起こす確率が一層高くなる．

rhEpo は骨髄異形性症候群のような原発性骨髄疾患にも効果がある（第 20 章）．外科手術を受ける患者では，短期間の rhEpo 投与で術前および術後の輸血を減らす効果がある．さらに，血液型不適合や宗教上の理由から輸血のできない患者に対しても

表7-2 遺伝子組換え型ヒトエリスロポエチン（rhEpo）の臨床応用

腎不全に伴う貧血
慢性感染症に伴う貧血
癌
感染
原発性骨髄疾患
外科手術

効果が期待できる．

3．肝疾患に伴う貧血

原因を問わず，非閉塞性肝細胞性障害のある患者の多くに，軽度〜中等度の正球性貧血もしくは軽度大球性貧血がある．

赤血球の形態には，標的赤血球があるほかには異常を認めない（第 3 章，図 3-7）．標的赤血球は，血漿脂質異常によって赤血球膜の脂質二重層にコレステロールとホスホリピッドが受動的に取り込まれ，赤血球の表面積/容積比率が大きくなって生じる．赤血球寿命がわずかに短縮するが，それを補うだけ

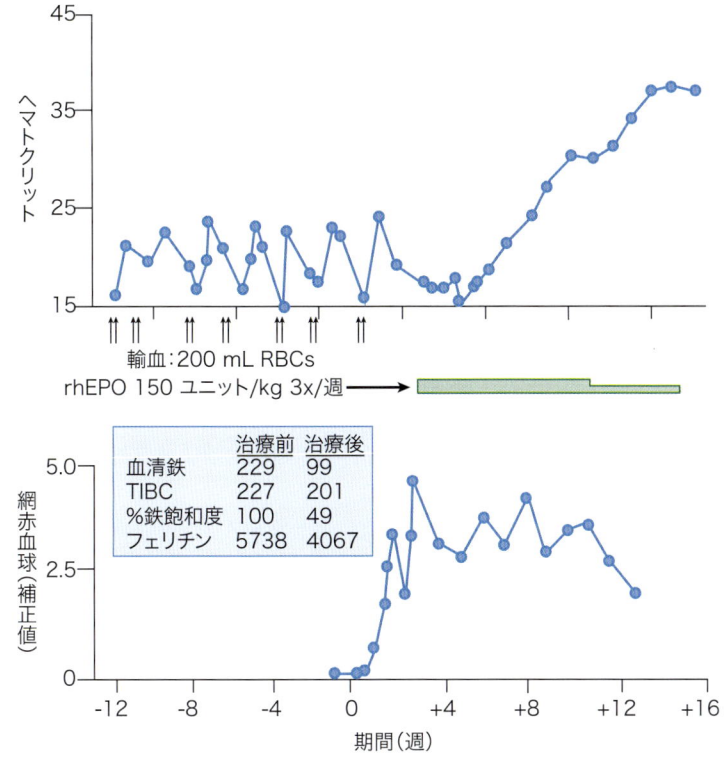

図 7-3 腎摘出患者に対する遺伝子組換え型ヒトエリスロポエチン (rhEpo) 治療の効果．rhEpo 投与前の患者は重症の貧血で輸血を欠かせなかった．rhEpo 開始後，網赤血球数が増加し，次いでヘモグロビン濃度が上昇した．ヘモグロビン濃度が高くなりすぎないように rhEpo を減量した．rhEpo 開始前には鉄過剰の状態であったが，治療によって赤血球数の著明な増加とともに貯蔵鉄は減少した．RBC: 赤血球，TIBC: 総鉄結合能，sat：鉄飽和度（Eschbach JW, Egrie JC, Downing MR, et al. Correction of the anemia of end-stage renal disease with recombinant human erythropoietin. Results of a combined phase I and phase II clinical trial. N Engl J Med 1987;316:73-78. Copyright © 1987 Massachusetts Medical Society, all rights reserved より引用）．

の赤血球造血が亢進しないので，網赤血球指数は低い．

肝機能に障害があるかぎり，貧血は改善されない．慢性の肝疾患で貧血が起こる原因は定かでない．

アルコール性肝疾患の患者では，より複雑な要因が重なり，貧血はさらに重症となる．アルコールの直接作用として造血抑制がある．そのため汎血球減少症を惹起しうる．アルコール依存症の患者がアルコールを飲み続けたままで検査を受けると，骨髄で赤芽球や骨髄芽球の細胞質にしばしば空胞が認められる．さらにアルコール依存症の患者では，栄養不良のため，環状鉄芽球を認めることもある．また，葉酸の摂取不足，あるいは利用障害によって葉酸が不足しがちである．加えて，アルコール依存症の患者では，胃炎，食道静脈瘤，十二指腸潰瘍などからの出血も起こりやすく，貧血がさらに進む．消化管出血のリスクは，血小板減少および血液凝固因子の欠乏によっても高くなる．慢性の出血は鉄欠乏をもきたす．まれではあるが，肝硬変や閉塞性肝疾患の患者では，赤血球の辺縁がギザギザとなる**有棘赤血球** spur cell を伴う重篤な溶血性貧血を引き起こすこともある(第3章，図3-7)．これについては第11章で述べる．

4．内分泌機能低下症に伴う貧血

甲状腺ホルモン，グルココルチコイド，テストステロン，成長ホルモンなど，多くのホルモンが赤血球系細胞の *in vitro* での増殖を促進することが立証されている．そこで，甲状腺機能低下症，アジソン病，性腺機能低下症，汎下垂体機能低下症など多くの内分泌ホルモン欠乏症で軽度～中等度の正球性貧血を伴う．これらの貧血は，不足しているホルモンを補充すれば改善する．

1) 甲状腺機能低下症

甲状腺機能低下症(粘液水腫)における貧血では，赤血球寿命は正常で，赤血球造血も問題ない．一部の患者では，コバラミンか葉酸の欠乏により，大球性貧血となる．自己免疫性甲状腺機能低下症(橋本甲状腺炎)では，悪性貧血など他の自己免疫疾患を合併しやすい．なお，甲状腺機能低下症患者では，赤血球数だけでなく血漿量が減少していることが多く，貧血がマスクされるおそれがある．甲状腺機能低下症では症状も所見も乏しいことがあり，しばしば見落とされる．説明のつかない貧血がある患者では，甲状腺機能低下症の可能性を考えて検査すべきである．

2) アジソン病

グルココルチコイドとミネラルコルチコイドが両方とも欠乏するアジソン病 Addison disease 患者でも，循環血漿量が減少して貧血がマスクされることがある．ホルモン補充療法を開始すると，急速に血漿量が増加し，それとともにヘモグロビン濃度が治療前の約80％に低下して貧血が顕性化する．そして治療を続けていくうちに，赤血球数は正常に戻る．

3) 性腺機能低下症，下垂体機能低下症

テストステロンは赤血球数に生理的な影響を及ぼす．第3章の図3-1に示したように，思春期に成人男性の基準値である13～15 g/dL に増加する．類宦官症の男性では，ヘモグロビン濃度は通常，13 g/dL 程度である．

下垂体機能低下症もしくは下垂体摘出後にも軽度の正球性貧血になる．

セルフアセスメント

1．炎症に伴う貧血の病態発生に中心的な役割を演じるタンパクはどれか．
   A．トランスフェリン
   B．フェロポルチン
   C．フェリチン
   D．ヘプシジン
   E．腫瘍壊死因子 tumor necrosis factor(TNF)

2．慢性炎症性貧血を最も示唆する臨床検査所見はどれか．
   A．血清鉄高値，全トランスフェリン高値，フェリチン高値
   B．血清鉄低値，全トランスフェリン低値，フェリチン高値
   C．血清鉄低値，全トランスフェリン低値，フェリチン低値
   D．血清鉄低値，全トランスフェリン高値，フェリチン低値
   E．血清鉄高値，全トランスフェリン高値，フェリチン低値

3．重症の貧血をきたした尿毒症患者に遺伝子組換えヒトエリスロポエチン (rhEpo) で治療を行ったが，貧血は改善しなかった．貧血が改善しなかった理由として最も多いのはどれか．
　A．鉄貯蔵の不足
　B．抗 rhEpo 抗体の出現
　C．急性炎症の発症
　D．尿毒症物質による赤血球産生の抑制
　E．溶血

CHAPTER 8

サラセミア Thalassemia

H. Franklin Bunn, David G. Nathan

> **学習目標**
>
> 本章で理解すること
> - 胎児発生時におけるグロビン遺伝子発現の変化の概略
> - α-，β-サラセミアの遺伝子異常と遺伝
> - α-，β-サラセミアにおける細胞レベルでの病態発生
> - 軽症型および重症型β-サラセミアの臨床徴候，検査所見
> - 種々のタイプのα-サラセミアの臨床徴候，検査所見
> - 重症型β-サラセミア治療における病態生理学的原則

サラセミアは，α-もしくはβ-グロビン遺伝子に突然変異が起こっている遺伝性の疾患で，ヘモグロビン合成が障害されて種々の程度の小球性貧血が現れる疾患である．

サラセミアはどの遺伝子に異常があるかによってα-サラセミアとβ-サラセミアに分かれる．ヘテロ接合体は一般に症状がないが，両親から遺伝子異常を受け継いだ場合には，生命をも脅かす重篤な症状がしばしばみられる．

サラセミアは高い発症率と，重要な臨床徴候をもつことから世界中の注目を浴びている．さらに，サラセミアの分子病態発生に関する情報が非常に多く，生物学，とくに組織特異的および発生特異的な遺伝子調節にかかる根本的な問題を解決する重要な手がかりを提供している．

1. グロビン遺伝子 globin genes

ヒトグロビン遺伝子構造を図8-1に示す．α-グロビン遺伝子の直列配列は第16番染色体に座位し，α-遺伝子に類似した胎児性遺伝子は zeta（ζ）遺伝子とよばれる．α-遺伝子の高い相同性はしばしば不均一な減数分裂の際に交差現象を起こして遺伝子欠失を起こし，本章の後半で述べるようにα-サラセミアの発生につながる．

β-グロビン遺伝子の一群は第11番染色体にある．α-遺伝子ファミリーと同じように，β-遺伝子ファミリーの5′上流側にある epsilon（ε）遺伝子は胎児初期にのみ現れる．下流には2つの直列のγ遺伝子があり，その産物が胎児ヘモグロビン fetal

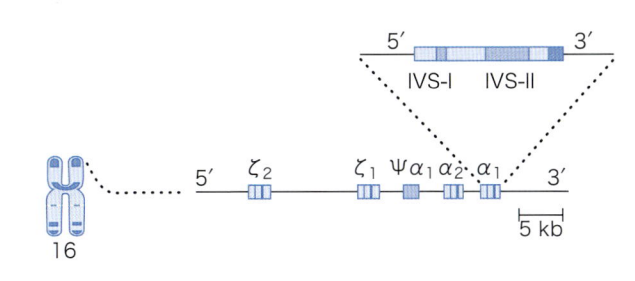

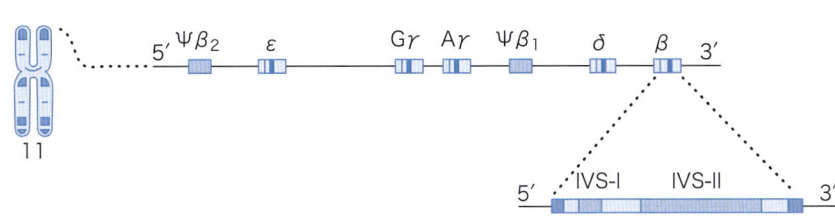

図8-1 第16番染色体にあるα-グロビン遺伝子ファミリーと第11番染色体にあるβ-グロビン遺伝子ファミリー．IVS: イントロン，ψ: 非発現性偽遺伝子．グロビン遺伝子の3つのエクソンを青色で示す．

hemoglobin(Hb F, $\alpha_2\gamma_2$)で，妊娠期間を通じてヘモグロビンの主要な成分である．

δ遺伝子産物はヘモグロビンのマイナーな成分である Hb A_2($\alpha_2\delta_2$)は機能的にはさほど重要とはいえないが，後述するようにサラセミアの診断には重要である．最も多い3′下流側のβ遺伝子産物はα-グロブリンと結合して Hb A($\alpha_2\beta_2$)となる．これが成人の赤血球の主要なヘモグロビンである．

図8-2に発生に伴うグロビン遺伝子の発現を示す．妊娠期間を通して2つの染色体遺伝子から同時に合成が進み，作用のあるヘモグロビン四量体が次々と順序よく形成されていくことになる．

胚から胎児を経て出生する過程で，両染色体にあるグロビン遺伝子は左から右(5′から3′)に連続して読み込まれる．妊娠第1か月には胚性ヘモグロビン($\zeta_2\varepsilon_2$, $\alpha_2\varepsilon_2$, $\zeta_2\gamma_2$)が主に卵黄嚢の赤血球系細胞で作られる．その後，造血部位は徐々に肝臓と脾臓へ，さらに骨髄へと移行する．胎児赤血球は主に Hb F($\alpha_2\gamma_2$)を含む．出生に近づくと，γ-グロビンはβ-グロビンに劇的にスイッチする．そして出生後6〜8か月までには完全にβ-グロビンに置き換わる．以降は健常成人ヘモグロビンの95%以上は Hb A($\alpha_2\beta_2$)である．残りはわずかに Hb A_2と Hb F の2成分がある．

ヘモグロビンのγ-からβ-グロビンへのスイッチの分子メカニズムは今なお血液学における重要な課題で，それが解明されれば，β-サラセミアや鎌状赤血球症の病態生理解析と治療に大きく貢献すると考えられる(第9章)．

成熟するに伴い，赤芽球はヘモグロビン合成がより活発になる．グロビン遺伝子の上流は遺伝子座調節領域 locus control region とよばれ，赤血球系に特異的な転写因子が結合し，DNAの要素を組織特異的かつ高濃度でα-およびβ-(またはγ-)グロビン RNA に適合して転写する．他の前駆 RNA と同じく，グロビン RNA はプロセシングされてメッセンジャー RNA messenger RNA(mRNA)になり，そして核から細胞質に出て，翻訳されてタンパクが合成される．

すべてのグロビン遺伝子には3つのエクソンと2つのイントロンがある．図8-3に示すように，前駆 RNA のプロセシングでは2つのイントロンが連続してスプライシングを受け，RNA の5′末端でキャッピングが起こる．このキャッピングが転写効率を増強する．一方，RNA の3′非翻訳領域では切断とポリアデニル化が起こり，これは mRNA の安定化を促進する．こうしたスプライシング，キャッピング，ポリアデニル化の重要な場面で突然変異が起これば，グロビン合成に支障が出て，サラセミアが発症する．

赤芽球が完全に成熟すると，タンパク合成の95%以上はもっぱらグロビン合成になる．この目覚ましい上方調節は，ヘム合成の亢進と機を一にする．赤芽球と網赤血球では，ポリリボソーム複合体

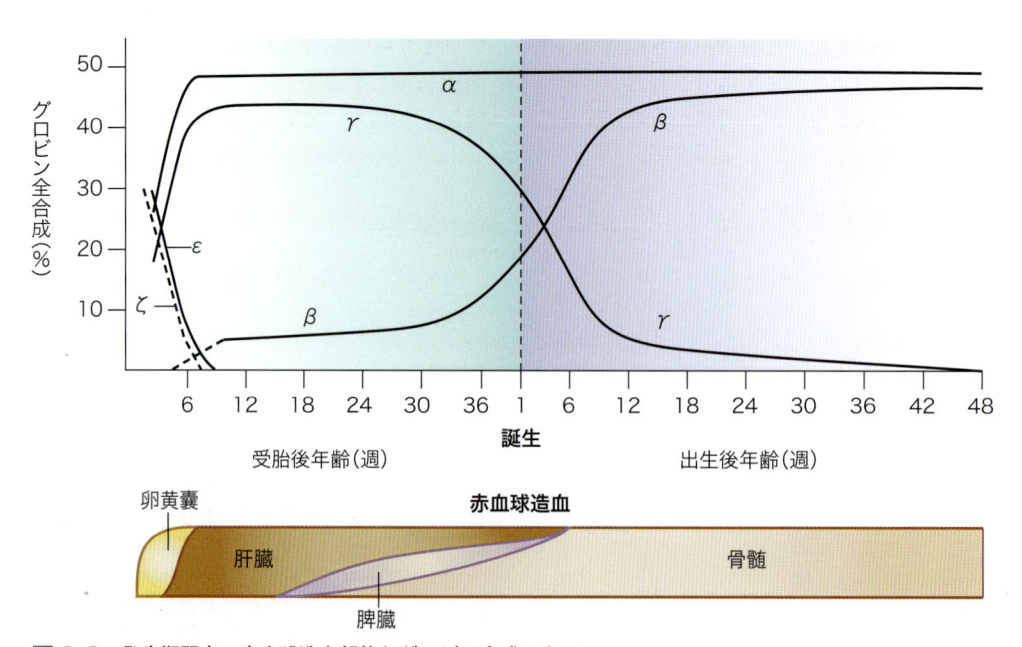

図 8-2 発生期間中の赤血球造血部位とグロビン合成パターン．

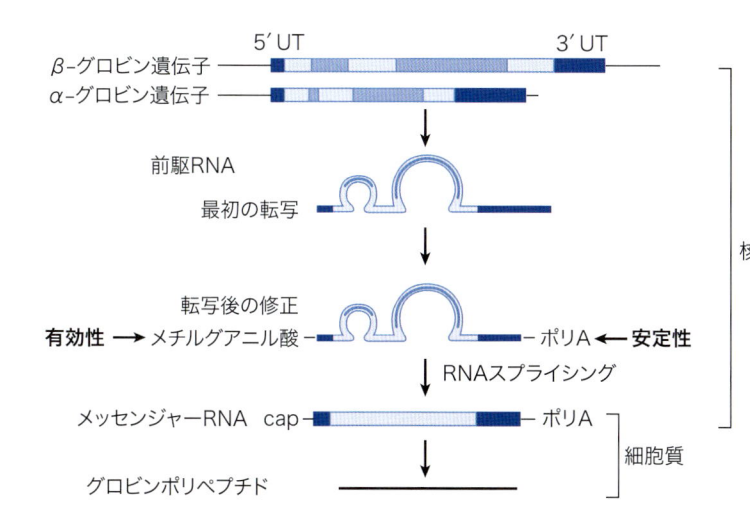

図 8-3 β-グロビン遺伝子発現にかかる RNA プロセシング. UT：非翻訳. (MJ Cunningham, VG Sankaran, DG Nathan, SH Orkin. The Thalassemias, in: Orkin SH, Nathan DG, eds. *Nathan and Oski's Hematology of Infancy and Childhood*. 5th ed. Philadelphia, PA, Saunders; 2008: 1019 の第 21 章より許可を得て改変).

から放出されたグロビンはヘムと結合し，サブユニットが結集して Hb A($\alpha_2\beta_2$) のような四量体を形成する．α-グロビンとβ-グロビンのバランスのとれた生合成によってこの集合体が形成される．ところが，サラセミアではグロビン産生に不均衡がある（図 8-4）．結合できずに残るフリーのグロビン過剰がサラセミアの病態発生に重要な役割を演じる．

2. β-サラセミア β-thalassemia

第 11 染色体上に 1 個のβ-グロビン遺伝子が座位する（図 8-1）．両親の片方からβ-サラセミア変異を受け継ぎ，他方の親から正常のβ-グロビン遺伝子を受け継いだ者はヘテロ接合体で，しばしば軽症型β-サラセミアと称される（β-thalassemia trait またはβ-thalassemia minor）．両親から同じβ-サラセミア変異を受け継いだ場合が真のホモ接合体である．複数の変異がβ-サラセミアを発症しうるので，両親から別々のβ-グロビン変異を受け継ぐことがある．これは複合型のヘテロ接合体といえる．真のホモ接合体ないし複合型ヘテロ接合体は重症の病態を発症し，重症型β-サラセミア β-thalassemia major もしくはクーリー貧血 Cooley anemia とよばれる．臨床症状がより軽度のこともあり，β-サラセミア中間型 β-thalassemia intermedia という．

β-サラセミアのヘテロ接合体は世界に 1 億人以上いる．およそ 2/3 はアジアに，残りはアフリカ，ヨーロッパ，米国などに分布する．罹患者は基本的には熱帯地域に起源するとされる．β-サラセミアのヘテロ接合体はしばしば致命的な幼児期の熱帯熱マラリアに抵抗性があることを示唆するエビデンス

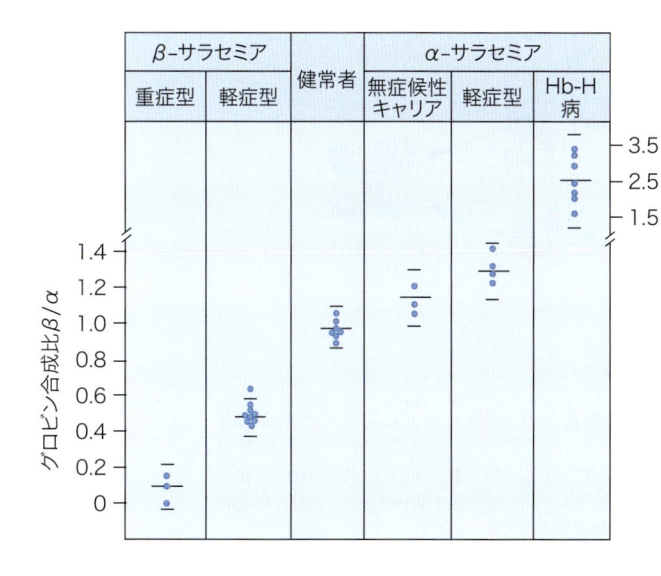

図 8-4 サラセミア病型別のβ/αグロビン合成比．末梢血液をアイソトープでラベルしたアミノ酸を加えてインキュベートし，グロビンのサブユニットを分離した．Hb-H 病：ヘモグロビンH病(Nathan DG. Thalassemia. *N Engl J Med*. 1972;286:586. Copyright © 1972 Massachusetts Medical Society, all rights reserved より許可を得て改変).

がある．これによってβ-サラセミア遺伝子が自然に淘汰され，マラリア感染地域で徐々にその人口が増えたと考えられる．

1）β-サラセミアの原因となる遺伝子異常

β-サラセミアはβ-グロビン遺伝子のプロモータ領域，コード配列，イントロン/エクソン境界，ポリアデニル化領域など，さまざまな部位での変異によって発生する．変異対立遺伝子は便宜上2つに分けられる．1つは$β^0$で，β-グロビンがまったく検出できないタイプである．2つ目は$β^+$で，少量の正常なβ-グロビンが作られるものである．

多くの$β^0$-サラセミア対立遺伝子はβ-ポリペプチドのコード領域の1塩基置換があり，ストップコドンを早く誘導したり，小さな挿入や欠失を起こし，mRNAのリーディングフレームシフトを起こす．いずれの場合も不完全なポリペプチドには機能がなく，不安定なため患者の赤血球内で検出できない．別のまれな遺伝子異常には，$β^0$-サラセミア対立遺伝子のスプライス部位における欠失や変異がある．

$β^+$-サラセミアでは，異常遺伝子でも正常のβ-グロビンを産生はできるが，極端に産生量が少ない．このタイプのサラセミアは通常，1塩基の置換によって新しい偽のスプライス部位を作ったり，正常なスプライス部位の有効性を減じる．どちらの場合も正常なスプライシングが起こり，正常のβ-グロブリンも産生されるが，少量にとどまる．通常とは異なるスプライシングが起こった場合にはノンセンスmRNAが作られ，安定した有用なタンパク合成を十分にできなくなる．頻度は少ないが，$β^+$-サラセミアは5′プロモータ領域やポリアデニル化に先立って切断されるβ-グロビンRNA 3′部位の変異で発生する．

2）β-サラセミアの細胞レベルでの病態発生

β-グロビンが不適切に産生される結果，赤血球内のヘモグロビン量は欠乏し，平均赤血球ヘモグロビン濃度(MCHC)と平均赤血球容積(MCV)は低値になる．骨髄では無効造血によって赤芽球が崩壊され，赤血球産生が低下する．さらに，循環赤血球の寿命もいくらか短縮する．こうした異常はサラセミアのヘテロ接合体では軽度であるが，ホモ接合型もしくは複合型ヘテロ接合体では高度になる．重症貧血患者ではエリスロポエチンの産生が亢進し，すべての骨髄腔での赤血球産生が著明に活性化され，同時に肝臓，脾臓などでの髄外造血も起こり，肝腫大や脾腫がみられるようになる．

サラセミア患者における著明な赤血球崩壊は，α-とβ-グロビンの不均衡が原因である．図8-4に示したように，β/α比はヘテロ接合体では約0.5で，ホモ接合体や複合型ヘテロ接合体ではわずか0.1ほ

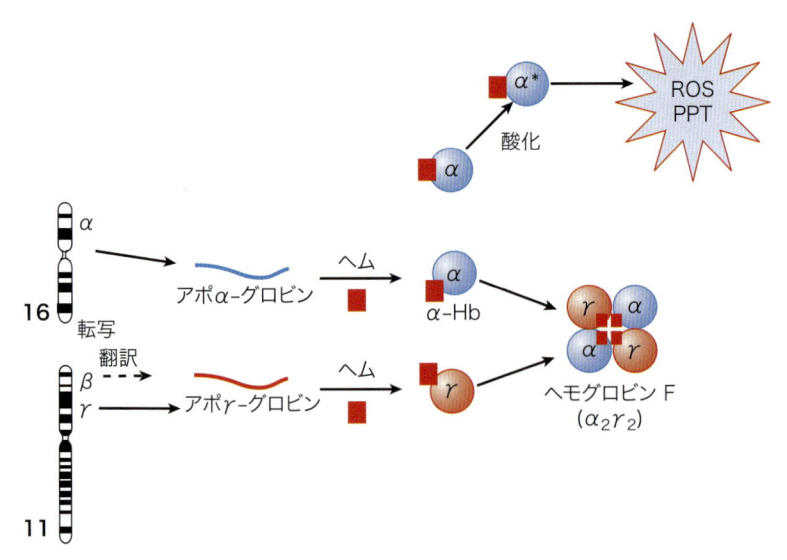

図8-5 ヘモグロビンサブユニットの集合とβ-サラセミアにおけるヘモグロビン四量体．ROS：反応性酸素属，PPT：ヘモグロビン沈殿物，α*：酸化を受けたα-グロブリン（Yu Y, Kong Y, Dore LC, et al, An erythroid chaperone that facilitates folding of α-globin subunits for hemoglobin synthesis, J Clin Invest 2007, 117: 1856-1865 より許可を得て改変）．

どしかない．この結果，患者体内ではα-グロビンサブユニットが過剰になってしまう．図8-5に示すように，α-グロビンはγ-グロビンと結合してHbFが作られ，これが重症β-サラセミア患者の赤血球内で優位になる．残りのα-グロビンは水に溶けにくく，赤芽球内で沈殿物を作る．

一方，ヘムは自己酸化され，有害な酸化物を放出して赤血球膜を障害し，これが骨髄，肝臓，脾臓のマクロファージに認識されて捕捉され，破壊される（図8-6）．こうした著明な無効造血は赤血球産生を障害し，循環赤血球寿命の短縮とも併せて重症な貧血となる．

無効造血を起こす他の貧血と同じく，β-サラセミアも十二指腸での鉄吸収を不適切に亢進し，鉄過剰の状態になる．他の重症貧血と同様にエリスロポエチン産生も著しく増加し，赤芽球が骨髄の中だけでなく肝臓や脾臓などの髄外造血部位でも増える．骨髄腔で赤芽球の増殖が亢進すると，次項で述べるように骨の変形を起こす．

3）臨床徴候

① β-サラセミアヘテロ接合体
β-thalassemia heterozygote

軽症型β-サラセミア患者は症状がなく，生命予後も健常者と変わらない．

ヘモグロビン濃度は正常であることが大部分であるが，軽度の貧血をみることは多い．すべての軽症型β-サラセミア患者のMCVは75〜80 fLで，赤血球が小球性である．中等度の無効造血を反映して赤芽球系細胞の破壊が亢進し，間接型ビリルビンが高値になっている患者もある．少数の患者では軽度の脾腫がある．末梢血液塗抹標本では赤血球斑点や標的赤血球がみられることがある（図8-7）．

診断は，まず鉄欠乏性貧血を否定し，電気泳動法でHb A_2 が増加していることを確認する．一部の患者では，δ-とβ-遺伝子の双方が欠損している対立遺伝子のことがある．その場合，Hb A_2 は低下しているか正常であるが，HbFは中等度に増えている．

治療は必要ない．軽症型β-サラセミアは良性の疾患で，健康上不利なことはないことを患者に説明する．

両親が軽症型β-サラセミアの場合には，児が重症型になるリスクについてコンサルトを受けるようにする．

② 重症型β-サラセミア
β-thalassemia major（Cooley anemia）

Cooley貧血ともしばしばよばれる重症型では貧血が強く，慎重に医療ケアを行わないと，通常は小児期に死亡してしまう．

貧血のために長期にわたってエリスロポエチンが赤血球産生を刺激すると，髄外造血を起こして肝臓と脾臓が腫大する（図8-6）．消化管から鉄吸収が促進され，さらに輸血も重なり，鉄が過剰に蓄積する．色白の人は，貧血による蒼白，黄疸，色素沈着が重なり，淡いブロンズ色調になる．

頭蓋骨の骨髄腔で赤血球系が過形成になると前額骨と上顎骨が肥大し，"シマリス様顔貌" chipmunk faceになる．下顎骨が肥大すれば，咬合不全になる．

障害は多臓器，多組織に及ぶため，症状はさまざまで，複雑である．もっとも，主体は貧血と心不全である．とくに輸血が適切に行われないと，心拍出量が慢性的に多くなり心不全になる．鉄過剰を是正しないと，生命を脅かす心筋症になったり，肝硬変，内分泌機能不全がとくに下垂体と性腺に起こる．赤血球系過形成が末梢の骨にまで及ぶと，骨質が減少してときに長管骨の病的骨折を起こす（図8-8）．

通常，重症型β-サラセミアの診断は簡単である．反復輸血が必要な重症の貧血が，γ-グロビンから

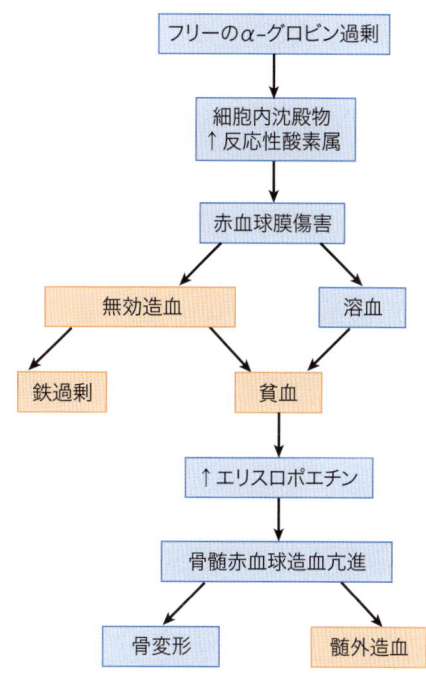

図 8-6　β-サラセミアの細胞レベルでの病態発生のフローチャート．

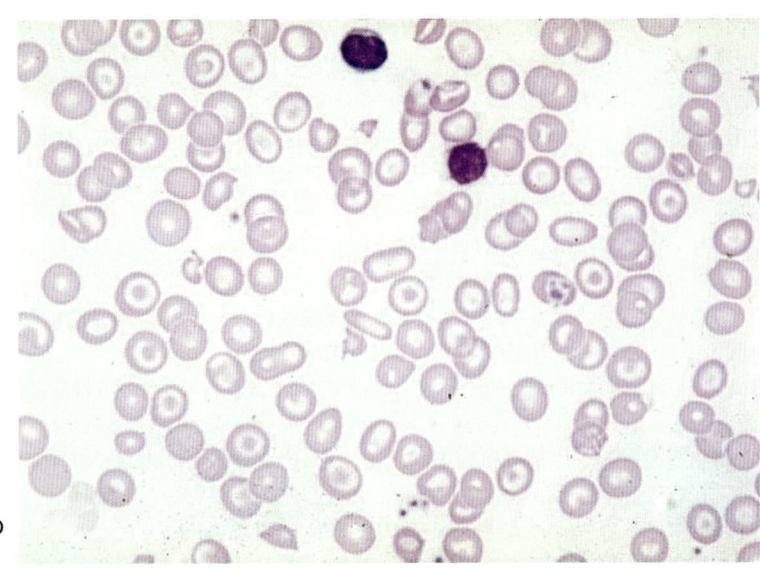

図 8-7　軽症型β-サラセミア患者の末梢血液塗抹標本.

β-グロビンにスイッチする生後6か月頃から始まる．赤血球はMCVが約55〜70 fLと極めて小さく，サイズと形態がまちまちである．末梢血液中に正染性赤芽球が出現し，とくに脾摘を受けた患者に目立つ（図8-9 B）．$β^0/β^0$-サラセミア患者のヘモグロビンはほとんどすべてがHb Fである．$β^+/β^0$もしくは$β^+/β^+$の患者ではHb Aの量はさまざまで，Hb Fも認められる．十二指腸での鉄吸収亢進，および輸血のために，血清鉄，トランスフェリン鉄飽和度，血清フェリチンはいずれも増加している．

重症型β-サラセミアないし複合型ヘテロ接合体の出生前診断は，絨毛膜絨毛生検でDNAを採取して解析すれば可能である．β-サラセミア遺伝子は多様であり，出生前診断は手技的には厄介である．そのうえ，たとえ診断したとしても，貧血の重症度は予測できないこと，宗教的あるいは文化的観点，さらには新しい有効な治療法の開発が期待されることなどから，両親には妊娠を中絶しないよう説得してよい．こうした警告もあるが，特定の地域で観察が行き届いている所では，出生前診断が重症のβ-サラセミア症をもって生まれてくる新生児数を劇的に減らすのに効果をあげてきた．

重症型β-サラセミア患者に対しては，多職種が協力して入念なケアを行う必要がある．治療の根幹は，ヘモグロビン濃度を10 g/dL以上に保つように赤血球輸血を行うことにある．多くの患者では，脾臓の摘出が赤血球の寿命を延長して輸血回数を減らす効果がある．輸血を適切な計画に基づいて行えば，骨の変形を防ぐことができ，成長と発達も促進され，高心拍出性心不全も回避できる．

しかし，頻回に輸血すると，ヒト免疫不全ウイルス human immunodeficiency virus（HIV）や肝炎に罹患するリスクが高くなったり，抗赤血球抗体が産生されて輸血がむずかしくなったりする．また，輸血が間違いなく鉄過剰症を引き起こす．そこで，すべての患者に鉄キレート剤を使って鉄のバランスを改善しなければならない．最近，経口の鉄キレー

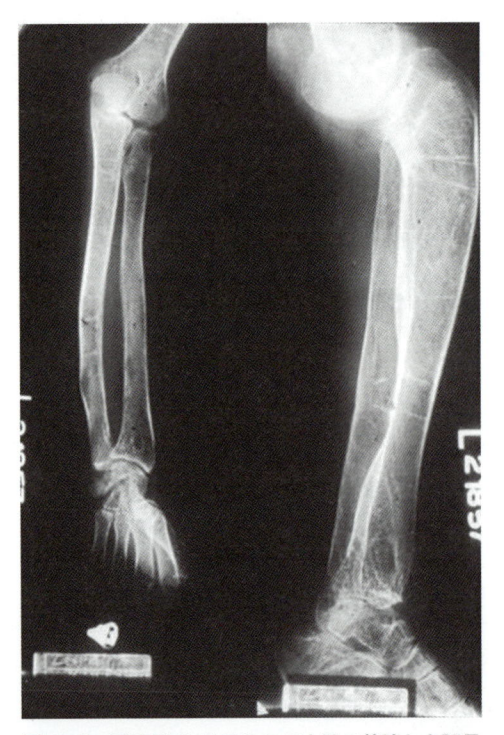

図 8-8　重症型β-サラセミア小児の前腕と大腿骨のX線写真．

A	B
脾摘前	脾摘後

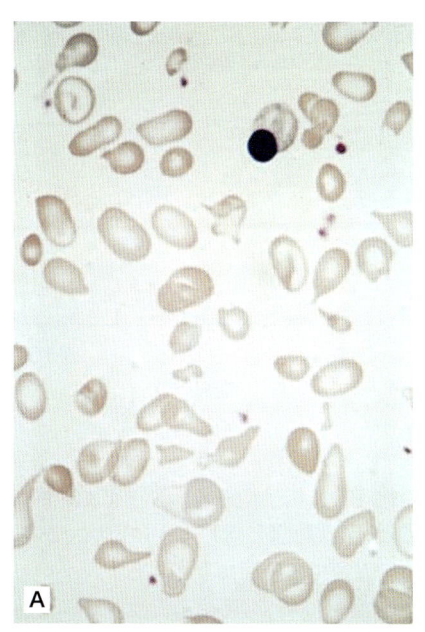

図 8-9 重症型β-サラセミア患者の末梢血液所見.

ト剤が開発され，毎日皮下注をしなくてもすむと期待される．

　前述したように，慢性的な輸血と鉄キレート療法が重篤なβ-サラセミアの合併症を防ぐのに有効である．しかし，この治療は煩雑で，経費もかかる．これに代わる方法として造血幹細胞移植がある（第26章）．図8-10はイタリアで行われた重症型β-サラセミアに対する造血幹細胞移植後の生存に関する大規模研究である．およそ3/4の患者では移植後20年までの観察で，重篤な合併症を起こすことなく良好な成績が得られている．これらの患者は治癒したと考えられる．造血幹細胞移植療法は，確かに初期には経費がかかるが，長期的にみれば費用対効果の優れた治療法といえる．しかし，主な欠点としては，患者の約25％しか組織適合ドナーが得られないことである．

　今後期待される重症型β-サラセミアの治療として，γ-グロビン遺伝子の発現を誘導する薬物療法，さらに開発が進行中の遺伝子治療法がある．

③ 中間型β-サラセミア
　　　β-thalassemia intermedia

　両親から重症型β-サラセミア遺伝子を受け継いでいるのに，臨床徴候や合併症が重症型β-サラセミアよりも軽い患者がある．これらを中間型β-サラセミアという．臨床徴候が軽い原因として，β^+-サラセミア遺伝子によるHb Aの合成，γ-グロビン遺伝子の高度発現，α-サラセミア遺伝子との共発現，などによってグロビン鎖の不均衡が軽減される症例が知られている．

　中間型β-サラセミアの患者は，定義上は輸血が必要でないことになっている．しかし，一般に貧血の症状が多少なりともあり，鉄過剰症や骨変形がほとんど全例に認められる．さらに原因はよくわかっていないが，多くの患者が肺高血圧から肺性心になる．

④ ヘモグロビン異常症との合併

　ヘモグロビンに構造変異がある亜型として最も多いのが，Hb E ($\alpha_2\beta_2^{26glu\rightarrow lys}$) と HbS ($\alpha_2\beta_2^{6glu\rightarrow val}$) である．片方の親からβ-サラセミア遺伝子を，他方の親からヘモグロビン異常症であるHb EまたはHb Sの遺伝子を受け継ぐヘテロ接合体がしばしばみられ，かつ重症になる．

　β^E変異はエクソン1とイントロン1との境界部分の1塩基が置換されたもので，スプライシングに異常が起こり，β-グロビンの発現が低下している．この結果，Hb Eはβ^+-サラセミアのごく軽いタイ

β-サラセミアの治療：
脾摘，赤血球輸血，鉄キレート，造血幹細胞移植，Hb F合成誘導療法，遺伝子治療．

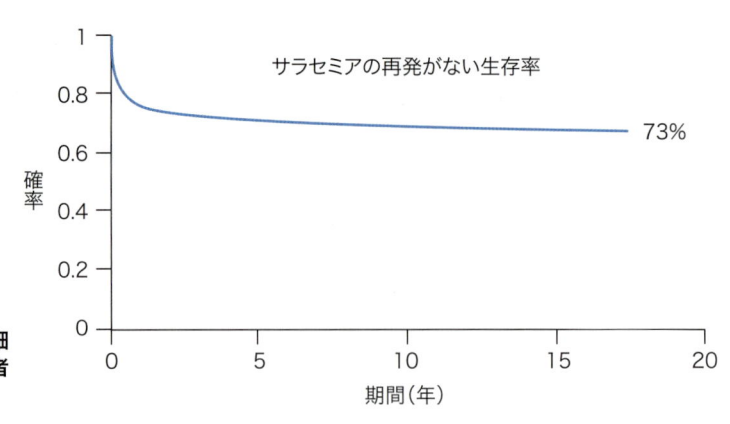

図 8-10 HLA 適合ドナーから造血幹細胞移植を受けた重症型 β-サラセミア患者 866 人の無病生存曲線.

プに類似した臨床像をとる．HbE のヘテロ接合体もしくはホモ接合体の患者は，赤血球が小球性であること以外には目立った臨床所見はない．ところが，β^E/β-サラセミアの複合型ヘテロ接合体患者は，しばしば重症型 β-サラセミアと区別できないほどの重篤な臨床所見を示す．β^E-遺伝子異常は東南アジア諸国に多いため，東南アジアで多くみられ，重症となって若年死亡の原因になっている．

一方，β^S-遺伝子異常は中央アフリカ，アラブ諸国，インドに比較的多い．このため，β^S/β-サラセミアの複合型ヘテロ接合体はこれらの地域や，中央アフリカからの移住者が多いイタリアやギリシャに多くみられる．β-サラセミアの対立遺伝子は β^A をまったく発現しないか，ごくわずかしか発現しないため，β^S/β-サラセミアの赤血球の主要なヘモグロビン成分は HbS である．そこで，赤血球の鎌状化を起こす可能性が高い．第9章で述べるように，β^S/β^0 遺伝子型をもつ患者は臨床的には β^S/β^S の鎌状赤血球症と同じように重症である．一方，β^S/β^+ 患者では軽症にとどまる．

3. α-サラセミア α-thalassemia

世界中で1千万以上もの人が α-サラセミア遺伝子のヘテロ接合体キャリアであり，この頻度は β-サラセミアよりもいくらか低い．罹患者はアジアとアフリカ諸国に多い．β-サラセミアと同様に，単一の α-サラセミア遺伝子をもつ人は熱帯熱マラリアに抵抗性があるという強い疫学的証明がある．

α-サラセミアの大多数は遺伝子欠失が原因である．遺伝子欠失は，減数分裂の際に α-グロビン遺伝子付近の染色体が不均等に交差して起こる(図8-9)．正常では片親からそれぞれ2個の α-グロビン遺伝子を受け継ぐ．そこで，いくつの遺伝子が障

表8-1 α-サラセミアの遺伝子型と検査所見

状態	欠失遺伝子数	遺伝子型	MCV (fL)	ヘモグロビン電気泳動	末梢血液塗抹標本
正常	0	$\alpha\alpha/\alpha\alpha$	80〜95	2.5%Hb A_2	正常
無症候性キャリア	1	$-\alpha/\alpha\alpha$	72〜82	2.0%Hb A_2	軽度の小球性赤血球
軽症型 α-サラセミア	2	$-\alpha/-\alpha$ か	65〜78	1.5%Hb A_2	小球性赤血球，標的赤血球
		$\alpha\alpha/--$	65〜78	1.5%Hb A_2	小球性赤血球，標的赤血球
HbH病	3	$-\alpha/--$	60〜72	10%β_4 (Hb H)	標的赤血球，ハインツ小体
胎児水腫	4	$--/--$	60〜75	>90%γ_4 (Hbバート)	奇形赤血球，赤芽球の出現

MCV：mean cell volume（平均赤血球容積）

```
第16番染色体
        ζ        α   α
5'━━━━━━━━━━━━━━━━━━━3'

欠失 ┌ 黒人とアジア人 ┣━━┫    −α Thal
    └ アジア人     ┣━━━━━━━┫ −−Thal
```

図 8-11 α-サラセミア(Thal)の分子異常．α-グロビン遺伝子の簡略化図．−α対立遺伝子：単一欠失．−−対立遺伝子：より広範囲での欠失．

害されているかにより，α-サラセミアには 4 つのタイプがある(表 8-1)．

最も多いのは−αで，機能があるα-遺伝子が 1 個しかない．約 30％のアフリカ系黒人はこの遺伝子異常のヘテロ接合体である．そこで，4 つあるα-遺伝子の 1 つが欠失する．南地中海沿岸地域，東南アジアにもこの−αのタイプが多い．

−−ハプロタイプは 2 つのα-グロビン遺伝子に欠失がある．この遺伝子型は東南アジアに多く，他の地域にはまれである(図 8-11)．

α-サラセミアの種々の遺伝子異常(−α/αα，−α/−α，−−/αα，−−/−α，−−/−−)では，α-グロビン遺伝子の欠失の数に応じて臨床所見が現れる．

1 個のα-グロビン遺伝子欠失(−α/αα)は**無症候性キャリア** silent carrier とよばれる．この場合には，赤血球にわずかな小球性がみられるが，そのほかに臨床所見も血液学的所見にも異常はない．図 8-4 に示したように，網赤血球のグロビン合成を測定すると，健常者に比べてβ/α比が中等度に増えている．

2 個のα-グロビン遺伝子欠失は，−αのホモ接合体か，−−対立遺伝子のヘテロ接合体で起こる．両者のα-サラセミアは臨床的には同じで，症状はまったくないが，ヘモグロビン濃度は正常か軽度に低下し，著明な小球性赤血球，時に標的赤血球，β/α合成比の増加がある(図 8-4)．2 個欠失のα-サラセミアは，貧血はあるとしても軽度で，中等度の小球性赤血球が認められるアフリカ人やアジア人で，鉄欠乏性貧血ないし軽症型β-サラセミアが適切な検査で否定された場合には，疑って精査を進めるようにする．

より重篤なα-サラセミアとして，−−対立遺伝子と−α対立遺伝子(Hb H 病，−−/−α)または−−対立遺伝子(胎児水腫，−−/−−)の遺伝型があり，ほとんどが東南アジアにみられる(表 8-1)．軽症のα-サラセミアに比べ，Hb H 病や胎児水腫の発生頻度は低い．とはいえ，ベトナム戦争以降に多くの難民が米国に移住し，これらの患者をみることもあるので注意が必要である．

Hb H 病では著明な小球性赤血球と標的赤血球がみられ(図 8-12)，β/α合成比が著しく高い(図 8-4)．α-グロビンの合成が極端に減っているので，胎児，新生児，幼児では赤血球にγ-グロビンが過剰に増え，Hb バート(Hb Bart, γ_4)として知られる異常ヘモグロビン四量体になる．図 8-2 で示す

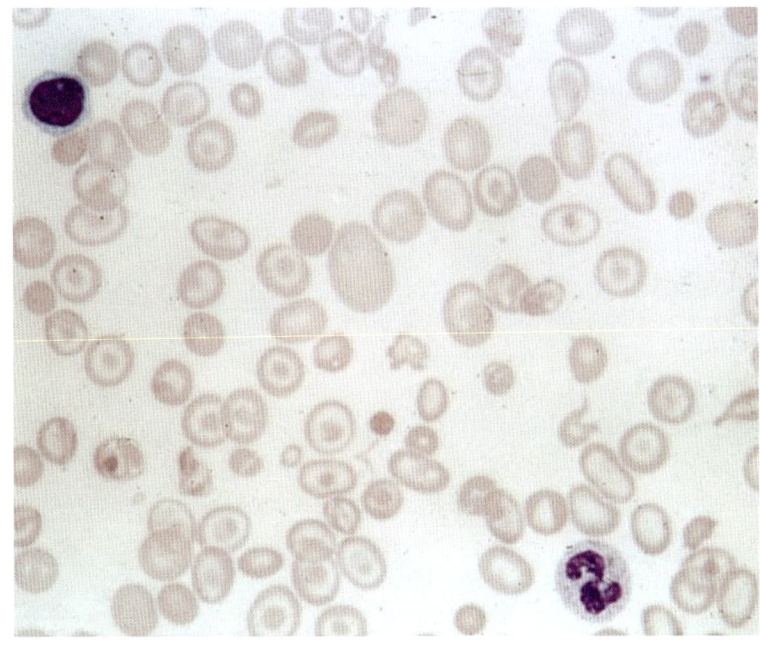

図 8-12 Hb H 病(−α/−−)患者の末梢血液塗抹標本所見．

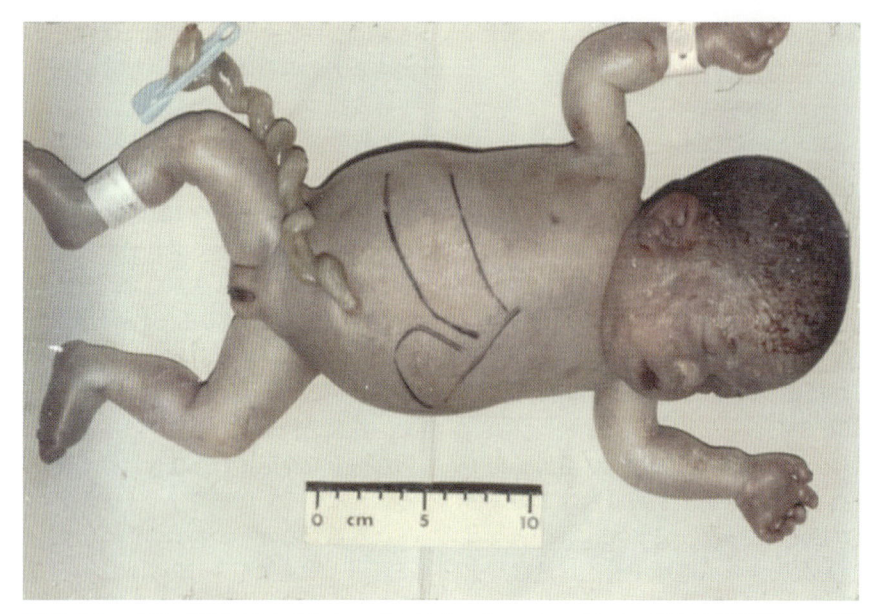

図 8-13 4個の遺伝子が欠失したα-サラセミア（ーー/ーー）による胎児水腫死産児の写真
（Drs. Mary Tang and Elizabeth Lau, Boston Medical Center の好意により許可を得て転載）．

ように，幼児期後半にはグロビン発現がスイッチし，赤血球にβ-グロビンが過剰となってHb H(β_4)に変化する．Hb H は比較的水に溶けにくく，赤血球内で沈着してハインツ小体 Heinz body を形成する．ハインツ小体は赤血球の可塑性を損ない，寿命が尽きないうちにマクロファージに捕捉されて破壊される．こうして，Hb H 患者では中等度，時には高度の溶血性貧血になる．治療は対症療法が中心になる．鉄過剰症が起これば，鉄キレート剤を使用する．脾摘の有効性は確立していない．

両親からーー対立遺伝子を受け継ぐと，α-グロビンはまったく作られないため，Hb F も Hb A も欠損する．胎児のヘモグロビンはほとんどすべてがHb バート(γ_4)になる．ヘモグロビンが酸素を効率よく運ぶには，構造の異なったグロビンのペアで構成される四量体，例えばα＋γかα＋βであることが必須である．Hb バートのように単一のグロビンから四量体が構成されていると，酸素への親和性が強く，サブユニット間での協調作用がなく，遊離しにくくなる．ーー/ーーサラセミアの胎児血液は十分に酸素化されるが，組織で酸素を遊離できず，組織の低酸素状態をきたす．

出生時には浮腫が強く（図 8-13），瀕死の状態になる．そのため死産になるか，生後数日で死亡する．

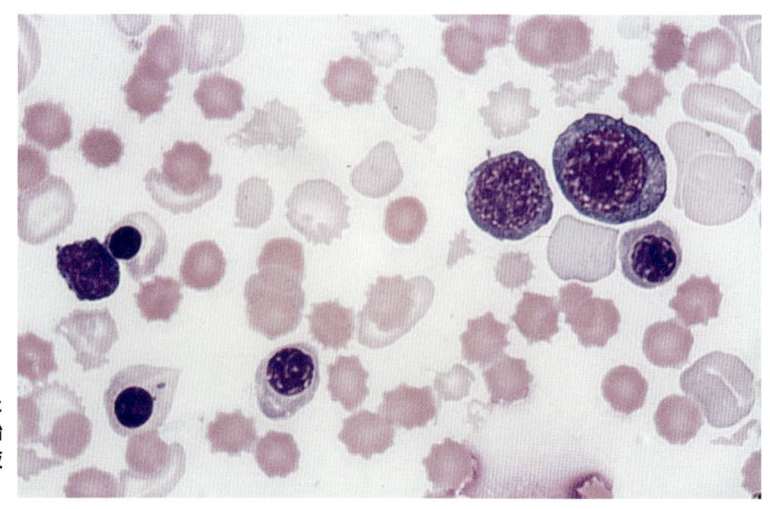

図 8-14 4個の遺伝子が欠失したα-サラセミア（ーー/ーー）による胎児水腫を起こした新生児の末梢血液塗抹標本．

血液塗抹標本では著明な小球性で，赤血球形態異常があり，多数の赤芽球が目立つ(図 8-14)．両親の片方か両方の赤血球が小球性で，過去に胎児水腫を出産したことのあるアジア人家系では，－－／－－胎児の可能性を考慮しなければならない．信頼できる出生前診断は絨毛生検による DNA 解析である．

妊娠初期に－－／－－ α-サラセミアと診断されれば，多くの両親は中絶を選択する．しかし，診断が妊娠第 2 期，あるいは第 3 期初期に持ち越されれば，胎児は子宮内輸血によって延命できる．出生後には，造血幹細胞移植が成功すれば，治癒できる(第 25 章)．もっとも，組織適合ドナーがみつかるのは 25％前後の患者にすぎない．

セルフアセスメント

1．重症型 β-サラセミアについて正しいのはどれか．
    A．β-グロビン合成が障害されているので，出生後に酸素を主に運搬するのは Hb $A_2 (\alpha_2 \delta_2)$ である．
    B．適切な輸血は無効造血を抑制する．
    C．トランスフェリンに結合した鉄は心不全を起こす．
    D．造血幹細胞移植療法は有効であるが，輸血と鉄キレート剤を使う標準的な治療法に比べて経費がかかる．
    E．新生児は貧血が強い．

2．－－／－－ α-サラセミアの主な死因はどれか．
    A．鉄過剰症
    B．浮腫
    C．重症貧血
    D．肝不全
    E．低酸素

3．25 歳の男性．血液学的検査でヘモグロビン濃度 11 g/dL，ヘマトクリット値 37％，MCV 73 fL．中等度の脾腫がある．この患者に行うべきことは次のどれか．
    A．鉄を多く含む食品をとらない
    B．患者の妻の血液学的検査
    C．脾破裂につながるスポーツの禁止
    D．脾摘
    E．葉酸 1 mg/日投与

CHAPTER 9

鎌状赤血球症 Sickle Cell Disease

H. Franklin Bunn

学習目標

本章で理解すること
- 鎌状赤血球症の遺伝
- Hb SS ホモ接合体，Hb AS ヘテロ接合体，複合型ヘテロ接合体(Hb SC，Hb S/β-サラセミア)の相違点
- デオキシヘモグロビン S 重合の分子学的基盤
- 鎌状赤血球の血管閉塞プロセス
- 鎌状赤血球症の臨床所見：急性腹痛発作，進行性臓器障害
- 鎌状赤血球症の治療：補助療法，赤血球鎌状化の予防

1910 年，臨床検査医学を指導していた James Herrick 博士は，西インド諸島出身の学生の末梢血液に正常な形態の赤血球に混じって，図 9-1 に示すような薄い鎌状の赤血球と三日月様の赤血球があることに気づいた．そして，その学生には貧血があり，息切れ，動悸，時に黄疸発作があることにも気づいた．

その後の 10 年間で同じような症例が報告され，そのほとんどがアフリカ系の子孫であった．これらの患者のほとんどに発作的な激痛発作があった．in vitro の実験で，患者の血液を脱酸素化すると，すべての赤血球が不規則で長く伸びた鎌状赤血球 sickle cell になることが確認された．

1940 年代になると，分子生物学が医学に導入され，Linus Pauling により鎌状赤血球貧血患者のヘモグロビンは異常な電気泳動パターンを示すことが発見され，その構造が正常のヘモグロビンとは異なることが明らかになった．さらに Pauling は，これらの患者の健康な親族には，正常ヘモグロビンと異常ヘモグロビンが 50：50 に混じっていることを発見した．

1957 年には，Vernon Ingram がヘモグロビン(Hb)S は正常のヘモグロビン A の β-グロビンの 6 番目のアミノ酸であるグルタミン酸がバリンで置換されていることを証明した．この事実は，たった 1 個のアミノ酸の変異によって疾病が発症する，すなわち"分子病"という疾患概念を打ち出した．

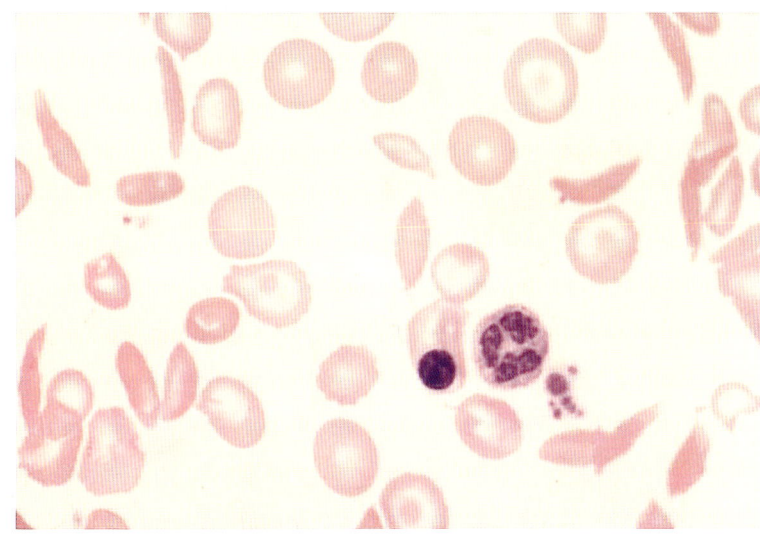

図 9-1　鎌状赤血球症患者の末梢血液所見．

ホモ接合体：　■ SS（鎌状赤血球貧血）　□ AA
ヘテロ接合体：　◧ AS（鎌状赤血球症キャリア）　◧ β-サラセミアキャリア
複合型のヘテロ接合体：　　　　　　　　　　　　　◧ 鎌状赤血球症-β-サラセミア

図 9-2　鎌状赤血球症の遺伝． A：両親が鎌状赤血球症キャリア（Hb AS）の場合，子の半数は鎌状赤血球症キャリアとなり，1/4 は鎌状赤血球症のホモ接合体となる．B：片親が鎌状赤血球症キャリアで，他方の親がβ-サラセミアのキャリアなら，子の 1/4 は複合型のヘテロ接合体（Hb S/β-サラセミア）となり，鎌状赤血球貧血の症状が出現する．

1．遺伝学 genetics

家系図の慎重な検討から，鎌状赤血球症は常染色体劣性遺伝形式をとることがわかった（図 9-2）．

1）鎌状赤血球症キャリア sickle trait

およそアフリカ系アメリカ人の 10％は片親から鎌状グロビン遺伝子（βS）を，他方の親からは正常なグロビン遺伝子（βA）を受け継いだヘテロ接合体である．これら鎌状赤血球症キャリア（Hb AS または AS）は，高度の脱水や低酸素状態といった強いストレスがかからないかぎり，臨床的に問題はない（表 9-1）．まれではあるが，ストレスのかかる兵役，運動，とりわけ高地トレーニングなどで，脾梗塞，脳卒中，突然死などが起こることもある．

多くの AS ヘテロ接合体患者は尿を濃縮できずに低張尿を排泄し，一部の患者は腎髄質の梗塞から無痛性の血尿発作を繰り返す．しかし，他臓器への障害は極めてまれで，寿命も健常者と変わらない．

Hb S 遺伝子はアフリカ，とくにマラリア蔓延地域に最も多くみられる（図 9-3）．β-グロビン遺伝子付近の遺伝子多型性の広範な解析によれば，β6 バリンの変異は，4 つの異なった時期および場所でそれぞれ独立に発生したとされる．Hb S 対立遺伝子が極めて高頻度で証明される中央アフリカでは，ヘテロ接合体が人口の 30％ほどもあり，AS 遺伝子型がこの地域で自然淘汰によって集積したと推測される．すなわち，疫学的な強い相関に加えて *in vitro* での実験から，AS ヘテロ接合体はとりわけ免

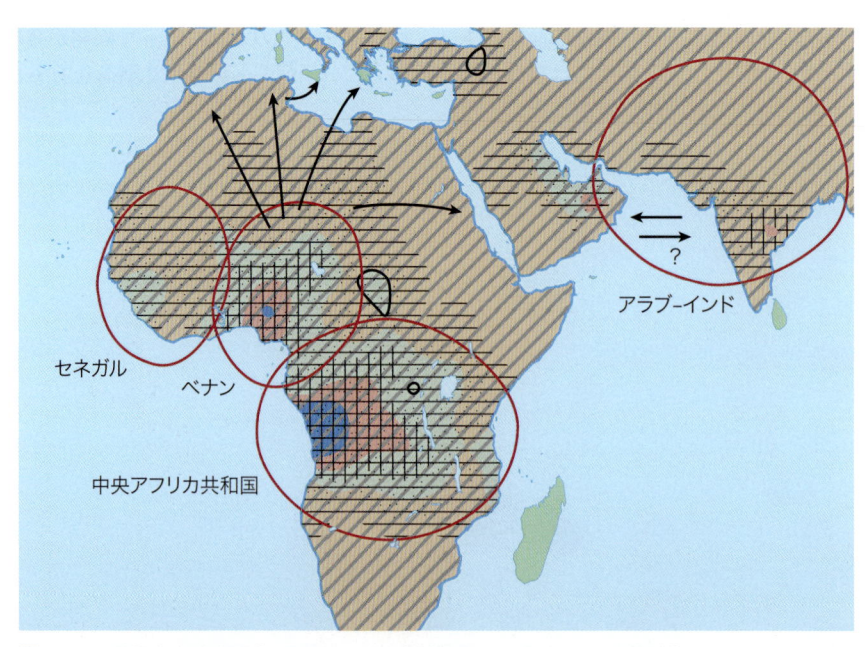

図 9-3　鎌状赤血球変異（β6 Glu → Val）が独立して発生した 4 地域（アフリカ，中近東，南ヨーロッパ）の地図． 矢印は移住のパターンを示す．

疫機構が発達する前の幼児期に熱帯熱マラリアに耐性であることが関与する．

2) 鎌状赤血球症 sickle cell disease：Hb SS 症，複合型 Hb S/β-サラセミアヘテロ接合体 Hb S/β-thalassemia, Hb SC 症

単純なメンデルの法則によれば，鎌状赤血球症キャリアの両親から生まれる児の約 1/4 がホモ接合体となり，赤血球は主に Hb S だけを含み，Hb A がないことになる．この計算では，アフリカ系アメリカ人両親の児の約 1/400 に発生する確率になる．

後ほど詳述するが，これらのホモ接合体は重症の溶血性貧血になり，血管閉塞による激痛発作や進行性の臓器障害を引き起こす．同じような臨床徴候は，複合型のヘテロ接合体，すなわち片親から鎌状赤血球症遺伝子を受け継ぎ，他方の親から β-サラセミア遺伝子(図 9-2 B)や別の β-グロビン構造変異である Hb C 遺伝子を受け継ぐヘテロ接合体にも認められる．S/β⁰-サラセミア($β^0$ と $β^+$ の区別は第 8 章参照)患者はどの Hb A も合成できず，Hb SS(SS) 症と同じく重症になる．それに比べ，Hb S/$β^+$-サラセミアや Hb SC 症は重症度が低く，生存期間も長い(表 9-1)．

2. 分子学的病態発生 molecular pathogenesis

鎌状赤血球症の病態発生の概要を図 9-4 に示す．重要でありながら，いまだに容易に解答が出ない

表9-1 鎌状赤血球症

遺伝子型	有病率	重症度
SS	約1/400	4＋
S/β-thal⁰	少	4＋
S/β-thal⁺	少	3＋
SC	少	3＋
AS(Sキャリア)	約1/10	0

質問は，なぜ 146 個ある β-グロビンのうちたった 1 個のアミノ酸が置換されるだけでほぼすべての臓器が障害され，広汎にわたる臨床徴候が発生するか，である．しかし，①鎌状ヘモグロビンポリマーの構造，②モノマー重合化の動態，③繰り返す鎌状化の赤血球膜に与える影響，④ Hb F の疾患重症度に及ぼす影響，などの詳細な研究から部分的に謎が解き明かされてきた．

1) 鎌状赤血球線維の構造

電子顕微鏡で脱酸素化した Hb SS 症赤血球を観察すると，直径約 20 nm の長い線維が平行して鎌状赤血球の長軸に沿って存在するのがわかる．この線維は，7 つの二本鎖がらせん状にポリマーを構成している(図 9-5 B)．7 つの二本鎖は，デオキシヘモグロビン S 分子を含み，それらは側方と長軸方向で接して相互に作用している(図 9-5 C)．

重要なことは，β6 バリンと他の β-グロビンにある相補的な結合部位とが非共有疎水結合によって

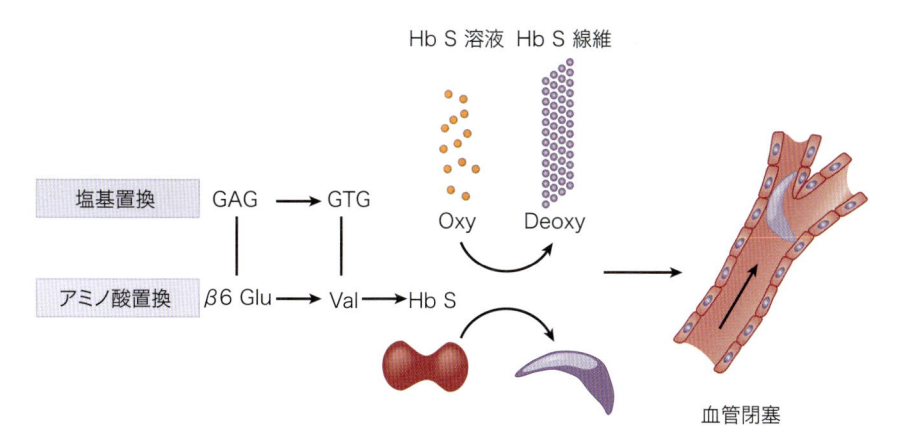

図 9-4 鎌状赤血球症の病態発生の概要．β-グロビン遺伝子の塩基が置換され，β6 のアミノ酸がグルタミンからバリンに変わる．鎌状赤血球ヘモグロビン($α_2β_2^S$)が脱酸素化されると，重合して赤血球を硬くし，微小循環における血流を障害する．Oxy：酸素，Deoxy：脱酸素，Glu：グルタミン酸，Val：バリン．

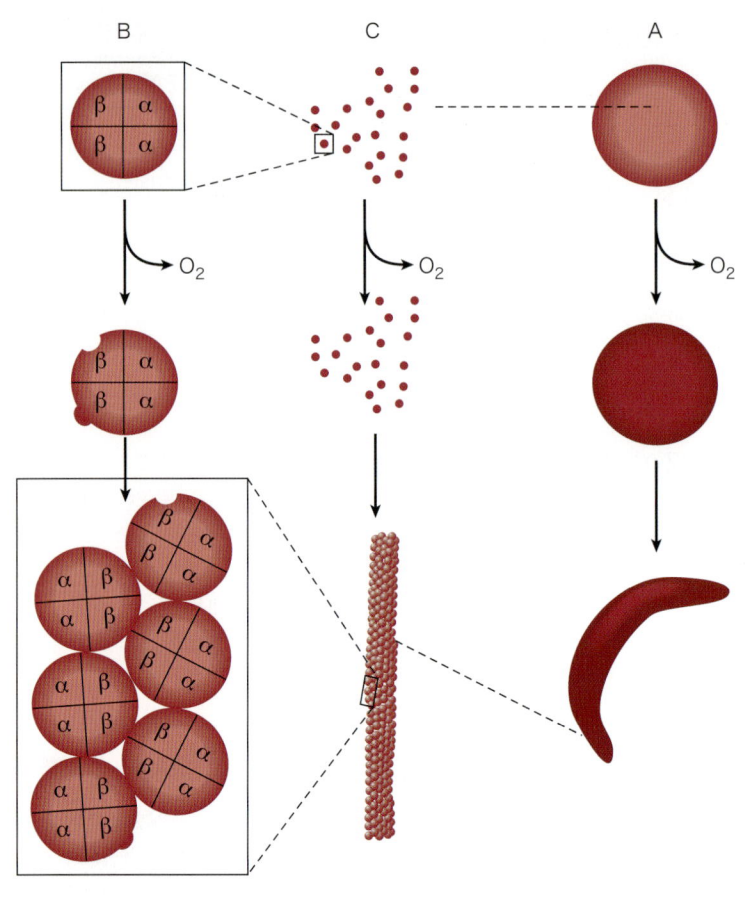

図 9-5 赤血球の鎌状化と鎌状ポリマーの形成．A：赤血球が脱酸素化されると赤血球は鎌状や他の形態に変化する．B：HbS が脱酸素化されると，β6 バリン（青色表示）が露出し，β-グロビンの相補的な疎水性部位に結合する．こうして凝集した HbS 分子の二本鎖を形成する．C：7 つの二本鎖が凝集して 14 のらせん状ポリマーになる（Bunn HF, Pathogenesis and treatment of sickle cell disease. *N Engl J Med*. 1997;762-769. ⓒ 1997, Massachusetts Medical Society, all rights reserved. より許可を得て改変）．

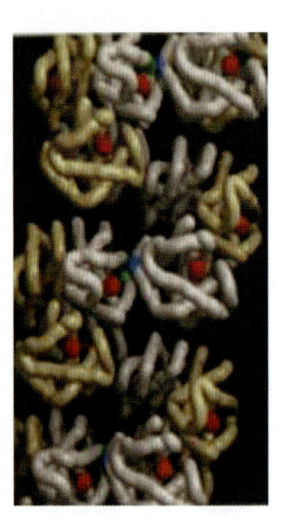

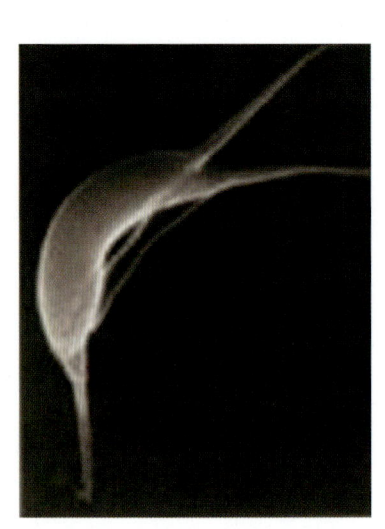

二本鎖が安定することである．そのうえ，二本鎖は分子間同士で他の非共有結合によって安定する．ヘモグロビンがふたたび酸素化されると，立体構造が変化してこれらの非共有結合は外れ，ポリマーは個々の分子に戻る．

ポリマーの形成は，赤血球内の S ヘモグロビン以外のヘモグロビンの存在が大きい．HbSS 症患者の赤血球には，2〜20％の HbF（$\alpha_2\gamma_2$）があり，これらは F 細胞として区分される．γ-グロビンのアミノ酸構造は β-グロビンとは異なるので，β6 バリンと疎水結合する部位はない．その結果，HbF は HbS の重合化を阻止する．

2）鎌状線維形成の動態

　ヘモグロビンSの重合化と鎌状変形になる速度は，赤血球内のHbSの濃度と脱酸素化の程度による．この2つの因子がポリマー形成にかかる時間を決定する．

　遅延時間内では，脱酸素化されたHbSは凝集して約15分子からなる臨界核となる．図9-6に示すように，ひとたびこの臨界核が起これば，続いて急速に赤血球内にポリマーが爆発的に広がり，赤血球を鎌状やヒイラギ状に変形させる．

　赤血球の変形が狭い微小循環の中で起これば，血流が途絶える．すると，局所組織の低酸素化が起こり，周囲の組織を環流している赤血球から酸素を奪うことになり，赤血球の鎌状化がさらに進む．こうした悪循環が増幅し，広範囲にわたって虚血と梗塞を起こす．

3）赤血球膜への影響

　赤血球が低酸素によって鎌状変形を繰り返せば，赤血球膜が伸びたり変形し，赤血球内にカルシウムが増えてカリウムと水が失われる．SS赤血球は進行性に脱水の状態となる．すると赤血球内のヘモグロビン濃度が高くなり，遅延時間を短縮して一層鎌状化が進む．脱水が高度になると，赤血球は濃縮し，非可逆的な鎌状変形になる（図9-1参照）．

　ストレスのかかったSS赤血球膜に他の後天的な変化が加わると，微小循環の血管内皮細胞により粘着しやすくなる．さらに，白血球が血管内皮細胞表面をローリングし，鎌状赤血球が止まる場所となる（図9-7）．

　赤血球と血管内皮細胞の粘着は微小循環における赤血球の通過を遅らせ，それゆえに狭い血管腔内で赤血球の鎌状変形を起こりやすくする．急性炎症は血管内皮細胞と白血球の表面に接着分子の発現を促進する．この反応も急性細菌性もしくはウイルス性感染症で血管閉塞をより発生しやすくする要因になる．

4）HbFの影響

　鎌状赤血球症の臨床上の重症度を規定する最も大きな因子は，HbFの含有量である．すでに述べたように，SS赤血球にはHbFが不均一に分布する．HbFは重合化を阻止し，F細胞は鎌状化になりにくく，結果としてF細胞以外のSS細胞よりも循環血液中で長く生存できる．

　HbFの産生量は，人種間でかなり異なる．アメリカ人のHbSS患者間では，臨床的重症度はHbF量と反比例する．アラビア半島東部およびインドのHbSS患者（図9-3）では，HbF濃度は高く，比較的重症度も軽い．こうした疫学的事実を受けて，γ-グロビンの発現を高め，HbFの産生を誘

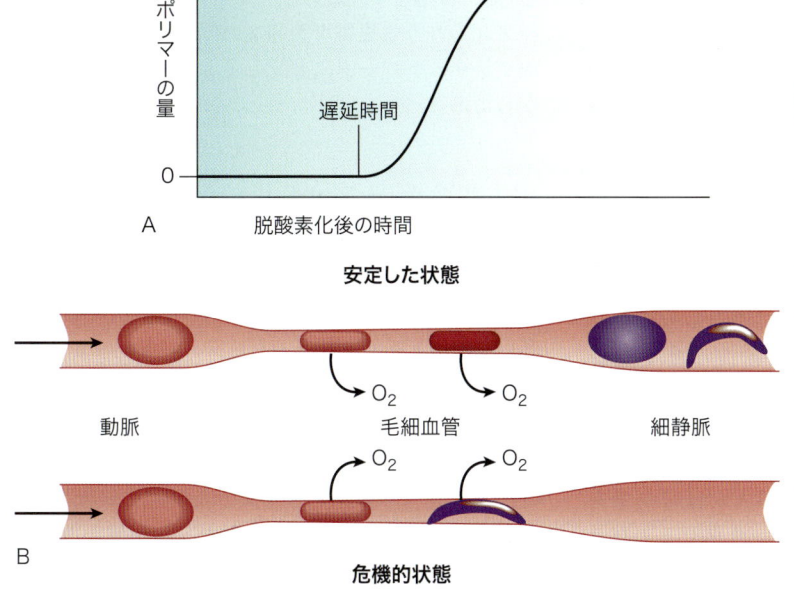

図9-6　**鎌状化の動態．** A：脱酸素化に伴うポリマーと赤血球鎌状化の時間的推移．遅延時間とは，急速かつ協調したポリマー形成が起こるまでの時間をさす．B：微小循環における血流．通常の安定した状態では，ほとんどの時間帯および部位において，毛細血管内で赤血球から酸素が放出される．血流速度がAに述べた遅延時間よりも短かければ，赤血球は毛細血管を通り抜け，内腔が比較的広くなった血管内で鎌状になる．ところが，脱酸素化が過度に起こったり，血流速度が遅くて遅延時間よりも長いと，赤血球は毛細血管の中で鎌状になり，血流を途絶えさせる（Dr. William Eatonの好意による）．

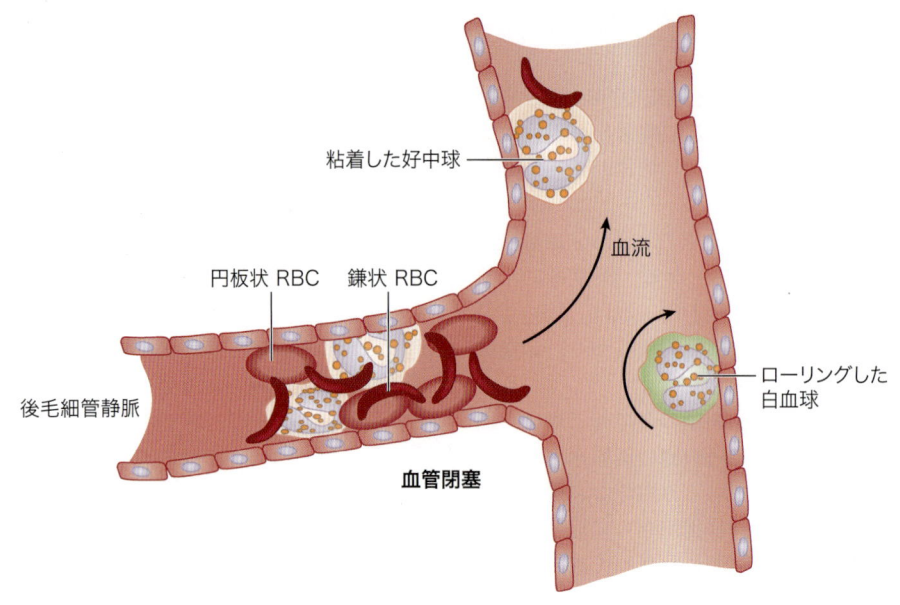

図 9-7　鎌状赤血球による血管閉塞．鎌状赤血球は微小循環の血管内皮細胞，とくに炎症組織内の血管内皮細胞に粘着しやすい．さらに，白血球が血管内皮細胞表面をローリングして鎌状赤血球を捕らえ，結合する(Frenette PS, Atweh GF. Sickle cell disease, old discoveries, new concepts and future promise. *J Clin Invest*. 2007；117:850 より許可を得て改変)．

導する薬理学的物質の開発が進められている．

最近では，ゲノム解析から，鎌状赤血球症の重症度と合併症を修飾する可能性のある遺伝子多型の研究が進められている．

3．診断

鎌状赤血球ヘモグロビンを検出する検査法にはいくつかある．

単純で安価な検査法は，デオキシヘモグロビン S が溶解性の低いことを利用するもので，高い感度で理論上特異的に Hb S を検出する．これらの検査法は血液1滴と安定した試薬を使うだけなので，多数の対象者を検査するのに適している．しかし，欠点はホモ接合体とヘテロ接合体を区別できないことである．

米国のほとんどの州では新生児スクリーニング検査が義務化されている．これは，新生児の踵を穿刺して血液を採取し，濾紙に移して中央の検査センターに送る仕組みになっている．陽性の場合には，さらにヘモグロビン濃度，ヘマトクリット，赤血球恒数の検査と，ヘモグロビン電気泳動が行われる（図9-8）．

Hb AS の患者では，Hb S と Hb A がほぼ同量ある．Hb SS ホモ接合体と Hb S/β^0-サラセミアだと主に Hb S で，Hb F がさまざまな割合で含まれる．Hb SC 症患者では，Hb S と Hb C がほぼ同量にある．

新生児は Hb F の量が多いので，Hb SS，Hb S/β-サラセミア，Hb SC のいずれでも，臨床的にも，血液学的検査でも異常を認めない．しかし，γ-グロビン発現から β-グロビン発現へのスイッチが完了する6か月までには，貧血が現れたり，鎌状赤血球症の臨床徴候が認められるようになる．

とはいえ，新生児期に，ホモ接合体か複合型ヘテロ接合体なのか正しく診断しておくことは大切である．それに応じて両親のカウンセリングを行ったり，将来起こりうる複雑な医療上の問題に対応すべく医療支援ネットワークに登録しておくメリットがあるからである．

出生前診断 prenatal diagnosis

両親ともに β^S 遺伝子を有しておれば，将来生まれてくる児に Hb SS 症が発症するかどうかが深刻な課題であることは想像にかたくない．すでに Hb SS 症児を産んだ経験があればなおさらであろう．

出生前診断は，妊娠第1期末に絨毛穿刺で DNA 診断を行えば，安全に，かつほぼ100％の確率で可能である．もし胎児の遺伝子が SS と診断されれば，妊娠を中絶すべきかどうか大きな問題に直面する．これには倫理，宗教，経済状況など，複雑な課題を含むが，本書の目的を超えるので割愛する．

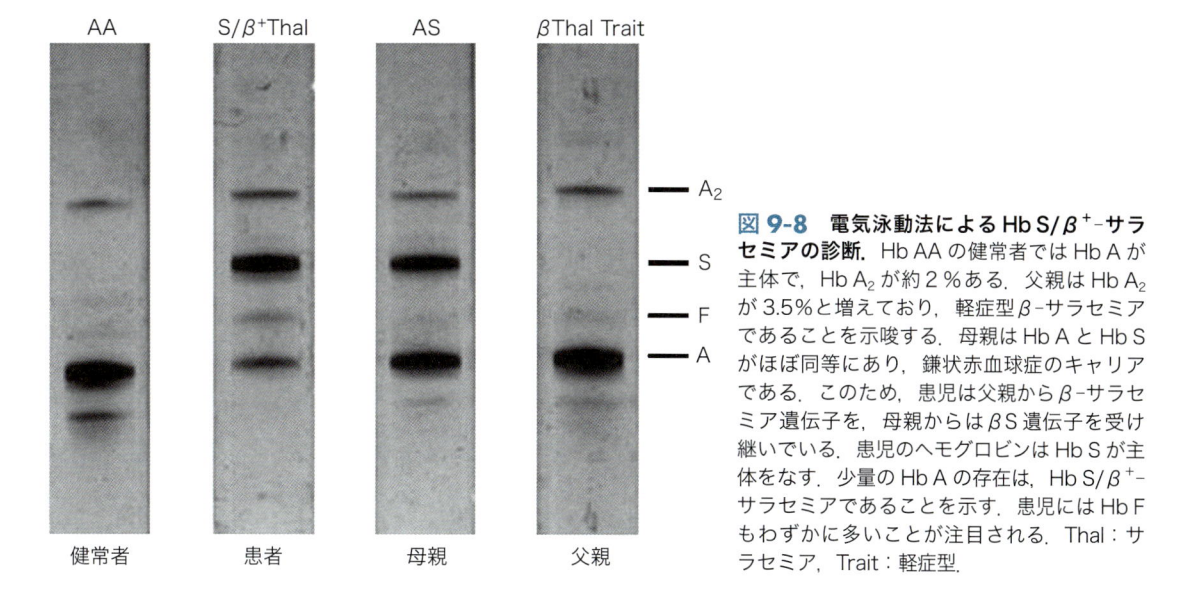

図 9-8 電気泳動法による Hb S/β^+-サラセミアの診断. Hb AA の健常者では Hb A が主体で, Hb A_2 が約 2 ％ある. 父親は Hb A_2 が 3.5％と増えており, 軽症型 β-サラセミアであることを示唆する. 母親は Hb A と Hb S がほぼ同等にあり, 鎌状赤血球症のキャリアである. このため, 患児は父親から β-サラセミア遺伝子を, 母親からは βS 遺伝子を受け継いでいる. 患児のヘモグロビンは Hb S が主体をなす. 少量の Hb A の存在は, Hb S/β^+-サラセミアであることを示す. 患児には Hb F もわずかに多いことが注目される. Thal : サラセミア, Trait : 軽症型.

4. 臨床所見

鎌状赤血球症ホモ接合体患者, および Hb S/β-サラセミアと Hb SC 症患者は, さまざまな臨床上の問題を抱える (表 9-2).

身体的な問題としては, 成長と発達が遅れる. さらに, 肺炎球菌をはじめ, 種々の感染病原体による感染症のリスクが高くなる. 脾梗塞を繰り返せば臓器としての機能が失われ, 循環している細菌をクリアできず, 感染しやすくなる. 脾梗塞や, 他部位での血管閉塞部位に感染が起これば, 膿が形成される.

1) 貧血 anemia

Hb SS ホモ接合体患者は高度の溶血を起こし, ヘモグロビン濃度は 6 〜 9 g/dL となって網赤血球数が増加する. 平均赤血球寿命は 10 〜 15 日になる. 赤血球破壊の亢進により, 鎌状赤血球症患者では第 3 章で述べた溶血に特徴的な検査所見を示す. Hb S/β^+-サラセミアと Hb SC 症患者では, 溶血の程度は軽い.

Hb SS 症患者では感染症が赤血球造血を抑制し, ヘモグロビン濃度をさらに低下させる (表 9-2). とくにパルボウイルス B19 は赤芽球への指向性が強く, 極端に高度の貧血を起こしうる.

2) 血管閉塞 vaso-occlusion

鎌状赤血球症患者の重篤度と生命予後は, 主に反復性の血管閉塞現象と相関する.

血管閉塞徴候には 2 種類ある (表 9-2). 1 つは微小血管での小さな梗塞で, 急性の疼痛発作の原因になる. もう 1 つは大梗塞で, 進行性かつ通常は非可逆的な障害が幅広い臓器で起こる.

① 疼痛発作 pain crises

多くの鎌状赤血球症患者は生涯を通じて血管閉塞に伴う反復性の急性疼痛発作に悩まされる. これら疼痛発作のために患者はしばしば入院することになる. 疼痛発作は突発的で, 予測はむずかしい. 一般に, 疼痛は突然に局所, とくに腹部, 胸部, 背部, 関節を襲う.

前述および表 9-2 に示すように, 疼痛発作はしばしばウイルスまたは細菌感染に誘発される.

多くの場合, 鎌状赤血球症による疼痛発作は, 胆

表9-2 鎌状赤血球症の臨床所見

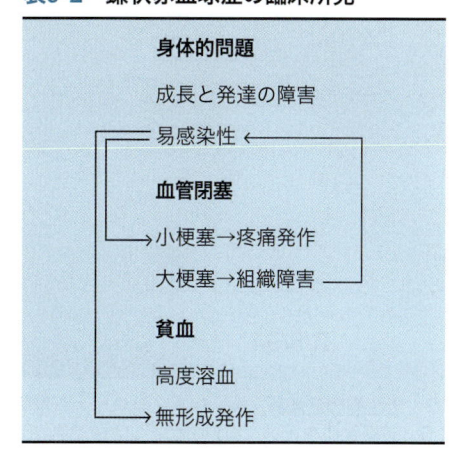

身体的問題
成長と発達の障害
→易感染性←
血管閉塞
→小梗塞→疼痛発作
大梗塞→組織障害
貧血
高度溶血
→無形成発作

石症発作，内臓穿孔，膿など他の急性炎症に伴う疼痛とは区別できる．

肺血管閉塞発作である急性胸部症候群 acute chest syndrome は，小児および成人の Hb SS 症患者の死因として最も多い．肺血管閉塞は，急激な胸痛，胸部 X 線検査での肺浸潤影，動脈血ガス分析での低酸素血症で診断される．肺血管閉塞は肺炎との鑑別がむずかしいことも多く，抗菌薬治療を行う．肺浸潤が急速に拡大し，呼吸機能が悪化する場合には，進行性の肺血管閉塞の可能性が強く，すぐさま適切な治療を行う．交換輸血を行い，患者の Hb SS 赤血球の少なくとも半分を正常な Hb AA 赤血球で置換すると，驚くほどに急激に臨床徴候が改善され，肺浸潤影も消失する（図 9-9）．

患者によっては，有痛性血管閉塞がよく起こる骨髄に，梗塞が発生してそこからの脂肪髄が循環血液中に入って急性胸部症候群を引き起こすことがある．

② 慢性的組織障害

経過とともに，多くの鎌状赤血球症患者は血管閉塞発作を繰り返すうちに，種々の臓器に慢性的な障害が残るようになる．

ⅰ）**神経系**　大雑把に言って，1/4 の鎌状赤血球症患者は一生のうち，ある時期に中枢神経系の合併症を伴う．小児を対象に行った非侵襲的研究によれば，驚くほど高率に脳血液循環が障害され，血管閉塞のリスクが高くなるとともに，認知障害が潜在的に起こっているとされる．患者が歳を重ねるに伴い，脳出血発作も起こりやすくなる．小児期に赤血球輸血を積極的に持続的に行うと，脳血管障害に対して予防効果があるとされる．後述するヒドロキシ尿素の中枢神経障害に対する効果については確定していない．

ⅱ）**心肺**　鎌状赤血球症患者は通常，呼吸機能にも問題がある．安静時の動脈血 pO_2 は一般に低く，一部は肺内の動脈-静脈血のシャントが関連する．先に述べた反復する急性胸部症候群，慢性的な低酸素血症は肺高血圧，さらに時には肺性心を引き起こす．加えて，多くの鎌状赤血球症患者は，慢性貧血，低酸素血症，鉄過剰に伴い，心室肥大と心不全をきたす．

ⅲ）**肝胆道系**　他の慢性溶血性貧血と同じく，鎌状赤血球症患者も胆石をつくりやすい．ほとんどすべての Hb SS 症患者，多くの Hb S/β-サラセミアおよび Hb SC 症患者は，肝内血管閉塞，輸血に伴う肝炎，鉄過剰が複雑に絡み合って肝機能に異常を伴う．

ⅳ）**泌尿生殖器系**　腎髄質の高張性環境は赤血球から水分を奪い，赤血球内ヘモグロビン濃度を高め，鎌状化を促進する．このため，Hb S 症患者は，たとえ Hb AS ヘテロ接合体であったとしても，尿を濃縮できずに低張尿になり，無痛性の血尿になることもある．低張尿そのものはほとんど悪影響がないが，身体および赤血球を脱水状態にし，血管閉塞のリスクを高める．さらに，Hb SS 症患者では腎糸球体機能が進行性に障害される．50〜60 歳代になると，腎不全が重症度と致命率に深刻な影響を与える．男性の鎌状赤血球症患者では，陰茎海綿静脈洞で血管閉塞が起こり，急性に有痛性陰茎怒張，すなわち持続性陰茎勃起 priapism が時に起こる．

ⅴ）**骨格系**　骨に分布する血管が閉塞すると，無菌性壊死が腰，肩などに起こり，関節置換を必要とするような可動障害を引き起こすことがある．図

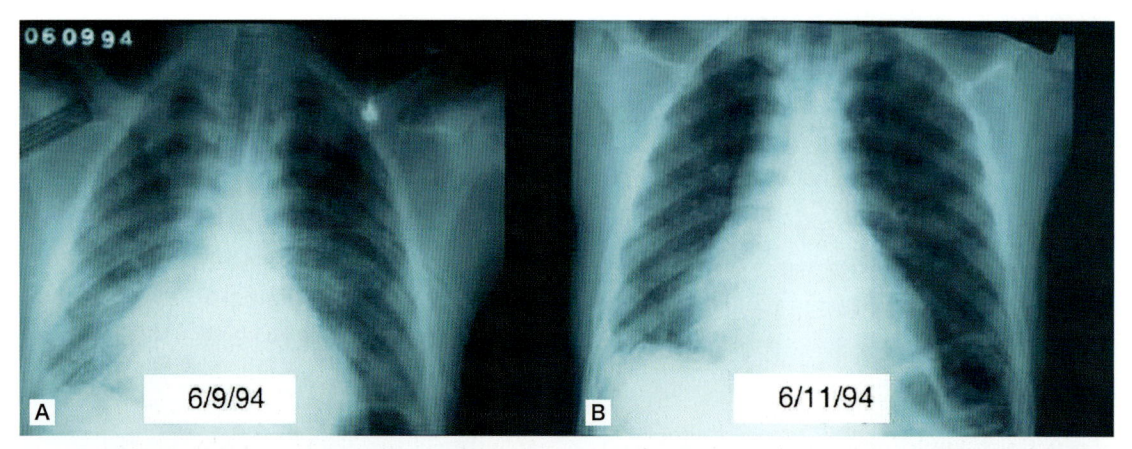

図 9-9　急性胸部症候群． A：急速に発病し，低酸素血症を伴う患者の胸部 X 線写真．とくに右下肺野に強い浸潤影を認める．B：交換輸血を行い，48 時間後には浸潤影が消失した．

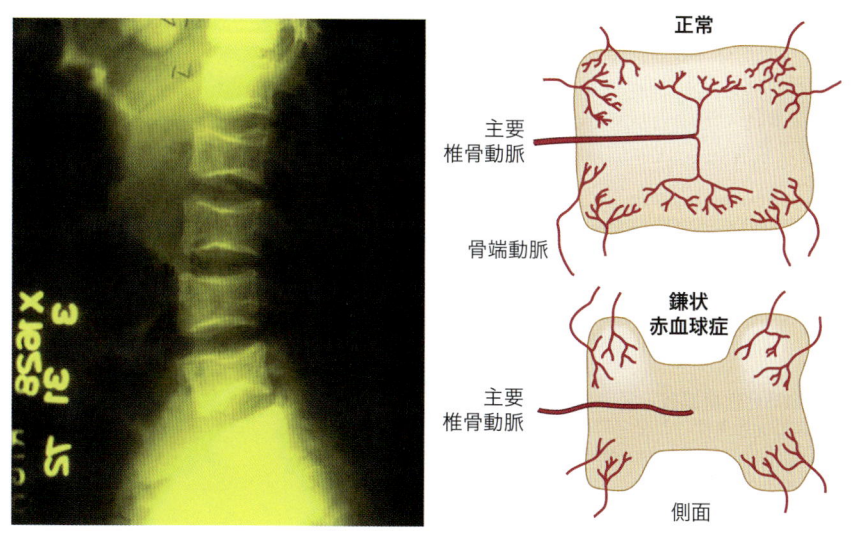

図 9-10　鎌状赤血球症患者における腰椎変形．側面 X 線撮影で，脊椎の両凹面あるいは "魚の口" 状変形を示す．椎体の中央部は単一の血管に供給され，閉塞されると変形する．脊椎の骨端部は血管の分布が豊富で，変形は少ない．

9-10 に椎骨体中央部の血管閉塞に伴う腰椎の典型的な変形を示す．

vi）皮膚　多くの鎌状赤血球症患者は，踵骨を覆う皮膚の慢性潰瘍に悩まされる（図 9-11）．この部位は小さな外傷や局所の感染を受けやすく，血管閉塞が絡み合って潰瘍になりやすい．これらの潰瘍はしばしば超難治性である．

vii）眼　鎌状赤血球症はアフリカ系子孫の片眼性網膜症をきたす原因として多い．網膜は，動脈閉塞，出血，虚血に対する反応性血管増殖など，さまざまな要因が関与して障害される．図 9-12 は，眼底出血を起こした患者の網膜所見で，出血が治まるとヘモシデリンを貪食したマクロファージが集まってくる．増殖性網膜症は眼合併症として多く，驚いたことに，Hb SC 症患者と Hb S/β^+-サラセミア症患者では，Hb SS 症または Hb S/β^0-サラセミア症患者の約 2 倍の高頻度で発症する．

5．治療

1）補助療法

① 疼痛発作 pain crises

急性疼痛発作に対する処置は確立していない．実際，治療の根幹はこの 50 年間で少しも進歩してい

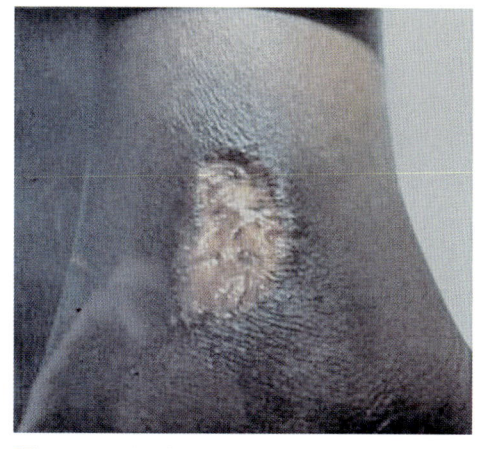

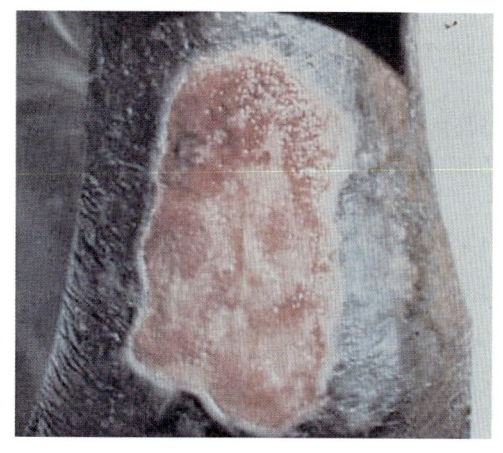

図 9-11　鎌状赤血球症患者の踵における皮膚潰瘍．

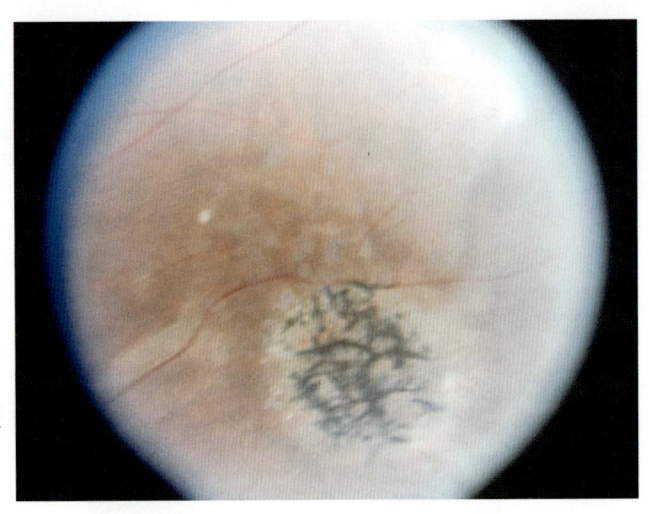

図 9-12　鎌状赤血球症性網膜症．網膜出血の後遺症としてヘモグロビンを貪食したマクロファージが集まり，"黒い日差し"black sunburst の所見を示す．

ない．

　激痛発作に見舞われた患者のほとんどは，低酸素を軽減して脱酸素化による赤血球鎌状化を阻止すべく，鼻カニューラで酸素吸入を行う．水，電解質，酸塩基平衡の改善にも十分な注意を払う．

　疼痛の治療には，中枢神経系機能を障害したり，呼吸を抑制することなく鎮痛薬を使用するので，卓越した技術と経験が必要になる．麻薬に対して依存性にならないような配慮も重要になる．

② 発熱 febrile episodes

　鎌状赤血球症患者は致命的な敗血症になるリスクが高いので，発熱したときには迅速かつ効果的に診断し治療すべきである．判断さえ正しければ，少なくとも発熱の半数は外来診療で対処できる．

　鎌状赤血球症患者は生命を脅かしかねない細菌感染症のリスクが高く，健常者よりも早めに抗菌薬を使用すべきである．

2) 赤血球鎌状化の予防

① HbF 合成の誘導

　前述のように，HbSS 赤血球の中にたとえ少しでも HbF が混じっていれば，ヘモグロビンの重合化が阻止される．薬物療法で HbF 合成を高めるべく，抗白血病治療薬が経験的に広く使われてきた．

　いくつかの薬剤が有効とされてきたが，なかでもヒドロキシ尿素 hydroxyurea が最も安全とされ，効果が期待されてきた．この薬剤はリボヌクレオチド還元酵素を阻害して DNA 合成を阻止する．ヒドロキシ尿素は数千の HbSS 症患者に使われてきた．実際，多くの患者で HbF 量は有意に，しばしば著明に増える．なぜγ-グロビンを誘導するのか，そのメカニズムはわかっていない．

　ヒドロキシ尿素で治療を受けた患者では，ヘモグロビン濃度は増加し，溶血は少なくなり，末梢血液中の非可逆的な鎌状赤血球は著明に減る（図 9-1）．ヒドロキシ尿素は血管閉塞の頻度と重症度も減らすとされる（図 9-13）．

② 赤血球内ヘモグロビン濃度の減少

　HbS の重合化はその濃度に強く依存することを受け，赤血球の鎌状化がもたらす赤血球からの K イオン流出と赤血球の脱水を阻止する薬剤の安全性や有効性についての臨床研究が行われている．期待される薬剤の有効性が，トランスジェニックマウスと最近になって少数の患者で証明されている．

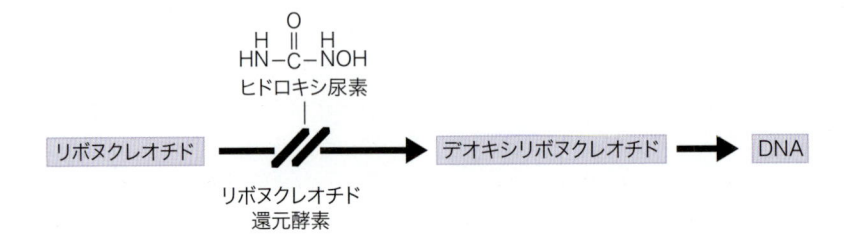

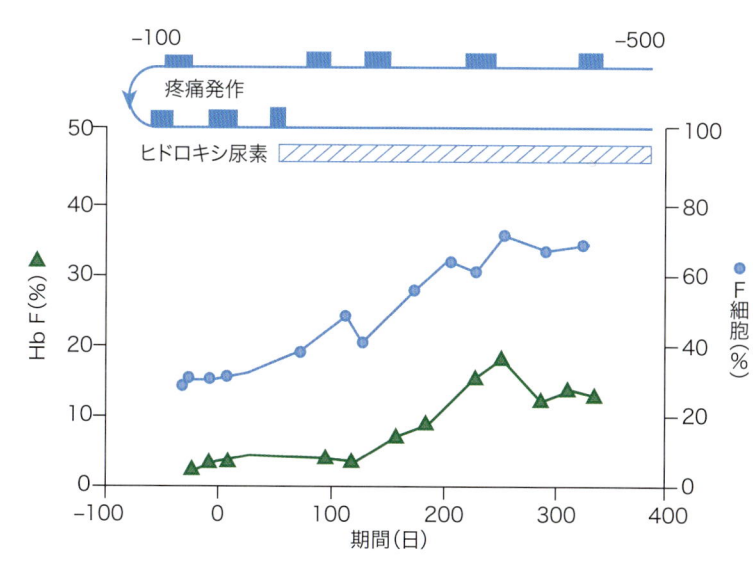

図9-13 鎌状赤血球症患者に対するヒドロキシ尿素の効果. 図の上の青色の長方形とカーブした曲線で示すように,治療を受ける500日前にはたびたび疼痛発作があった.ヒドロキシ尿素治療により,HbFの割合と,HbFをもつ赤血球は着実に増え,疼痛発作の頻度は劇的に減った(Goldberg MA, Brugnara C, Dover GJ, et al. Treatment of sickle cell anemia with hydroxyurea and erythropoietin. *N Engl J Med* 1990; 323: 366-372. ⓒ 1990 Massachusetts Medical Society, all rights reserved より許可を得て改変).

③ 造血幹細胞移植 stem cell transplantation

鎌状赤血球症患者に対して唯一治癒効果がある治療法は造血幹細胞移植である.しかし,第26章で述べるように,この優れた治療法には,拒絶反応,移植片対宿主反応病,致命的な感染症などといった重篤なリスクを抱える.

このため,数々の独立した個々のリスク要因を十分に検討し,造血幹細胞移植の適応を判定する.これまでのところ,造血幹細胞移植は脳血管障害,急性胸部症候群,頻回の急性疼痛発作を起こす若いHb SS症の成人患者に限定されている.今後の10年間には造血幹細胞移植が進歩して,重症度や致命率を下げ,鎌状赤血球症の治療法としてもっと普及すると思われる.

治療法が進んだことにより,鎌状赤血球症患者の重症度と死亡はこの20年間で著明に減少した.予後が改善した主な要因は,ペニシリンの予防投与で,肺炎球菌と髄膜炎菌による敗血症の予防に大きく貢献した.

ヒドロキシ尿素が患者の生命予後を向上させるかどうかについて結論するにはまだ早い.将来的には安全で効果のある遺伝子治療が開発され,病態発生に関与する点変異を"有効",かつ"的確"に修復できるようになると期待される.このゴールをめざし,世界中で研究が進められている.

セルフアセスメント

1. 鎌状赤血球ヘテロ接合体(Hb SS)の小児および成人患者で死因として最も頻度が高いのは次のどれか.
   A. 急性胸部症候群
   B. 急性脾梗塞と脾機能廃絶
   C. 脳梗塞
   D. 脳出血
   E. 急性疼痛発作

2. ヒドロキシ尿素が鎌状赤血球症に有効で安全とされる.ヒドロキシ尿素が有効である主なメカニズムは次のどれか.
   A. 小動脈を拡張し,急性血管閉塞を防ぐ.
   B. HbSが虚血部位に酸素を渡すのを促進する.
   C. 鎌状赤血球による血管閉塞部位での血栓形成を阻止する.
   D. 赤血球の水分を維持し,鎌状化を防ぐ.
   E. HbF合成を誘導し,HbSの重合を減らす.

3. 17歳の高校生.背中,膝,肘に急性疼痛が繰り返し起こり,保健師は関節炎と考えていた.しかし,倦怠感と息切れが進み,医師によって貧血があると診断されて血液内科医に紹介された.身体診察では,安静時の心拍が90/分,弱い収縮期心雑音である以外は異常なかった.臨床検査ではヘモグロビン濃度が7.5 g/dL,網赤血球12%,HbA 12%,HbF 9%,HbS 75%,HbA$_2$ 4%.考えられる診断は次のどれか.
   A. 鎌状赤血球ホモ接合体(Hb SS)
   B. 鎌状赤血球ヘテロ接合体(Hb SA)
   C. 鎌状赤血球β^0-サラセミア
   D. 鎌状赤血球β$^+$-サラセミア
   E. 鎌状赤血球 Hb C症

CHAPTER 10

赤血球膜または赤血球代謝異常による溶血性貧血

Hemolytic Disorders of the Red Cell Membrane and
Red Cell Metabolism

H. Franklin Bunn, Samuel E. Lux

学習目標

本章で理解すること
- 赤血球膜骨格のタンパクの構造と機能
- 遺伝性球状赤血球症の病態発生と臨床徴候
- グルコース-6-リン酸脱水素酵素（G6PD）欠損症の遺伝と病態発生

---

1. 赤血球膜異常

1）赤血球膜の分子構造

　第1章で述べたように，赤血球には単純であるが極めて重要な働きが2つある．1つは肺から取り入れた酸素を呼吸している器官や組織に運ぶこと，もう1つは二酸化炭素を逆方向に運搬することである．赤血球の寿命はほぼ120日であるので，1個の赤血球はおよそ170,000回循環し，約100マイルを移動する勘定になる．

　こうしたガス運搬を効率よく行ったり，毛細血管や脾臓循環などの狭い内腔をわけなく通過するには，赤血球がその形状を可変できることに負うところが大きい．すなわち，赤血球膜の持続性と可塑性こそが，円滑な機能を営むのに重要である．

　赤血球がもつ驚くべき機械的特質は，特殊な膜骨格を構成するタンパクのネットワークが基礎となっている（図10-1）．

　赤血球膜骨格を作る主な成分はα-およびβ-スペクトリンで，互いに結合して長く安定したダイマーを構成している．スペクトリンダイマーの自己会合，およびスペクトリンのプロテイン4.1を介したアクチン線維への結合が，柔軟で分枝した六角形のネットワークを形成し，これが赤血球膜の内層を覆う．赤血球膜骨格は，陰イオン交換チャネル（バンド3），アンキリン，プロテイン4.2による垂直方向の相互力で脂質二重層につながれている．

　こうした膜骨格と脂質二重層との水平方向および垂直方向の相互関係が，赤血球膜の柔軟性と伸張強度を決定している．後述するように，垂直方向の相互作用に異常があるのが遺伝性球状赤血球症で，水平方向の相互作用の障害が遺伝性楕円赤血球症である．

2）遺伝性球状赤血球症
hereditary spherocytosis（HS）

a）概念

　光学顕微鏡で観察すると，赤血球は中央が凹んだ円盤状にみえる．この形状では表面積が広くなり，とくに脾臓内など，血管腔の狭い微小循環を通過しやすくなっている．これに対し，表面積/容積比が小さな赤血球は球状となり，変形性に乏しくなる．**浸透圧脆弱性試験** osmotic fragility とよばれる比較的単純な検査を行うと，わりと正確に赤血球の表面積/容積比が把握できる（図10-2）．

b）病態

　食塩の濃度を徐々に下げた食塩水溶液の濃度に赤血球を入れると，赤血球は徐々に膨らんで球状になる．さらに食塩水濃度を低くすると，赤血球膜は伸びきれずに破裂し，赤血球内のヘモグロビンを放出する．

　球状赤血球は表面積/容積比が小さく，正常な赤血球が溶血を起こすよりも濃い濃度の食塩水で溶血する．一方，標的赤血球では表面積/容積比が大きく，より薄い濃度の食塩水で溶血する．

c）遺伝

　遺伝性球状赤血球症患者は，変形能の乏しい球状赤血球のために溶血が種々の程度で起こる．先天性溶血性貧血の中では最も頻度が高く，約1/5,000人の割合で発症する．大多数の患者は常染色体優性遺伝形式をとる．ほとんどの患者で，遺伝子変異がアンキリン，バンド3，β-スペクトリンに認めら

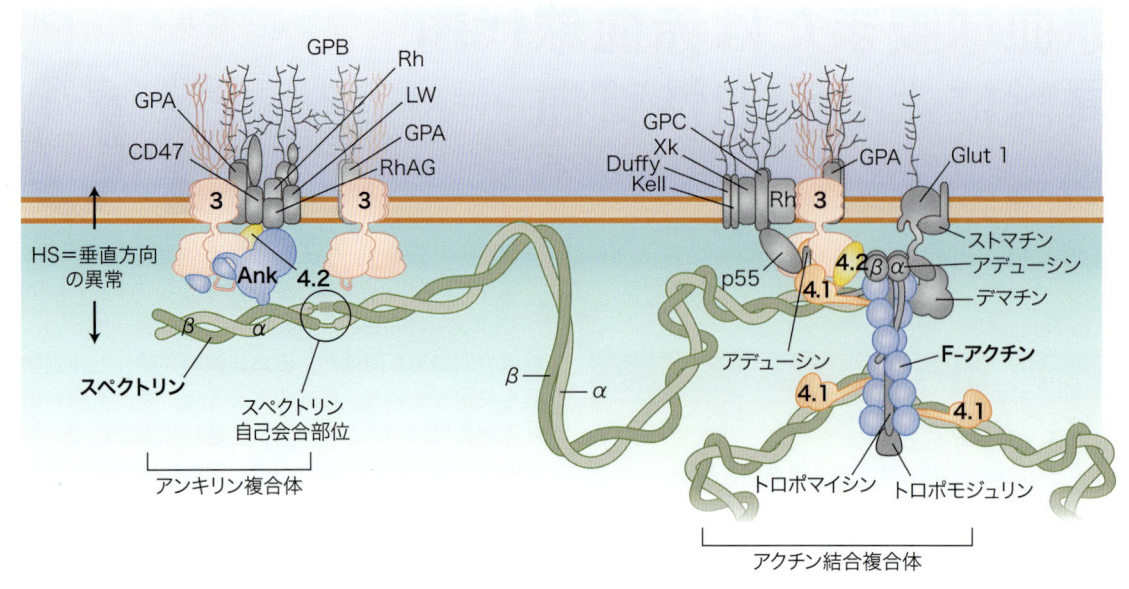

図10-1 赤血球膜の断面構造. 赤血球膜骨格は，主にスペクトリン（緑色）からなる．スペクトリンは一方では自己会合し，他方ではプロテイン4.1（オレンジ色）を介してF-アクチン（青色）の短フィラメントに結合している．6個までのスペクトリンが1個のアクチンフィラメントと結合し，膜骨格を六角配列にしている．膜骨格は，スペクトリンが自己会合する部位の直近にあるアンキリンを介して陰イオン交換輸送体であるバンド3（ピンク色）に結合する．また，膜骨格は，スペクトリンのアクチン端付近でプロテイン4.1と4.2（黄色）を介することによってもバンド3に結合している．そのほか多くのタンパク群（灰色）がそれらの周りにあって，スペクトリンの結合に関与している．膜骨格とバンド3との垂直方向の結合に異常があれば，遺伝性球状赤血球症になる．一方，膜骨格の水平方向への維持に異常があれば遺伝性楕円赤血球症，もしくはその重症変異型である遺伝性熱変形赤血球症になる．GPA：グリコホリンA，GPB：グリコホリンB，GPC：グリコホリンC，Ank：アンキリン（Grace RF and Lux SE. Disorders of the Red cell membrane. In: Orkin SH, Nathan DG, eds. *Nathan and Oski's Hematology of Infancy and Childhood*. 5th ed. Philadelphia, USA, Saunders; 2008:671 より許可を得て改変）．

れる．

α-スペクトリンの2対立遺伝子変異で起こる劣性遺伝形式の遺伝性球状赤血球症もあるが，これは重症の溶血を起こす．一方，プロテイン4.2の2対立遺伝子変異の患者では溶血は軽い．

d）病態生理

図10-1に示したように，赤血球膜骨格を脂質二重層に結合させて"垂直"方向の安定性を保つタンパクの変異が原因となって遺伝性球状赤血球症が発生する．遺伝子変異が原因となって，これらのタンパクの合成が障害されたり，あるいは頻度は低いが機能に支障があると，細胞膜微小胞が減り，表面積/容積比が小さくなってしまう．こうして硬くなった球状赤血球は脾臓で捕捉され，破壊されたり，もっと球状に変形されたりする．

遺伝性球状赤血球症の重症度は患者間でかなり相違がある．すべての患者は網赤血球増加を伴って溶血が起こる．しかし，代償されて軽度の貧血患者では，症状はごく軽いか，まったくなく，高齢になるまで診断のつかないことがしばしばである．脾臓は中等度に腫大していることが多い．

e）臨床所見

溶血の強い患者では，高度の貧血症状があり，しばしば軽い黄疸がある．他の溶血性貧血と同じく遺伝性球状赤血球症患者は，赤血球の崩壊亢進に伴って難溶性の非抱合型ビリルビンの血清濃度が高くなり，胆嚢で沈着して成年だけでなく若年者にも胆石症をしばしば起こす（第3章参照）．

パルボウイルスB19感染で急性の赤血球造血抑制がかかったり，伝染性単核球症によって一過性の脾機能亢進が起これば，遺伝性球状赤血球症患者の貧血は突如として悪化する．

f）診断

長期間にわたって貧血が続く場合，とりわけ家族にも貧血患者がいれば，遺伝性球状赤血球症をまずは疑って診断を進める．

中等度ないし高度貧血患者であると，末梢血液塗

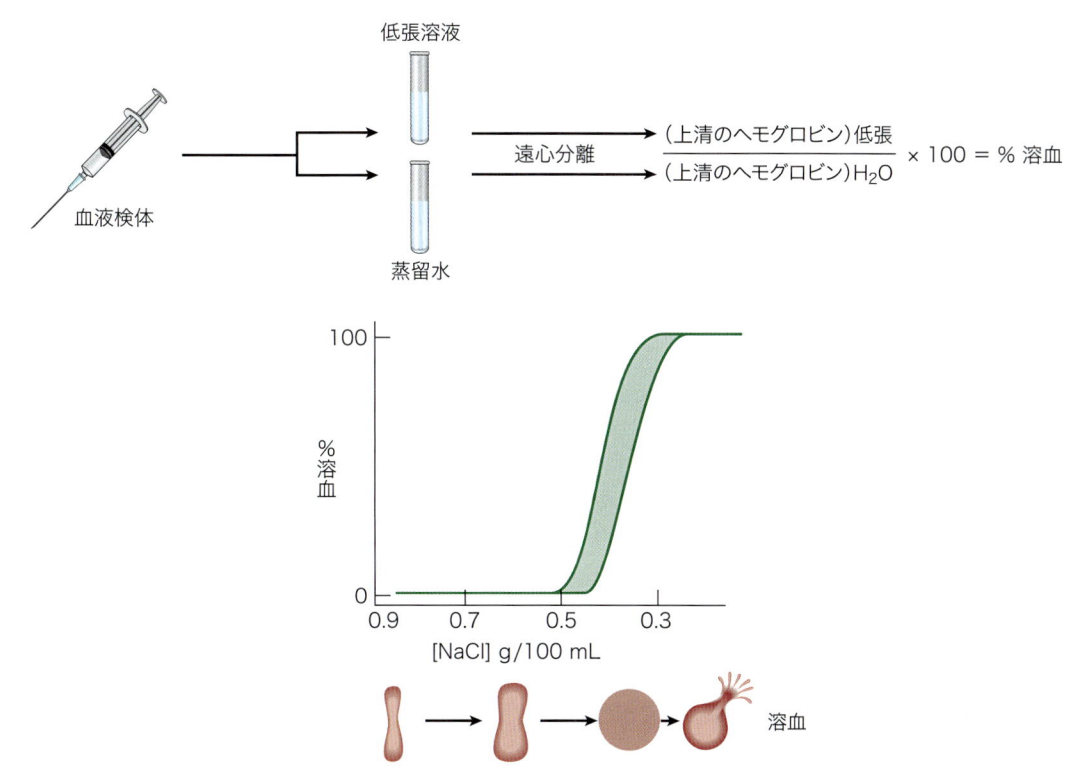

図 10-2 浸透圧脆弱性試験.

抹標本で小さな中央淡明部 central pallor がなくて濃く染まる球状赤血球を認める(図 10-3).しかし,溶血が軽度であると球状赤血球は目立たず,しばしば見逃されてしまう.末梢血液塗抹標本で赤血球が濃く赤く染まるのを反映し,一部の赤血球で平均赤血球ヘモグロビン濃度(MCHC)が上昇する.なお,後天性の自己免疫性溶血性貧血でも球状赤血球が出現するので注意が必要である(第 11 章).

遺伝性球状赤血球症の確定診断には,浸透圧脆弱性試験を行う(図 10-2).球状赤血球は表面積/容積比の減少によって浸透圧脆弱性が亢進している.とくに,あらかじめ 37℃で赤血球を 24 時間インキュベートしておくと,浸透圧脆弱性はより顕著になる.

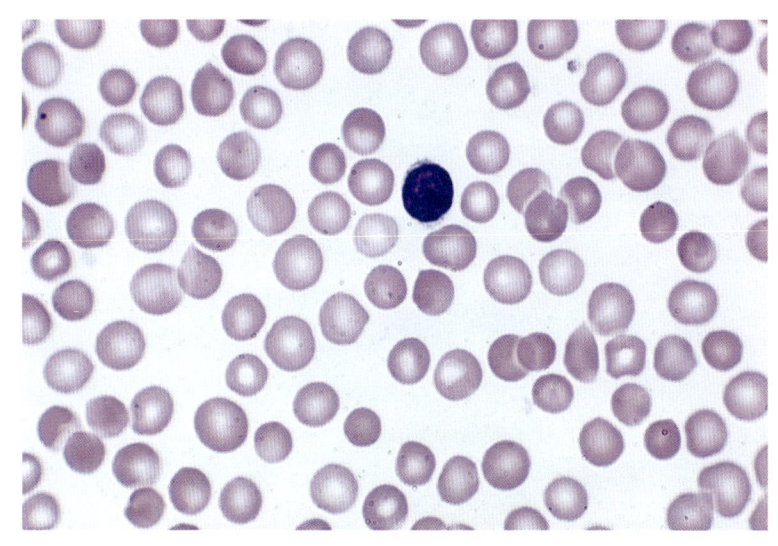

図 10-3 遺伝性球状赤血球症の末梢血液塗抹標本.

g）治療

　球状赤血球は脾臓で捕捉されて破壊される．このため，脾臓を摘出すると溶血速度を著明に減らし，ヘモグロビン濃度を増加できる．そのうえ，ヘムの異化を抑えられるので，ビリルビン系胆石ができる可能性も低くなる．そこで，高度の貧血がある患者では全例に脾摘が勧められる．

　脾摘で注意しなければならないのは，とくに小児において，脾臓でオプソニン化されて排除される髄膜炎菌や肺炎球菌など莢膜をもつ菌による敗血症に罹るリスクが高くなることである．このため，脾摘術は3歳以下の小児では避けるべきである．また，溶血が代償されていたり，貧血がまったくないか軽度の患者には，どの年齢であっても，脾摘を行わない．

　なお，脾摘を行う前には，全患者に適切な抗菌ワクチンを接種しておく．また，多くの医師は，脾摘後少なくとも2～3年はペニシリンを予防的に投与している．

　中等度の溶血がある患者に対する脾摘の適否については，術後の敗血症を鑑みて意見が分かれる．そこで，術後の敗血症を回避すべく，脾臓の部分的摘出術が中等度重症の遺伝性球状赤血球症患者に行われることもある．

3）遺伝性楕円赤血球症
hereditary elliptocytosis（HE）

a）概念

　まれに家系的に発症する遺伝性楕円赤血球症は，長く伸びた楕円形の赤血球がみられ，軽度の溶血を起こす疾患である（図10-4）．

b）遺伝

　通常は常染色体優性遺伝形式をとる．図10-1に示す赤血球膜骨格の水平方向に相互作用するタンパクの欠損が原因になる．

c）病態生理

　$in\ vitro$ の研究によれば，赤血球膜骨格を構成するスペクトリン$\alpha\beta$-ダイマーが集合できず，安定した6角形構造を作れないことが関与する．α-スペクトリンにおけるミスセンス変異が原因として最も多く，とくに$\alpha\beta$-ダイマーが自己会合するドメイン部分に多い．β-スペクトリンの自己会合ドメイン部分の変異，あるいはプロテイン4.1欠損が原因になる症例も，頻度は低いが，ある．

d）臨床所見

　ほとんどの患者で溶血は中等度で，貧血は軽いか，まったくみられない．このため治療を必要としないことが多い．しかし，出生時に強い溶血を起こし，著明な奇形赤血球 poikilocytosis を認める症例がある．これらの患者でも生後1年以内に軽症の楕円赤血球症に移行する．

　遺伝性熱変形赤血球症 pyropoikilocytosis は，軽度の楕円赤血球症に極めて変形した赤血球を伴う．これは重症の溶血を起こし，輸血療法を必要とする．経過とともに改善することもない．

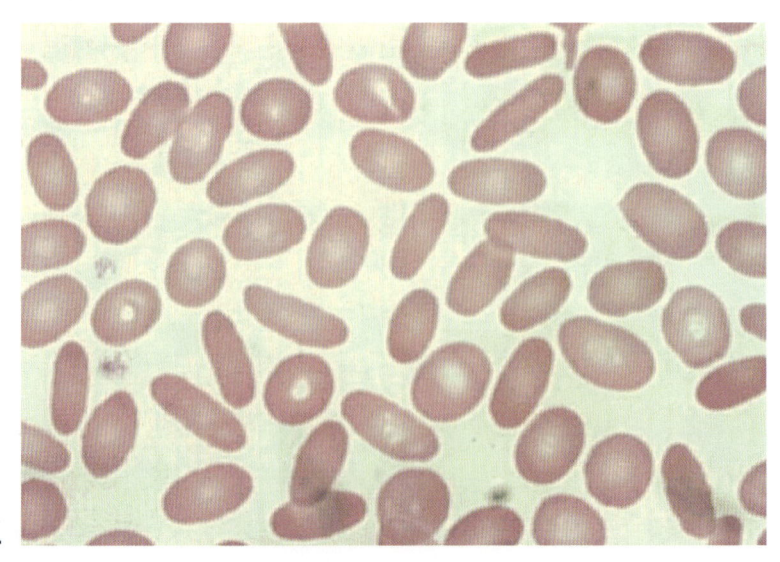

図10-4 遺伝性楕円赤血球症．

4）その他の遺伝性赤血球膜異常症

赤血球内陽イオン濃度のコントロール機構に異常があって発症する重症な遺伝性溶血性貧血がある．

a）遺伝性乾燥赤血球症
hereditary xerocytosis

遺伝性乾燥赤血球症は，血漿からのナトリウム流入を上回って赤血球からのナトリウム流出が起こるために赤血球が高度の脱水になる病態である．脱水の結果，浸透圧脆弱試験では遺伝性球状赤血球症と反対に抵抗性が増す．赤血球の形態に異常はないが，標的赤血球が若干認められる．乾燥赤血球のMCHCは高く，硬いために肝臓や脾臓のマクロファージによって速やかに除去される．

b）遺伝性口唇赤血球症
hereditary stomatocytosis

遺伝性口唇赤血球症は，乾燥赤血球症とまったく逆に，ナトリウムと水の赤血球内への流入が亢進し，水分過剰になったまれな疾患である．口唇赤血球は，円形の中央淡明部というよりも，口が裂けたような形態を示す（図10-5）．

遺伝性乾燥赤血球症も遺伝性口唇赤血球症も脾摘後に血栓塞栓症を発症するリスクが高い．というのも，脾臓がなくなると異常な赤血球が体内に長くとどまり，血液凝固が亢進するからである．したがって，これらの患者には可能なかぎり脾摘を行ってはならない．

2．赤血球代謝異常症

赤血球の比較的簡単な構造かつ限られた機能を維持するには，代謝活動はむしろ単純である．

一般に，ミトコンドリアがある細胞では，1モルのグルコースが代謝されると38モルのATP（adenosine triphosphate アデノシン三リン酸）が産生される．一方，核も細胞小器官もない赤血球では，解糖（Embden-Meyerhof）経路によって1モルのグルコースから2モルだけのATPが作られる．にもかかわらず，この小さなエネルギーは，赤血球膜での陽イオンの活動輸送，ヘモグロビンの酸素親和性にかかわる2,3-ジホスホグリセリン酸（2,3-DPG，第3章参照）の合成，さらにヘモグロビンが酸素を結合しやすくするようヘム鉄を第二鉄から第一鉄への還元などの活動を行うのに十分である．

以上のように赤血球代謝にはわずかなエネルギーで十分であるのに，赤血球酵素の安定性を損なうような遺伝子変異によって，他に類をみないほどの障害を受ける．そのうえ，他の細胞と異なり，赤血球は120日の寿命の中で新しくタンパクを合成することができない．この結果，酵素の安定性を少しでも減らすような遺伝子変異があれば，身体の他の細胞にはまったく影響しなくても，赤血球の代謝活動に病的な欠陥を発生する．

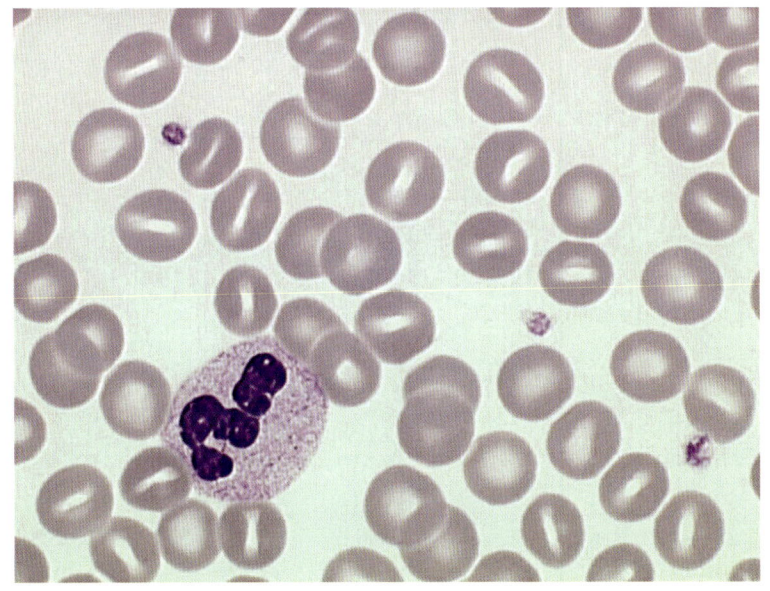

図 **10-5** 遺伝性口唇赤血球症．

1）ヘキソースモノリン酸回路とグルコース-6-リン酸脱水素酵素(G6PD)欠損症 hexose monophosphate shunt and glucose-6-phosphate dehydrogenase deficiency

a）赤血球代謝

通常，グルコースの一部はヘキソースモノリン酸回路によって代謝され，還元グルタチオンに還元される．赤血球がオキシダントに曝露された場合，グルコースの多くはこの経路で代謝される．

図10-6に示すように，グルコース-6-リン酸はヘキソースモノリン酸回路に入り，6-ホスホグルコネートに酸化される．この際，還元電子はニコチンアミドアデニンジヌクレオチドリン酸 nicotinamide adenine dinucleotide phosphate (NADP)に転移され，NADPHとなる．この反応はグルコース-6-リン酸脱水素酵素(G6PD)によって触媒される．

NADPHの産生は，グルタチオン還元酵素により，酸化グルタチオンを還元グルタチオンに変換させる．赤血球内での還元グルタチオン産生亢進により，感染に際しての免疫細胞や，薬物や化学物質を肝臓で代謝される過程で発生する過酸化水素，スーパーオキサイド，その他の活性酸素種などのオキシダントを無毒化する．

b）病態発生

過剰なオキシダントのストレスに直面したり，ヘキソースモノリン酸回路の酵素欠損などで還元グルタチオンの産生が十分でないと，赤血球は重症かつ非可逆的な損傷を受ける．すなわち，赤血球膜の脂質とタンパクが酸化される．ヘモグロビンは変性し，溶解性が減じて，ハインツ小体 Heinz body とよばれる濃縮した細胞内沈殿物となる（図10-7）．ハインツ小体は，4つのα-グロビン遺伝子のうち3つが欠損したα-サラセミア（ヘモグロビンH病，第8章）や，遺伝性の変異ヘモグロビンのためにタンパク折りたたみや重合に異常のある患者でも認められる．

硬い封入体であるハインツ小体があると，赤血球は脾臓の狭い隙間で捕捉される．脾臓マクロファージは，時にハインツ小体のある部分を一部だけを切除する．こうなると赤血球は辺縁に凹面を作って破壊を免れ，あたかもクッキーが大きくかじられたような形態になる．

c）遺伝

G6PD欠損症は，マラリア汚染地域に多くみられ，ほとんどがヘキソースモノリン酸回路の遺伝性異常による．

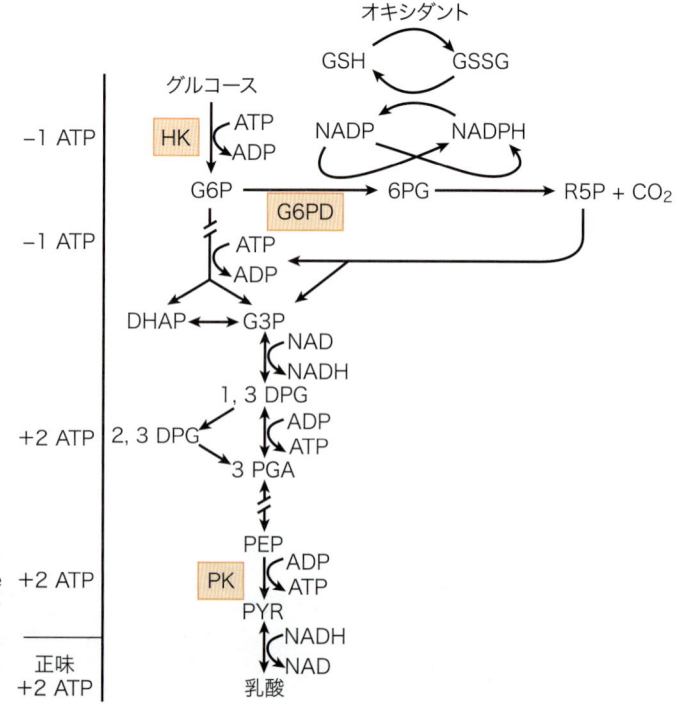

図10-6 赤血球の代謝経路． HX：ヘキソキナーゼ hexokinase, G6PD：グルコース-6-リン酸脱水素酵素 glucose-6-phosphate dehydrogenase, GSH：還元グルタチオン reduced glutathione, 2,3-DPG：2,3-ジホスホグリセリン酸 2,3-diphosphoglycerate, PK：ピルビン酸キナーゼ pyruvate kinase.

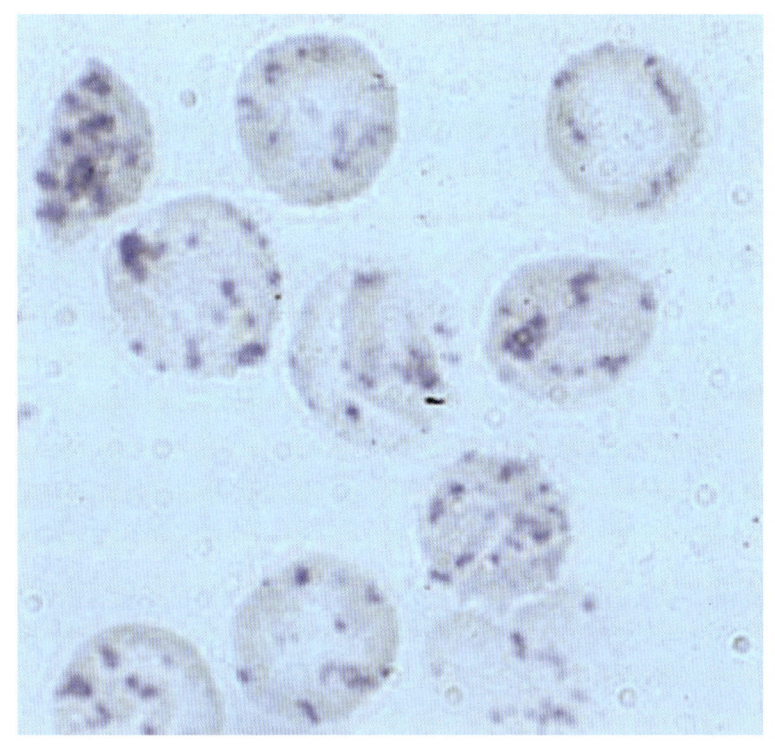

図 10-7 オキシダントによる溶血性貧血に見られるハインツ小体．特殊な染色法で赤血球内のヘモグロビン沈着を観察する．

G6PDをコードする遺伝子はX染色体上に座位し，機能的に異常のあるG6PD変異をもつ半接合体男性では，より発症しやすい．女性ではX染色体の一方が無作為に不活性化される(Lyon現象)ため，機能的に異常のあるG6PD変異のヘテロ接合体女性では，おしなべて赤血球の半分は正常で，残り半分にG6PD欠損がみられる．オキシダントのストレスを受けても，これらの女性ヘテロ接合体患者はG6PD欠損の赤血球が偏って多く発現されていないかぎり，臨床徴候は現れない．これに対し，男性ではX染色体が1本しかないので，ヘテロ接合体の母親の児は，息子の半数がG6PD欠損症になる．ホモ接合体の女性は頻度としては低いが，半接合体の男性と同じ臨床徴候を示す．これらを表した家系図を図10-8に示す．

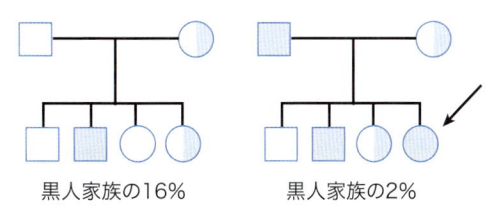

図 10-8 アフリカ人およびアフリカ系アメリカ人のG6PD欠損症家系．◐：女性ヘテロ接合体，●：女性ホモ接合体(矢印)，■：男性半接合体．

黒人家族の16%　　黒人家族の2%

d) 疫学

G6PD欠損症はおそらく世界で最も多い遺伝性疾患で，熱帯地域を中心に，およそ数百万の患者が推計されている．アフリカ人のGd^{A-}，地中海人種のGd^{Med}，南アジア人の$Gd^{Mahidol}$またはGd^{Canton}亜系は，それぞれの地域で多くみられ，遺伝子多型とみなされる．疫学的考察もしくは実験的研究から，これらの亜型をもつ人は熱帯熱マラリアに抵抗性であり，そのためにマラリア汚染地域にこれらの集団が集積したものを考えられる．

G6PD変異で最も多いのはミスセンス変異で，酵素の安定性を弱くする．さらに，その他100種類以上にのぼるG6PD構造変異が報告され，それらはそれぞれ単一の家系内に集中している．

正常のG6PDは120日の寿命内で活性が半分以上は失われる．にもかかわらず，老朽化した赤血球はオキシダントのストレスに対して十分に抑止効果がみられる(図10-9)．一方，Gd^{A-}亜型では，G6PD酵素活性は急速に失われ，60日以内でほぼ活性がなくなる．Gd^{Med}亜型はもっと安定性が低く，20日以内に酵素活性が消失する．

e) オキシダントの影響

G6PD欠損症の最も多いタイプでは，オキシダン

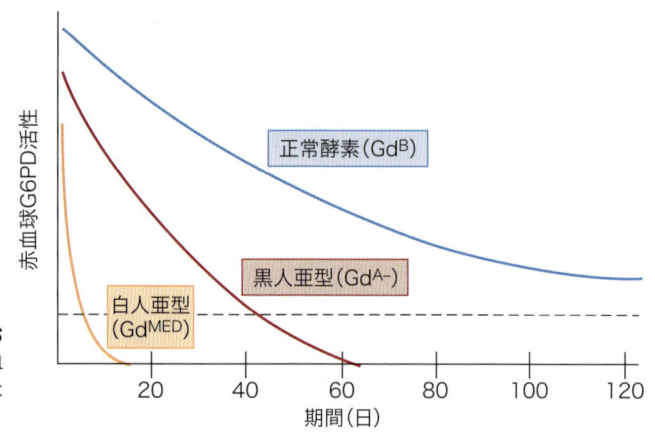

図 10-9 アフリカ人および地中海人種亜系における赤血球 G6PD 酵素活性の減衰．破線は赤血球をオキシダントのストレスから守るのに必要な G6PD 酵素活性レベル．

トのストレスに曝されないかぎり，溶血その他の臨床徴候は認められない．図 10-10 は，1950 年代にマラリアの予防薬プリマキンの効果検証に参加した黒人兵士の臨床経過を示す歴史的に貴重な記録である．

彼の血球数は治験前には異常がなかった．プリマキンが投与されると，アフリカ系アメリカ人兵士の約 10％と同様に，急性の血管内溶血が起こってヘモグロビン濃度とヘマトクリット値が急激に低下し，ヘモグロビン尿が現れ，網赤血球が増加した．重要なことに，同量のプリマキンを続けたにもかかわらず，ヘモグロビン濃度とヘマトクリット値の減少は落ち着き，その後は徐々に投与前のレベルに回復した．

このデータは，赤血球が体内を循環するうちに G6PD 活性が減衰することを示す．図 10-9 に示すように，Gd^{A-}亜型の赤血球はオキシダントに曝されると，寿命が 60 日を超えている赤血球が急速に崩壊し，患者の約半分の赤血球量が失われることになる．しかし，これらの老朽化した赤血球が崩壊し尽くしてしまうと，続いて寿命が 60 日に達していく赤血球集団は次々と破壊されるが，寿命の若い赤血球はオキシダントに抵抗して残る．つまり，プリマキン投与が続けられても，赤血球の寿命が 60 日に短縮されるものの，合併症がない兵士の骨髄では赤血球造血が亢進して溶血を代償する．こうして新しい平衡状態に達すると，網赤血球は約 2％に安定し，ヘモグロビン濃度とヘマトクリット値は正常になる．

f）溶血を惹起する薬物

種々の薬物が G6PD 欠損症患者に急性溶血発作を誘発する（表 10-1）．アフリカ系亜型よりも重症な地中海人亜型のほうが薬物で惹起される溶血発作を起こしやすい．

Gd^{A-}亜型の黒人では，薬物だけでなく細菌やウ

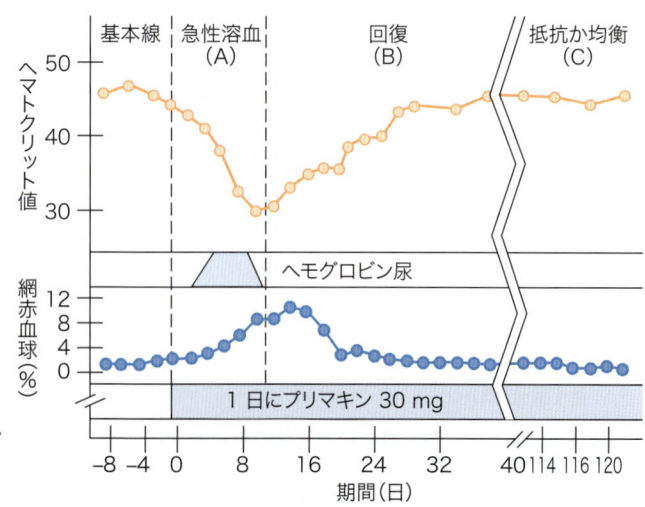

図 10-10 G6PD 欠損兵士に対するオキシダント作用のあるプリマキンの影響．上段：ヘマトクリット値，下段：網赤血球（％）．

表10-1　G6PD欠損症患者に溶血を起こす薬物

抗マラリア薬	消炎鎮痛薬
プリマキン	アセチルサリチル酸(アスピリン)*
キナクリン(アタブリン)	アセトアミノフェン(フェナセチン)*
スルホナミド	**スルホン酸**
スルファニルアミド	ジアミノジフェニルスルホン(ダプソン)
スルファサラジン(アズルフィジン)	**その他**
スルフイソキサゾール(ガントリシン)*	ジメルカプロール(BAL)
ニトロフラン	メチレンブルー
ニトロフラダントイン	ナフタリン(防虫剤)
ニトロフラゾン	ビタミンK(水溶薬)*
	アスコルビン酸(ビタミンC)*

* 溶血の頻度は低い．G6PD地中海人種では高濃度の薬物で溶血が起こる．G6PDAでは溶血を起こさない．

イルス感染でも溶血が起こる．これは，感染症で活性化されたマクロファージや好中球の出すオキシダントが原因になると考えられる．

2) 解糖系 glycolytic pathway

赤血球はエネルギー供給を解糖系に頼っているため，解糖系にかかわる酵素に変異があれば溶血性貧血を発症しうる．これら解糖系酵素欠損症のほとんどは常染色体劣性遺伝形式をとり，多くはタンパクの安定性に影響するミスセンス変異によって起こる．しかし，ピルビン酸キナーゼ欠損症 pyruvate kinase deficiency(PK欠損症)以外の頻度は極めて低い．

PKはホスホエノールピルビン酸からピルビン酸への転換を触媒し，その際にATPを産生する(図10-6)．ピルビン酸キナーゼが欠損した赤血球は，赤血球が代謝するのに必要なエネルギーを十分に供給できないために寿命が短縮する．他の赤血球酵素異常症と同じく，PK欠損症赤血球に特徴的な形態所見は目立たない．診断は酵素活性を測定して行われる．重症患者は脾摘がある程度効果がある．

セルフアセスメント

1．遺伝性球状赤血球症の形態異常によく似た赤血球形態を示す後天性貧血はどれか．
　A．人工心臓弁による溶血性貧血
　B．免疫性溶血性貧血
　C．発作性夜間ヘモグロビン尿症
　D．骨髄異形成症候群
　E．再生不良性貧血

2．アフリカ系アメリカ人兵士が抗マラリア薬のダプソンを服用した後に急性溶血発作を起こした．誤って，兵士はこの薬を6か月にわたって投与された．この時点で予想される血液学所見はどれか．
　A．ヘモグロビン濃度7g/dL，網赤血球14%
　B．ヘモグロビン濃度7g/dL，網赤血球2%
　C．ヘモグロビン濃度10g/dL，網赤血球14%
　D．ヘモグロビン濃度10g/dL，網赤血球2%
　E．ヘモグロビン濃度14g/dL，網赤血球2%

3．この兵士が6か月間ダプソン服用した時点で，赤血球寿命は何日か．
　A．5日
　B．15日
　C．30日
　D．60日
　E．120日

CHAPTER 11

後天性溶血性貧血
Acquired Hemolytic Anemias

H. Franklin Bunn

> **学習目標**
>
> 本章で理解すること
> - 自己免疫性溶血性貧血で抗体によって溶血が起こるメカニズム
> - 自己免疫性溶血性貧血の原因，診断，治療
> - 外傷性溶血性貧血を起こす病態発生と臨床的特徴

溶血性貧血は，赤血球の産生障害や出血に比べて頻度としては低い．溶血性貧血のうち，小児および成人で最も多いのは鎌状赤血球症である（第9章）（訳者注：ただし日本には当てはまらない）．次いで多いのは，後天性溶血性貧血である．溶血性貧血では家族歴が診断や治療に重要な意義をもつ．

溶血性貧血の概要は第3章で述べた．また表3-2に要約を示した．まれな疾患である**発作性夜間ヘモグロビン尿症**を除けば，後天性溶血性貧血は赤血球以外に病因がある（表11-1）．このため，血液型の適合した赤血球輸血を受けても，供血者の赤血球は患者の赤血球と同様に溶血してしまう．

後天性溶血性貧血の最も多い原因は，免疫機序による赤血球崩壊と，機械的障害による溶血である．

1. 免疫性溶血性貧血

免疫機序で起こる溶血は，次の抗体で起こりうる．
- 患者自身の赤血球に結合する自己抗体
- 輸血された赤血球に結合する同種抗体

本章では自己免疫性溶血性貧血について解説し，同種抗体による溶血は第25章の輸血医学で述べる．

自己免疫性溶血性貧血は，赤血球に結合する自己抗体の温度依存性によって便宜上次の2種類に分類される（表11-2）．

1）温式自己抗体 warm autoantibody

温式抗体は体温の温度で患者赤血球に結合する．

温式の自己抗体はほぼ全員の赤血球に発現しているRh抗原に特異性があるIgG抗体である．IgG抗体が結合した赤血球は主に脾臓で排除される．脾臓では，IgG重(H)鎖の定常領域であるFc部分にレセプターをもつマクロファージがあり，これがIgG抗体結合赤血球を貪食する．図11-1Aは，温式自己免疫性溶血性貧血患者にみられたマクロファージが2個の赤血球を貪食し，破壊しようとしている所見を示す．

IgG抗体に覆われた赤血球の中には，マクロファージ表面に接触しても，貪食されないものがある．この場合でも，マクロファージは赤血球膜の一部をかじりとってしまう．すると赤血球膜の一

表11-1　後天性溶血性貧血

赤血球外の異常が原因	**赤血球外因子**	
		抗体：免疫性溶血性貧血
		機械的障害：血栓性血小板減少性紫斑病，溶血性尿毒症症候群，人工心臓弁
		毒素，感染病原体：銅　マラリアなど
	赤血球膜異常	
		棘状赤血球性貧血 spur cell anemia
赤血球自身の異常が原因	発作性夜間ヘモグロビン尿症	

101

表11-2 溶血性貧血における自己抗体

	温式	冷式
自己抗体	IgG	IgM
特異性	Rh 複合体	I 抗原
I⁰が排除される部位	脾臓	肝臓
認識様式	共通 IgG H 鎖	C3
末梢血液所見	球状赤血球	赤血球凝集

部が欠けた赤血球は球状赤血球になってしまう(図11-1 B)．球状赤血球という特徴的な赤血球形態は，次の2つの病態で出現する．すなわち，1つは温式抗体による自己免疫性溶血性貧血(図11-2 A)で，もう1つは遺伝性球状赤血球症(第10章)である．これらの貧血は病態発生機序が異なるが，赤血球形態異常は同じである．

温式抗体による自己免疫性溶血性貧血患者は，貧血の一般症状である全身倦怠感や息切れを訴える．身体診察では，軽度の貧血と脾腫をしばしば認める．

2) 冷式自己抗体 cold autoantibody

冷式自己抗体は，体温よりも低い温度で患者赤血球に高い親和性をもって結合する．このため，冷式自己抗体は，四肢や耳朶など，温度が低い箇所で赤血球に結合する．

大部分において，冷式自己抗体はIgMマクログロブリンで，Rh抗原と同様にほぼすべての成人の赤血球に発現しているI抗原に特異性がある．巨大な五量体のIgMはIgGよりもはるかに多くの補体成分C3を結合する．冷たい末梢組織から循環し

て血液が温められると，IgMは赤血球から放れる．しかし，補体は赤血球に結合したままとなる．

C3が結合した赤血球は2つの方式で破壊される．まず第1に，補体成分が十分に活性化されると，赤血球は溶解して細胞質成分が血漿中に流出する．第2は，補体成分がすべて活性化されなくても，C3b成分が赤血球に沈着したままだと，肝臓などマクロファージのC3レセプターで認識され，血中から排除される．後者のほうがより多く起こる．

冷式抗体による免疫性溶血性貧血の臨床徴候は前述したことと同様である．すなわち，ほとんどの患者は血管外溶血を起こし，温式抗体による自己免疫性溶血性貧血の症状と同じである．ただし，温式抗体の場合と違い，冷式抗体は足指，手指，耳朶など寒冷に曝されやすい部位で血流の停滞を招き，疼痛，チアノーゼ，時には壊疽を生じる．また一部の患者では，寒冷曝露に続いて補体が赤血球にしっかり固着し，急激な血管内溶血をきたしてヘモグロビン尿，そして急速にヘモグロビン濃度の低下が起こる．

a) 自己免疫性溶血性貧血の分類

自己免疫性溶血性貧血は病因別に分類できる(表11-3)．

約半数は原因が不明の特発性である．一部は薬物に関連して自己抗体が作られる．薬物には，ハプテンとして作用するものもあるが，多くはセファロスポリン系薬物のように不明の機序で自己抗体を産生する．特発性，あるいは薬物誘発性では通常，温式のIgG抗体が作られる．

一方，他の基礎疾患に続発する自己免疫性溶血性貧血もある．その多くはリンパ増殖性疾患で，慢性リンパ性白血病 chronic lymphocytic leukemia(CLL)や非ホジキンリンパ腫 non-

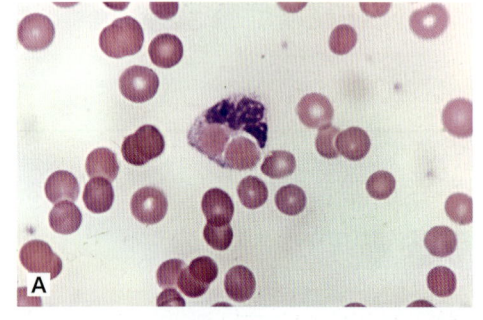

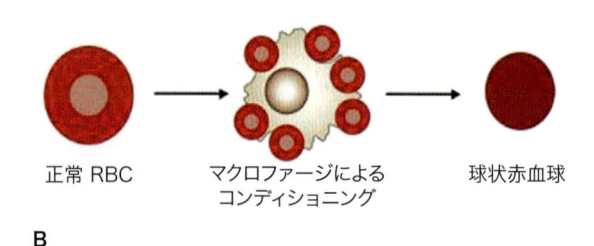

図11-1 マクロファージによる抗体結合赤血球のコンディショニング．A：免疫性溶血性貧血患者におけるマクロファージの赤血球貪食(Lichtman MA, Lichtman's Atlas of Hematology. www. accessmedicine. com. McGraw-Hill, New York より許可を得て掲載)．B：正常の円盤状赤血球がマクロファージによるコンディショニングで球状赤血球に変化する過程．

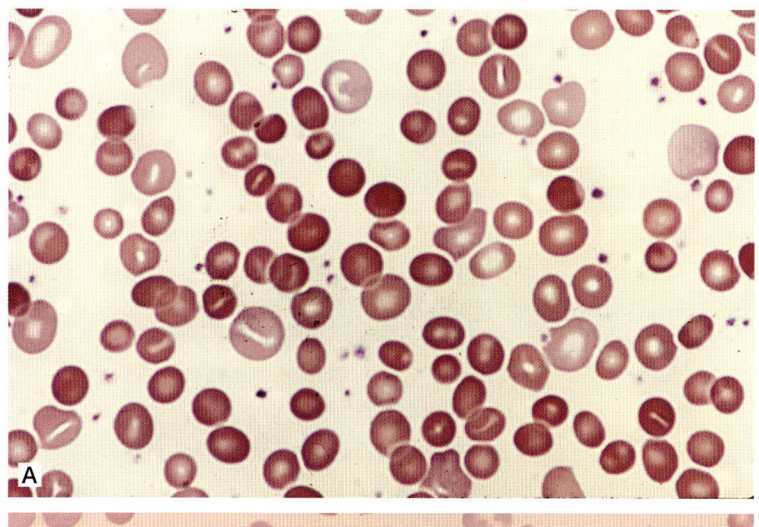

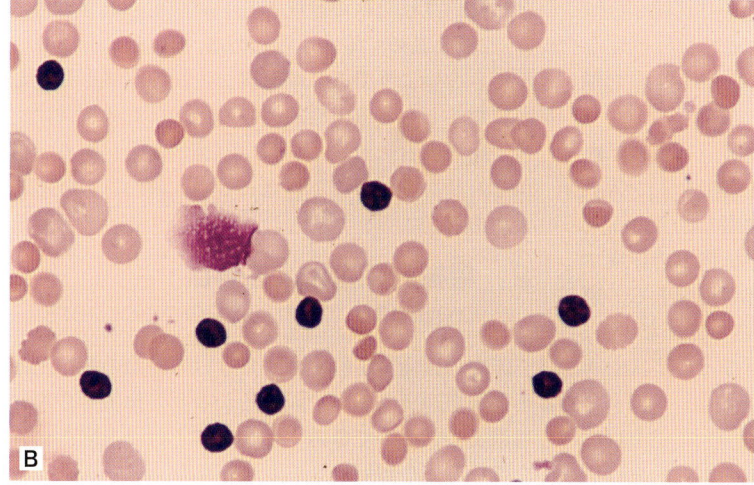

図11-2　温式自己抗体による自己免疫性溶血性貧血の末梢血液所見．
A：特発性，B：慢性リンパ性白血病に続発した自己免疫性溶血性貧血．両者ともに球状赤血球がみられる．(Lichtman MA, Lichtman's Atlas of Hematology. www.accessmedicine.com. McGraw-Hill, New York より許可を得て掲載)．

Hodgkin lymphoma(NHL)でみられる(第22章)．図11-2Bは自己免疫性溶血性貧血を併発した慢性リンパ性白血病患者の末梢血液所見を示す．全身性エリテマトーデス systemic lupus erythematosus (SLE)も自己免疫性溶血性貧血を併発することがある．リンパ腫と全身性エリテマトーデスの場合には，しばしば温式および冷式抗体が作られる．さらに，これらの患者では自己免疫性血小板減少症を引き起

表11-3　自己免疫性溶血性貧血の原因

特発性
薬物誘発性
セファロスポリン系薬物
α-メチルドパ
ペニシリン
キニジン
続発性
リンパ増殖性疾患：慢性リンパ性白血病(CLL), 非ホジキンリンパ腫(NHL)
膠原病：全身性エリテマトーデス(SLE)など
感染症：マイコプラズマなど

こすリスクが高い(第14章).

マイコプラズマ肺炎や伝染性単核球症では，しばしば冷式抗体による一過性の急性溶血発作を起こす.

b) 検査所見

自己免疫性溶血性貧血患者では一般に溶血を起こし，網赤血球増加，血清非抱合型ビリルビンおよび乳酸脱水素酵素 lactate dehydrogenase(LD) の上昇を伴う．血清ハプトグロビンは通常，検出感度以下に低下する．末梢血液ではしばしば球状赤血球が認められる(前述).

3) 診断

直接抗グロブリン(クームス Coombs)試験を行って診断する(図11-3 A)．動物の抗ヒトIgG抗体を患者赤血球に添加すると，赤血球がIgG抗体で覆われていると凝集塊を作る.

冷式抗体による自己免疫性溶血性貧血患者の赤血球に対しても，抗C3抗体を用いた直接クームス試験で赤血球に結合しているC3を検出できる．冷式自己抗体があれば，採血後に血液塗抹標本を作成する間に温度が低下して赤血球凝集塊が出現する．通常，寒冷凝集素が臨床的に問題になることはないが，寒冷に曝露されて疼痛やチアノーゼなどの症状や所見が現れることがある(前述).

間接抗グロブリン(クームス)試験(図11-3 B)は，同じ血液型抗原に結合する抗体が血清中に含まれているかどうかを検出する．温式自己抗体をもつ自己免疫性溶血性貧血患者では，通常は，赤血球Rh抗原に特異性のある自己抗体が高力価で血清中に存在する．しかし，第25章で述べるように，間接クームス試験は輸血を受ける患者の血清中に同種抗体が含まれていないかどうかを検出する目的で，血液バンクで行われることが多い.

4) 治療

他の自己免疫疾患と同じく，自己免疫性溶血性貧血の治療は免疫抑制療法が主体になる．当初は大量の副腎皮質ステロイド薬を投与し，溶血が治まると漸減する.

副腎皮質ステロイド薬に反応がないか，寛解を維持するのに大量投与を余儀なくされる場合には，脾摘，あるいはB細胞に発現しているCD20に対するモノクローナル抗体のリツキシマブrituximabで治療する．この治療は，自己免疫性血小板減少症(第14章)に用いられるのと実質上，同じである.

冷式抗体による自己免疫性溶血性貧血の治療は一般にもっと厄介である．簡単で，かつ重要な治療は，寒冷に曝されないことである．輸血が必要な場合には，血液を温めて輸血する．時に，溶血がコントロールできないようであれば温暖な気候の地域に転地が必要なこともある．冷式抗体の場合は温式抗体に比べ，副腎皮質ステロイド薬や脾摘の効果が劣る．しかし，リツキシマブで目覚ましい寛解の得られることがある.

2. 機械的障害による溶血
traumatic hemolytic disorders

赤血球は極めて頑丈で，120日の寿命の間は，微小循環を通過する間に起こるかなりの伸張や変形にも耐えることができる．しかし，それを上回るような強い渦流や機械的ストレスがかかると，赤血球は分裂赤血球 schistocyte とよばれる小さな断片に分裂したり，三角形やヘルメット状などの非可逆的な変形を起こしたりする(図11-4).

最も頻繁に機械的障害による溶血を起こす疾患は，血栓性血小板減少性紫斑病 thrombotic thrombocytopenic purpura(TTP) と溶血性尿毒症症候群 hemolytic uremic syndrome(HUS)であ

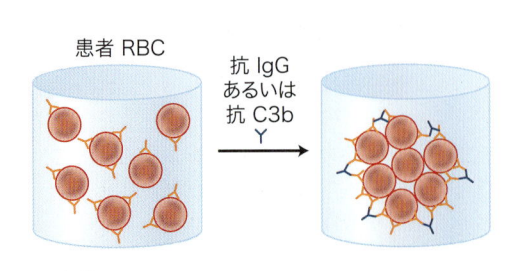

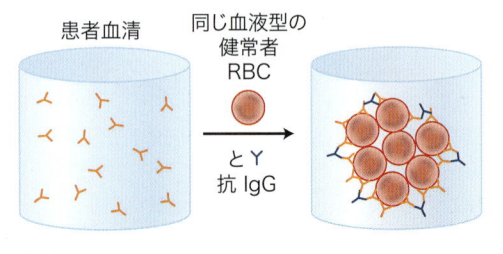

A. 直接 B. 間接

図11-3 抗グロブリン(クームス Coombs)試験. A：直接クームス試験．患者赤血球(RBC)に抗IgG抗体または抗C3抗体を添加する．赤血球が自己抗体か補体を結合していれば，凝集する．B：間接クームス試験．患者血清を同じ血液型抗原の赤血球に添加し，抗免疫グロブリン抗体を加える．患者血清に抗赤血球抗体が含まれていれば，抗原を認識して凝集する(Dr. Peter Marks の好意による).

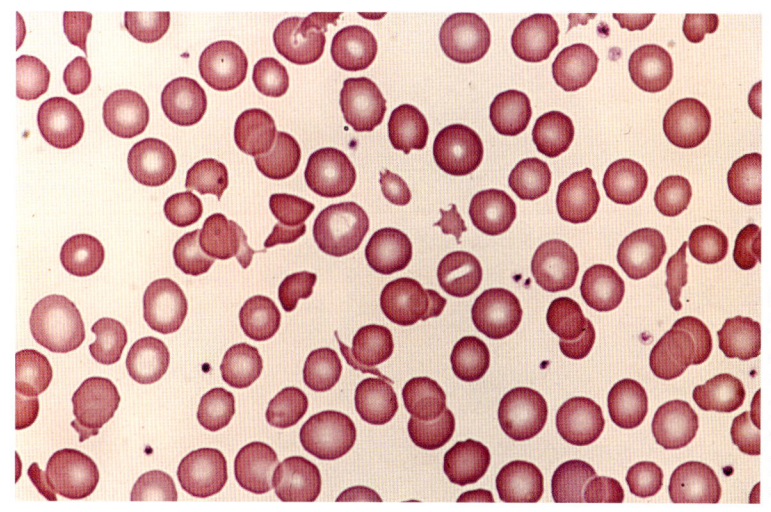

図11-4 人工心臓弁を通過する渦流によって機械的溶血を受けた末梢血液塗抹所見．さまざまな異常形態の赤血球が目立つ(Lichtman MA, Lichtman's Atlas of Hematology, www.accessmedicine.com. McGraw-Hill, New Yorkより許可を得て掲載)．

る．これらの疾患では，血小板の微小血栓が病態に関与する(第14章で詳述)．同様な赤血球形態異常は，後天性の出血傾向である播種性血管内凝固 disseminated intravascular coagulation(DIC)の一部の患者でもみられることがある(第16章)．もっとも，DICでは溶血が主徴になることは少ない．これらの疾患はいずれも，高度の血小板減少が問題となる．

大きな渦流は血小板の機能や数を障害することなく，赤血球に機械的ダメージを与える．赤血球に機械的損傷を起こす典型的な例として，円滑に作動していない人工心臓弁を装着している場合がある．末梢血液塗抹標本では赤血球の形態に著明な異常がある(図11-4)．一方，上述した疾患とは違い，血小板数には問題がない．

3．その他の溶血を引き起こす外的要因

感染病原体や毒素が重症の血管内溶血を引き起こすことがある．

このうち世界中で最も重要なものがマラリアである．マラリア原虫はハマダラ蚊 Anopheles に媒介されて感染する．胞子虫が皮膚から侵入し，肝臓に移行して繁殖体になる．そして多数の娘虫体を血中に放出する．娘虫体は赤血球に寄生して増殖する(図11-5 A)．

マラリアの中でも熱帯熱マラリアが最も重症になる．というのも，熱帯熱マラリア原虫は赤血球の表面に結節を作り，これが小静脈や毛細血管の内皮細胞に発現しているレセプターとの接着を促進し，静脈床や脾臓に集積する．発熱や倦怠感などの全身症状に加え，脳内血管に集積したマラリア原虫による脳炎，乳酸性アシドーシス，腎不全などの重篤な合併症を併発することがある．

マラリアにおける貧血の病態発生は複雑である．ただし，感染した赤血球が脾臓で破壊されるのが主な原因である．患者によっては，重症の血管内溶血とヘモグロビン尿症を起こす(黒水熱 black water fever)．

バベシア症 babesiosis は，動物に寄生する原虫がダニを介してヒトに感染して発症する．米国では北東の海岸地域，とくに Cape Cod 沖の島に多い．マラリア原虫と同様に，バベシア Babesia も赤血球内に侵入し，発熱，悪寒，倦怠感，軽度の溶血性貧血など消耗性の症候をきたす(図11-5 B)．脾臓のない患者ではとりわけ重症となり，致命的な感染症になるリスクが高い．優秀な臨床検査技師なら，わずかな赤血球形態異常の違いからマラリア原虫とバベシア原虫を見抜くことができる．

4．後天性赤血球膜異常

ほとんどの赤血球膜異常症は先天性で，これらは第10章で記載した．例外として，まれではあるが特徴的な後天性の赤血球膜異常症が2つある．すなわち，有棘赤血球貧血と発作性夜間ヘモグロビン尿症で，溶血性貧血を引き起こす．

1)有棘赤血球貧血 spur cell anemia

肝疾患，とりわけ胆汁うっ滞を伴う疾患では，標的赤血球が末梢血液塗抹標本でみられることがあ

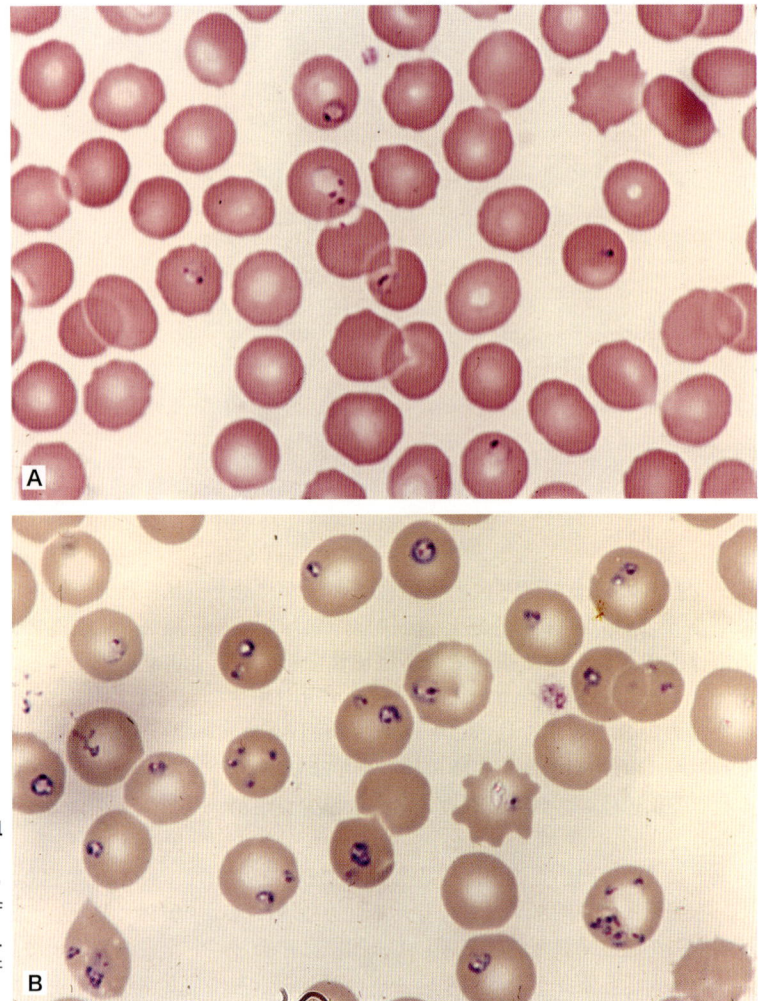

図11-5 寄生虫感染による溶血の末梢血液所見．A：熱帯熱マラリア．B：バベシア症（*Babesia microti*）（Lichtman MA, Lichtman's Atlas of Hematology. www.accessmedicine.com. McGraw-Hill, New York より許可を得て掲載）．

る．これは中央の淡明部にヘモグロビンが溜まりを作ったような形態を示す（図3-7，図11-6参照）．これは，赤血球膜の脂質二重層に外からコレステロールとリン脂質が受動的に集まり，容積に比べて表面積が大きくなった状態である．標的赤血球は正常の赤血球と同様に柔軟性があり，循環血中での寿命も正常である．

一方，重症のアルコール性肝疾患では赤血球膜に脂質がもっと多く集積し，突起や棘（トゲ）状の突出物が赤血球表面にある，奇妙な赤血球が出現することが時にある．これらは有棘赤血球とよばれ，標的赤血球とは異なって硬くて循環血液中で速やかに壊れる．

有棘赤血球は，赤血球自身ではなく，外的要因が原因になる．その証拠に，赤血球輸血が行われた場合，輸血された赤血球も棘が出て，患者の有棘赤血球と同じような異常形態をとる．

2）発作性夜間ヘモグロビン尿症
paroxysmal nocturnal hemoglobinuria（PNH）

概念

発作性夜間ヘモグロビン尿症（PNH）は，頻度は低いものの疾患カテゴリーが明確で，むしろ研究者数が患者数を上回るほどである．医学部教員はこのまれな疾患を，学習負担が大きな学生に教育するのをためらいがちである．しかし，PNHは科学的にも医学的にも関心を引く疾患で，病態発生，臨床徴候，治療を理解することは極めて有意義である．

過去100年にわたり，それまで健康であった人が，起床時に赤褐色尿を排尿後，重症の貧血に見舞われる症例が時に報告されてきた．続く数十年の間に，これらの患者は血管内溶血を起こし，尿の色調

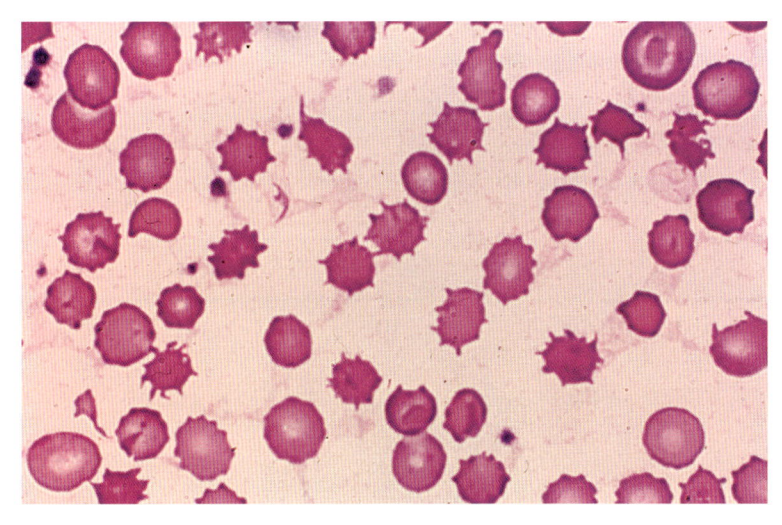

図11-6 有棘赤血球貧血患者の末梢血液塗抹標本(Lichtman MA, Lichtman's Atlas of Hematology. www.accessmedicine.com. McGraw-Hill, New York より引用).

は遊離ヘモグロビンによることが判明した．

　ある明晰な研究者は，夜間のヘモグロビン尿は，睡眠中に低換気となってpHが下がることに原因があるのではないかと目をつけた．この仮説を実証するために，彼は患者に夜中，人工呼吸器(いわゆる鉄の肺)を使って換気を補助した．すると夜間の溶血発作を完全に防止することができた．

　この発見は，pHが少し下がっただけで赤血球の補体結合性が高まり，正常な赤血球に比べて補体が結合した赤血球は溶血しやすいことを証明したことで，意義が大きい．低いpHの条件下でPNH赤血球の溶血が亢進するという事実に基づき，診断のための検査法が開発されてきた．

　診断のための検査法が開発されるなか，血液学者はPNH患者におけるさまざまな臨床的特徴を確認した．溶血性貧血を起こす患者の多くは，夜間あるいは昼間でもヘモグロビン尿を起こさないのに，酸性の条件で溶血試験が陽性になることがわかった．また，溶血よりむしろ赤血球産生障害によって貧血になる症例のあることもわかった．これらの患者の多くは白血球と血小板も減少しており，骨髄無形成が認められる患者も少数ながら認められた．さらに，この疾患の重要な臨床的特徴として，血栓塞栓症を合併しやすく，しかもしばしば致命的になることもわかってきた．

　こうした複雑な病態から，PNHは多能性血液幹細胞の後天性単クローン性疾患であると考えられるようになった．PNH患者の赤血球，白血球，血小板は補体感受性が強く，同一の異常クローンに派生することが証明された．

　近年になり，PNH患者の造血細胞にはPIG-A遺伝子の変異があるが，他の細胞には変異がないことが発見された．PIG-A遺伝子はX染色体上にあり，男女を問わず，PIG-A遺伝子変異を不活性化できない細胞は正常のPIG-Aタンパクを産生することができない．

　PIG-Aはグリコシルホスファチジルイノシトール群をある種のタンパクへの転位，すなわち細胞膜のタンパク発現の修飾を触媒する．このため，PIG-Aが欠損した造血細胞クローンに由来する血球の表面には，グリコシルホスファチジルイノシトール関連タンパク群が欠乏している．これらには，補体の活性化を下方制御する重要な役割をもつ2つのタンパク，すなわちCD55とCD59がある．フローサイトメトリー解析によると，正常な赤血球表面には，CD55とCD59が均一に発現している(図11-7)．これに対し，PNH患者の赤血球にはCD55とCD59が欠損している赤血球分画のあることが確認される．

　こうしたPNHの病態発生における分子生物学的研究の進歩により，クローン性の造血細胞が補体感受性が高いことを含め，PNHの臨床病態の解明が進められた．しかし，骨髄無形成や血栓を起こすメカニズムは不詳である．しかし，最近になってPNHに画期的な治療法[*]が開発され，これが病態発生を解明するきっかけにもなっている．補体経路の最終部分に対するモノクローナル抗体を投与すると，溶血は減少するばかりか完全に消失することも

---

[*] ただし，新しい治療には犠牲も伴う．補体が先天的に欠損した患者では，髄膜炎菌による重症感染症をしばしば起こすことが知られている．抗体治療で補体活性が抑制されたPNH患者にも髄膜炎菌敗血症が報告されている．このリスクを防ぐためには，ワクチン接種と予防的抗菌薬投与が推奨される．

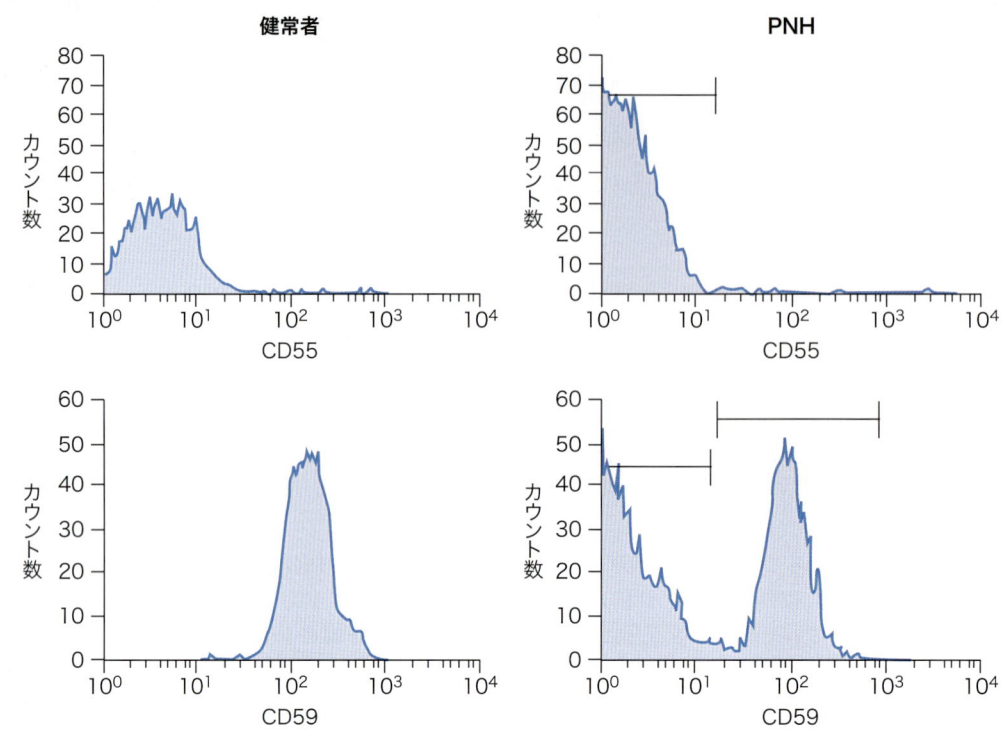

図 11-7 健常者（左）と発作性夜間ヘモグロビン尿症患者（PNH，右）の赤血球フローサイトメトリー染色パターン．PNH 患者の赤血球の約半数が CD55 と CD59 を欠損している．

あり，さらに血栓の合併症をも予防できる．

セルフアセスメント

1. 自己免疫性溶血性貧血の診断に最も有用な検査はどれか．
   A．赤血球形態
   B．直接抗グロブリン試験
   C．間接抗グロブリン試験
   D．寒冷凝集素試験
   E．血清グロブリン高値

2. 50 歳の外交官．それまで健康であったが，最近になって倦怠感，体重減少，軽度の黄疸が出現した．ヘモグロビン濃度 7 g/dL，網赤血球 14％で，末梢血液に球状赤血球を認める．血清総ビリルビン 4 mg/dL，直接型ビリルビン 0.2 mg/dL であった．考えられる疾患はどれか．
   A．HIV 感染症
   B．結核
   C．バベシア症
   D．マラリア
   E．リンパ腫

3. 40 歳の女性バイオリニスト．2 年前から早朝尿でヘモグロビン尿が指摘されている．ヘモグロビン濃度 6.4 g/dL，網赤血球 5％，それに高度の貧血がある．末梢血液の白血球のフローサイトメトリー解析で CD55 と CD59 の欠損が認められた．注意すべき合併症はどれか．
   A．致命的な血栓症
   B．腎不全
   C．急性白血病転化
   D．敗血症
   E．心不全と不整脈

CHAPTER 12

赤血球増加症 Erythrocytosis

H. Franklin Bunn

> **学習目標**
> 本章で理解すること
> ▪ 赤血球増加症をきたす病態の鑑別の進め方
> ▪ 赤血球増加症を示す疾患の診断の方針

1. 概要

a）概念

ヘモグロビン濃度とヘマトクリット値が同年齢，同性の上限値を超え，体内循環赤血球量の増加が問題となって医療機関を受診する患者がいる．これらは"**赤血球増加症**"erythrocytosis または"**多血症**"polycythemia とよばれる．赤血球増加症という名称は，赤血球量が増えているあらゆる病態をカバーするので，好んで用いられる．これに対し，多血症という用語は，ヘモグロビン濃度とヘマトクリット値だけでなく，白血球と血小板も増えている病態に限定して用いられる．

b）鑑別診断

鑑別診断では，まず，ヘモグロビン濃度とヘマトクリット値が血漿量の減少に伴って見かけ上の増加かどうかを確認すべきである．これら"見かけ上"もしくは"偽の"赤血球増加症は，脱水，嘔吐や下痢による消化液の喪失で起こる．また，高血圧症，肥満，中年男性では慢性的に血漿量が少なく，ヘモグロビン濃度とヘマトクリット値が軽度に増加する．この病態はストレス赤血球増加症 stress erythrocytosis ないし Gaisböck 症候群とよばれる．

一方，ヘモグロビン（Hb）濃度とヘマトクリット（Hct）値が健常者の平均＋2SD を超える場合（男性：Hb＞17.5 g/dL, Hct＞54％；女性：Hb＞16.0 g/dL, Hct＞46％）には，真の赤血球増加症である可能性が高い．

c）臨床徴候

赤血球増加症患者の多くは症状がない．しかし，赤血球量の増加に伴い顔色が赤らんでくる．さらに赤血球量が増えると，物忘れ，倦怠感，頭痛などの中枢神経症状と，頸静脈怒張や肝うっ血など心負荷の症状が出る．このほか，赤血球増加をきたした基礎疾患の臨床徴候が認められる．

d）病態生理

赤血球増加症の原因を確定するには，赤血球増加をきたす病態生理を理解しておくことが重要になる．表 12-1 は，赤血球量を増やすさまざまな機序に基づいた病因を示す．

一次性赤血球増加症は，外因性の刺激を受けずに骨髄で赤血球系前駆細胞が自律性に増加する．この場合，ヘモグロビン濃度上昇に伴って酸素供給が増し，**エリスロポエチン** erythropoietin（**Epo**）遺伝子発現が抑えられ，血漿エリスロポエチン濃度は低い．

これに対し，二次性赤血球増加症は血漿エリスロポエチン濃度の上昇によって惹起される．これには低酸素症に対する適切な生理的反応である場合と，自律性に過剰にエリスロポエチンが産生される場合がある．

2. 一次性赤血球増加症 primary erythrocytosis

一次性赤血球増加症として最も多いのは，後天性の骨髄増殖性疾患である**真性多血症** polycythemia vera である．

真性多血症では，造血細胞の分化に重要な役割を演じるシグナル伝達酵素のチロシンキナーゼ JAK2 が後天的に変異し，赤血球量が著しく増える．この変異が赤血球系細胞の自律性増殖をきたす機序を図 12-1 B に示す．ヘモグロビン濃度とヘマトクリット値の上昇に加え，真性多血症患者では通常，白血球増加，血小板増加，それに軽度の脾腫を伴う．第 20 章で，真性多血症の分子学的病態発生，臨床徴候，

表12-1　赤血球増加症の原因

一次性赤血球増加症(血漿エリスロポエチン濃度は低い)
　後天性：真性多血症
　先天性
　　家族性真性多血症
　　エリスロポエチンレセプター変異
二次性赤血球増加症
　低酸素症(生理的反応で血漿エリスロポエチン濃度の上昇)
　　高地居住
　　右→左シャント性心疾患
　　肺疾患
　　ヘモグロビン機能異常症
　HIF 異常シグナル(不適切な血漿エリスロポエチン濃度の上昇)
　　腫瘍
　　von Hippel-Lindau 症候群
　　HIF 経路の遺伝性異常症

経過，診断，治療を詳述する．

まれな家系として，常染色体優性遺伝形式をとる真性多血症が報告されている．この家族性真性多血症の原因になる遺伝子変異は不詳である．

また別の家系に，白血球と血小板は正常で，赤血球のみが自律性に増えている常染色体遺伝性疾患がある．その患者の1人に，数々の国際大会で優勝した有能なクロスカントリー・スキーヤーがいた．彼および親族の多くはヘモグロビン濃度が 19 g/dL と高く，血漿エリスロポエチン濃度は低かった．これら赤血球増加症患者に DNA 解析を行ったところ，ストップコドンの変異がヘテロ接合体にみられ，その結果，エリスロポエチンレセプターの細胞内末尾が切断されていることが確認された．

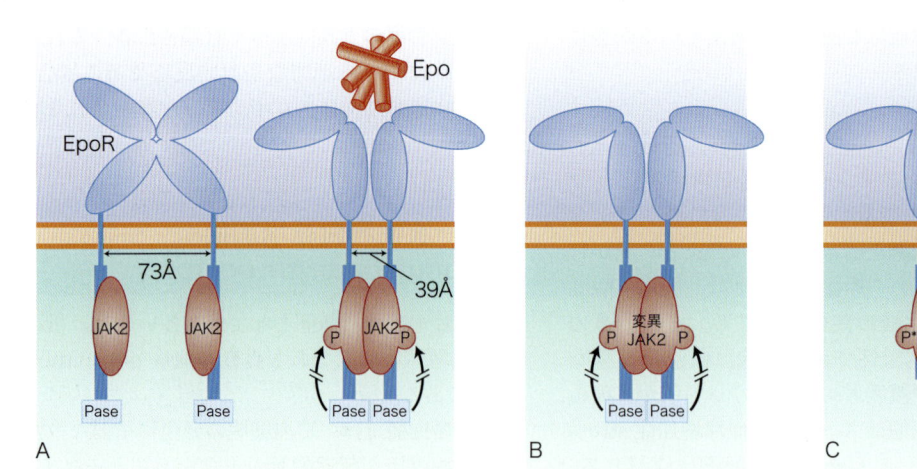

図 12-1　エリスロポエチン依存性シグナル伝達． A：正常の赤血球造血．エリスロポエチン(Epo)が赤血球前駆細胞に発現している二量体のレセプターに結合すると，細胞内にある末尾が結合し，JAK2 キナーゼのリン酸化を誘導する．その結果，シグナル伝達が始まる．ホスファターゼ(Pase)がエリスロポエチンレセプター(EpoR)の細胞内ドメインの C 末端に結合し，これが過剰なエリスロポエチンの刺激を受けないよう抑制的に調節する．B：真性多血症患者では後天性に JAK2 キナーゼが変異し，酵素活性が亢進してエリスロポエチンの刺激を受けなくてもシグナル伝達を開始し，維持する．C：家族性赤血球増加症の中には，エリスロポエチンレセプター C 末端の欠損が優性遺伝していることがある．この場合には，先端が欠けたレセプターはホスファターゼを結合できず，このためにシグナル伝達が自律性かつ高度に進んでしまう(シグナル伝達の過剰発現を P* で示す)．

図12-1Cに示すように，正常なエリスロポエチンレセプター(EpoR)はホスファターゼが末尾に結合してブレーキ役となり，JAK2キナーゼによるシグナル伝達を負に制御する．この負の制御がなくなってしまえば，レセプターからのシグナル伝達が活性化され，赤血球造血が亢進することになる．世界中には，別の遺伝子変異によって同じようなエリスロポエチンレセプターの末尾欠損が起きている家系の報告が散見される．

3. 二次性赤血球増加症
secondary erythrocytosis

エリスロポエチン産生を生理的に調節する最も主要な因子は低酸素である．酸素濃度の低下が腎臓のエリスロポエチン産生細胞で感知されると，低酸素誘導転写因子 hypoxia-inducible transcription factor(HIF)が誘導され，エリスロポエチン遺伝子の転写を促進し，血漿エリスロポエチン濃度が上昇する．数々の先天性および後天性疾患で血漿エリスロポエチン濃度が上昇し，赤血球量が増える．これには，低酸素刺激に反応して血漿エリスロポエチン濃度が上昇するものと，エリスロポエチンが自律性に過剰に産生されてしまう場合がある(表12-1)．

1) 反応性のエリスロポエチン増加による赤血球増加症

低酸素症はさまざまな臨床症状，徴候，検査所見を招く．このうち最も多いのは，血流障害で器官や組織の局所虚血によって発症する狭心症に類似した病態であろう．エリスロポエチン産生腎細胞が低酸素を感知すると，二次性赤血球増加症になる．低酸素が二次性赤血球増加症を発症する病態を以下に述べる．

① 高地居住

最も純粋な二次性赤血球増加症は，海抜5,000フィート以上の高地に住む人でみられる．高地の環境に対する肺，心循環系，血液の順応は複雑である．しかし，高地居住者は赤血球量を増やすことで運動負荷に耐えることができ，疲労を軽減して健康状態を増進するとのエビデンスがある．閉塞性肺疾患をもつヘビースモーカーの高地居住者や，吸入性の拘束性肺疾患である塵肺症を発症する鉱山労働者では，赤血球増加の程度が強く，有害事象も出る．

② 心臓性低酸素血症

うっ血性心不全では，血流が右-左シャントを起こし，重篤な低酸素血症が長く続く．酸素飽和度が低下して動脈血液中に還元ヘモグロビンが増加し，チアノーゼになる．

臨床的に最もヘモグロビン濃度とヘマトクリット値が高くなるのは，チアノーゼ性心疾患の場合である．これらの患者にとって軽度に赤血球が増えるのは，酸素を組織に供給しやすくするので，むしろ有益である．しかし，ヘモグロビン濃度が18g/dLを超えると血液粘稠度が急速に高まり，末梢循環での血流が障害される．チアノーゼ性心疾患で赤血球が著明に増えている患者には，瀉血が行われる．

うっ血性心不全は心疾患の患者によく起こる．左室不全のために肺うっ血が起こり，動脈血酸素濃度が低下する．しかし，低酸素血症の程度は二次性赤血球増加症になるほどは強く続かない．

③ 肺性低酸素血症

慢性肺疾患を患っている患者は長期にわたって低酸素血症がしばしば続くが，赤血球の増加は予想するほど多くなく，また高度にもならない．

患者によっては，軽度の肺感染症や炎症によって赤血球産生が抑制されることすらある．しかし，他の患者とりわけ慢性肺気腫では，ヘモグロビン濃度が上昇して定期的に瀉血が必要なこともある．

また，肥満者や上気道に閉塞がある患者では，睡眠中に間欠的に無呼吸になって肺胞低換気になることもある．これらの患者の一部は，長期にわたる低酸素血症のために軽度の赤血球増加症をきたすこともある．

④ ヘモグロビンの酸素親和性増加

第3章と図3-3で記載したように，酸素の組織への供給には酸素解離曲線の位置が重要である．

ヘモグロビンの酸素親和性が強すぎると，微小循環を通過する際に血液から組織への酸素放出が少なくなる．これらの患者は，高地居住者や心肺疾患の低酸素血症と違って，酸素親和性が強い患者の動脈血酸素濃度に問題はない．したがって，決して低酸素状態にあるわけではない．しかし，酸素を組織に受け渡しにくくなっており，結果的に細胞が低酸素状態に陥る．すると腎臓のエリスロポエチン産生細胞が酸素低下を感知し，*Epo*遺伝子を情報調節してエリスロポエチンの産生を高め，赤血球を増加させる．

一生涯にわたってヘモグロビンの酸素親和性を高め，赤血球増加症をきたし，まれではあるが，教訓に富む病態として以下の3つがある．

a）グロビンの構造変異

およそ25種類のアミノ酸置換変異がヘモグロビンの酸素親和性を高め，二次性赤血球増加症を招くことが報告されている．図12-2 Aは，常染色体優性形式で赤血球増加症が遺伝する家系図を示す．患者の赤血球ヘモグロビンの約半分は Hb Bethesda で，β-グロビン鎖のC末端のアミノ酸が置換して酸素親和性が強くなっている（図12-2 B）．これらの患者や，酸素親和性が強い他のヘモグロビン変異症では，赤血球増加が唯一の臨床所見である．

b）先天性メトヘモグロビン血症 congenital methemoglobinemia

メトヘモグロビンは，ヘム鉄が第二鉄に酸化されているので，酸素を結合できない．部分的に酸化された場合には，残っている正常の第一鉄ヘムは酸素に対する親和性が強くなっている．先天性メトヘモグロビン血症患者では，ヘム鉄の還元を触媒する酵素が欠損し，しばしばヘモグロビン濃度とヘマトクリット値が軽度に増加する．

c）2,3-ジホスホグリセリン酸 2,3-diphosphoglycerate(2,3-DPG)欠損症

解糖系中間体の合成に必要な赤血球酵素である 2,3-DPG ムターゼが欠損し，赤血球の 2,3-DPG が低レベルになっているまれな家系に，二次性赤血球増加症が認められることがある．第3章の図3-3で述べたように，2,3-DPG は赤血球ヘモグロビンの酸素親和性の重要な調節因子である．

2）エリスロポエチン産生過剰による赤血球増加症

低酸素とは無関係にエリスロポエチン産生過剰が原因で起こる赤血球増加症もある．多くはエリスロポエチン産生腫瘍であるが，時にエリスロポエチン産生を調節する酸素感知機構に遺伝子異常があって発生する．

① 赤血球増加症を引き起こす腫瘍

ほとんどの腫瘍は軽度ないし中等度の正球性貧血を伴う（第7章）が，時に腫瘍随伴症状として赤血球増加症がみられる．興味深いことに，赤血球増加症をしばしば起こす腫瘍は，エリスロポエチンが発現している腎癌と肝癌である．そのほか，脳血管芽細胞腫，褐色細胞腫（副腎髄質発生），クッシング腺腫（副腎皮質発生），子宮筋腫（線維性腫瘍）などが赤血球増加症を引き起こす．

これらの腫瘍の多くは，血管が極めて豊富に分布し，*VHL* 遺伝子の遺伝性変異が原因になる von Hippel-Lindau 症候群（後述）患者に高率に発症する．腫瘍細胞によるエリスロポエチン産生が腫瘍随伴性赤血球増加症の原因とされるが，実際に証明されるのは少数例にすぎない．

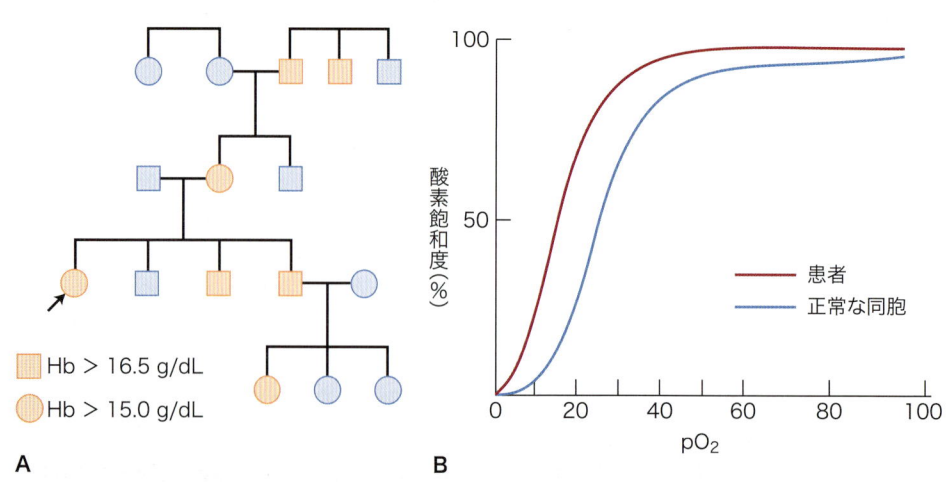

図 12-2 酸素高親和性ヘモグロビン，Hb Bethesda による家族性赤血球増加症． A：変異ヘモグロビン（Hb Bethesda）の常染色体優性遺伝により，赤血球増加症をきたしている患者の家系図．矢印が最初に変異ヘモグロビンが同定された発端者．B：発端者血液の酸素結合曲線．対象にヘモグロビンに異常のない同胞の酸素結合曲線を示す．

正常細胞が腫瘍化するのを防ぐ腫瘍抑制遺伝子が常染色体優性遺伝形式で変異し，悪性腫瘍が高率に発症する家系がある．この家系では，いずれかの体細胞に単一の正常対立遺伝子を不活化する変異が起これば，腫瘍抑制遺伝子の機能が完全に失われる．明確に，かつよく研究されている腫瘍抑制遺伝子の1つが*VHL*である．

*VHL*は，酸素の感知と本章のはじめに述べたHIF転写因子の調節に重要な役割を果たすタンパクをコードしている．十分に酸素が行き渡った細胞では，HIF α-サブユニットの特異的プロリン残基が酸素依存性に水酸化される（図12-3）．このプロリル水酸化酵素 prolyl hydroxylase がHIFを調節する酸素感知装置として作動する．HIF α-サブユニットがプロリン水酸化されると，HIF α-サブユニットは特異的にVHLタンパクを含むタンパク複合体に結合し，ポリユビキチン化とプロテアソームによる分解が起こる．こうした巧妙な調節機構のおかげで，HIF依存性の転写は低酸素の細胞だけで起こり，HIFが遺伝子を上方調節して低酸素状態に適応できるようにする．

von Hippel-Lindau症候群患者でみられる腫瘍は，VHLの機能を完全に失った細胞から発生する．腫瘍細胞には，酸素分圧にかかわらず，HIF活性が構成的または継続性に発現している．HIF依存性遺伝子の過剰発現が悪性腫瘍の発生メカニズムに関連する．また，von Hippel-Lindau症候群に関連した腫瘍は血管内皮細胞成長因子のようなHIF依存性の血管形成刺激因子を分泌し，血管分布が豊富であることを説明する．

von Hippel-Lindau症候群で最も多く発生する腫瘍は，腎細胞癌，網膜芽細胞腫，脳血管芽腫，副腎髄質癌，膵癌である．これらvon Hippel-Lindau症候群に随伴する腫瘍の約15％に赤血球増加症が発生する．注意すべきことに，ほとんどの特発性腎細胞癌でも，*VHL*遺伝子の両コピーに機能を喪失した体性変異が認められる．

❷ 酸素感知HIF系の遺伝性異常症

中央ロシアの隔離された地域に，腫瘍とは関係がなく*VHL*遺伝子に変異が高率にみられる小集団がある．このヘテロ接合体にはとくに臨床症状はないが，ホモ接合体ではエリスロポエチン濃度が上昇して高度の赤血球増加症が発生する．癌の発生リスクはないが，赤血球増加症の合併症によって生命予後は短い．

また別の地域では，*HIF2-α*遺伝子，あるいは図12-3に示すHIF αを制御するプロリル水酸化酵素遺伝子に変異が原因となって血漿エリスロポエチン濃度の上昇と赤血球増加症をきたす家系がまれにある．

これらの家系から，酸素感知システムおよびHIF調節機構に遺伝的異常があれば，二次性赤血球増加症を発症する可能性が指摘される．

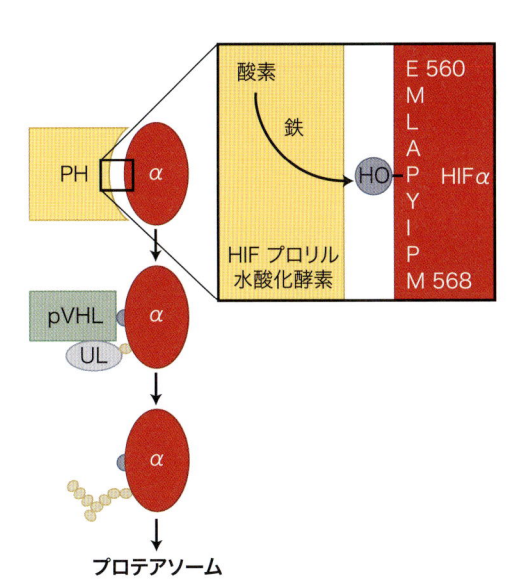

図12-3 低酸素誘導性転写因子（HIF）が細胞内酸素分圧低下によって上方調節される経路． 正常に酸素化されている細胞では，HIF α-サブユニット（HIF α）が2個のプロリン残基の水酸化を行う（図には1個のみを示す）．この酸素依存性転写後修飾はHIF α特異性プロリル水酸化酵素によって触媒される．von Hippel-Lindauタンパク（pVHL）は水酸化HIF αに結合し，ポリユビキチン化して急速にプロテアソームによって分解される．HO：水酸基，PH：プロリル水酸化酵素，UL：ユビキチンリガーゼ．

セルフアセスメント

1．2歳の女児．チアノーゼと高度の赤血球増加症がある．可能性の高い疾患はどれか．
   A．先天性心疾患
   B．エリスロポエチン産生腫瘍
   C．低酸素親和性ヘモグロビン異常症
   D．高酸素親和性ヘモグロビン異常症
   E．先天性メトヘモグロビン血症

2．赤血球増加症をもつ家族全員が血清エリスロポエチン濃度が低値である．この遺伝性疾患の原因はどれか．
   A．高酸素親和性をもつ変異ヘモグロビン

B．2,3-DPGムターゼを不活性化する変異による赤血球 2,3-DPG の低値
C．変異エリスロポエチンレセプターによる構成的シグナル伝達
D．HIF α-サブユニットの活性化変異
E．von Hippel-Lindau タンパクをコードする遺伝子の不活性化変異

PART II　止血と血栓症

　止血という現象は，臨床医にとっても，研究者にとっても特別な関心をよぶ．その重要性とアピールは，臨床所見と著明な科学的進歩に基づく．血液凝固の開始とコントロールを司るメカニズムは複雑であるが，きわめて巧妙に細胞レベルあるいは分子レベルで整然と制御され，生物学的に重要な機能になっている．

　第1章で紹介したように，血管系を循環して血球と血漿を体内の器官および組織に運ぶのは，栄養素や酸素を供給したり，感染や炎症に対する防御作用を発揮するうえで必須である．血小板，血管内皮細胞，血液凝固タンパクは複雑かつ動的に協調し，血管の損傷を修復したり，圧の高い循環系から血液が漏れ出るのを防止する．

　血液凝固の病態生理を十分に理解しておくことは，内科にとっても，外科にとっても不可欠である．血栓症は先進国の主要な死亡原因となっており，糖尿病，肥満症，心筋梗塞，脳血管障害，肺塞栓症などが医学的に問題になっている．

　先天性出血傾向の臨床的観察および検査所見は，血液凝固タンパクの構造と機能を解明するのに大きく貢献した．最も有名な血友病家系はビクトリア女王の子孫である．右図は，急性出血エピソードから回復した二人の写真である．上図は，女王の息子であるアルバニー君主のレオポルド皇太子の写真で，有名なイギリス人医師ウィリアム・ジェンナー卿が付き添っている．下図は，帝政ロシア皇太子アレクセイエで，ビクトリア女王の曾孫に当たる．皇太子は彼の母，アレキサンドラ皇后に付き添われている．

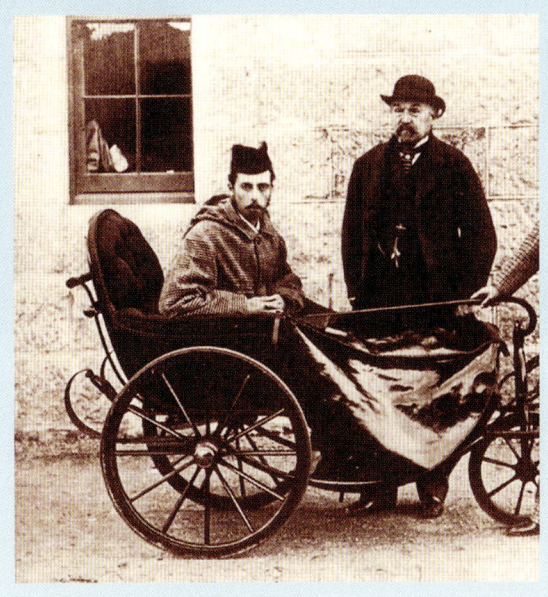

Hulton Getty コレクションより
レオポルド皇太子（左）とウィリアム・ジェンナー卿（右）

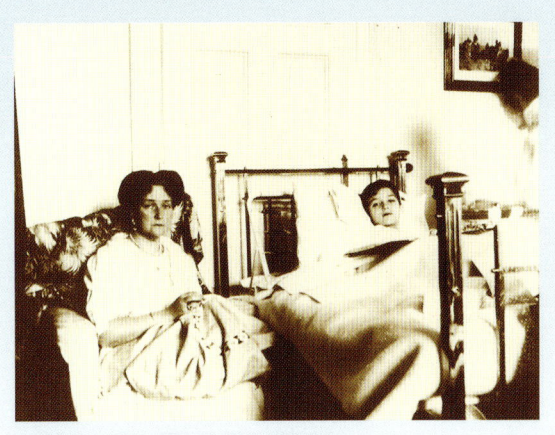

モスクワのロシア連邦公式保存記録より
アレクセイエ皇太子と母

CHAPTER 13

止血総論 Overview of Hemostasis

H. Franklin Bunn, Bruce Furie

> **学習目標**
>
> 本章で理解すること
> - 血小板活性化の生理学的重要性
> - 血液凝固カスケードに関与する酵素前駆体と補因子と，それらの協調作動
> - 血液凝固塊形成を制限する機序
> - 出血傾向の診断と経過観察に有用な臨床検査
> - 抗凝固薬の作用機序

止血機構[*1]は，高圧の閉鎖循環系を完璧に維持すべく，人間および他の脊椎動物に備わった生命維持に必須の防御システムといえる．

血管が傷ついて破綻すると，血栓ができて出血を阻止するか，出血の範囲を狭める．細胞と血漿タンパクが精緻に組織化された協調作用によって，迅速に，限局して，かつ可逆的に血栓を形成する．

血液凝固[*2]の古典的なパラダイムは，血管損傷部位における血小板血栓形成に始まる．まず血小板が，傷ついて露出されたコラーゲンに粘着する．粘着すると，コラーゲンによる血小板の活性化が誘導され，同時に組織因子によってトロンビンが発生し，血小板同士を凝集して血管損傷部位から血液が漏れ出ないようにしっかりした血栓になる．

この血小板血栓では，血液凝固系の活性化によってフィブリンからなる不溶性のポリマーが作られ，フィブリンポリマーの沈着によって補強される．一方，血管損傷部位を越えて血栓が広がらないように，特異的な抑制因子もある．最終的にはフィブリンが溶解し，血管が再開通して血流が戻る．

もっとも，最近の研究によれば，理想的にこのようなシナリオが運ぶというより，それぞれの相がくっきり分けられるわけではない．実際，特別なフローサイトメトリで分子マーカーを解析すると，血小板血栓が形成される時点ですでにフィブリンの沈着が始まっていることが証明されている．

本章ではまず，血小板血栓の形成，フィブリン塊の形成開始，拡大，抑制，溶解に際して起こるダイナミックな変化について解説する．これらの概念を理解すれば，本章および後で出てくる出血傾向や血栓症の病態生理，診断，治療がよくわかると思う．

1. 血小板粘着と活性化

血漿には，分子量が 1,500 万ダルトンにもなる多量体ポリマーを作る **von Willebrand factor**（vWF）とよばれる大きく長いタンパクがある．

vWF には，後述するように，古典的血友病で欠損する第VIII因子を結合して輸送する作用がある．加えて，vWF は一次血小板血栓の形成に重要な役割を果たす．vWF にはコラーゲンと，血小板表面の糖タンパク複合体である GPIb-IX-V（以下，**GPIb 複合体**と略）に対する結合部位がある．血流で起こるような強い剪断応力がかかると，vWF は"ほぐされ"て長く伸びた形状となり，血小板 GPIb 複合体と血管壁の損傷によって露出したコラーゲンの両者に結合できるようになる．こうして，vWF はあたかも血小板を傷ついた血管壁に粘着させる分子"糊"として作用する．

血小板は粘着と組織因子によって生じるトロンビンによって活性化される．トロンビンは血小板のトロンビン"レセプター"を細胞外ドメインで切断し，構造を変化させて活性化シグナルに転換し，血小板を活性化する．図 13-1 A に示されるように，血小板の活性化は血小板の形態を突然に可逆性に変化させる．すなわち血小板はスムーズな円板形から，"ウニ"のように多数の偽足様突起が出て，表面積が増えた形態に変化する．そのうえ，活性化によって血小板膜表面の糖タンパク GP IIb/IIIa にも変化を及ぼし，フィブリンを結合しやすくする．

フィブリノゲンは 2 本の結合部位をもち，異なる

[*1] **止血機構**：すぐに作動できるように，潜在的ではあるが準備を整えている．
[*2] **血液凝固**：血管損傷部位に限局．

2つの血小板表面に発現している GP Ⅱb/Ⅲa にそれぞれ架橋する．この架橋結合こそが血小板凝集に重要で，一次血小板血栓を大きくする．

コラーゲンとトロンビンへの粘着に加え，アデノシン二リン酸 adenosine diphosphate(ADP)のような生理的刺激によっても活性化される．ADP は活性化血小板の濃染顆粒から放出される分子群の1つである．血小板血栓の局所で，ADP は近くにある活性化されていない血小板を活性化する．この現象は止血過程を増強する一連の増幅経路の1つで，血管損傷部位のすぐ近くで急速に血栓を形成するのに役立っている．

また，血小板の活性化により，細胞膜のリン脂質から長鎖の多価不飽和脂肪酸であるアラキドン酸も放出される．アラキドン酸は，シクロオキシゲナーゼを含む酵素群によって，血小板凝集を強力に誘導するトロンボキサン A_2 に変換される．アスピリンが血小板活性化を阻止するのは，血小板シクロオキシゲナーゼを抑制する作用に基づく．

さらに，血小板の活性化により，他の形態的に明瞭な α-顆粒からは血小板第4因子，トロンボスポンジン，フィブリノゲン，第Ⅴ因子など，止血に関与するタンパクが放出される．加えて，α-顆粒膜にある P-セレクチンは活性化された血小板の細胞表面膜に移動し，そこで血小板と白血球や血管内皮細胞など他の細胞との相互作用に重要な役割を果たす．これらのプロセスは，溶解性の血液凝固系に関連して重要である．

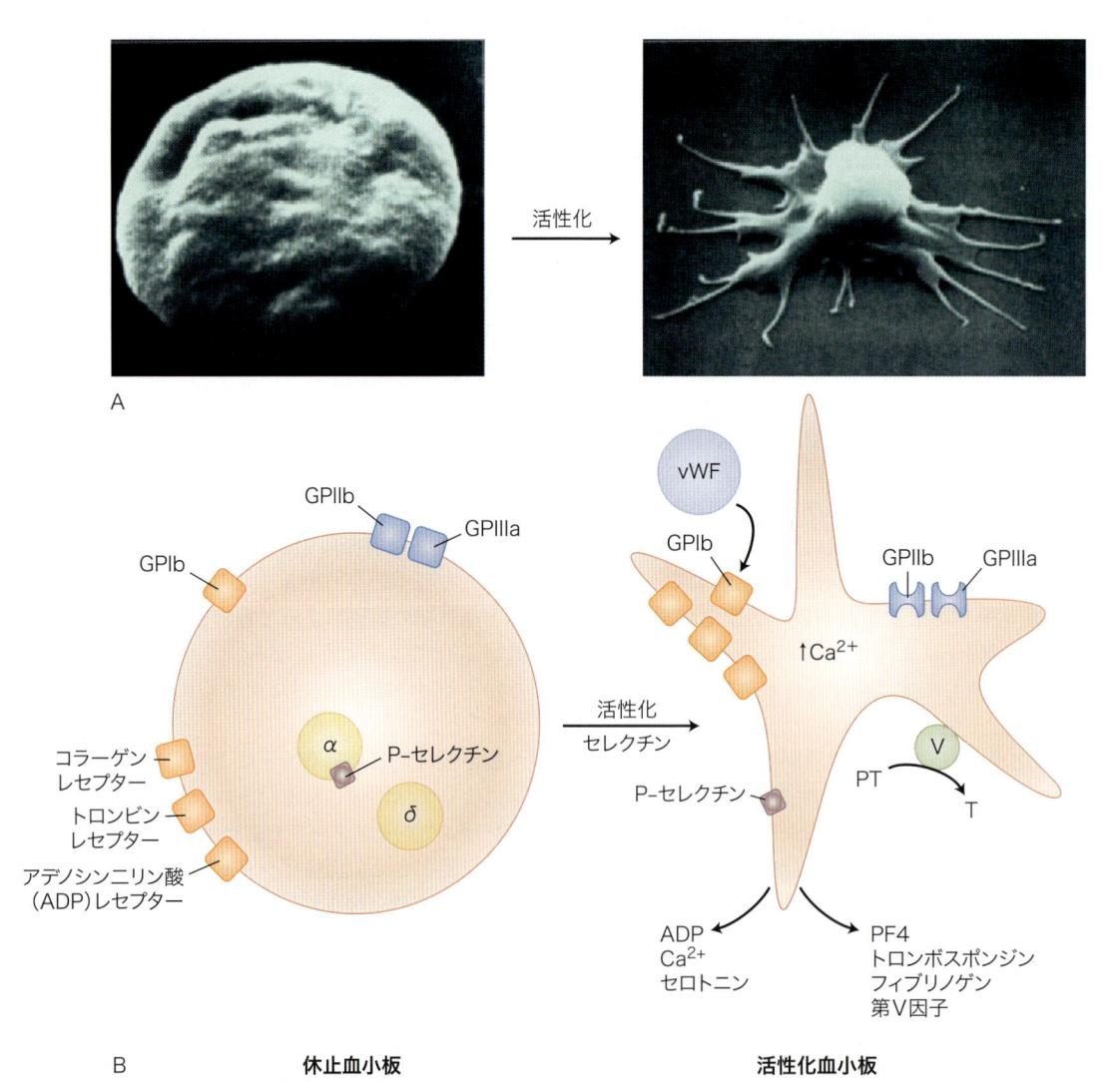

図 13-1　血小板の活性化． A：活性化に伴う血小板の劇的な形態変化(Dr. James White の好意による)．B：血小板の活性化によって刺激されたり放出される分子と活性化血小板から遊離する物質．GP：糖タンパク，V：第Ⅴ因子，PT：プロトロンビン，T：トロンビン，PF4：血小板第4因子，vWF：von Willebrand factor．

第Xa因子レセプターは活性化血小板の表面にあるリン脂質であるが，第V因子と協同してトロンビン産生に作用する（図13-1 B）．この点については後で詳述する．

2. 血液凝固系

血小板血栓が高度の協調作用で形成されるとき，フィブリン塊の形成も同時に始まる．

a) 凝固因子

血管損傷という小さなシグナルは増幅され，分子が次々に相互反応を起こし，フィブリン塊を作ることになる．このドラマチックな過程の主役は，通常は血液中を不活性な酵素前駆体として循環している血漿タンパクである．

図13-2は典型的ないし共通の経路を示す．血液凝固反応が生体内あるいは試験管内で活性化されると，酵素前駆物質は活性化されたタンパク分解酵素になり，次の酵素前駆物質を特異的に切断して活性化する．反応は次々と連鎖して進行する．このように高度にコントロールされた制限タンパク分解によって最終的にトロンビンが形成され，フィブリン塊ができる．

20世紀には試験管内での凝固塊の生化学的研究が進み，血液凝固反応に関与する特異的タンパクが徐々に同定されてきた．そして，それらのタンパクがいかに精密に制御され，精巧に相互作用が行われているのか，明らかになってきた．こうした知識のかなりの部分は，特異的な凝固タンパクの遺伝的欠損家系を詳しく解析することで解明されてきた（第15章）．

図13-3はフィブリン形成に先立って凝固塊の形成に参加する凝固タンパクを示す．

図13-3 Aが表す酵素前駆物質，すなわちプロトロンビン，第VII因子，第IX因子，第X因子，第XI因子は肝臓で合成される．これらは構造上，いくつかの類似点がある．すべてがN末端にシグナルペプチドをもち，また第XI因子を除きすぐ近くにプロペプチドがある．これらのN末端は，成熟した酵素前駆物質となって血中に放出される前に肝細胞で切断される．これら5つの酵素前駆体はC末端に巨大な触媒ドメインを有し，活性化されると凝固反応で次に作用するタンパクを特異的に切断して活性化させるセリンプロテアーゼとして作用する．

第VII因子，第IX因子，第X因子，プロトロンビンの4つは，血漿中に分泌される前にゴルジ装置で重要な転写後修飾を受ける．プロペプチドに近接した特異的グルタミン酸残基がビタミンK依存性にカ

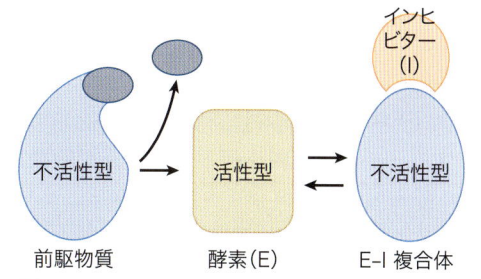

図13-2 迅速かつ制御されたフィブリン塊形成に関わる共通経路．限定されたタンパク分解による酵素前駆物質の不活性型から活性型への変化（左）と特異的インヒビター(I)による酵素(E)活性の抑制．

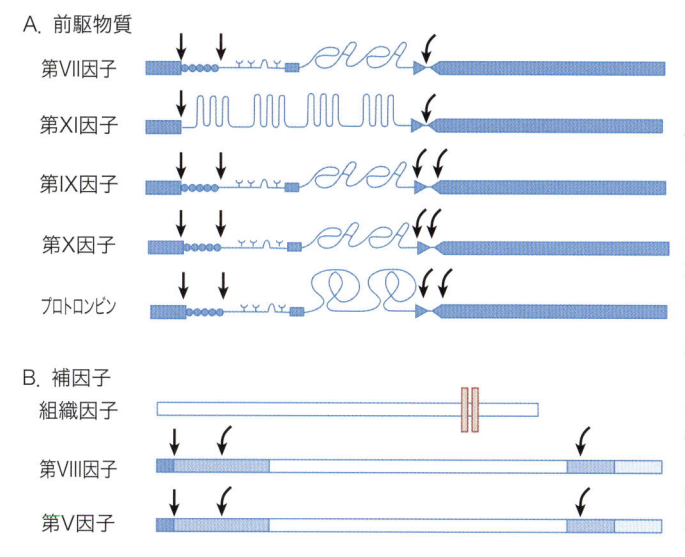

図13-3 血液凝固反応に関与するタンパク．A：酵素前駆体はタンパク分解酵素作用で切断されて活性型の酵素になる．左側の青い四角（■）はシグナルペプチド．●●●はプロペプチド．Yはグルタミン酸カルボキシル化の特異的部位を示す．右側の曲がった矢印（↙）は切断されてC末端触媒ドメイン（右の長い青色四角■）を遊離する．そしてそれは活性のあるセリンプロテアーゼとして作用する．B：酵素前駆体の結合部位となる補因子．組織因子(TF)は膜貫通タンパクである（脂質二重層は2本の縦四角（||）で示す）．第VIII因子と第V因子は曲がった矢印の部位でタンパク分解によって切断されて活性化される (Furie B and Furie BC. The molecular basis of blood coagulation. Cell. 1988; 53: 505-518 より許可を得て改変)．

ルボキシル化される．すると陰イオンが付加されることとなり，血液凝固に必須の補因子であるカルシウムが結合しやすくなる．

タンパク補因子も血液凝固反応の調節に重要な働きをする．これらは血小板と血管内皮細胞膜に結合し，酵素前駆体が付着する場所となる．そして，フィブリン塊が速やかに形成されるように，その作用を増幅する．図13-3Bで示すように，組織因子tissue factor(TF)は，血管外細胞，血管壁細胞，循環微粒子の表面にある膜貫通タンパクである．先に述べた酵素前駆体と同様に，第VIII因子と第V因子は実質的には補因子前駆体となる．すなわち，溶解性の血漿タンパクで，タンパク分解性に切断されて活性化される．

b）内因系凝固反応 intrinsic pathway

試験管の中では，内因系凝固反応でフィブリン塊が形成される（図13-4）．

血漿が試験管のガラス表面に触れると，第XII因子が活性化されて第XIIaとなる．凝固因子につけられた a は活性化された activated 状態であることを表す．第XIIa は高分子キニノゲン high molecular weight kininogen(HMWK)の存在下で第XI因子を活性化して第XIaにする．第XIa はカルシウムイオン Ca^{2+} の存在下で第IX因子を触媒して第IXaとする．そして第IXa はカルシウムイオンの存在下で膜表面の第VIIIaと複合体を作り，第Xを第Xaに転換させる．

c）外因系凝固反応 extrinsic pathway

古典的な理解では，外因系凝固反応は生体内で凝固反応の開始を担当するとされる（図13-4）．

組織因子は血管内の細胞に構成的に発現されている．血管が傷つくと，組織因子が露出され，血漿に正常状態で存在する微量の活性化第VIIa因子に結合する．第VIIa因子と組織因子の複合体は，第X因子を第Xa因子に転換させて凝固反応を開始させる．これこそが外因系と内因系反応が合流するポイントといえる（図13-4）．

しかし，生体内の凝固はもっと複雑である．低濃度の組織因子は，血栓が大きくなる初期に濃縮される．図13-5が人間の生体内での凝固反応を最もよく表す．

すでに述べたように，血液凝固の引き金は，傷ついた血管で組織因子が曝露されることである．組織因子は血小板と血管内皮細胞の膜にあるホスファ

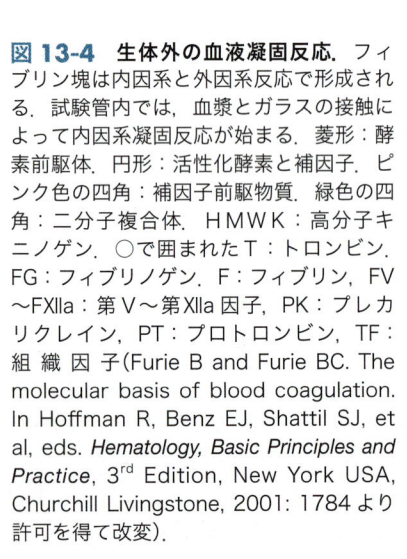

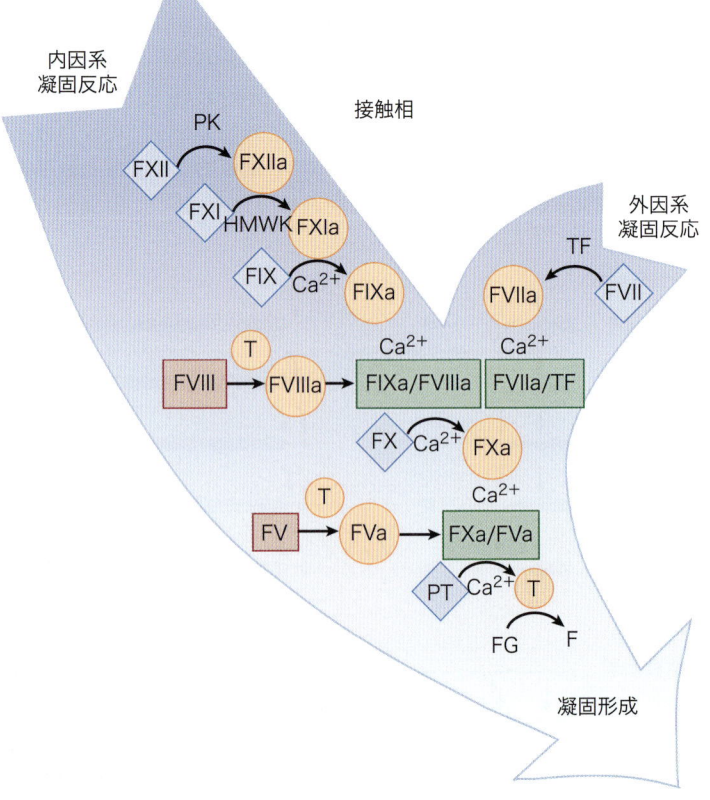

図13-4 生体外の血液凝固反応．フィブリン塊は内因系と外因系反応で形成される．試験管内では，血漿とガラスの接触によって内因系凝固反応が始まる．菱形：酵素前駆体．円形：活性化酵素と補因子．ピンク色の四角：補因子前駆物質．緑色の四角：二分子複合体．HMWK：高分子キニノゲン．○で囲まれたT：トロンビン．FG：フィブリノゲン，F：フィブリン，FV〜FXIIa：第V〜第XIIa 因子，PK：プレカリクレイン，PT：プロトロンビン，TF：組織因子(Furie B and Furie BC. The molecular basis of blood coagulation. In Hoffman R, Benz EJ, Shattil SJ, et al, eds. *Hematology, Basic Principles and Practice*, 3rd Edition, New York USA, Churchill Livingstone, 2001: 1784 より許可を得て改変).

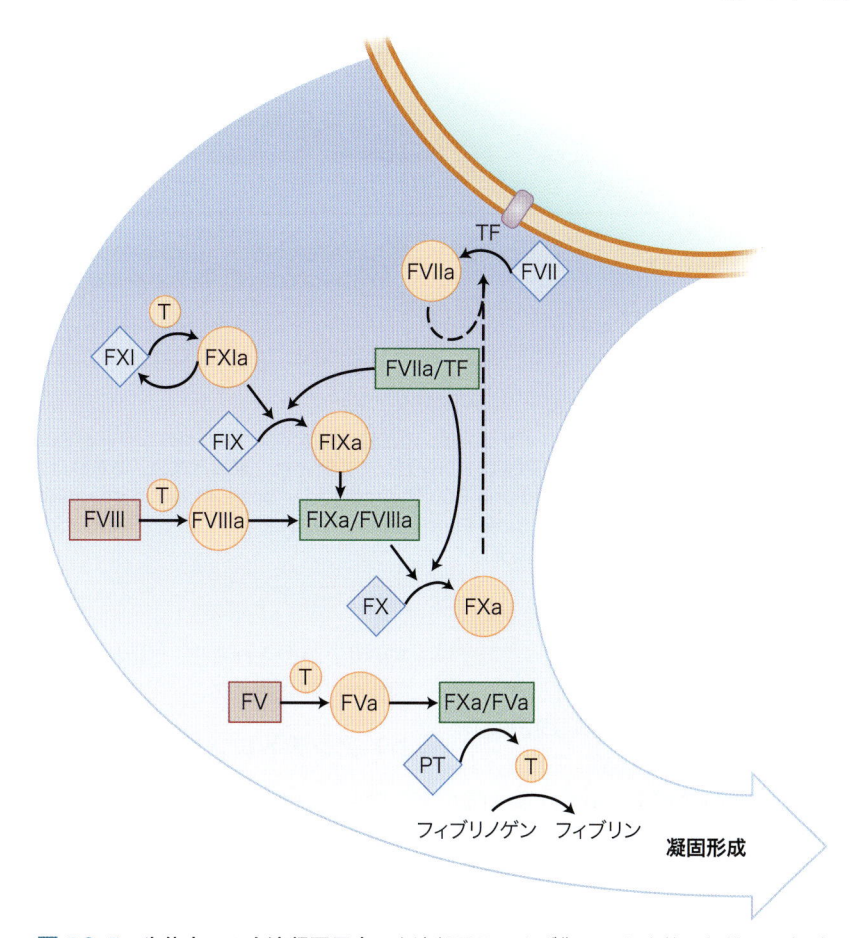

図13-5 生体内での血液凝固反応. 血液凝固は,まず傷ついた血管で組織因子(TF)が露出されることから始まる.組織因子は第VIIa因子と複合体を作り,第X因子だけでなく第IX因子を活性化する.この第VIIa因子/組織因子複合体の2つの作用が,生体内で血液凝固を劇的に増幅するのに役立つ.活性化された血液凝固因子を円で囲む.略語は図13-4参照(Furie B and Furie BC. The molecular basis of blood coagulation. In Hoffman R, Benz EJ, Shattil SJ, et al, eds. *Hematology, Basic Principles and Practice*, 3rd Edition, New York USA, Churchill Livingstone, 2001:1785 より許可を得て改変).

チジルコリンとともに第VIIa因子と複合体を形成する.この複合体は第X因子だけでなく,第IX因子も活性化する.第IX因子の活性化は試験管内凝固にはさほど関係しないが,生体内での凝固反応には重要な意義がある.というのも,第IX因子,あるいはその補因子である第VIII因子が欠損すると,重症な出血傾向をきたす血友病を発症するからである(第15章).

血液凝固反応の各ステップが進むに伴い,酵素前駆物質が多くなる仕組みになりそれによって凝固塊が大きくなる.最終段階では,血漿中で最も多い血液凝固タンパクのフィブリノゲンが関与し,これが重合化してフィブリンを作る.フィブリノゲンは,Aα,Bβ,γという3つのサブユニット対からなるヘテロ二量体で,それぞれS-S結合でつながっている(図13-6 A).

フィブリノゲンは,トロンビン(第IIa因子)によって切断され,Aα,BβサブユニットからそれぞれフィブリノペプチドA fibrinopeptide A(FPA)とB(FPB)が遊離される.FPAを測定するとフィブリノゲンからフィブリンへの転換が反映されるので,播種性血管内凝固のモニターに有用である.フィブリノゲンが切断されると構造変化を起こし,末端と末端の相互作用,および線状らせん構造の側方と側方の相互作用によって非共有ポリマーが形成される.このフィブリンポリマーの強度と持続性は,フィブリン線状構造の間の共有架橋形成を触媒する第VIIIa因子の作用によって非常に増強される.

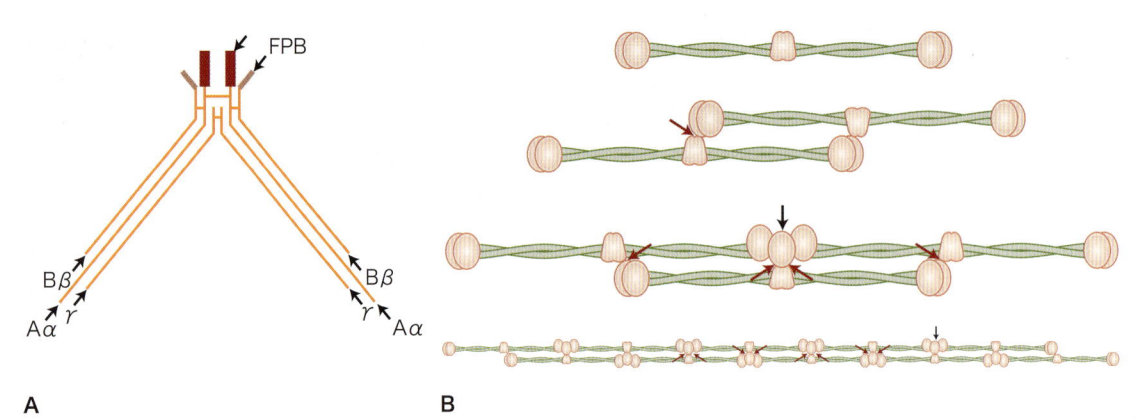

図 13-6 フィブリノゲンとフィブリン．A：フィブリノゲンの二量体構造．3つのサブユニットがS-S結合でつながっている．B：フィブリノペプチドA（FPA）とB（FPB）はトロンビンで切断され，末端と末端，あるいは側方と側方が接触し，重合してフィブリンが作られる（Furie B and Furie BC. The molecular basis of blood coagulation. In Hoffman R, Benz EJ, Shattil SJ, et al, eds. *Hematology, Basic Principles and Practice*, 3rd Edition, New York USA, Churchill Livingstone: 2001: 1797, 1798 より許可を得て改変）．

3．凝血塊形成の制御

ここまで，出血を止めるために凝血塊は迅速に作られ，大きくなることの重要性を強調してきた．しかし，血管障害部位での凝固に歯止めをかけるのも，同様に重要である．なぜなら，凝固が近隣の正常な血管にまで及べば，血流を障害し，かえって重篤な結果をもたらすからである．生物進化に伴い，凝血塊が過剰に進まないように制限する分子および経路が出現した（表13-1）．

a）組織因子経路インヒビター tissue factor pathway inhibitor（TFPI）

TFPIは血管内皮細胞で合成され，血漿と血小板に存在する．これはまず第Xa因子に結合して活性化され，外因系凝固反応を阻止する．第Xa因子/TFPI複合体は第VIIa/組織因子複合体にくっついて不活性化し，少量の第Xa因子とトロンビンが形成された後の外因系凝固反応を阻止する．

トロンビンの作用を受けて活性化第VIIIa因子と第Va因子が作られると，内因系凝固反応で凝固促進活性が一挙に高まる．

b）アンチトロンビン antithrombin（ATIII）

アンチトロンビンは止血を調節する最も重要な血漿プロテアーゼ阻害物質で，**ヘパリン補因子 heparin cofactor**としても知られる．血管内皮細胞表面の内因性複合糖質か抗凝固作用のあるヘパリンと結合すると，アンチトロンビンは構造が変化してセリンプロテアーゼインヒビター（セルピン）となり，トロンビン，第VIIa因子，第IXa因子，第Xa因子，第XIa因子を不活性化する．

アンチトロンビンは血栓ができている箇所から離れた部位に血流に乗って運ばれ，血液凝固因子を抑制するスカベンジャーである．

c）プロテインC protein C

プロテインCは，プロテインSの存在下で，正常血管内皮細胞表面にあるトロンボモジュリンに結合したトロンビンの作用を受けて活性化される．プロ

表13-1 凝血塊進展の制御機構

インヒビター	標的	効果
TFPI	第VIIa-TF複合体	外因系の抑制
アンチトロンビン	ヘパリン，内因性複合糖質	第VIIa, IXa, XIa因子，トロンビンの抑制
活性化プロテインC	第V，VIII因子	第Xa因子とトロンビン形成の抑制
プラスミン	フィブリン	線溶

TFPI：tissue factor pathway inhibitor（組織因子経路インヒビター），TF：tissue factor（組織因子）．

テインCとプロテインSはビタミンK依存性にカルボキシル化され，第Ⅶ，Ⅸ，Ⅹ因子，プロトロンビンと構造を共有する（図13-3参照）．活性化されたプロテインCは第Ⅴa，Ⅷa因子を特異的に不活性化して凝固反応を弱める．

d）線溶系 fibrinolytic pathway

線溶系は，損傷されていない組織で作られる不要な凝血塊の溶解を促進する．また，損傷を受けた組織の治癒過程と治癒後に血栓を最終的に除去する．このようにして，血流が再開されることになる．

線溶系は，組織プラスミノゲンアクチベーターとウロキナーゼ型のプラスミノゲンアクチベーターによって惹起される．これらの酵素は酵素前駆物質のプラスミノゲンをタンパク分解酵素のプラスミンに転換し，フィブリンを分解する．

以上のような血液凝固抑制系は，過度になると遺伝性血栓傾向をしばしば発生する（第17章）．また，後述するように，いくつかの重要な抗凝固療法の作用点にもなっている．

4．血小板数と機能の検査

血小板数はルーチンの血球検査の一環として行われる．皮膚直下の浅い出血である紫斑，粘膜出血，その他の出血が血小板数の減少で起こりうる．加えて，先天性もしくは後天性の血小板機能異常でも出血は起こる．これについては次章で述べる．時に血小板機能検査が重要な情報を提供する．

a）出血時間 bleeding time

出血時間は，前腕に一定の浅い小切開を加え，止血するまでの時間を測定する（図13-7）．血小板機能が正常なら，出血時間は血小板数が10万/μL以下になると進行性に延長する．一方，血小板数が正常でも，尿毒症，von Willebrand病（第15章），アスピリンの服用などで血小板の機能が異常であれば，出血時間は延長する．

出血時間は理論的にはすぐれた指標になるが，準備が面倒である，結果にばらつきがあって再現性に乏しい，といった欠点もあり，今日ではほとんど行われなくなった．

b）血小板凝集能検査 platelet aggregation

血小板凝集能検査は，限界はあるものの，血小板の機能を高い信頼性で評価できる．このため，出血傾向の患者で広く検査が行われる．

この検査では，新鮮な血液から多血小板血漿を集める．血小板凝集作動薬を添加すると，血小板GPⅡb/Ⅲaレセプターがフィブリノゲンを結合し，血小板凝集を促進する．血小板が塊を作ると，血漿の濁度が低下し，光透過性が亢進する．アデノシン二リン酸（ADP），アドレナリン，コラーゲン，アラキドン酸などの生理学的作動物質を添加したときの血小板凝集の時間的経過を図13-8に示す．

適切な濃度では，ADPとアドレナリンは血小板濃染顆粒から内因性のADPを放出させる．放出されたADPが残りの血小板を刺激し，血小板凝集の二次凝集を形成する．

抗生物質のリストセチンを添加すると，血漿中のvon Willebrand factor（vWF）が正常な血小板に結合し，凝集させる．

血小板の凝集にはカルシウムの動員とフィブリノゲンレセプターの活性化が必要である．一方，血

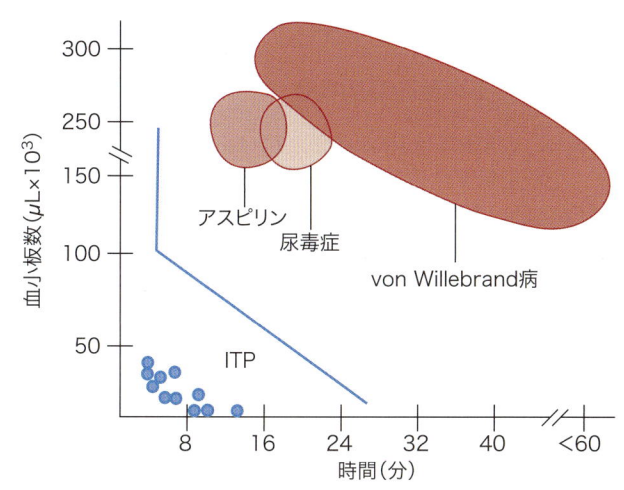

図 13-7　血小板数と出血時間（分）の相関．青色の垂直線と斜線で示すように，血小板機能に問題がなければ，血小板数が10万/μLを下回らなければ出血時間は延長しない．特発性血小板減少性紫斑病ITP患者では，血小板数が極めて少ないにもかかわらず，出血時間の延長がないことがしばしばである（青色●）．一方，アスピリン服用，尿毒症，von Willebrand病では，血小板数は正常でも出血時間が延長する．

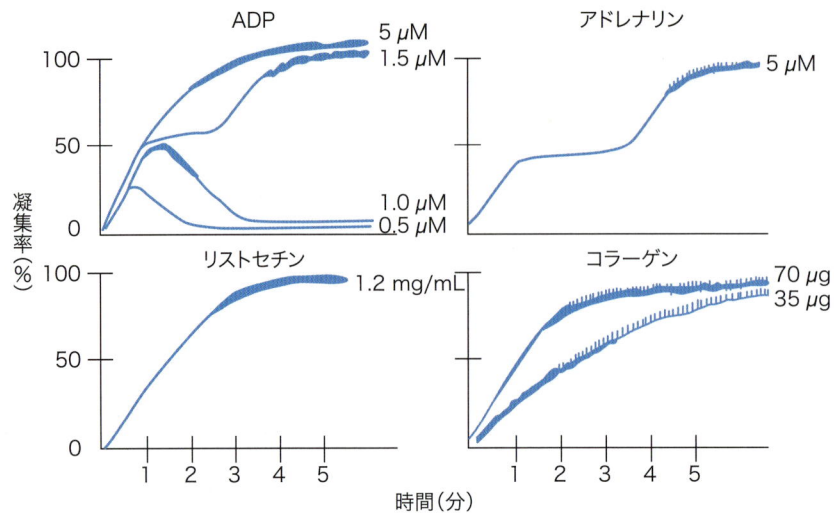

図 13-8 アデノシンニリン酸(ADP)，アドレナリン，リストセチン，コラーゲンの刺激による多血小板血漿での血小板凝集．

小板の癒合は vWF が GPIb 複合体へ結合して血小板が受動的に架橋結合されるもので，たとえホルマリンで固定された血小板であっても起こりうる．リストセチン凝集は，von Willebrand 病，血小板の vWF 結合部位となる GPIb 複合体の欠損症では凝集しないか，弱い．

5．血液凝固反応の検査

上述の血小板機能検査はむしろ特殊な場合にしか行われない．これに対して血液凝固検査は，内科，外科，産科などの領域で一般に，また生命を脅かす危険な病態の際に，診断したり経過を観察するうえで意義深い．標準的なスクリーニング検査としては，血小板数，プロトロンビン時間，部分トロンボプラスチン時間が行われる．

a）プロトロンビン時間 prothrombin time(PT)

PT は血漿にリコンビナントの組織因子を添加して測定する．つまり，PT は外因系凝固反応をチェックするのに役立つ．健常者では 12 秒ほどで血漿が突然に凝固する．PT の延長は，外因系凝固反応にかかわる因子，とくに第Ⅶ，Ⅹ，Ⅴ因子，プロトロンビン，フィブリノゲンの 1 つあるいはそれ以上に機能的な異常があることを示す(図 13-9)．

多くの検査室やクリニックでは，組織因子活性の指標として PT の国際化標準比 international normalized ratio(INR)で報告される．

b）部分トロンボプラスチン時間 partial thromboplastin time(PTT)

PTT は内因系凝固反応を反映する．多孔質の珪藻土であるカオリンを血漿に加えると，人工的に広い接触面を提供することになり，第Ⅻ因子を活性化する．図 13-10 に PTT 検査で作られる凝血塊の形成に参加する凝固因子，すなわち，第Ⅻ，Ⅺ，Ⅸ，Ⅷ，Ⅹ，Ⅴ因子，プロトロンビン，フィブリノゲンを示す．

c）トロンビン時間 thrombin time(TT)

トロンビン時間は，血漿にトロンビンを加えて凝血塊を作るのにかかる時間を表す．つまり，フィブリノゲンの量と機能，抗凝固物質であるヘパリンのようなトロンビンインヒビターの存在や，フィブリン形成を阻害するフィブリノゲンおよび**フィブリン分解産物**などを反映する．

d）その他の凝固検査

表 13-2 は PT，PTT，TT の結果による総合的解釈を示す．これらを組み合わせれば，凝固因子の単独もしくは複数の欠陥なり欠損を絞り込むのに有用である．この情報に基づき，特定の凝固因子を測定したり，単一の凝固因子を除いた血漿を用いた混和試験が行われる．ほとんどの先天性出血性疾患では，単一の血液凝固因子が欠損している(第 15 章．例外は von Willebrand 病で，vWF と第Ⅷ因子の両者が欠損する)．これに対し，肝疾患，ビタミン K 欠乏症，播種性血管内凝固などの後天性出血傾向で

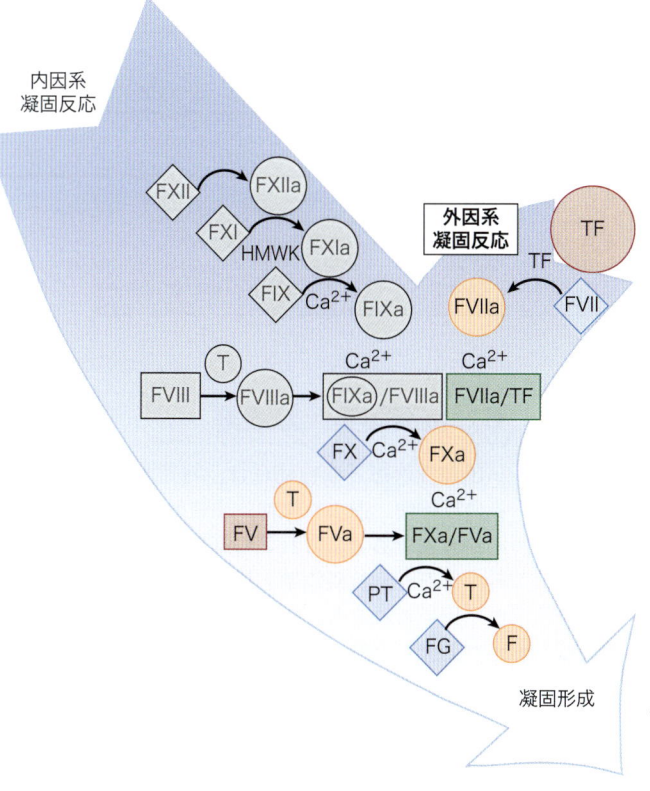

図 13-9 外因系凝固反応のモニターに用いられるプロトロンビン時間（PT）．血漿に外因性の組織因子（TF）を添加すると，外因系凝固反応が開始される．外因系凝固反応に関与する酵素前駆物質とフィブリノゲンを水色の菱形で，活性化された酵素，第V補因子とフィブリンはオレンジ色の○，タンパク複合体は薄緑色の四角で示す．略語は図 13-4 参照（Furie B and Furie BC. The molecular basis of blood coagulation. In Hoffman R, Benz EJ, Shattil SJ, et al, eds. *Hematology, Basic Principles and Practice*, 3rd Edition, New York USA, Churchill Livingstone, 2001: 1784 より許可を得て改変）．

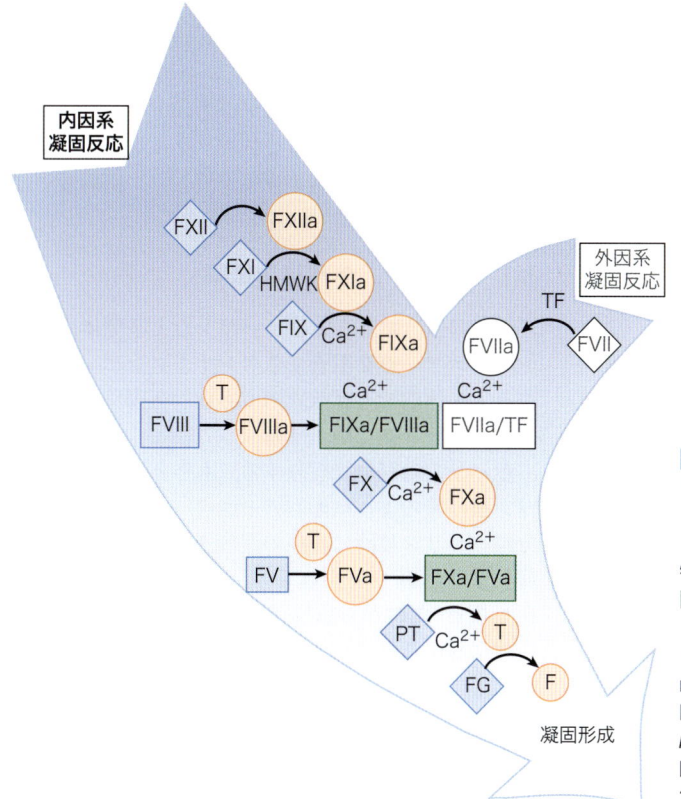

図 13-10 内因系凝固反応のモニターに用いられる部分トロンボプラスチン時間．カオリンを加えると内因系凝固反応が開始される．この反応に参加する凝固因子について，酵素前駆物質とフィブリノゲンを水色菱形で，第V，VIII因子の補因子を四角で示す．活性化凝固因子とフィブリン（F）をピンク色の○で示す．略語は図 13-4 参照（Furie B and Furie BC. The molecular basis of blood coagulation. In Hoffman R, Benz EJ, Shattil SJ, et al, eds. *Hematology, Basic Principles and Practice*, 3rd Edition, New York USA, Churchill Livingstone, 2001: 1784 より許可を得て改変）．

表13-2 止血のスクリーニング検査の解釈

プロトロンビン時間	部分トロンボプラスチン時間	トロンビン時間	血液凝固因子単独欠損
延長	延長	正常	第V，X因子，プロトロンビン
延長	正常	正常	第VII因子
正常	延長	正常	第XII，XI，IX，またはVIII因子
正常，延長	正常，延長	延長	フィブリノゲン，トロンビンインヒビター

は，複数の血液凝固因子に欠損がある(第16章)．

個々の凝固因子検査の他に，出血傾向の原因を調べる目的で次のような検査が実施される．個々の出血傾向におけるこれらの検査の選択と解釈は，第14〜17章で述べる．

i）フィブリノゲン定量

正常では血漿中に豊富にあるタンパクで，免疫反応で定量するか，トロンビン時間で機能を検査する．

ii）フィブリノゲン/フィブリン分解産物，D-ダイマー

生体内で凝血した後の線溶系を評価するのに有用で，播種性血管内凝固，深部静脈血栓症などで検査される(第16，17章)．

iii）vWF機能測定(vWFパネル)

これには，第VIII因子活性測定，血中で第VIII因子を運ぶvWFの免疫学的定量，vWFの機能を反映するリストセチン血小板凝集試験がある．この検査パネルはvon Willebrand病の診断に有用である(第15章)．

iv）混和試験

血液凝固因子インヒビターを検出するのに行われる．例えば，PTTが延長している患者の血漿に等量の正常血漿を加えて再度PTTを検査する．血液凝固因子は正常の50％もあればPTTを正常にするのに十分である．このため，患者のPTT延長が血液凝固因子の欠損だけによるとすれば，混合血漿のPTTは正常になる．一方，患者血漿に抗体のようなインヒビターが含まれていれば，インヒビターは患者血漿と正常血漿の血液凝固因子を不活性化するので，PTTは延長したままである．

6．抗凝固薬，線溶薬

出血性疾患と血栓症には，特定因子の補充療法，赤血球輸血，血小板輸血，血漿輸血，種々の薬物などが有効である．これらの適用は次の第4章で述べる．ただし，抗凝固薬と抗線溶薬は，さまざまな疾患で用いられるし，血液凝固反応への作用に基づいて有効性が理解できるので，本章で触れる．

a）ビタミンK拮抗薬

第VII，IX，X因子，プロトロンビンのカルボキシル化が止血に重要なので，ビタミンK依存性の転写後修飾を阻止することは生体内で凝血塊形成を遅らせる効果がある．

最も有効なビタミンK拮抗薬はワルファリンで，経口で投与する．ワルファリンの投与中は，ワルファリン量が治療域に入っているかどうかを定期的にPTでモニターすべきである．ワルファリン量が不十分であると血栓阻止効果が乏しく，過剰量では重症の出血を起こすリスクがある．

b）ヘパリン，ヘパリン様薬

前述のように，とくにヘパリンなど多糖体はセリンプロテアーゼを阻害するアンチトロンビンを活性化し，生体内でも試験管内でも血液凝固反応のいくつかのステップを阻止する．

ヘパリンは経静脈投与する．もっとも，ワルファリン投与時のように頻回のモニターは必要ない．未分画ヘパリンは時に重症の副作用としてヘパリン惹起性血小板減少症を起こす．これは，ヘパリンと血小板α-顆粒から放出される血小板第4因子の複合体に対する自己抗体が産生されることによる．免疫反応によって血小板が活性化され，血小板減少が起こる．しかし，患者によっては静脈または動脈性の血栓症を起こして致死的になることもある(第17章)．

c）直接トロンビン阻害薬

トロンビンの三次元構造とタンパク分解作用を示すドメインが明らかにされることで，トロンビンの活性部位に特異的に高親和性で結合するアルガトロバン argatroban のような薬剤の開発と発展につながった．アルガトロバンは，ヘパリン惹起性血小板減少症でヘパリンが使用できない患者に抗凝固療法を行うのにとくに有用である．

d）線溶薬

線溶系を活性する薬剤は血栓で閉塞された血管腔を開き，血流を再開するのにしばしば著明な効果がある．当初は，タンパク分解酵素のストレプトキナーゼとウロキナーゼが使われた．最近はリコンビナントの組織プラスミノゲン活性薬の有効性が実証されてきた．これらの薬剤は出血のリスクに注意が必要である．

セルフアセスメント

1．血小板凝集と血栓形成で最初に起こる分子学的事象はどれか．
    A．血小板 GPIb 複合体に vWF の結合
    B．血小板 GPIIb/IIIa 複合体に vWF の結合
    C．血小板 GPIb 複合体にフィブリンの結合
    D．血小板 GPIb 複合体にフィブリノゲンの結合
    E．血小板 IIb/IIIa 複合体にフィブリノゲンの結合

2．組織因子の主な役割はどれか．
    A．プロトロンビンの活性化
    B．第VII因子の活性化
    C．第X因子の活性化
    D．トロンビンの活性化
    E．A〜D のすべて

3．フィブリン塊を架橋形成で強化するタンパクはどれか．
    A．トロンビン
    B．フィブリノゲン
    C．第Va因子
    D．第VIIa因子
    E．第XIIIa因子

4．4歳の男児．関節に出血を繰り返し，関節血症をきたした．母方の叔父も同様な出血傾向がある．患児と叔父の検査では，血小板数正常，PTT 延長，PT 延長，TT 正常であった．この二人に欠損しているのはどれか．
    A．フィブリノゲン
    B．第V因子
    C．第VIII因子
    D．第IX因子
    E．第VII因子

CHAPTER 14

血小板異常症 Platelet Disorders
H. Franklin Bunn, Bruce Furie

学習目標
本章で理解すること
- 血小板減少を引き起こす原因の鑑別
- 自己免疫性血小板減少性紫斑病の病態発生と治療の原則
- 血栓性血小板減少性紫斑病の病態発生と治療の原則
- 血小板機能異常症の発症メカニズム

血小板は種々の疾患で重要な役割を演じる．血小板の異常[*1]による疾患では出血が主に問題となるが，時に血栓が問題になる．

出血は，血小板数の減少もしくは機能の障害で起こる（表14-1）．血小板の異常による出血は通常，表在性で，皮膚や粘膜に局在する．これらは**紫斑** purpura とよばれる．

点状出血 petechiae は2～5mm程度の小さな赤色もしくは紫色の斑である．下肢の遠位部に出ることが最も多いが，結膜や口蓋に出ることもある（図14-1 A）．点状出血はしばしば融合して大きくなる．大きな紫色の出血斑は斑状出血 ecchymosis という（図14-1 B）．

毛細血管拡張と違い，点状出血も斑状出血も，圧迫しても退色しない．粘膜の紫斑は通常高度の血小板減少で起こり，消化管出血や脳出血のような重篤合併症の前兆になる可能性がある．

血小板減少や血小板機能異常症による表在性出血と異なり，血友病のような血液凝固因子の欠損[*2]は，典型的には関節症のような深部出血を起こす（表14-1）．

[*1] **血小板異常**：表在性出血－点状出血，斑状出血．
[*2] **血液凝固因子異常**：深部出血－関節症など．

1．血小板減少症 thrombocytopenia

貧血の発症機序と同様に，血小板減少症も血小板産生障害か血小板破壊亢進で起こりうる．

循環している血小板の正常な寿命は7～9日である．骨髄での血小板産生が止まるとしたら，高度の血小板減少が発症するには，約1週間はかかる．

ところが，急性の免疫機序か消費亢進によって血小板が減少する場合，血小板は急速かつ大幅に減少し，数時間以内で高度の血小板減少症を引き起こす可能性がある．

1）血小板産生障害

多能性造血幹細胞が障害されたり抑制されると，血小板減少だけでなく貧血と白血球減少も起こして汎血球減少症となり，骨髄無形成を伴う．再生不良性貧血および他の汎血球減少症は第4章で述べた．

癌に対する化学療法や放射線療法では，骨髄無形成による一過性の血小板減少症と血小板産生低下が予測される．その他の薬物でも，血小板産生を選択的に抑制することがある．時には，アルコール多飲者においてエタノールの巨核球に対する直接毒性のために血小板減少症が起こることもある．これらの多くは，薬物やアルコールを止めれば，血小板は徐々に元に回復する．

頻度はより低いが，白血病や骨髄異形成症候群のような原発性骨髄疾患で血小板が減少することもある．巨赤芽球性貧血，悪性リンパ腫や癌などによる腫瘍の骨髄浸潤でも，程度は軽いが血小板が減少する．

トロンボポエチンもしくは類似物質を投与しても，産生障害による重症血小板減少症には効果が乏しい．その理由は，骨髄巨核球ならびに末梢血液血小板数の減少によって内因性のトロンボポエチン濃度がすでに著しく増えているからである（内因性トロンボポエチンによる血小板産生調節に関しては第2章参照）．

表14-1 血小板異常症の概略

病態	原因	頻度	疾患
出血傾向			
血小板減少症	後天性	多い	ITP, DIC, 骨髄無形成, 造血器腫瘍
血小板機能異常症	後天性	多い	薬物, 尿毒症, 骨髄疾患
	遺伝性	まれ	ベルナール・スーリエ症候群, Glanzmann血小板無力症
血栓症			
血小板増加症	後天性	少ない	骨髄増殖性疾患

ITP：自己免疫性血小板減少性紫斑病，DIC：播種性血管内凝固

血小板産生異常の場合には，血小板寿命は正常であるので，血小板減少に対する血小板輸血の効果は著しい．もっとも，同種血小板に対する抗体ができると，効果が薄れる．一方，血小板の破壊亢進に基づく血小板減少症には，血小板輸血の効果は期待できない．

2）血小板体内分布異常

健常者では体内の血小板のほぼ1/3が脾臓に分布している（第1章）．種々の疾患で脾腫が起こると，血小板，白血球，赤血球が脾臓にこれまでよりも多く分布することとなる（第1章，表1-4）．このように，脾臓への分布増加によって末梢血液の血球が1種類もしくはそれ以上のものが著明に減少している病態は，**脾機能亢進症** hypersplenism とよばれる．

脾機能亢進症では通常，血小板数は5万～12万/μLになる．このため，出血が問題になるほどの高度の血小板減少にはならない．したがって，血小板数を増やすためだけならば脾摘術は必要ない．しかし，同時に好中球が著明に減っているために脾摘が必要な症例もある．

3）血小板の消費もしくは破壊の亢進

高度の血小板減少は，血小板の急速な破壊が原因になることが多い．そのほとんどは，免疫学的機序か，あるいは血管内での血栓形成に起因する．いずれにせよ，循環血液中での血小板生存期間の短縮に対応すべく，骨髄での血小板産生は亢進する．

血小板は一般に生体内では寿命とともに小さくなる．このため，破壊亢進によって血小板が減少している場合には，末梢血液塗抹標本でわずかにみられる血小板は平均よりも大きい．

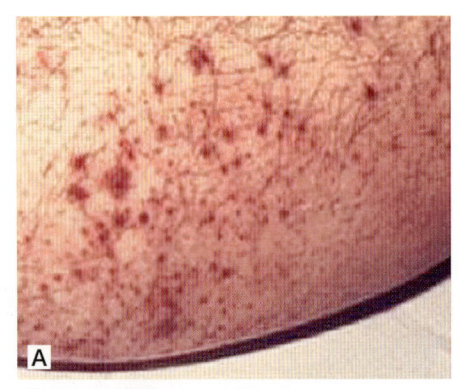

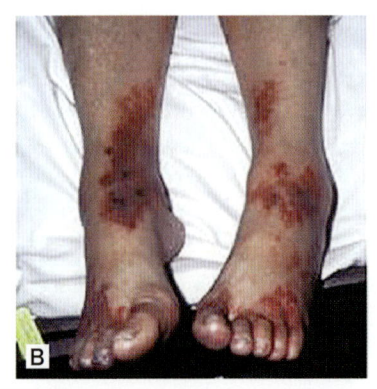

図14-1　紫斑． A：下肢遠位部の点状出血，B：斑状出血．

2. 免疫性血小板減少症
immune thrombocytopenia

あらゆる年齢層における高度の血小板減少症の原因には，免疫学的機序に基づく血小板破壊が多い．これらの患者では紫斑が医療上の問題になり，**自己免疫性血小板減少性紫斑病** immune thrombocytopenic purpura（ITP）とよばれる．

臨床的特徴

ITPは小児では5歳前後にピークがある．それまでは健康であった小児が，感染症，通常はウイルス感染症に引き続いて数日か数週以内に突如として点状出血か斑状出血を伴ってITPを発症する．患児の大半は治療の有無にかかわらず，6か月以内に血小板減少と紫斑は消失する．

これに対し，成人に発症するITPでは臨床像も経過もまったく異なる．発症は緩徐で，ウイルス感染の先行もほとんどない．慢性に経過し，重症例には綿密で複雑な治療が必要になる．

小児でも成人でも，ITPだけであれば，通常は出血以外の症状はない．脾臓もリンパ節も腫大しない．月経過多になる女性患者もいる．しかし消化管出血は少なく，脳出血を起こすこともまれである．

1）病態発生

ITP患者の血小板が抗血小板自己抗体によって破壊されることを示す間接的エビデンスは多い．

臨床研究が始まった初期の頃，ITP患者の血漿を健康なボランティアに静注したところ，急速に高度の血小板減少と紫斑の起こることが発見された．この事実から，ITP患者の血漿中には，すべての人の血小板に発現している共通抗原に対する循環自己抗体があるという仮説が生まれた．抗体を結合した血小板は，抗体免疫グロブリンの定常領域であるFc部分と組織マクロファージのFcレセプターが相互作用を起こし，速やかに排除されることになる．

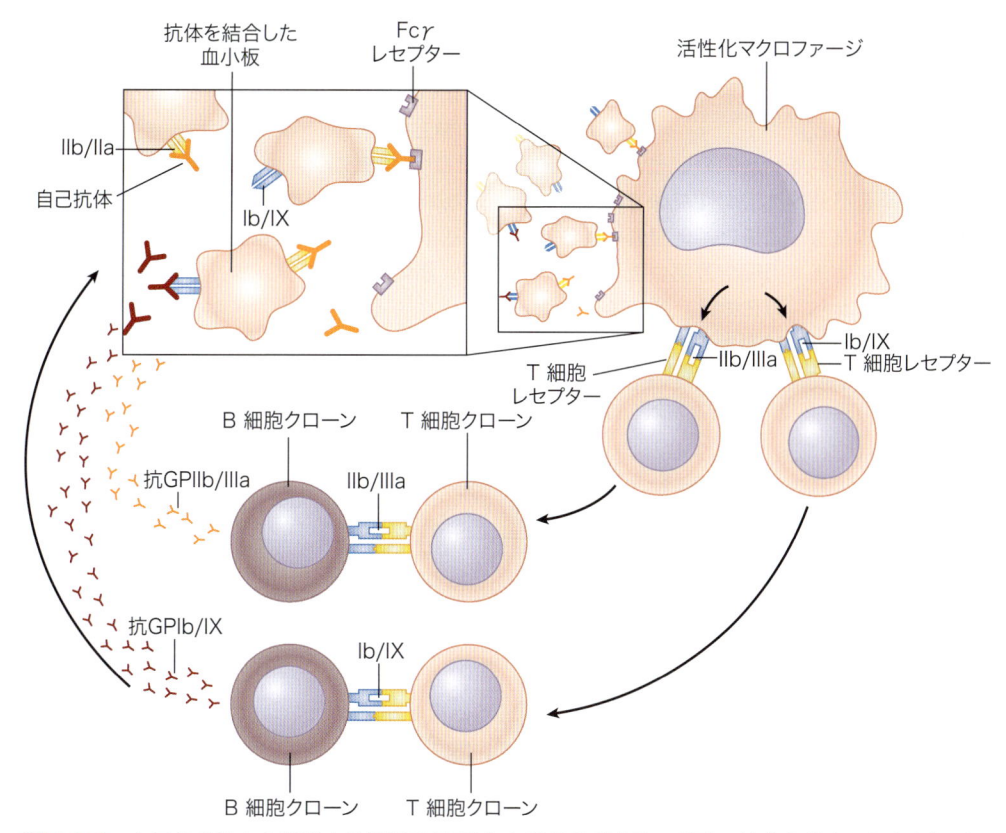

図14-2　自己免疫性血小板減少性紫斑病（ITP）における免疫応答の増強．抗体を結合した血小板がマクロファージに貪食されると，CD4ヘルパーT細胞に新たな血小板ペプチド抗原を提示する．その結果，B細胞のクローン性増殖を促し，抗血小板抗体を高濃度に産生する（Cines DB and Blanchette VS. Immune thrombocytopenic purpura. *New Engl J Med*. 2002; 346:995-1008. Copyright © 1972 Massachusetts Medical Society, all rights reserved より許可を得て改変）．

ITPにおいて，抗体の攻撃を受ける共通抗原はGPⅡb/Ⅲaである．GPⅡb/Ⅲaは，血小板が活性化される際に構造を変化させ，フィブリノゲンと架橋を形成する部位である（第13章）．図14-2に示すように，抗体を結合した血小板がひとたびマクロファージに認識されて捕捉されると，GPⅡb/Ⅲaと他の血小板膜タンパクは分解される．これらのペプチド抗原はヒト白血球抗原human leukocyte antigen(HLA)クラスⅡ抗原分子とともに血小板表面に発現する．この抗原提示複合体はCD4ヘルパーT細胞のT細胞レセプターと相互に反応し，Tリンパ球が増殖するとともに抗原特異的B細胞クローンを動員する．そして，抗原特異的B細胞も活発に増殖し，GPⅡb/Ⅲaだけでなく GPⅠb/Ⅸや他の血小板抗原に対する抗体を高濃度で産生する．

血小板が急速に壊されると，骨髄ではトロンボポエチン依存性に巨核球の産生が高まる．このため，ITP患者骨髄には通常，巨核球が増えている（図14-3）．一般に，骨髄巨核球数は血小板の産生能と相関する．この意味で，ITPの病態生理は自己免疫性溶血性貧血とよく似ている（第11章）．すなわち，両疾患ともに末梢血液での血球成分の破壊亢進に伴い，それぞれの前駆細胞の産生が骨髄で代償性に高まっている．

しかし，両疾患において血漿中の造血サイトカイン濃度は異なる．自己免疫性溶血性貧血では，他のほとんどのタイプの貧血と同様に，低酸素の刺激により血漿エリスロポエチン濃度が著明に上昇している（第1章）．これに比べ，ITPでは，増えるトロンボポエチンは骨髄での巨核球産生に消費されて，血漿トロンボポエチン濃度は正常か軽度の上昇にとどまる．

2）診断

ITPはほとんどの場合，それまで基礎疾患のない健康状態にあった人に自然に発症する．ヘモグロビン濃度，白血球数，白血球分画に異常のない無症状の人に，突然に紫斑が出現すれば，ITPの可能性が高い．しかし，この場合でも他の疾患の可能性を十分に考慮して鑑別しなければならない．

少数例ではあるものの，悪性リンパ腫やヒト免疫不全ウイルス human immunodeficiency virus (HIV) 感染に付随してITPが発症することがあり，それも基礎疾患が発病しないうちに血小板が減少することもある．また，伝染性単核球症，骨髄移植後，全身性エリテマトーデス systemic lupus erythematosus (SLE) などの明瞭な基礎疾患に続発する症例もある．

時には薬物が免疫を介した血小板減少症を引き起こすこともある．よく知られているのが抗不整脈薬キニジンであるが，これは最近ではほとんど使われない．もっと多いのは，抗凝固薬のヘパリンである（第13章）．ヘパリンの場合には血小板数の減少は一般に軽度であるが，逆説的に，致死的な静脈血栓症ないし動脈血栓症を引き起こすリスクが高い（第17章）．

ITPの診断には，血球検査以外に必須の臨床検査はない．しかし，播種性血管内凝固を除外するために基本的な凝固検査は行うのがよい．また，SLE，HIV感染，エプスタイン・バー Epstein-Barr (EB) ウイルス感染をスクリーニングする検査も望まれる．自己免疫性溶血性貧血において抗体を結合した赤血球を検出するクームス Coombs 試験のような，信頼できる抗血小板抗体の血清診断法は残念ながら

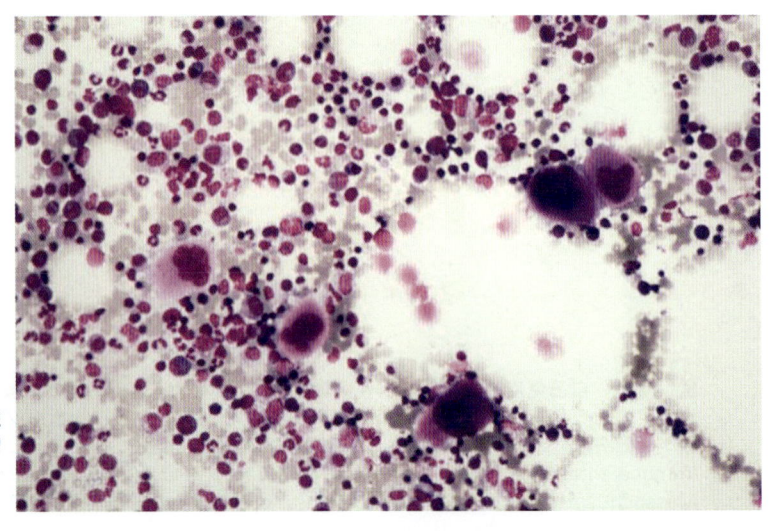

図14-3 自己免疫性血小板減少性紫斑病の骨髄塗抹標本． 巨核球が増加し，赤血球系ならびに骨髄球系の細胞には異常がない．

ない．前述したように，末梢血液に大型の血小板があれば，血小板寿命短縮に基づく血小板減少症であることを示唆する．

診断が確定しない場合は，骨髄検査を行い，血小板産生障害か，破壊亢進かを鑑別する．

3）治療*3

すでに述べたように，小児のITPはほとんどが自然に寛解するので，特別な治療を必要としない．一方，成人ITP患者は，5万/μL以下の血小板減少で出血のリスクが高いときには治療が必要になる．

ITPに対する治療方針は，自己免疫性溶血性貧血の治療と通じる（第11章）．

副腎皮質ステロイド薬を大量投与すると，血小板数は1週以内で著増し，治療を続けると血小板数はほぼ正常のレベルになる．副腎皮質ステロイド薬は，抗体を結合した血小板の排除と，抗血小板抗体の産生を抑えるとされる．しかし，多くの患者では，副腎皮質ステロイド薬の減量中，あるいは減量後に再燃しやすい．

副腎皮質ステロイド薬に反応しない症例や，血小板数を5万/μL以上に維持するのに長期間の投与が必要な場合には，代替療法が必要になる．現在推奨される第2選択薬は，B細胞のCD20表面抗原に対するモノクローナル抗体であるリツキシマブrituximabである．リツキシマブも効果がなければ，脾摘によって長期寛解の得られることがある．脾摘は，たとえ脾腫がITPの臨床的特徴でなくても，効果が期待できる．

最近の臨床試験からは，難治性ITP患者にトロンボポエチン類似薬が有効という報告がある．しかし，この治療が標準的な治療法になるかどうかはまだ確定していない．

血小板数が極端に少ない症例や，外科手術を予定している患者に大量の免疫グロブリン製剤を投与すると，一過性ではあるが血小板は著明に増加する．その理由についてはわかっていない．

4）播種性血管内凝固
disseminated intravascular coagulation（DIC）

播種性血管内凝固は血小板の破壊が亢進して血小板減少症をきたす比較的よくみられる疾患である．この重篤な病態は，敗血症，産科救急，外傷，悪性腫瘍などさまざまな重症疾患で，しばしば合併症となる．

ITPとは違い，凝固検査に著しい異常がある．凝固反応が不適切に引き起こされると，血小板は急速に消費されてしまう．この現象については第16章で詳述する．

3. 血栓性血小板減少性紫斑病
thrombotic thrombocytopenic purpura（TTP）*4

臨床的特徴

血栓性血小板減少性紫斑病（TTP）は比較的まれではあるが，致死的になる重症の疾患である．患者は，時にウイルス感染様の倦怠感，脱力，発熱などに続き，突然に溶血性貧血と血小板減少症が起こる．

かなりの症例は，痙攣，昏睡，片麻痺，認知症など，中枢神経系症状を伴う．これらの症候は進行性のこともあるが，多くは一過性で，繰り返し発症する．少数の患者は軽度ないし中等度の腎機能障害を引き起こす．

貧血はしばしば重症で，急性溶血の検査所見を伴う．すなわち，網赤血球増加，血清乳酸脱水素酵素（LD）上昇，非抱合型ビリルビン高値が認められる．時には血管内溶血のためにヘモグロビン尿が出る．血液塗抹標本（図14-5）では，赤血球の断片化（破砕赤血球），ヘルメット細胞，三角赤血球など，著しい赤血球の形態異常がある．さらに，有核赤血球や高度の血小板減少を伴う．

重要なことは，PTTおよびPTで測定する凝固検査は正常であり，これが播種性血管内凝固と異なる（第16章）．

結局，TTPは脚注に示すように5つの特徴からなる．とくに最初の2つ，つまり血小板減少症と微小血管症性溶血性貧血がTTPの診断に必要な基準といえる．

1）病態発生

TTP患者の組織生検病理所見からは，小動脈や毛細血管内皮に小さな血小板血栓が詰まっていることが確認される．これらの血栓は多くのvon

---

*3 **ITPの治療**：副腎皮質ステロイド薬，リツキシマブ，脾摘，免疫グロブリン静注．

*4 **血栓性血小板減少性紫斑病（TTP）**：血小板減少症，微小血管症性溶血性貧血，神経障害，腎不全，発熱．

vWFと血小板接着

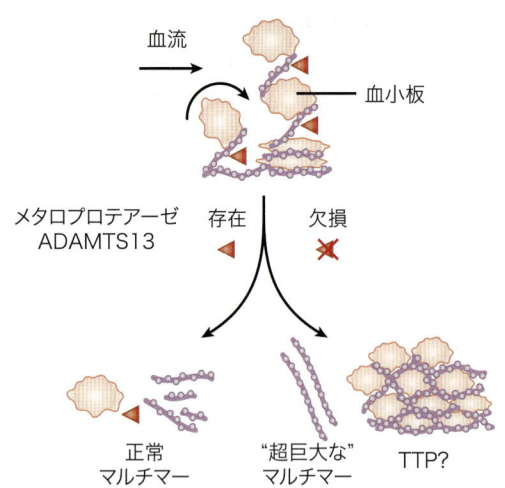

図 14-4 血栓性血小板減少性紫斑病(TTP)の病態発生における高分子重量 von Willebrand マルチマーと ADAMTS13 の役割 (Sadler E, cover of journal *Blood* 98(6), 2001 より改変).

Willebrand factor(vWF)を含み，フィブリンはほとんどない．唯一の血漿異常は，vWF の高分子重量マルチマーの存在である(第15章，図15-3参照)．これらを総合して考えれば，異常に大きな vWF マルチマーが非常に粘着性の強い分子糊として血小板を血管内皮に粘着させると考えられる(図14-4).

慢性的に TTP を繰り返す家系がごくまれにある．これらの家系では，非常に大きな vWF を正常のサイズに切断するプロテアーゼの ADAMTS13 が遺伝的に欠損している．一方，偶発性に発症する後天性の TTP では，大多数の患者が ADAMTS13 に対する抑制性の抗体をもつ．こうした焦点を絞った考察により，複雑でわけのわからなかった疾患の分子病態発生が明らかになってきた(図 14-5).

2) 治療

20 年前までは TTP はほぼ致命的な疾患であった．しかし，TTP の発症における ADAMTS13 の役割が発見される 10 年も前に，臨床医は血漿交換が極めて有効な治療法で，神経症状を劇的に改善し，致命率を下げることを経験的に発見した．ADAMTS13 の抑制性抗体の重要性が明らかにされてから，血漿交換の有効性が理論的に証明された．すなわち，正常の血漿を静注することで，抑制性抗体を薄めることができ，同時に正常のサイズの vWF マルチマーが供給されるわけである．

4. 溶血性尿毒症症候群
hemolytic uremic syndrome(HUS)

小児で，しばしば下痢に続いて急性微小血管症性溶血，血小板減少症，乏尿，タンパク尿，尿毒症の発症することがある．TTP と違い，神経症状を引き起こすことはほとんどない．これらの特徴から，**溶血性尿毒症症候群**とよばれる．

TTP に比べ，貧血と血小板減少の程度は軽い．しかし，腎障害はより高度で，小児に急性腎不全を

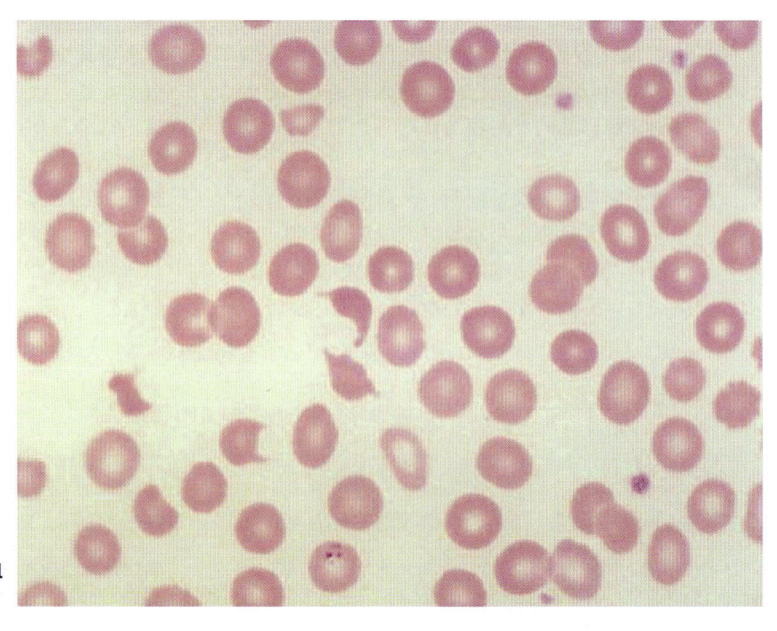

図 14-5 血液塗抹標本．血栓性血小板減少性紫斑病(TTP).

引き起こす原因として最も多い．約50％の症例は志賀毒素を産生する腸管病原性**大腸菌** O157：H7株によって発症する．志賀毒素 Shiga-live toxin がなぜ溶血と血小板減少を引き起こすのかは不明であるが，内皮細胞の障害が関与すると考えられている．

治療は対症療法が中心になる．腸管病原性 HUS を引き起こした小児では血漿中 ADAMTS13 タンパク分解酵素は正常であり，血漿交換療法の効果はない．

下痢を伴わない非定型的 HUS の小児例では一般に，補体活性経路の調節にかかわる3つのタンパク質，すなわち H 因子，膜補因子タンパク，I 因子のいずれかに変異がある．これらの患児は定型例よりも重症で，約半数は腎不全に対して慢性的に透析療法が必要になる．

成人症例では HUS と TTP に連続性がある．血漿 ADAMTS13 タンパク分解酵素を測定しても，血漿交換療法の有用性を予測できない．骨髄移植後の患者は，時に TTP と HUS の特徴を併せもつ血栓性微小血管症を発症する．

5. 血小板機能異常症
qualitative platelet disorders

たとえ血小板数が正常もしくは増加していても，血小板の機能に異常があれば出血傾向の原因になる．後天性の血小板機能異常症はしばしばみられるが，明瞭に確定された遺伝性血小板機能異常症はまれである．しかし，よく解明されていない遺伝性血小板異常症は決してまれではない．

1）後天性血小板機能異常

a）薬物

薬物が血小板だけでなく血管内皮細胞でのプロスタグランジン prostaglandin（PG）生合成を抑制することがある．この作用をもつ薬物として最も有名なものがアスピリンである．アスピリンはアラキドン酸から PGG_2 と PGH_2 への変換を触媒するシクロオキシゲナーゼを抑制する（図14-6）．この抑制作用は血小板と血管内皮細胞では異なる影響が現れる．

血小板においては，アスピリンはトロンボキサン A_2 thromboxane A_2 濃度を下げる．トロンボキサン A_2 は活性化された血小板から放出され，次々にほかの血小板を活性化する．アスピリンはこの作用を阻害する．

一方，血管内皮細胞では，血管を拡張して血栓形成を阻止する PGI_2 の形成を抑制する．

鎮痛および消炎の目的で通常使用される量のアスピリンは，血小板の活性化を障害して出血傾向を起こしうる．また，アスピリンは動脈血栓症の予防効果もある（第17章）．低用量（小児用）のアスピリンには出血傾向のリスクは減るものの，血小板の活性化を十分に抑制しうる効果のあることが証明されている．そのうえ，低用量のアスピリンは，血管内皮細胞からの血栓形成防止効果のある PGI_2 の形成を抑制しない．

アスピリンのほかにも，多くの非ステロイド性抗炎症薬 non-steroidal anti-inflammatory agent（NSAID）は血小板のトロンボキサン A_2 濃度を下げ，出血傾向を起こすことがある．こうした理由から，外科的処置を受ける前にはアスピリンなどの薬物を服用しないように，患者には注意しておくべきである．また，血友病や von Willebrand 病などの

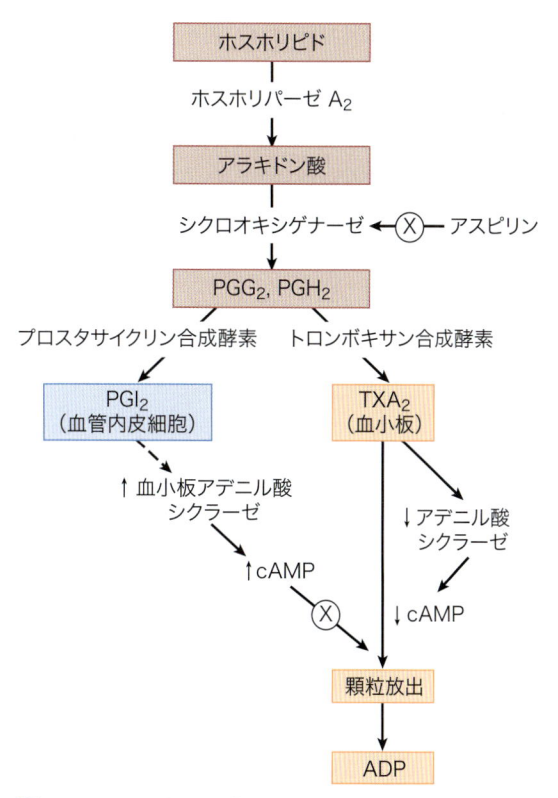

図 14-6　血小板と血管内皮細胞におけるアラキドン酸代謝経路． アスピリンはシクロオキシゲナーゼを抑制し，血小板でのトロンボキサン A_2（TXA_2）と血管内皮細胞でのプロスタグランジン I_2（PGI_2）の産生を阻止する．プロスタグランジン G_2：PGG_2，プロスタグランジン H_2：PGH_2．Ⓧは抑制を示す．左下段の-->は血管内皮細胞から放出される PGI_2 によるパラクライン刺激で血小板のアデニル酸シクラーゼが分泌されることを示す．

出血性疾患にアスピリンやNSAIDを使用すると重篤な出血を起こすリスクが高くなる．このため，出血性疾患にアスピリンやNSAIDの使用は禁忌である．

b）尿毒症

尿毒症患者でも血小板機能が障害され，とりわけ消化管出血をはじめ重篤な出血を起こしうる．しかし，尿毒症でなぜ血小板機能が障害されるのかは不詳である．なお，尿毒症患者に透析療法が行われれば，血小板機能は改善される．

c）骨髄機能異常

原発性骨髄異常症では，血小板数に加えて血小板の機能にも異常のあることが多い．骨髄異形成症候群では，しばしば血小板減少症がみられる（第20章）．たとえ血小板数が正常であっても，出血時間は延長していることが多く，臨床的に出血を起こすリスクは高い．

一方，骨髄増殖性疾患では，血小板数が増加しているにもかかわらず，しばしば出血時間が延長する（第20章）．これらの患者では，出血傾向をきたしやすいし，血栓症を引き起こすこともある．血小板凝集検査は異常のことが多いが，このデータは出血なり血栓を予測するには役立たない．

2）先天性血小板機能異常

血小板のレセプター機能の欠陥によって出血傾向を起こす家系がまれにある．これら血小板疾患の家系について，分子遺伝学的研究によって精密な分子学的異常が証明されているものもある．こうした情報はすぐに臨床医に役立つものではないが，血小板機能の発現のキーになるタンパク群を同定し，血小板凝集検査の理解を深めるのに有用である．

a）Glanzmann 血小板無力症
Glanzmann thrombasthenia

図14-7は，とくに有用な血小板凝集パターンを示す．GPIIb/IIIaの二価フィブリノゲンへの結合は，架橋を形成して血漿中で血小板が凝集するのに必要である（第13章）．Glanzmann血小板無力症は，GPIIbかGPIIIa遺伝子の欠陥によって出血傾向を引き起こす遺伝性疾患である．すなわち，血小

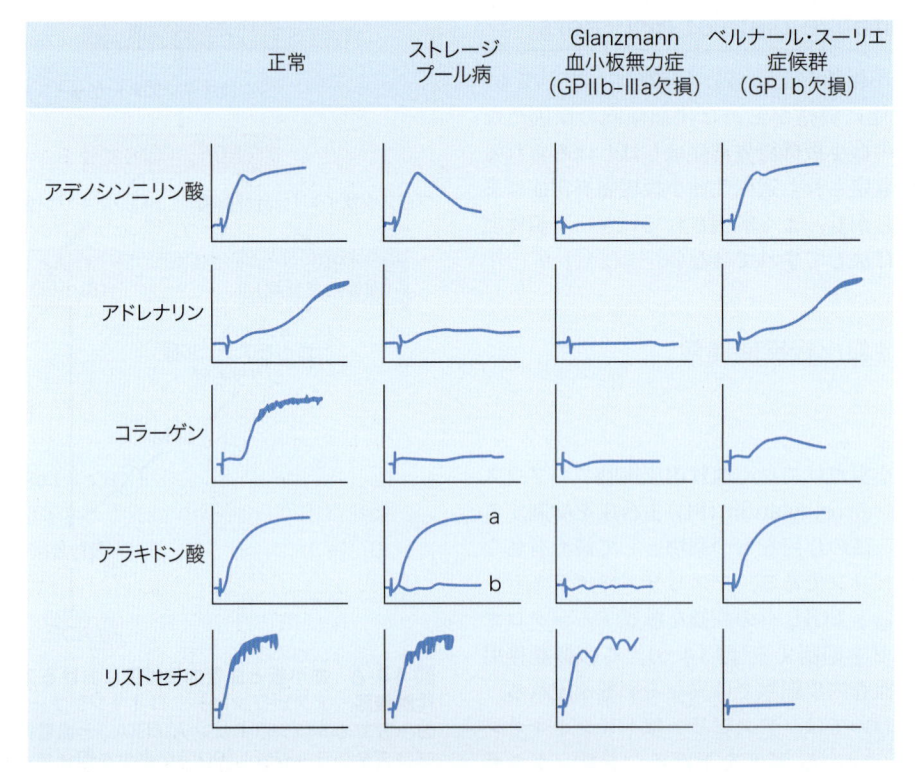

図 14-7 血小板機能異常症における血小板凝集検査． aは大量アラキドン酸，bは通常低用量．(White CC, Marder VJ, Colman RW, et al. Approach to the bleeding patient. In: Colman RW, Hirsh J, Marder VJ, et al, eds. *Hemostasis and Thrombosis—Basic Principles and Clinical Practice, 2nd Ed*, Philadelphia, USA, Lippincott, 1987, p. 1048 より改変)．

板がフィブリノゲンに結合する部位がない．アデノシン二リン酸(ADP)，アラキドン酸，アドレナリン，コラーゲンなどは血小板を活性化するものの，フィブリノゲンの架橋が形成できないため凝集が起こらない．Glanzmann血小板無力症で唯一血小板を凝集する作用のあるのはリストセチンである．リストセチンはvWFを血小板GPIb/IXに結合させ，代替経路として非生理的な血小板凝集を起こさせる．

b) ベルナール・スーリエ症候群
Bernard-Soulier syndrome

Glanzmann血小板無力症に対比をなすのがベルナール・スーリエ症候群である．この症候群は血小板GPIb/IXをコードする遺伝子変異によって欠損している．このため，ADP，アラキドン酸，アドレナリン，コラーゲンには正常に反応して血小板は凝集するが，リストセチンでの凝集は起こらない．

ほかにも，血小板凝集異常を示す遺伝性疾患として，ストレージプール病がある(図14-7)．

c) ストレージプール病 storage pool defect

血小板濃染顆粒もしくは α-顆粒の構造異常や，血小板活性化に伴う顆粒放出に障害のある家系が知られている．これらの病態では，正常なら血小板顆粒から放出されるADPによって起こる血小板二次凝集に異常がみられる．

低濃度の血小板凝集薬で刺激すると，一部の血小板が活性化され，まず一次凝集が起こる．そして活性化された血小板からはADPが放出され，これが他の血小板を活性化し，血小板全体が凝集して二次凝集となる．

血小板顆粒からの放出能に異常があると，この増幅して起こる血小板二次凝集が起こらない．このため，血小板の完全な凝集を起こすには，より大量の血小板凝集薬が必要になる．ストレージプール病では，低濃度のアラキドン酸刺激では一部の血小板しか凝集しないが，高濃度のアラキドン酸を加えれば十分な凝集が起こる(図14-7)．

もっとも，低濃度の血小板凝集薬に反応せず，二次凝集が起こらない原因として最も多いのは，トロンボキサンA_2合成を阻害するアスピリンなど薬物による副作用である．

セルフアセスメント

1. 24歳の調理師．関節痛，高血圧，月経過多，進行性の倦怠感を主訴に来院した．身体診察では，血圧170/110，脈拍90で，顔色は蒼白で下肢に点状出血斑を認める．臨床検査では，ヘモグロビン9g/dL，MCV 84fL，網赤血球0.5%．
   赤血球形態に異常なし
   白血球数 11,000/μL，白血球分画に異常なし．血小板数 1.2万/μL
   PT，PTTは正常
   血清鉄，フェリチンに異常なし
   尿中に大量のタンパクを検出
   尿素窒素 120mg/dL，クレアチニン 5mg/dL
   抗核抗体が陽性で，SLEが示唆される．
   陽性，または異常になる検査はどれか．
   A．血小板凝集 platelet aggregation
   B．血小板凝集 platelet agglutination
   C．出血時間
   D．巨核球形態(骨髄検査で)
   E．vWFスクリーニング検査

2. この患者の血小板減少を是正するのに最も適した治療はどれか．
   A．血液透析
   B．血小板輸血
   C．鉄，葉酸，ビタミンB_{12}投与
   D．副腎皮質ステロイド薬投与
   E．降圧薬投与

3. アスピリンの投与によって血小板での産生が阻害されるのはどれか．
   A．アデノシン二リン酸(ADP)
   B．アデノシン三リン酸(ATP)
   C．アラキドン酸
   D．トロンボキサンA_2
   E．プロスタグランジンI_2

4. 36歳の電気工．先週軽いウイルス感染症に罹患した．3日前から上肢と下肢に皮疹が出現し，発熱(101°F)，著明かつ進行性の倦怠感と疲労感を訴えている．半昏迷状態で，身体右側の脱力を認める．上肢，下肢，粘膜に点状出血が多発．臨床検査所見では，
   ヘモグロビン 7g/dL，MCV 100 fL，網赤血球 12%，末梢血液塗抹標本で分裂赤血球と有核赤血球を認める．
   白血球数 15,000/μL，白血球分画で軽度の左方移動あり(桿状核球と分葉核球の増加)
   血小板数 0.7万/μL．尿素窒素 40mg/dL，クレアチニン 3mg/dL

ルーチンの凝固検査には異常ない．
考えられる診断はどれか．
A．血栓性血小板減少性紫斑病(TTP)
B．自己免疫性血小板減少性紫斑病(ITP)
C．自己免疫性溶血性貧血
D．自己免疫性溶血性貧血と自己免疫性血小板減少症の合併(Evans症候群)
E．敗血症

5．この患者に行うべき治療はどれか．
A．大量副腎皮質ステロイド薬投与
B．広域抗菌薬投与
C．血漿交換
D．脾摘
E．血液透析

CHAPTER 15

遺伝性凝固異常症
Inherited Coagulation Disorders

H. Franklin Bunn, Bruce Furie

> **学習目標**
>
> 本章で理解すること
> - 血友病AとBの遺伝，臨床的特徴，診断，治療
> - von Willebrand病の遺伝，臨床的特徴，診断，治療

血友病ほど歴史的に重要で驚異的な血液疾患はない．図15-1はビクトリア女王とアルバート大公の子孫を示す．彼らの3人の息子のうち，アルバニー君主のレオポルドが生涯にわたる出血傾向に悩まされた．ロシア，プロシア，スペインの王室家系を含め，9人の孫とひ孫が同様の出血傾向を起こした．とりわけロシア皇帝ニコラスと皇后アレキサンドラの一人息子のアレクセイエに大変な苦難が予測された．最も彼の罹患は多くのロシア皇帝家族の苦難の1つにすぎず，彼らはボルシェビキ共産党革命によって廃位，処刑される運命をたどった．

1. 血友病A（第Ⅷ因子欠損）
hemophilia A（factor Ⅷ deficiency）

概念

血友病[*1]Aは遺伝性の出血性疾患として頻度が最も高く，重症で，しばしば入院が必要になる．第Ⅷ因子の欠損が原因になる．第Ⅷ因子は活性化されると活性化第Ⅸ因子と複合体を形成し，第Ⅹ因子のタンパク分解作用を有効にする（本頁脚注の下部参照，第13章に詳述）．

血友病Aは出生男児5,000人に1人の割合でみられる．第Ⅷ因子遺伝子はX染色体長腕の先端付近に座位する．このため血友病AはX連鎖性遺伝形式をとり，女性ヘテロ接合体は息子の1/2に疾病を遺伝する．図15-1に示す王室家系図は，X連鎖性遺伝の典型例を証明している．なお，約30%の患者には家族歴がなく，出血傾向も伴わない．これらの症例は遺伝子の突然変異による．

血友病Aはしばしば血族結婚による女性のホモ接合体にも発症しうるが，出血傾向を示す女性のほとんどは血友病遺伝子をもつヘテロ接合体のキャリアである．この場合，第Ⅷ因子レベルが低くなる機序は不明であるが，X染色体の非対称的な不活化（ライオン現象）が原因と仮定されている．

1）臨床徴候

血友病では，血小板減少に伴う粘膜出血は少なく，むしろ関節腔（関節血症 hemarthroses）や筋肉内などで深部出血を起こしやすい．

関節内の出血を繰り返すと，関節の腫脹，変形，強い疼痛，可動制限，拘縮などを生じて関節の慢性的な機能障害の原因になる．関節拘縮を起こせば，人工関節置換術でしか治療できなくなる．

頻度は低いが，発作的に消化管出血や泌尿生殖器の出血を起こすこともある．まれながら脳出血を起こすこともあり，これは悲惨な状況を招く．

患者の重症度は，血漿の第Ⅷ因子濃度に応じて3段階に分けられる．この重症度から，一般に出血の程度が予測できる．第Ⅷ因子が1%以下は重症血友病で，自然の出血や軽度外傷後の過剰出血などが，1年間に平均して20〜30回発生する．第Ⅷ因子が1〜4%は中等度血友病とされる．第Ⅷ因子が4%以上あれば軽症の血友病と判定され，出血は通常，外傷や手術のときにしかみられない．

[*1] 血友病A（第Ⅷ因子欠損）
血友病B（第Ⅸ因子欠損）
臨床徴候は同じ：関節血症，血腫，消化管出血，泌尿生殖器出血
重症度：重症は凝固因子レベル<1%，中等症は1〜4%，軽症は>4%
スクリーニング検査：PTT延長，PT異常なし

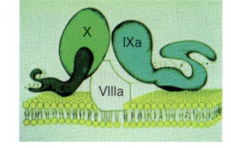

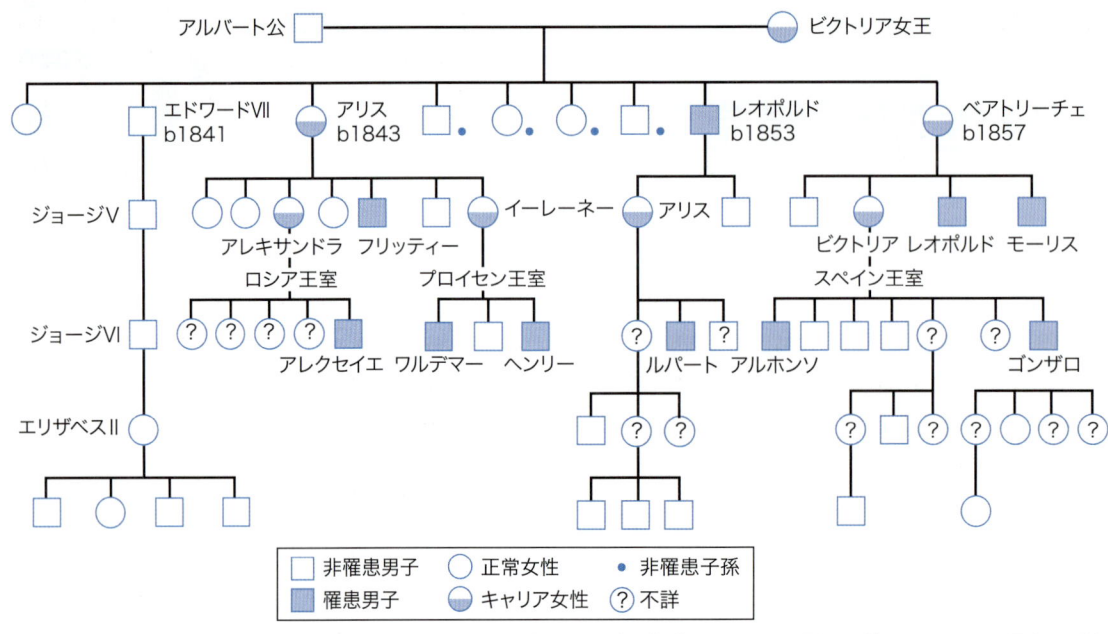

図15-1 イングランドのビクトリア女王，アルバート大公，子孫の家系図．PART II 扉の口絵にアルバニー君主でビクトリア女王の息子のレオポルド皇太子，ロシア皇帝ニコラスと皇后アレキサンドラの息子のアレクセイエの写真を示す．

2）遺伝

血友病の臨床徴候が患者間で幅があることから推しはかれるように，血友病Aは総じて不均一な疾患である．実際，血友病患者の第VIII因子遺伝子解析によれば，ミスセンス変異，翻訳が途中で終了するノンセンス変異，フレームシフト，欠失，再構成など，多彩な変異が同定されている．

最もよく観察される変異は，図15-2 A に示すように，5′プロモータおよび転写開始領域に比べて遺伝子3′側末端領域が逆になるいわゆる逆位である．重症血友病患者の約50％にこの遺伝子再構成がみられ，この対立遺伝子があると第VIII因子を作ることができない．

図15-2 B に示すように，重症血友病A患者における大半の遺伝子変異は，逆位，大欠失，ノンセンス変異，フレームシフトであり，いずれも十分な長さの第VIII因子を作れない．これに比べ，中等症ないし軽症の血友病A患者では，ミスセンス変異が多く，この場合には十分な長さの凝固因子タンパクが作れ

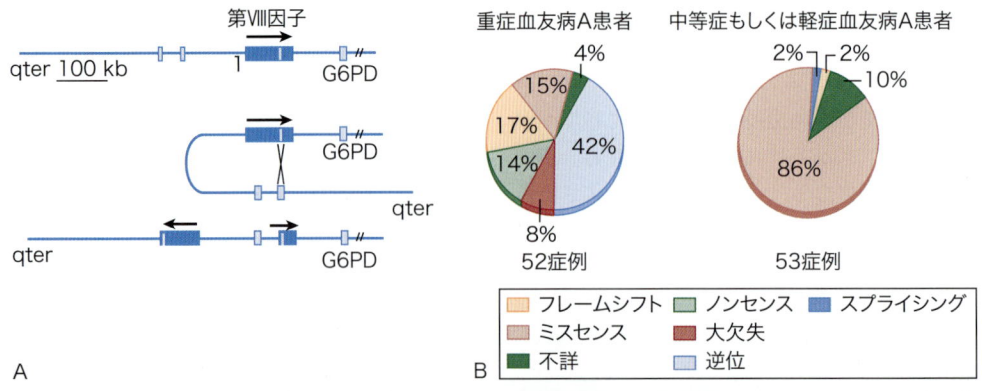

図15-2 血友病Aにおける第VIII因子遺伝子変異． A：重症血友病A患者で最も多い逆位．B：重症血友病A患者と中等症もしくは軽症血友病A患者における遺伝子変異の頻度（Kaufman RJ and Antonarakis SE. Structure, biology and genetics of factor VIII. In Hoffman R, Benz EJ, Shattil SJ, et al, eds. *Hematology: Basic Principles and Practice*, 3rd Edition. New York, USA, Churchill Livingstone, 2001: 1858-1859 より許可を得て改変）．

ても，安定性や機能に異常がある．

3）診断

　第Ⅷ因子は内因系血液凝固反応に関与するので，血友病A患者では部分トロンボプラスチン時間 partial thromboplastin time (PTT) は延長するが，プロトロンビン時間 prothrombin time (PT) は延長しない．血小板数は正常で，出血時間などで反映される血小板機能にも異常はない．

　第Ⅷ因子凝固活性の測定は，診断を確定するだけでなく，血友病A患者の経過を観察したり，治療の必要性を判断するのに役立つ．この目的には，第Ⅷ因子が欠如した血漿に患者血漿を混和し，凝固時間を測定して検査する．

　胎生初期の段階で遺伝カウンセリングを行う目的で，血友病Aを分子遺伝学的に診断することも現在では可能になっている．

4）治療

　今日では血友病Aの治療には，遺伝子組換え型第Ⅷ因子製剤か，健常者の献血による血漿から高度に純化した第Ⅷ因子製剤の投与が行われる．両者の効果は同等で，ウイルス感染のリスクもない．しかし，血漿濃縮製剤に比べて遺伝子組換え製品は2～3倍ほど経費がかかる．

　第Ⅷ因子の血漿中での半減期は8～12時間である．このため，脳出血，腹腔内出血，消化管出血など重篤な出血を起こしている患者や，大外科手術を予定している患者に対し，止血に適切な凝固因子レベルを保つには，凝固因子製剤を1日2回静注することが必要になる．

　単一の関節出血なら，凝固因子製剤を1回だけ静注し，凝固因子活性を30％以上にすれば，通常は止血できる．米国など先進国の多くの血友病A患児は，関節障害を避けるために，1週間に3回凝固因子製剤を予防的に自己注射している．1％以下の第Ⅷ因子レベルを3～4％に高めるだけでも患者の臨床徴候は劇的に改善される．

　ヒト免疫不全ウイルス human immunodeficiency virus (HIV) に感染さえしていなければ，凝固因子の補充療法を受けている重症血友病患者の生命予後は約65歳とされる．一方，中等症もしくは軽症患者の生命予後は健常者と遜色ない．問題は医療費の点である．予防的に第Ⅷ因子製剤の投与を受けている患児では，年間に10万ドルかかる．開発途上国では第Ⅷ因子製剤が高価なために，この製剤による適切な治療を受けることができず，多くの患者が激痛や機能障害に悩まされる生活を送らざるをえない．

　第Ⅷ因子を幾分でも産生できる軽症ないし中等症の血友病A患者には，デスモプレシンの投与が有用である．デスモプレシンは血管内皮細胞に貯蔵されている von Willebrand 因子 (vWF) を放出し，vWFは第Ⅷ因子に結合して安定させる作用があり，血漿中の第Ⅷ因子レベルを有意に高める．デスモプレシンを3日間毎日静注すれば，第Ⅷ因子は一般に3～4倍に増加する．

　血友病A患者は遺伝子治療の理想的な適応でもある．血友病Aは単一の遺伝子異常で発病する疾患であるので，鎌状赤血球症とは異なり，併存する遺伝子修飾因子の影響を受けることはほとんどない．そのうえ，血友病Aを安全かつ有効に治療するために，第Ⅷ因子遺伝子の発現を厳密に制御する必要性がないことも有利な点である．実際，第Ⅷ因子は健常者レベルの10～150％という広い幅で維持さえすれば，止血には十分で，さりとて血栓症のリスクを高めることもほとんどない．これは赤血球系に特異的で，グロビン遺伝子発現が精密にバランスよく調節される必要がある鎌状赤血球症やサラセミアとは対照的である．こうした特有の利点があり，研究が進められているにもかかわらず，血友病Aに対する遺伝子治療は今日まで成功していない．

5）合併症

　前述したような繰り返す関節血症だけでなく，ほかにも血友病A患者の生活や生命予後を脅かす大きな課題が次の2つである．

a）感染症

　1990年以前には，プールした血漿からの濃縮製剤で治療が行われてきた．これらの血液濃縮製剤には，B型肝炎ウイルス，C型肝炎ウイルス，HIVなど，病原性ウイルスが含まれていることもあった．このため，治療が必要な重症患者のほとんど全員がB型肝炎ないしC型肝炎に罹患し，そのうち約20％は肝硬変にまで進行した．

　またエイズAIDSの発症は血友病A患者の治療に甚大な陰を落とし，過去20年間における重症血友病A成人患者の死因の1位になった．

b）インヒビター産生

第2の合併症として，第Ⅷ因子を中和してしまう抗体の産生があげられる．これらのインヒビターは，わずかな第Ⅷ因子さえも作れない重症血友病A患者のおよそ10〜15％に出現する．すなわち，治療のために投与された第Ⅷ因子を免疫系が異物とみなし，排除すべく抗体を作ってしまうのである．

患者によっては抗体産生量は少なく，大量に第Ⅷ因子製剤を投与すれば中和される．さらに，これら低力価のインヒビターが第Ⅷ因子製剤の静注によって増加することも通常はみられない．

ところが，抗第Ⅷ因子抗体が極めて大量に作られる患者もある．この場合には，循環血液中に正常に存在する第Ⅷ因子も，治療目的で適正量を投与された第Ⅷ因子をも中和してしまう．そのうえ，これらの患者に第Ⅷ因子製剤を投与すれば，過去に起こった抗体産生反応がよび起こされてしまう．あげくに，重篤な大出血のリスクが高まる．

抗第Ⅷ因子抗体とブタ第Ⅷ因子との間の交差反応がわずかであれば，ブタ第Ⅷ因子製剤を使うと治療効果を得ることができる．ブタ第Ⅷ因子をも中和する高力価の抗体をもつ患者の場合には，遺伝子組換え型第Ⅶ因子か血漿濃縮第Ⅶ因子製剤を用い，内因系凝固反応をバイパスして直接に第Ⅹ因子を活性化して第Ⅹaに誘導する治療を選択する．

2．血友病B（第Ⅸ因子欠損症）
hemophilia B（factor IX deficiency）

a）概念

血友病を解説する本章の最初で紹介したビクトリア女王の子孫について，罹患者が第Ⅷ因子欠損の血友病Aなのか，第Ⅸ因子が欠損した血友病Bなのかは述べられていない．

ビクトリア女王の家系は血友病Aであると考えられてきた．というのも，血友病Aの発生頻度は出生男児30,000人に1人で，血友病Bの約6倍も多いからである．しかし，その後の研究によれば，この家系における遺伝子変異が第Ⅸ因子遺伝子にあり，重症の血友病Bを発症していた事実が証明された．

本章の最初の頁の脚注に示すように，血友病Aと血友病Bは遺伝形式も，臨床的にも，また分子遺伝学的にも極めて似通っている．両疾患ともに，第Ⅷa因子と第Ⅸa因子が協働して第Ⅹ因子を活性化する"Ⅹase"複合体に欠陥がある．実際，第Ⅸ因子遺伝子は，X染色体長腕の第Ⅷ因子遺伝子のごく近傍に座位する．

血友病A，血友病Bともに臨床徴候は同じである．それぞれの遺伝子にみられる変異も多彩で，凝固因子レベルによって重症度が規定されるのも同様である．さらに，治療によってウイルス感染や中和抗体ができるリスクもほぼ同じである．

b）治療

血友病Bの治療には，遺伝子組換え型第Ⅸ因子か，高度に純化された血漿由来の第Ⅸ因子製剤が使われる．両者ともにウイルスの混入はなく，活性化された凝固因子を含む．第Ⅸ因子静注療法のガイドラインは，第Ⅷ因子による治療とよく似る．

第Ⅸ因子の半減期は約24時間であり，血漿中で適正な濃度を維持するには，第Ⅷ因子製剤よりも投与頻度は少なくてよい．しかし，第Ⅸ因子は分子量がより小さいので，静注された第Ⅸ因子は血管内と血管外とで速やかに平衡を保つ．そこで，投与単位からいえば，第Ⅷ因子の2倍量の第Ⅸ因子を投与する必要がある．

まれではあるが，第Ⅸ因子に対する高力価の抗体が作られる患者がある．この場合にも，遺伝子組換え型の活性化された第Ⅶ因子で治療する．

血友病Bに対する遺伝子治療も，あらゆる点で血友病Aと同じく，期待は大きいものの，なかなかうまく運んでいない．

3．von Willebrand病
von Willebrand disease

a）概念

von Willebrand病[*2]は最も多い遺伝性の出血性疾患である．米国での発生率は90人に約1人の割合で，これは血友病のおよそ50倍である．米国での患者数はおよそ300万人である．ただし患者の多くは異常の程度が軽いために医療を受けることも少なく，結構見逃されている．

von Willebrand病は次の点で血友病とは区別で

[*2] von Willebrand病：von Willebrand因子が少ないか，機能異常がある．
臨床徴候：粘膜出血，紫斑．
遺伝形式：常染色体性．
検査所見：リストセチン補因子＜40％，vWF抗原＜40％，第Ⅷ因子活性＜40％．
von Willebrand因子の機能：第Ⅷ因子のキャリアタンパク，分子糊，血小板と血管壁の相互作用．

きる．
1）常染色体優性遺伝形式をとる．
2）出血は主に粘膜で起こる．
3）出血時間が延長する．

von Willebrand病と血友病Aとの相違点と類似点を表15-1に示す．

b）遺伝子異常

von Willebrand病は，von Willebrand factor (vWF)遺伝子の変異によって発病する．vWFには2つの機能があり，1つは血漿中で第Ⅷ因子を補助する作用で，第Ⅷ因子が急速に除去されたり分解されるのを防ぐ．もう1つはコラーゲンと血小板の両者に結合する分子糊としての作用で，血小板を傷ついた血管壁に粘着させる．詳しいvWFの構造と機能については第13章を参照のこと．

vWFの分子量は大きく，機能的に重要な構造部位を多く含むので，個々のミスセンス変異をそれぞれの患者の臨床徴候と結びつけるのは難しい．

また，疾患の病態発生を複雑にする要因にはほかにも2つある．1つは，かなりの患者ではvon Willebrand病の臨床徴候があるにもかかわらず，vWF遺伝子の異常がいずれの対立遺伝子にもみられない点である．もう1つは，vWFタンパク量や臨床的重篤度は，vWFとは関係のない修飾遺伝子の併存などの遺伝的要因や，ホルモンや薬物などのvWF合成に影響する環境要因によって大きく影響されることである．血液型がO型の人は血漿中のvWF量は一般に低く，von Willebrand病と誤診されることもよくある．

1）診断

von Willebrand病の診断と経過観察には，3つの検査が組み合わされて行われる．

表15-1　血友病Aとvon Willebrand病の比較

第Ⅷ因子欠損	von Willebrand 因子(vWF)欠損
X連鎖性	常染色体性
PTT延長	PTT延長
出血時間正常	出血時間延長
第Ⅷ因子低値	第Ⅷ因子低値
vWF正常	vWF低値
関節血症，血腫	粘膜出血

1）第Ⅷ因子活性は血友病A患者のモニターと同じ方法で行う．
2）vWF抗原は免疫学的方法を用いて，正常と変異型vWFタンパクを検出する．
3）リストセチン補因子は，vWFの機能を評価するのに役立つ．この検査では，vWFマルチマーを血小板GPIb複合体に結合させるリストセチンの存在下で，患者血漿がホルマリンで固定した正常の血小板が凝集しうるかどうかを測定する．

臨床的特徴

von Willebrand病は，明瞭な臨床徴候と分子学的病態発生に基づいて大きく3タイプに分けられる．

タイプⅠとタイプⅢは，vWFタンパクの欠損によって引き起こされ，vWF抗原量の検査で測定できる．vWF抗原量に依存して，第Ⅷ因子活性もリストセチン補因子活性も低下する．

タイプⅠは最も多いタイプで，von Willebrand病の70％以上を占める．vWF抗原量は，vWF産生を取り巻く環境要因や遺伝的要因の影響を受け，健常者の15〜60％とばらつきがある．vWFマルチマーの分布は正常である（図15-3）．

タイプⅢはタイプⅠと異なり，vWF抗原量は健常者の5％以下しかない（図15-3）．タイプⅠやタイプⅡと違い，タイプⅢは両親から変異vWF遺伝子を受け継ぐことで発病する．タイプⅢではvWF抗原量が極めて少ないので，より重篤な出血を起こしやすい．第Ⅷ因子レベルも比較的低く，血友病A患者に似て，関節血症や他の深部出血を起こすことがある．

タイプⅡはタイプⅠと同様に常染色体優性遺伝形式をとり，von Willebrand病患者の約25％を占める．これらの患者ではvWF抗原量と第Ⅷ因子レベルは正常であるが，vWFタンパクが質的に異常で，リストセチン補因子活性が低い．

タイプⅡにはいくつかの亜型がある．最も多いのはタイプⅡAで，図15-3に示すようにvWFタンパクのマルチマー化に欠陥がある．vWFの大きなマルチマーを作れないために，血小板を傷ついた血管壁に付着させることができず，出血傾向を起こす．他の2つの亜型はまれであるが，病態生理学的に意義がある．

タイプⅡBも大きなマルチマーが作られない（図15-3）．ところが，タイプⅡBでは，vWFを血小板GPIb/Ⅸに結合させるような構造変異がある．こ

図15-3 タンパクをサイズで分ける電気泳動法による von Willebrand 病の種々の病型と血栓性血小板減少性紫斑病（TTP）における von Willebrand 因子マルチマーのパターン．

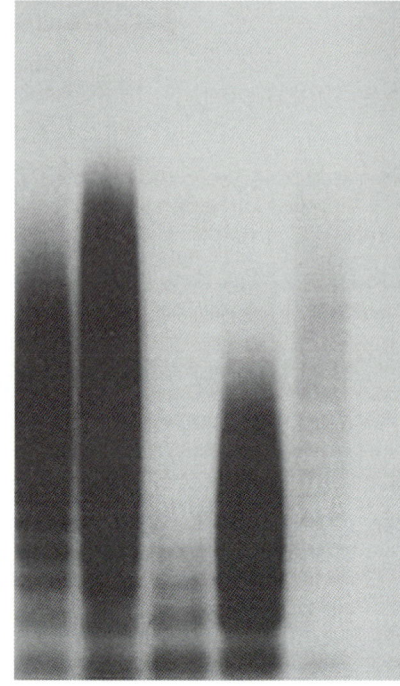

NP：正常血漿
TTP：血栓性血小板減少性紫斑病

von Willebrand 病：
　タイプⅡA
　タイプⅡB
　タイプⅠ
　タイプⅢ

の結果，巨大マルチマーは血漿から除かれ，時に軽い血小板減少症を起こす．vWF が循環している血小板に結合するので，タイプⅡB 患者の血小板凝集能はリストセチンに感受性が高い．

タイプⅡN は常染色体劣性遺伝形式をとるまれな疾患であるが，やはり病態生理学的には有意義である．これらの患者では，vWF が第Ⅷ因子に結合するのを無効にする vWF 遺伝子 N 末端ドメインに変異をもつ 2 つの vWF 遺伝子コピーを受け継いでいる．このため，vWF 抗原量とリストセチン補因子活性は正常であるが，第Ⅷ因子活性は極めて低く，血友病 A 患者に類似した出血傾向をきたす．

2）治療

重症の von Willebrand 病患者で大外科手術中もしくは手術後に適切な止血が必要とされる場合は，vWF を十分に含む第Ⅷ因子製剤を静注する．

軽症患者にはバソプレシン類似物質のデスモプレシンがしばしば有効である．デスモプレシンは血管内皮細胞に貯蔵されている vWF を血漿中に放出する作用がある．しかし，デスモプレシンはⅡB 型 von Willebrand 病では高度の血小板減少を誘発するので，禁忌である．

4．その他の遺伝性出血傾向

フィブリノゲン，プロトロンビン，第Ⅴ，Ⅶ，Ⅹ，Ⅺ，ⅩⅢ因子の先天性欠損症は異常出血を起こす．このうち，第ⅩⅢ因子欠損症以外は，特異的な血液凝固因子測定を含む凝固検査の組み合わせで診断できる．

第ⅩⅢ因子は，フィブリンの共有結合による架橋形成を触媒し，引張強度が一層強い血栓を形成する．第ⅩⅢ因子欠損症を診断するには，5 モル尿素のような分子の疎水結合を弱める水溶液中でのフィブリン血栓の安定性を調べる．

以上の遺伝性出血傾向の頻度は低いが，第Ⅺ因子欠損症だけはアシュケナジー系ユダヤ人に多い．もっとも，第Ⅺ因子欠損症は，外傷や大出血のときを除けば，たとえ重症例でも出血を起こすことはほとんどない．さらに，第Ⅺ因子の半減期は比較的長いので，新鮮凍結血漿の輸注で十分に治療可能である．

セルフアセスメント

1．14 歳兄と 11 歳妹．それぞれが，消化管出血，小さな外傷や圧迫による大きな血腫などの異常

出血をこれまでに十数回経験している．検査の結果，兄妹は中等症のvon Willebrand病と診断された．この兄妹で正常な検査項目はどれか．
A．部分トロンボプラスチン時間（PTT）
B．プロトロンビン時間（PT）
C．出血時間
D．リストセチン補因子活性
E．第VIII因子

2．2歳の男児．6時間ほど前に転落し，口から血液が滲み出るため救急外来を受診した．母親の話だと，ワクチン接種部位から長時間出血したことはあるが，打ち身や血腫が出たことはない．最近，耳の感染症を起こし，抗菌薬を服用している．家系に出血傾向の人はいない．

身体診察では，意識は清明で，苦痛の表情はない．発育は年齢相応で問題なし．下唇に小さな傷が2か所にあり，血が滲んでいる．そのほかには特記すべきことなし（点状出血，出血斑，関節腫脹はない）．

検査所見：

検査	結果	基準値
ヘモグロビン	12.3 g/dL	10.5〜13.5 g/dL
ヘマトクリット	35.4%	33.0〜39.0%
白血球数	7,900/μL	6,000〜17,500/μL
血小板数	368,000/μL	156,000〜369,000/μL
プロトロンビン時間（PT）	11.3秒	10.0〜12.8秒
部分トロンボプラスチン時間（PTT）	49.6秒	28.0〜38.0秒
PTT混和試験	35.7秒	28.0〜38.0秒
第VIII因子	16%	60〜150%
第IX因子	82%	60〜150%
トロンビン時間（TT）	17.3秒	16.0〜22.0秒
vWF抗原	16%	50〜150%
リストセチン補因子	<10%	50〜150%

臨床所見，検査所見の異常から最も考えられるのはどれか．
A．第VII因子欠損症
B．von Willebrand病
C．第X因子欠損症
D．PTTインヒビター（ループスアンチコアグラントなど）
E．血友病A（第VIII因子欠損）

CHAPTER 16

後天性血液凝固異常症
Acquired Coagulation Disorders

H. Franklin Bunn, Bruce Furie

> **学習目標**
>
> 本章で理解すること
> - ビタミンK欠乏症の病態生理と治療法
> - 播種性血管内凝固(DIC)の病態生理，診断，治療

臨床医学で最も手腕が発揮できるものの1つが後天性出血性疾患の診断と治療である．これは，内科系，外科系，産科病棟の入院患者でしばしば発生しうる．出血が最近の外傷か外科手術に伴うものかどうかを質問しても，時としてしっかりした返答が得られない．よく聞いてみると，先天性の出血傾向であったり，血小板や血液凝固機能を障害する薬物や有害物質の副作用であることがわかることも少なくない．

出血傾向に対する入念な身体診察で，出血が局所的か，外傷や手術部位に限局しているか，広汎なものかを明らかにする．原因が明確でない出血の患者には，局所性であれ全身性であれ，血小板数，プロトロンビン時間 prothrombin time(PT)，部分トロンボプラスチン時間 partial thromboplastin time (PTT)の基本的なスクリーニング試験をまず実施し，経過をモニターすべきである．時には，詳細な凝固検査を追加し，出血の原因を明らかにして適切な治療を行うことが必要になる．後天性の出血傾向は複雑な病態を伴っていることがしばしばで，効果的な治療を実行するには，止血の病態生理をしっかりと身につけておかなければならない(第13章や本章参照)．

血友病(第15章)のような遺伝性出血疾患と違い，後天性の出血疾患は一般に複数の凝固因子に異常のあることが多い．本章では，内科系および外科系病棟でよく遭遇する3つの問題，すなわちビタミンK欠乏症，重症肝疾患，播種性血管内凝固 disseminated intravascular coagulation(DIC) について焦点を絞る．

1. ビタミンK欠乏症
vitamin K deficiency

a) ビタミンKの代謝

ビタミンKは脂溶性の有機化合物で，主に緑色野菜，肉，乳製品に含まれる．2環系のナフトキノン骨格と脂肪族側鎖から構成される．ビタミンKはビタミンK還元酵素によってヒドロキノンに変換される(図16-1)．このヒドロキノンはビタミンK依存性カルボキシラーゼに利用される必須の補因子で，特異的なグルタミン酸残基にある二酸化炭素の酸化固定を触媒し，γ-カルボキシグルタミン酸を作り出す．この過程でビタミンKはエポキシドに変換され，これはビタミンKエポキシド還元酵素の作用を受けてキノンに戻される．

こうしたビタミンK依存性の転写後修飾は多くの細胞のゴルジ装置で起こるが，少数のタンパクの特定ドメインに限定される．これらのタンパクはビタミンK依存性タンパクとして知られる．

肝細胞においては，γ-カルボキシル化がビタミンK依存性凝固因子の生物学的活性を発揮するのに必須である．ビタミンK依存性凝固因子には，酵素原のプロトロンビン，第VII因子，第IX因子，第X因子(図16-2)，それとプロテインCおよびプロテインSがある．

一方，骨では，γ-カルボキシル化はオステオカルシンと基質Gla(γ-カルボキシルグルタミン酸)タンパクの合成に欠かせない．

すべての場合，この構造修飾によって二価のカルシウムを結合することができる．ビタミンK依存性凝固因子が機能を発現するには，カルシウムを結合して膜表面でプロコアグラント(凝固促進物質)複合体を形成することが必要である．

b) ビタミンK欠乏の原因

ビタミンKは小腸で吸収される．ビタミンKは食品に含まれるほか，腸内細菌叢でも合成される．

147

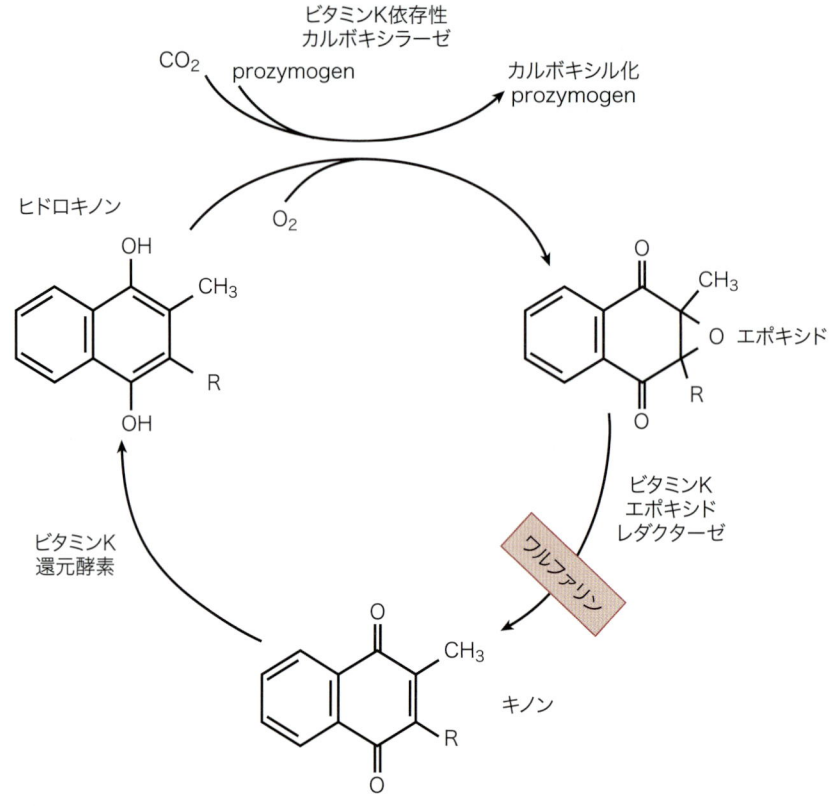

図 16-1　ビタミン K 代謝経路． ビタミン K がグルタミン酸残基の γ-カルボキシル化の補因子として必要なヒドロキノンに変換される酵素過程と，エポキシドがキノンに戻ることでビタミン K が再生される過程を示す (Furie BC and Furie B. Vitamin K metabolism and disorders. In Hoffman R, Benz EJ, Shattil SJ, et al, eds. *Hematology: Basic Principles and Practice*, 3rd Edition. New York, USA, Churchill Livingstone, 2001: 1959 より許可を得て改変)．

このため，食事をとれない場合や，広域抗菌薬治療を受けている場合に，ビタミン K 欠乏が起こりやすい．この状況はとりわけ入院患者でしばしば遭遇するが，臨床的に明瞭な出血が起こるまで診断されないことも頻繁にある．このほか，まれではあるが閉塞性肝疾患や腸管粘膜障害による慢性吸収不良でも発生する．

c）ビタミン K 欠乏による出血

かつては新生児でビタミン K が欠乏し，斑状出血，静脈注射部位からの出血，まれに脳内出血などがみられることがあった．こうした**新生児出血傾向**は，新生時には血漿中のビタミン K 依存性凝固因子のレベルが低く，新生児の消化管は比較的無菌状態で腸内細菌によるビタミン K 合成が少ないこと，さらに母乳にはごくわずかしかビタミン K が含まれていないことが原因となる．母親が抗菌薬や抗痙攣薬を服用していれば，よりリスクは高まる．ただ

幸いなことに，新生児にはビタミン K が通常，投与されるので，現在はこうした出血は滅多にみられなくなった．

ビタミン K 欠乏が機能的に起こる重要かつ最も多い原因には，ワルファリンなど抗凝固薬の過量投与がある．これらの抗凝固薬はビタミン K エポキシド還元酵素を拮抗・阻害する（図 16-1）．ワルファリンを服用すると，プロトロンビンそのほかのビタミン K 依存性凝固因子の γ-カルボキシル化が減少する（図 16-3）．

したがって，ワルファリンを服用している患者では，定期的にプロトロンビン時間 (PT) を測定して慎重に経過を観察し，安全で効果的な抗凝固作用を発揮できるよう，ワルファリン投与量を調整する．プロトロンビン時間が安全域を超えている場合には，異常な出血を起こすリスクが高くなる．

時として，精神障害者が中毒量のワルファリンを勝手に服用したり，殺鼠剤のようなビタミン K 拮

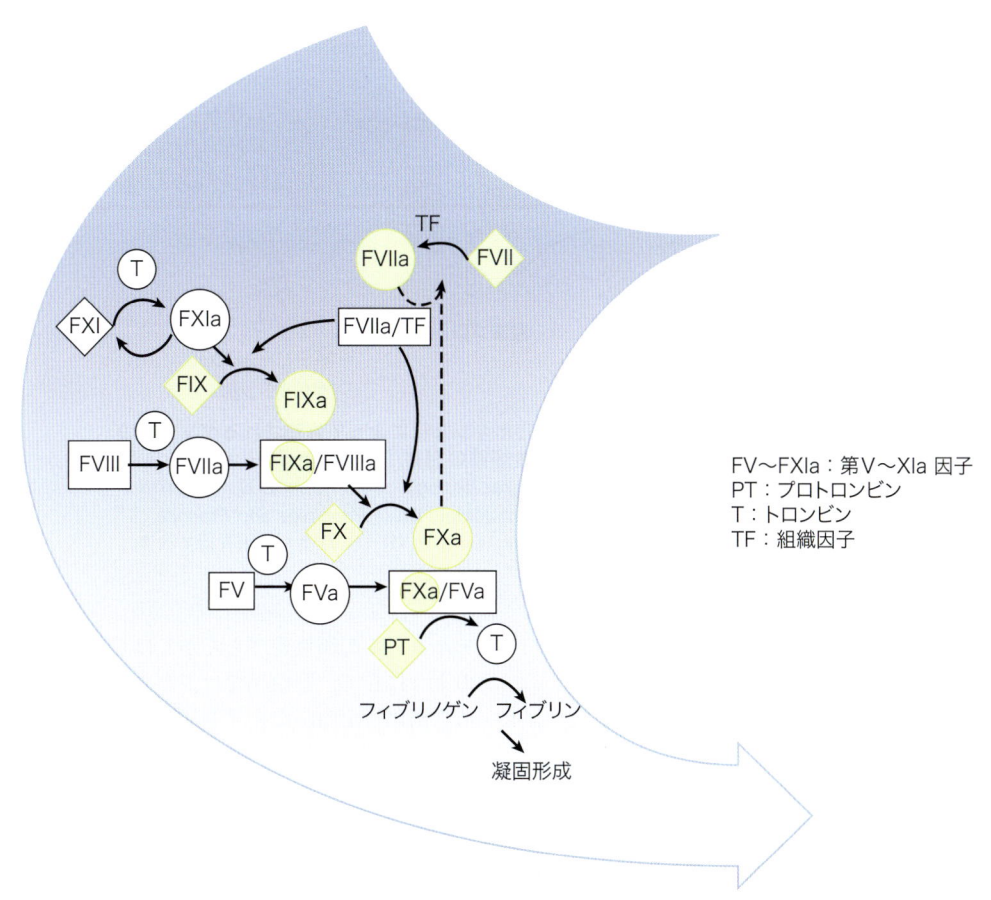

図 16-2 ビタミン K 依存性の血液凝固因子．凝固過程のうち，黄色部分で示す．（Furie B and Furie BC. The molecular basis of blood coagulation. In Hoffman R, Benz EJ, Shattil SJ, et al, eds. *Hematology: Basic Principles and Practice*, 3rd Edition, New York, USA, Churchill Livingstone, 2001:1784 より許可を得て改変）.

抗薬を服用して異常な出血を起こすことがある．

1）ビタミン K 欠乏症の診断

ビタミン K 欠乏症ではプロトロンビン，第Ⅶ因子，第Ⅹ因子の機能が障害され，プロトロンビンが延長する．著明な延長を示すことも多い．プロトロンビン，第Ⅸ因子，第Ⅹ因子の障害により，部分トロンボプラスチン時間（PTT）も延長するが，その程度は軽い．

病歴，臨床所見からビタミン K 欠乏が明瞭でない場合には，特定の血液凝固因子活性を調べると，プロトロンビン，第Ⅶ，第Ⅸ，第Ⅹ因子の活性低下が確認できる．免疫学的な定量ではこれら凝固因子のタンパク量は正常かほぼ正常である．つまり，凝固因子の構造が変化して機能が障害されていることが強く示唆される．

2）ビタミン K 欠乏症の治療

ビタミン K 欠乏症患者の多くは，はっきりした出血が起こる前に予測がつき，診断される．これらの患者や，軽度の出血傾向がある患者には，ビタミン K を非経口的に投与して治療する．治療開始後，12 時間以内にプロトロンビン時間が正常になることを目標にする．

重症な出血傾向のある患者には，ビタミン K 投与だけでは不十分で，新鮮凍結血漿か，プロトロンビン，第Ⅶ因子，第Ⅸ因子，第Ⅹ因子を十分に含む血漿製剤を投与する．血液製剤によるウイルス感染の危険性が指摘されて以来，完全にウイルスが除去されていることが確認できていないかぎり，プロトロンビン濃縮製剤が使われることは少なくなっている．

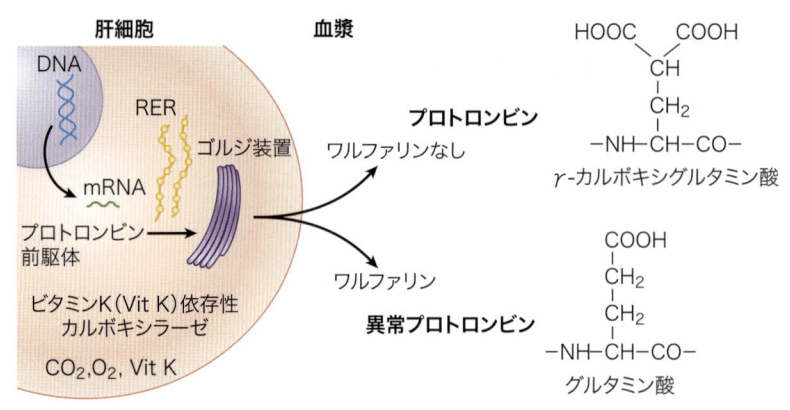

図16-3 グルタミン酸残基のγ-カルボキシル化によって修飾されるタンパクの生合成と，ワルファリンによる転写後修飾の阻害(Flaumenhaft R and Furie B. Biochemistry of factor IX and molecular biology of hemophilia B. In Hoffman R, Benz EJ, Shattil SJ, et al, eds. *Hematology: Basic Principles and Practice*, 3rd Edition. New York, USA, Churchill Livingstone, 2001:1870 より許可を得て改変).

2．肝疾患

a）病態生理

肝細胞はビタミンK依存性凝固因子を生合成する唯一の場所で，すべてではないにしても第VIII因子を主に産生する場所でもある．このため重症肝疾患では，これらの凝固因子が低下し，異常出血を起こしやすい．さらに，多くの肝疾患患者ではグリコシル化の亢進によって機能に異常があるフィブリノゲンができてしまう．したがって，プロトロンビン時間(PT)と部分トロンボプラスチン時間(PTT)は延長し，フィブリノゲンの機能にも異常があればトロンボ時間も延長する．

肝疾患の患者では，凝固異常に加え，肝硬変に伴う脾腫によるうっ血やアルコール依存症では血小板産生低下のために血小板数も減少し，余計に異常出血のリスクが高くなる．そのうえ，肝機能障害のために活性化された凝固因子が循環血液中から排除できず，これが播種性血管内凝固の引き金にもなる(次項参照)．

b）臨床的特徴

肝疾患患者の出血は主として消化管に起こる．その理由は，血漿中凝固因子の低下および血小板減少に加え，基礎となる肝疾患や肝機能障害を起こした原疾患のために二次的に解剖学的変化が起きているからである．

例えば，肝硬変では食道静脈瘤を伴う可能性がある．また，アルコール依存症では，肝硬変とともにアルコール起因性胃びらんがしばしばみられる．このようにして，肝疾患では併存する数々の病態のために消化管出血がたえず問題となる．

c）治療

出血が続く場合には，出血部位の処置とともに止血異常の補正ないし改善をめざす．とくに閉塞性肝疾患をはじめ，肝疾患患者の多くはビタミンKが不足しているので，ビタミンKを投与する．また血小板減少も多くの患者にみられるので，血小板輸血を行って部分的でも補正する．血漿凝固タンパクの欠乏に対する補正はさらに厄介で，とりわけDICに対してはより高度の専門的医療が要求される．

3．播種性血管内凝固

概念

出血性疾患の中でも最も厄介かつ手強いのが播種性血管内凝固(DIC)である．この生命をも脅かす合併症は，種々の内科系，外科系，産科系疾患でよくみられる．

DICの病態生理は複雑ではあるが，主体をなすのは，組織因子の放出，あるいは血液がエンドトキシンに曝され，血液凝固が過度に活性化されて正常の止血調節機構がうまく行われないことである．その結果，凝固反応が刺激されて凝固因子と血小板が消費されてしまう．この過程では，プラスミンによって活性化された二次線溶も並行して起こり，形成されるフィブリンが分解される．

こうした血栓形成促進と抗血栓のバランスの不均衡に応じ，病理組織標本には，組織障害を伴う微小循環中の広汎なフィブリンと血小板の沈着，もしくは出血，あるいはその両者が観察される．

1）原因，病態発生

DICは，まったく健康な人に新たに発症するということはなく，何らかの基礎疾患のある人に発症する．詳しく解析すれば，DICの引き金になりうる疾患は無数にある．なかでも重要な疾患，病態を表16-1に示す．

これらの病態の多くは，傷ついた血管，あるいは血管外細胞からの組織因子の放出が血液凝固経路を爆発的に活性化するのに中心的な役割を演じている（図16-4）．加えて，血管内皮細胞が傷害される結果，血小板を粘着させ，通常ならばトロンビンを抗凝固物質に変換するトロンボモジュリンの産生が抑えられ，血栓が形成されることになる（第17章参照）．

内科系入院患者でも外科系入院患者でも，DICを起こす引き金になるものとして最も多いのが敗血症である．起炎菌の出すエンドトキシンが単球を刺激し，内因性の組織因子とともに腫瘍壊死因子 tumor necrosis factor(TNF)やインターロイキン1などサイトカインの放出が誘発される．これらのサイトカインは組織因子の発現を強く誘導する．

重症患者にしばしば合併する低酸素症，アシドーシス，ショックなどによる広汎な血管障害でもDICが誘発される．また，全身性エリテマトーデス systemic lupus erythematosus(SLE)などで見られる抗原抗体複合体によってもDICの起こることがある．

病変のある部位から放出される組織因子も血管内凝固の引き金となる．産科の患者では種々の合併症がDICの原因になる（表16-1）．この多くは，胎児細胞もしくは羊水が母体の循環血液中に流入してDICが誘発される．産科でみられるDICは原因となった合併症を外科的に処置すれば，通常は速やかに解消する．

悪性腫瘍では凝固促進物質の放出されることがある．急性前骨髄球性白血病（第21章）では，顆粒の豊富な白血病細胞の崩壊に伴って凝固促進物質が放出され，しばしば重症なDICが誘発される．固形癌，とりわけムチン産生腺癌では，時に慢性で進行が遅いDICが誘発される．

臨床所見

DICにおける臨床所見は多彩である（図16-5）．

重症な急性DICでは，通常，広汎な出血が起こる．血小板減少症のために皮膚と粘膜に斑状出血がしばしばみられるが，時にはより重症で広範囲での失血が起こる．大量の消化管出血が多発性に起こる場合

表16-1 播種性血管内凝固(DIC)の引き金になる基礎疾患

血管傷害による組織因子放出
敗血症性ショック
グラム陰性菌
髄膜炎菌
肺炎球菌
クロストリジウム
代謝障害
アシドーシス
ショック
熱中症

病変組織からの組織因子放出
産科合併症
胎盤早期剝離
胎盤/胎児残留
前置胎盤
羊水塞栓
子癇前症（妊娠高血圧症候群）/子癇
悪性腫瘍
固形癌，ムチン分泌性腺癌
急性前骨髄球性白血病
高度熱傷

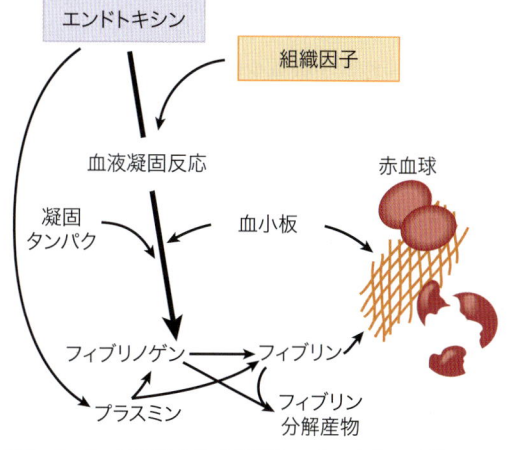

図16-4 播種性血管内凝固(DIC)の病態発生模式図．

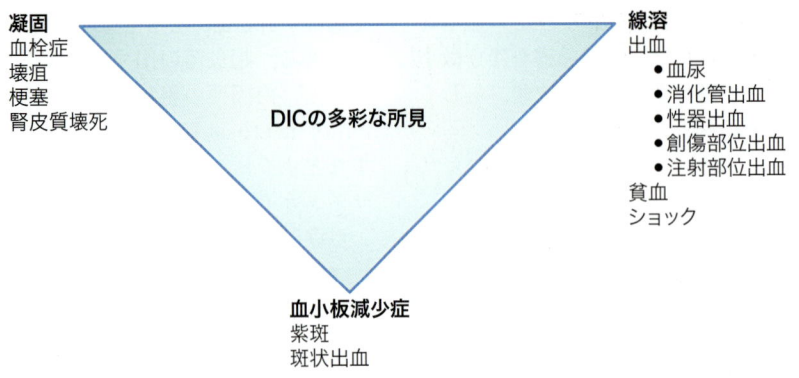

```
              凝固                                線溶
              血栓症                              出血
              壊疽                                 ● 血尿
              梗塞                                 ● 消化管出血
              腎皮質壊死                            ● 性器出血
                          DICの多彩な所見           ● 創傷部位出血
                                                 ● 注射部位出血
                                                貧血
                                                ショック


                         血小板減少症
                         紫斑
                         斑状出血
```

図 16-5 播種性血管内凝固(DIC)の臨床的特徴.

もある．肺出血，子宮出血，血尿，創傷部出血，注射部位からの出血などもある．血小板減少，血液凝固因子欠乏，二次線溶亢進が合併すると，出血は一層ひどくなる．

少数ではあるが，血栓症が問題になることもある．これは指尖部や足先に多いが，時には腎皮質や腸管などの内部臓器が壊死に陥ることもある．

表 16-1 に掲載した基礎疾患が重症の患者では，出血や血栓の臨床所見がなくても，臨床検査で DIC を示す所見のことがしばしばある．このような患者に対しては，慎重に経過を観察する．

2) 臨床検査所見

DIC を起こした患者では，脚注に示すように，血小板数減少と血液凝固異常の所見が見られる*．

末梢血液塗抹標本では血小板数が減っているだけでなく，大型の血小板を認める．これは，血小板の減少が産生障害ではなく，消費の亢進に基づくことを示す．さらに，およそ 1/4 程度の DIC 患者には，断片化，三角状，ヘルメット状などの赤血球形態異常が観察される(図 16-6 B)．これらの赤血球形態異常は，血栓性血小板減少性紫斑病(TTP)のような微小血管症性溶血性疾患でみられるものと同じである(第 14 章)．もっとも，TTP に比べて DIC では溶血を起こすことは少ない．DIC の際の赤血球形態異常は，微小血管内に形成されたフィブリン網の間を赤血球が通過するときに受ける急激な剪断応力によって引き起こされる．

血液凝固系の著明な異常は，血液凝固因子が消費されて減少することが一因になる．また，線溶亢進に伴って作られるフィブリン分解産物は，トロンビンを強力に抑制する．

3) 治療

DIC 治療で基本となるのは，まず基礎疾患を治すことである．基礎疾患が有効に治療さえできれば，出血，血栓，あるいは検査異常所見は速やかに完璧に解消する．すなわち，敗血症には抗菌薬治療，外傷には外科的創傷処置，産科疾患では子宮から胎児ないし胎盤組織の除去を行う．しかし実際には，残念ながら DIC 患者のほとんどで基礎疾患を効果的に治療ができない．

基礎疾患の治療が十分にできない場合，出血に対しては血小板輸血，新鮮凍結血漿，時には血液凝固因子濃縮製剤などの補充療法を行う．血栓症には，ヘパリンを慎重に投与する．出血も血栓もない場合には，DIC 患者の病態は急速に変化しうるので，慎重に経過を観察する．

4. その他の後天性凝固異常症

1) 後天性の凝固因子インヒビター

凝固因子を特異的に抑制する抗体が産生されて広汎におびただしい出血の起こるケースがある．

まれとはいえ，第Ⅷ因子インヒビターは他の凝固タンパクに対するインヒビターよりも多くみられ，重篤な出血の原因となる．第Ⅷ因子インヒビターは，健常者に新規に発生することもありうるが，大抵は，分娩後，リンパ系悪性腫瘍，慢性炎症性疾患でみられる．第Ⅷ因子インヒビターの力価は一般に極めて高く，血友病患者で発生する抗第Ⅷ因子インヒビターの場合と同様に，治療には高度の知識が要

---

*DIC の検査成績：PTT 延長，PT 延長，TT 延長，D-ダイマー高値，血小板数減少，赤血球断片化．

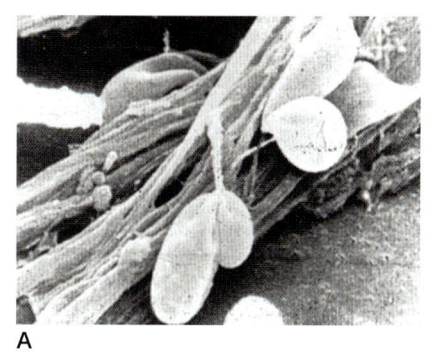

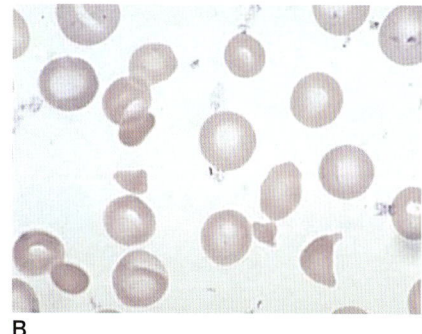

図 16-6 播種性血管内凝固（DIC）． A：フィブリン網で捕捉された赤血球微小塊の走査電子顕微鏡写真（Bull BS and Kuhn IN. Production of schistocytes by fibrin strands [an electron microscopic study]. *Blood*, 1968; 35:104-11 より引用）．B：DIC 患者の末梢血液塗抹標本でみられる赤血球断片化：分裂赤血球（左下，中央），ヘルメット細胞（右下）．

求される（第15章）．

頻度はより低いが，第Ⅴ因子や vWF など他の凝固タンパクに対する抗体が後天的に作られて出血傾向を起こすこともある．

なお，アミロイドーシスでは，第Ⅹ因子がアミロイドに結合して急速に除去され，第Ⅹ因子欠損を後天性に発症することが時にある．

2）抗リン脂質抗体症候群
antiphospholipid syndrome

抗リン脂質抗体が発生する患者では，しばしば軽度のプロトロンビン時間（PT）延長と著明な部分トロンボプラスチン時間（PTT）延長を起こす．しかし，出血傾向よりも，血栓症のリスクが高い．この点については第17章で述べる．

セルフアセスメント

1. 65歳の歯科医．2〜3週前から発熱, 体重減少, 倦怠感があり，点状出血と斑状出血が増加してきた．

    臨床検査成績：
    ヘモグロビン 8g/dL，ヘマトクリット 25%，網赤血球 2%，白血球数 40,000/μL（分葉核好中球 10%，桿状核球 5%，前骨髄球 55%，骨髄芽球 10%，単球 5%，リンパ球 15%），血小板数 2.5万/μL

    この患者における高度の紫斑の原因はどれか．
    A．自己免疫血小板減少症
    B．急性白血病に伴う血小板減少症
    C．グラム陰性菌敗血症による血小板数減少症
    D．播種性血管内凝固
    E．血栓性血小板減少性紫斑病

2. 56歳の女性．待機的胆嚢手術のために入院した．術前の凝固検査には異常がなかった．術中の出血量は通常であった．術後1週の間に，尿路感染症に罹患し，広域抗菌薬の投与を受けた．食欲不振, 悪心があり，食事をとれなかった．術後7日目に，手術部位に大きな血腫ができ，周囲の皮下組織に広がった．

    凝固検査を再検したところ，血小板数 28万/μL，プロトロンビン時間 65秒，部分トロンボプラスチン時間 50秒であった．

    出血の原因として考えられるのはどれか．
    A．後天性第Ⅷ因子インヒビター
    B．後天性第Ⅴ因子インヒビター
    C．ビタミンC欠乏症
    D．ビタミンK欠乏症
    E．播種性血管内凝固

CHAPTER 17

血栓性疾患 Thrombotic Disorders

H. Franklin Bunn, Kenneth A. Bauer

> **学習目標**
>
> 本章で理解すること
> - 生理的凝固抑制機序と血液凝固経路における活性化酵素発生の制御
> - 生理的凝固抑制機序の欠陥と凝固促進因子異常に基づく静脈血栓症発生のメカニズム
> - 静脈血栓症発生における後天性および先天性リスクファクターの相互作用

概念

PART II「止血と血栓症」の扉(p.115)で述べたように,血栓形成は肥満,糖尿病,癌など多くの生活習慣病の合併症として重要な位置を占めており,そのうち心筋梗塞は動脈血栓症による死因として首位を占めている.一方,肺梗塞は静脈血栓症による死因として頻度が高い.

本章では血栓形成の病態生理と,血栓症を引き起こす後天性および先天性リスクファクターについて記述する.

血栓症の病態発生については,19世紀に病理学者ルドルフ・ウィルヒョウによってすでに考察されていた.彼は臨床例ならびに剖検例の観察から,大血管での血栓形成には次の3つの要因が関係するという仮説を立てた.

- 血流の異常−主に鬱滞
- 血管壁の炎症−外傷,動脈硬化など変性/炎症性変化
- 血液凝固の亢進−血液凝固能亢進

このウィルヒョウの仮説は,臨床的に重篤な血栓症の発生を考察するのに有用な枠組みを提供した.歴史的に,血流の鬱滞を招く要因として,下肢の安静,妊娠,長期臥床などがあげられてきた.研究が進むに伴い,特異的な血管病変や,血液凝固異常が明らかにされてきた.

本章では,動脈血栓症よりも静脈血栓症に力点をおいて述べていく.というのも,静脈血栓症のほうが血液凝固異常とより密接にかかわっており,動脈血栓症は動脈硬化症など血管病変に深く依存しているからである.血管病変の詳細については他書を参照されたい.

静脈血栓症の発生には,一次性と二次性の要因が影響する(表17-1).

後天性(二次性)のリスクファクターにはいろんなものがある(表17-1左欄).加齢,男性,肥満などの因子はリスクファクターとしては弱いが,それでも有意に静脈血栓症発生のリスクを高める.それらに比べ,過去に静脈血栓症の既往がある場合には,血栓症を再発するおそれは大きい.長期臥床や長時間の航空機搭乗で体を動かさなかった場合には,とくに下肢の血流が鬱滞する.大手術を受けた後で動けない場合にも静脈血栓症発生のリスクは高い.妊娠では,大きくなった子宮が静脈還流を障害するために下肢の血流鬱滞を起こしやすい.

悪性腫瘍およびエストロゲン製剤については,頻度がさほど高くない他の後天性リスクファクターとともに後述する.

1. 静脈血栓症発生のリスクとなる先天性異常

この15年間で,静脈血栓症発生のリスクが高い患者では,先天性の凝固異常が重要な役割を演じていることが明らかにされてきた.表17-1右欄は,静脈血栓症発生に関与する単一遺伝子異常を示す.これらはすべて凝固因子もしくは凝固インヒビター遺伝子の変異である.図17-1は,これらタンパクの凝固経路における位置を表す.

これら遺伝子変異のうちの2つは,第V因子とプロトロンビン遺伝子の変異である.

表17-1　静脈血栓症のリスクファクター

後天性（二次性）	先天性（一次性）
加齢	第V因子ライデン（FVL）
男性	プロトロンビンG20210A
肥満症	アンチトロンビン欠損症
血栓症の既往	プロテインC欠損症
不動	プロテインS欠損症
妊娠	
大手術	
悪性腫瘍	
エストロゲン（経口避妊薬など）服用	
抗リン脂質抗体症候群	
ヘパリン惹起性血小板減少症	
骨髄増殖性疾患	
炎症性腸疾患	

a）第V因子ライデン
　　factor V Leiden（FVL）

　第V因子遺伝子の506位のアルギニンがグルタミンで1塩基置換された遺伝子変異である．正常の活性化第V因子では，506位のアルギニンが活性化プロテインCによって最初に切断される（図17-2）．続いて306位のアルギニンと679位のア

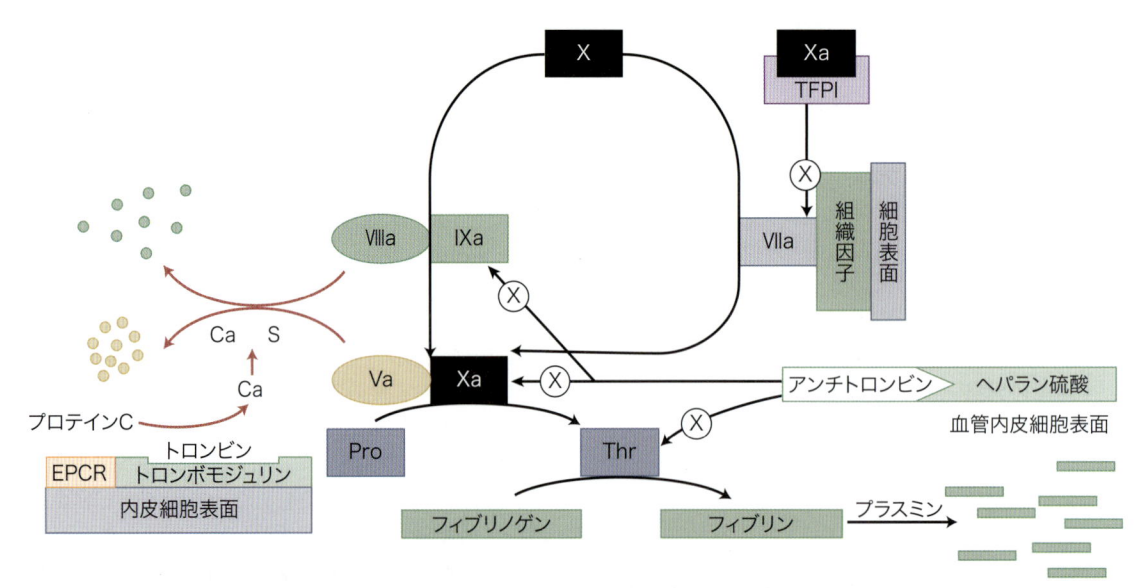

図17-1　血液凝固の調節もしくは制御にかかわるタンパク．家族性血栓傾向はアンチトロンビン，プロトロンビン，第V因子，プロテインC，プロテインSに影響を与える遺伝子変異によって発生する．図中の"a"は活性化を示す．例えばCaは活性化プロテインCを示す．Ⓧは抑制または不活性化を示す．EPCR：血管内皮細胞プロテインCレセプター，TFPI：組織因子系凝固インヒビター，S：プロテインS，Pro：プロトロンビン，Thr：トロンビン，Va〜Xa：活性化第V因子〜第X因子．

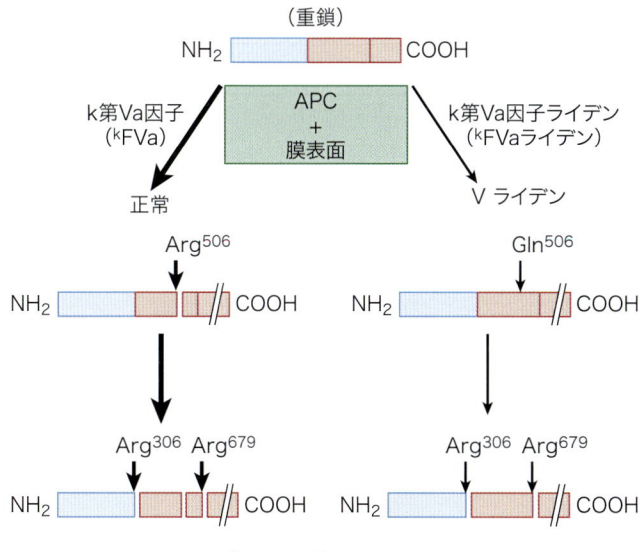

図 17-2 活性化プロテインC（APC）による活性化第V因子の重鎖のタンパク分解. 正常の活性化第V因子では，まず506位のアルギニン（Arg）が急速に切断され，次いで306位と679位のアルギニンが切断される．第V因子ライデンでは，506位にあるアルギニンの切断部位がないために，続いて起こる切断も遅れる．k：切断速度．

ルギニンがセリンプロテアーゼによって切断され，活性化第V因子は不活化される．

　第V因子ライデンは最初に切断される506位のアルギニンが置換されているために，続いて進行する切断も遅れてしまう．このようにして，第Xa因子の補因子として作用する第Va因子が高濃度で維持されることになる．

b）プロトロンビン G20210A
prothrombin G20210A

　プロトロンビン遺伝子の3′側非翻訳領域に1塩基置換がある変位で，プロトロンビンタンパクの生合成が亢進している．この変異をもつヘテロ接合体では，構造上は正常のプロトロンビンが健常者よりも血漿中で約30%ほど高い．結果として静脈血栓症を発生するリスクが有意に上昇する．

　上記の第V因子ライデンとプロトロンビンG20210Aの罹患率は，それぞれ約5%と約2%で，白人では結構高い．このように罹患率が高いのは，自然淘汰の中で何かしらの有利な点があるものと推測される．しかし，臨床的には，いずれかに遺伝子変異がある場合には深部静脈血栓症が自然に発生し，もしくは他の後天的リスクファクターがある場合には高率に発生する．

c）プロテインC欠損症，プロテインS欠損症，アンチトロンビン欠損症

　プロテインC欠損症，プロテインS欠損症，アンチトロンビン欠損症でも深部静脈血栓症の発生リスクが高くなる．これらのタンパク遺伝子変異は，第V因子ライデンならびにプロトロンビンG20210Aとは，次の3つの観点で大きく異なる．

- 凝固促進物質というより，抗凝固を抑制するインヒビターである．
- 頻度は比較的低い．
- それぞれの遺伝子の変異部位は症例によってさまざまである．

　なお，プロテインC，プロテインS，アンチトロンビン活性は，たとえ健常者でも，体調により，また服薬の影響を受けて低下することもある．

　これらのタンパク変異は頻度が低いので，ホモ接合体はほとんどみられない．アンチトロンビン機能が10%以下の場合には，まず生存できない．プロテインC，プロテインS欠損のホモ接合体は極めて重症で，小児期，青年期，場合によって新生児電撃性紫斑病など幼児期に血栓症を起こす．

　一方，ヘテロ接合体のほうが頻度は高い．浸透率が低いとはいえ，成人になって血栓症を発生するリスクが増える．

　それぞれの遺伝子変異は，タンパク発現を抑制するタイプIと，タンパクの機能を障害するタイプIIがある．タイプIでは抗原量と活性ともに低く，タイプIIでは抗原量は正常であるが活性が低い．

　第V因子ライデンとプロトロンビンG20210A変異はDNA解析で確実に診断されるが，アンチトロンビン，プロテインS，プロテインCの先天性欠損

第17章 血栓性疾患

表17-2 アンチトロンビン，プロテインC，プロテインSの後天的欠損を起こす原因

アンチトロンビン	プロテインC	プロテインS
妊娠		妊娠
肝疾患	肝疾患	肝疾患
DIC	DIC	DIC
ネフローゼ症候群		
大外科手術		炎症
急性血栓症	急性血栓症	急性血栓症
ヘパリン投与	ワルファリン服用	ワルファリン服用
エストロゲン服用		エストロゲン服用

DIC：播種性血管内凝固

症は血漿濃度を測定すれば診断できる．しかし，これらの血漿濃度はいくつかの後天的要因(表17-2)によって低下することがあるので，慎重に解釈する必要がある．急性血栓症を起こしているときや，抗凝固療法中にはとくに注意すべきである．アンチトロンビン，プロテインS，プロテインCの先天性欠損症を確定診断するには，血栓症患者では血栓のエピソードから回復し，抗凝固療法を受けていないときに検査を行う．

アンチトロンビン，プロテインS，プロテインCの先天性欠損症の臨床的意義を十分に認識するには，これらのタンパクの血液凝固阻止に関する役割を理解しておかなければならない．

図17-3はプロテインCとプロテインSが血栓形成を制御する仕組みを示す．トロンボモジュリンは血管内皮細胞にある膜貫通タンパクで，細胞外ドメインがトロンビンを結合する．トロンビンがトロンボモジュリンに結合すると，トロンビンの基質はプロテインCに特異的に作用する．プロテインCは第Ⅶ，Ⅸ，Ⅹ因子，プロトロンビンと同様にビタミンK依存性の酵素原である．**プロテインCは血管内皮細胞上にあるプロテインCレセプター** endothelial protein C receptor(EPCR)に結合すると，トロンビン-トロンボモジュリン複合体によって活性化される．この複合体と結合することで，プロテインCの活性化速度は約20,000倍にも高まる．活性化プロテインCは第Vaと第Ⅷa因子を切断し分解する(図17-3)．重要なことではあるが，この

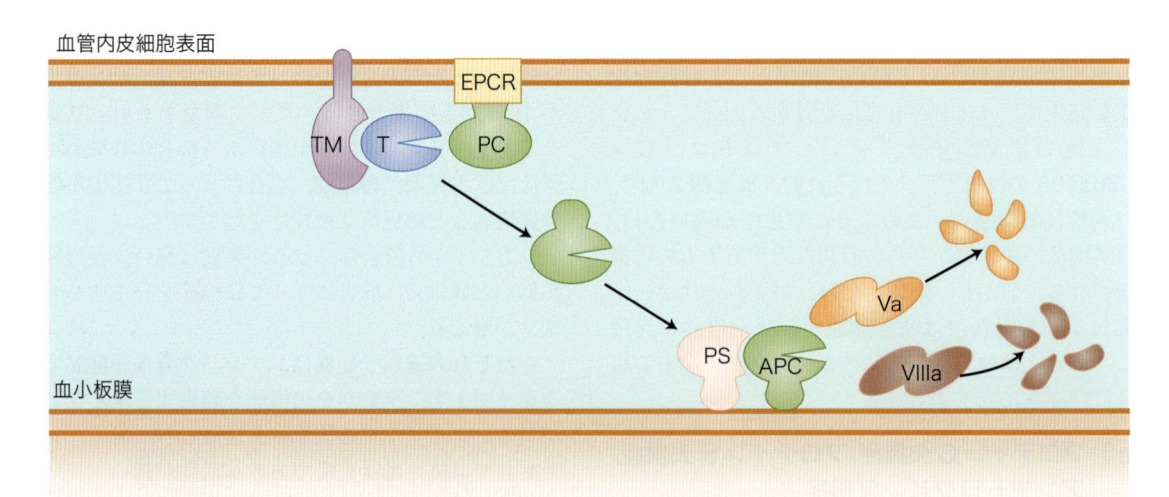

図17-3 血管内皮細胞膜でのプロテインC(PC)活性化，および活性化プロテインC(APC)とプロテインS(PS)の会合による血小板，その他の細胞膜における第Va因子と第Ⅷa因子の急速なタンパク分解．ERCP：血管内皮細胞プロテインCレセプター，T：トロンビン，TM：トロンボモジュリン．

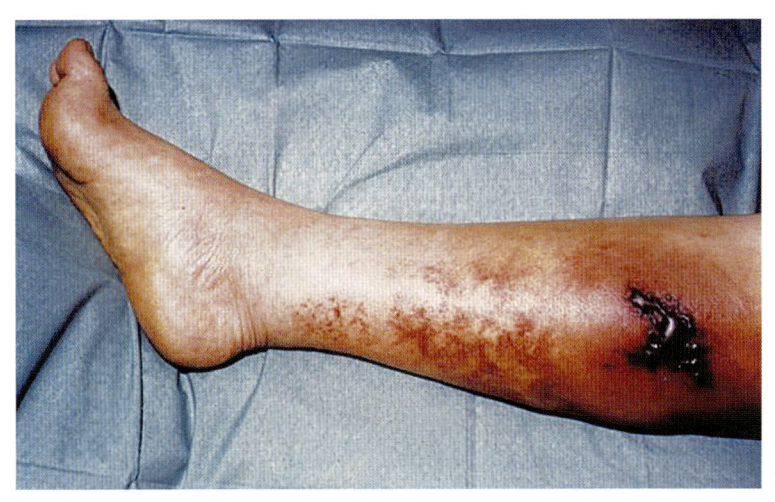

図 17-4 ワルファリン惹起性皮膚壊死.

不活性化は，ビタミンK依存性ではあるが酵素原ではないプロテインSによって促進される．

プロテインC欠損症患者は，まれではあるが重篤な**ワルファリン惹起性皮膚壊死**を引き起こすことがある．抗凝固薬ワルファリンの服用を開始すると，時に胸や殿部など脂肪組織の多い部位に有痛性の斑状出血が発生し，広汎で皮膚が脆弱になる（図17-4）．顕微鏡で観察すると，これらの部位では小静脈内にフィブリン血栓ができ，出血性壊死を起こしているのがわかる．ワルファリン惹起性皮膚壊死が起こる理由については，血漿中のビタミンK依存性タンパク間で安定性に大幅な差異のあることがあげられる．

第Ⅶ因子とプロテインCの半減期は最も短く，それぞれ6時間と14時間である．一方，他のビタミンK依存性タンパクの半減期は24～60時間と長い．健常者がワルファリンを服用するとプロテインC活性が低下するが，臨床的にはまず問題ない．ところが，プロテインC活性が健常者の約50%しかないヘテロ接合体の人がワルファリンを服用すると，服用した初日にプロテインC活性がさらに低下し，皮膚に血栓を形成するのである．

アンチトロンビンはセリンプロテアーゼインヒビターの大ファミリーの一員である．当初はトロンビンの生理的なインヒビターとして記載されたが，続いてアンチトロンビンは第Ⅸa，Xa因子，さらに程度は軽いが第Ⅺa，Ⅻa因子も中和することが示された．

また，アンチトロンビンはヘパリン補因子Ⅰとしても知られる．ヘパリンがなければ，アンチトロンビンは上記の活性化凝固因子を比較的ゆっくりと不活性化する．ところがヘパリン多糖体がアンチトロンビンに結合すると，アンチトロンビンの構造が変化し，トロンビン，第Ⅸa，第Xa，Ⅺa，Ⅻa因子との親和性が強くなる．

アンチトロンビンへのヘパリンの結合部位は硫酸化五糖体に限局する（図17-5）．この小さなドメインは第Xa因子を不活性化するには十分であるが，トロンビンは十分には不活性化できない．なぜなら，ヘパリンによってトロンビンが不活性化されるには，より長い多糖体が必要だからである．この事実に基づき，第Xa因子だけを標的とするヘパリン類似薬が開発されてきた．例えば，合成五糖体フォンダパリヌクス fondaparinux がそれである．

なお，体内で作られるヘパラン硫酸多糖体が血管内皮細胞表面に存在する．このヘパラン硫酸多糖体はヘパリンの硫酸化五糖体に類似の構造を有しており，アンチトロンビンを活性化するとされる．つまり，生理的な抗凝固作用を発揮している．

先天性のアンチトロンビン欠損症患者もプロテインC血栓症やプロテインS血栓症と同じく，静脈血栓症発生のリスクが高い．先天性血栓性疾患の中で

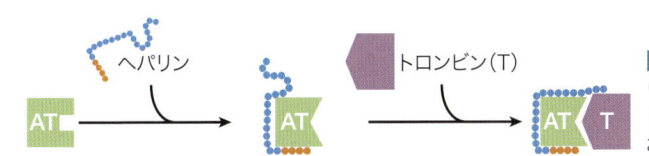

図 17-5 アンチトロンビン（AT）によるトロンビン（T）の抑制．ヘパリンの硫酸化五糖体がアンチトロンビンに結合するとその構造を変化させ，トロンビンおよび他の活性化凝固因子と結合して不活性化させる．

```
遺伝子                  長期にわたる後天性リスクファクター
↓ AT, C, S       +    +   加齢
第Ⅴ因子ライデン              VTEの既往歴
プロトロンビン20210A          悪性腫瘍
                            肥満
         ↓
       内因性
       血栓症
      発生のリスク
         ↑
   予防        最近加わったリスクファクター
    −    +   エストロゲン製剤服用
              妊娠
              外科手術
              運動制限

              ▬▬▬▬  血栓発生の閾値
              ↓
             VTE
```

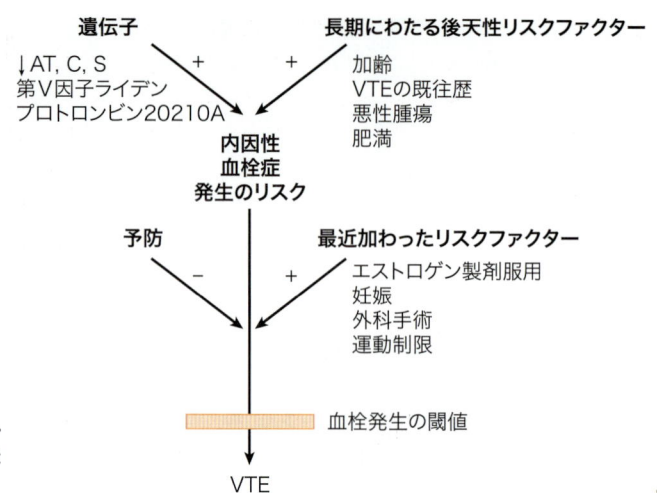

図 **17-6** 静脈血栓塞栓症 venous thromboembolism(VTE)の発生における先天性および後天性のリスクファクターの影響．

は，静脈血栓塞栓症の臨床的浸透率はタイプⅠアンチトロンビン欠損症の家系で最も高い．

2．静脈血栓症の発生に影響する先天性および後天性の要因

表17-1に示すような後天性リスクファクターがないにもかかわらず静脈血栓症を起こすとすれば，とりわけ小児，青年では，前節で述べたタンパクの先天性欠損症を疑う．先天性欠損症患者では，後天性リスクファクターが1つでも加われば，血栓症を発症するリスクが著明に高まる（図17-6）．

後天性（二次）リスクファクターは，大きく2つに分けられる．1つは，加齢，肥満，悪性腫瘍などといった長期に影響するものである．もう1つは，エストロゲン製剤服用，妊娠，外科手術，運動制限などの一過性の要因である．

それまで健康であった人における深部静脈血栓症の初めての発生リスクに与える先天性および後天性リスクファクターの影響は，オランダのライデンにおける大規模臨床研究で証明された（表17-3）．この表が示すように，第Ⅴ因子ライデン変異をもつ人が経口避妊薬としてエストロゲン製剤を服用すれば，相乗的に作用して静脈血栓症の発生リスクが高まる．すなわち，2つのリスクファクターを個々にもつ場合の血栓症発生頻度を合計したときよりも，リスクファクターを両方もつほうが圧倒的に血栓症の発生頻度が高い．

3．後天性血栓性疾患

1）抗リン脂質抗体症候群
antiphospholipid antibody syndrome

抗リン脂質抗体症候群は，細胞膜リン脂質に結合したタンパクに対する後天性インヒビターがあり，カルジオリピンまたはβ_2-糖タンパクⅠに対する抗体が持続的に高いもので，血栓症を発症する．しばしば部分トロンボプラスチン時間が延長し，時にはプロトロンビン時間が延長することもある．患者血

表17-3 深部静脈血栓症の第1回目発生頻度

	リスク	頻度/年(%)
健常者	1	0.008
プロトロンビン20210Aヘテロ接合体	3倍以上	0.02
経口避妊薬服用	4倍以上	0.03
第Ⅴ因子ライデンヘテロ接合体（FVL）	7倍以上	0.06
経口避妊薬服用＋FVL	35倍以上	0.3
第Ⅴ因子ライデンホモ接合体	80倍以上	0.5〜1

漿に健常者血漿を加える混和試験でも部分トロンボプラスチン時間は補正されない（第13章の6節）．

上述したような検査異常があるにもかかわらず，抗リン脂質抗体症候群に出血が起こることはまずない．むしろ，静脈血栓症や動脈血栓症の発生頻度が高くなる．この観点から，抗リン脂質抗体症候群は，ヘパリン惹起性血小板減少症や悪性腫瘍に随伴する凝固亢進状態と同様に，前述の先天性疾患とは明らかに異なる．

抗リン脂質抗体症候群は全身性エリテマトーデス（SLE）にみられることがある．そこで，凝固異常は**ループス抗凝固** lupus anticoagulant としばしばよばれる．これらの患者は反復性に血栓症を起こすリスクが高く，第1回目の予測不能な血栓症を起こした後は，抗凝固療法を長期にわたって行うべきである．

2）ヘパリン惹起性血小板減少症 heparin-induced thrombocytopenia

非分画ヘパリン投与患者の約1〜5％に重篤な合併症としてヘパリン惹起性血小板減少症の起こることがある（第13章）．これは，血小板α-顆粒から放出される血小板第4因子とヘパリンの複合体に対する自己抗体が産生されることによる．

抗原抗体複合体は血小板のFc部分に結合し，血小板を刺激する（図17-7）．この結果，軽度ないし中等度の血小板減少を招く．とくに重要なことは，患者の20〜50％は静脈ならびに動脈の血栓症を発生することである．この重篤な有害事象は，分画低分子ヘパリン製剤投与によって発生するリスクは低く，合成五糖体フォンダパリヌクスで発生することはほとんどない．

3）悪性腫瘍 malignancy

癌患者では静脈血栓症が高率に発生しうる．時には遊走性の表在性血栓性静脈炎（トルソーTrousseau症候群）が，通常では発生しにくい腕などにもしばしば発症する．さらに，慢性播種性血管内凝固を伴う血栓症が時おり癌患者でみられる（第15章）．終末期の患者は非細菌性血栓性（消耗性）心内膜炎を起こすことがある．これら血栓症の発生機序は不詳であるが，癌細胞が組織因子を含む微粒子などの血栓形成促進物質を放出することが関連するとされている．

なお，癌患者では抗癌剤治療によっても発生しうる．例えば，L-アスパラギナーゼやタモキシフェンなどのエストロゲン類似薬が血栓症の発生に関与しうる．

骨髄増殖性疾患や発作性夜間ヘモグロビン尿症などのクローン性血液疾患も静脈血栓症や動脈血栓症を起こす高リスク因子となる．それぞれ，第20章および第11章で詳述している．

セルフアセスメント

1．誤った記述はどれか．
   A．プロトロンビン20210A変異は3′非翻訳領域の遺伝子多型で，プロトロンビン（第Ⅱ因子）タンパクの構造に変化はないが，血中濃度が若干上昇している．
   B．プロテインSは活性化プロテインCの補因子として作用する．
   C．第Ⅷa，第Ⅴa因子はアンチトロンビン-ヘパリン複合体によって不活性化される．
   D．血管内皮細胞の管腔表面にある内因性ヘパリン類似物質（グリコサミノグリカン）は，血栓

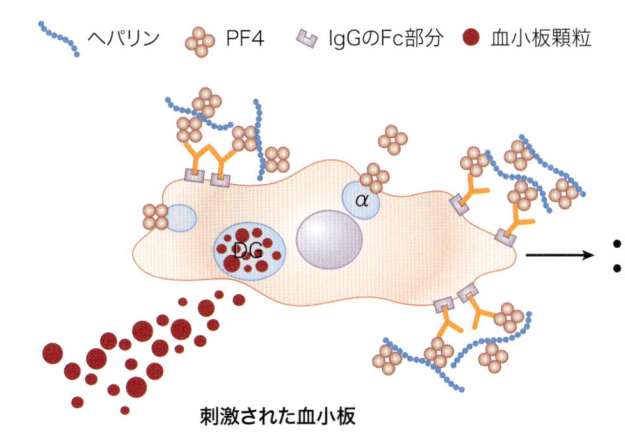

図17-7　ヘパリン惹起性血小板減少症．ヘパリン-血小板第4因子（PF4）複合体は抗原となって抗体と結合する．抗原抗体複合体のFc部分は血小板のレセプターに結合し，血小板を刺激して濃染顆粒dense granule（DG）とPF4を含むα-顆粒（ライトブルーで表示）を放出する．

からの健常血管内皮細胞の下流にあるアンチトロンビンを活性化する．
   E．第Ⅴ因子ライデン変異患者の血漿は活性化プロテインCに抵抗を示す．

2．血栓形成部位で活性化第Ⅴ因子のレベルを生理的に調節するのはどれか．
   A．活性化プロテインC
   B．アンチトロンビン
   C．トロンビン
   D．フィブリノゲンD-ダイマー
   E．フィブリン分解産物

3．静脈血栓症，動脈血栓症，あるいはその両者に主にかかわるのはどれか．
   A．アンチトロンビン欠損症
   B．抗リン脂質抗体症候群
   C．ヘパリン惹起性血小板減少症
   D．第Ⅴ因子ライデン変異
   E．動脈硬化症
   F．骨髄増殖性疾患
   G．プロトロンビンG 20210A変異
   H．プロテインS欠損症

PART Ⅲ　白血球系疾患

　白血球は，免疫監視役としても，また先天性ならびに獲得性免疫機構のエフェクターとしても働くので，臨床的には頻繁に検査されるし，経過観察にも利用される．実際，白血球増加は感染症と炎症性疾患に最も普遍的な所見である．

　白血病，悪性リンパ腫，骨髄腫など免疫系細胞の腫瘍は決して多くないが，臨床的には重要な疾患である．これらの腫瘍として最も最初に報告されたのはホジキン病で，Thomas Hodgkinによって1832年に"On Some Morbid Appearances of the Absorbent Glands and Spleen"として報告された．右の写真はホジキン病の自然経過を示すもので，腫大したリンパ節が巨大化するとともに，肝臓，脾臓，骨髄，その他の組織へと病変が拡大する．当時このような症例にはなすすべがなかった．

　こうした悲惨な状況は劇的に改善された．20世紀後半初頭，白血球系腫瘍は腫瘍学の発展の先頭を切ることとなった．実際，ホジキン病は放射線照射と化学療法の併用で治癒できる最初のヒトの悪性腫瘍となった．さらにこの領域は現在，ゲノム解析の最前線にあり，詳細な分子解析に基づく診断と，より有効で副作用の少ない分子標的治療の開発が進められている．

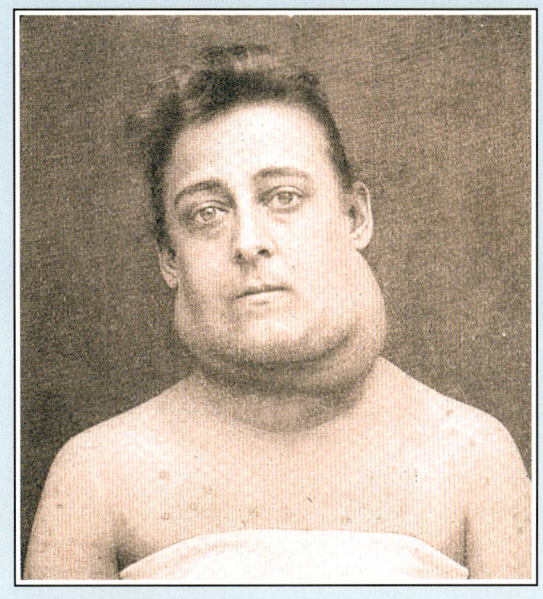

６か月前発症のホジキン病．
Cabot's "Physical Diagnosis," fifth edition, New York, William Wood and Company, 1914より引用．

白血球の機能と非腫瘍性白血球系疾患

Leukocyte Function and Non-malignant Leukocyte Disorders

Jon C. Aster, Nancy Berliner

CHAPTER 18

> **学習目標**
>
> 本章で理解すること
> - 末梢血液中の白血球数を調節する因子
> - 顆粒球増加症（好中球増加症）および他の白血球増加症をきたす主要な原因
> - 白血球減少症の原因と合併症
> - 好中球機能異常に伴う機序
> - 血球貪食性リンパ組織球増加症（マクロファージ活性化症候群）の原因と合併症

　白血球は先天性および獲得性免疫を構成する細胞成分で，宿主の生体防衛に極めて重要である．白血球は，急性および慢性炎症に関与したり，免疫応答への参加，数々の病原体に対する防御などの作用を担っている．このため，白血球の機能が障害されれば，障害の内容と程度に応じてさまざまな感染症が引き起こされることは容易に推測できよう．

　白血球系の疾患には，大きく分けて腫瘍性疾患（白血球もしくは前駆細胞の腫瘍）と非腫瘍性疾患がある．腫瘍性疾患はさほど頻度の高いものではないが，臨床的には大切な疾患であり，それぞれの章で解説する．本章では，最も頻度が高い非腫瘍性の白血球系疾患について述べることにする．白血球のどの成分，すなわち，好中球，好酸球，好塩基球，単球，B細胞，T細胞，ナチュラルキラー細胞 natural killer (NK) cell のいずれにも疾患が発生しうる．このうち，好中球の疾患が最も臨床的には重要であり，本章ではこれに焦点を絞る．

1. 好中球異常症

a）好中球の分布，回転

　末梢血液の他の血球成分と同じく，好中球も骨髄系前駆細胞から分化してできる血球で，骨髄内で成熟する過程で機能を獲得する（図18-1）．

　好中球は生体内のさまざまな場所で高度の活動状態にあるか，待機状態にある（図18-2）．

　骨髄内では分裂能力のある活発な骨髄球系前駆細胞が7〜10日で成熟し，多数の好中球を産生する．

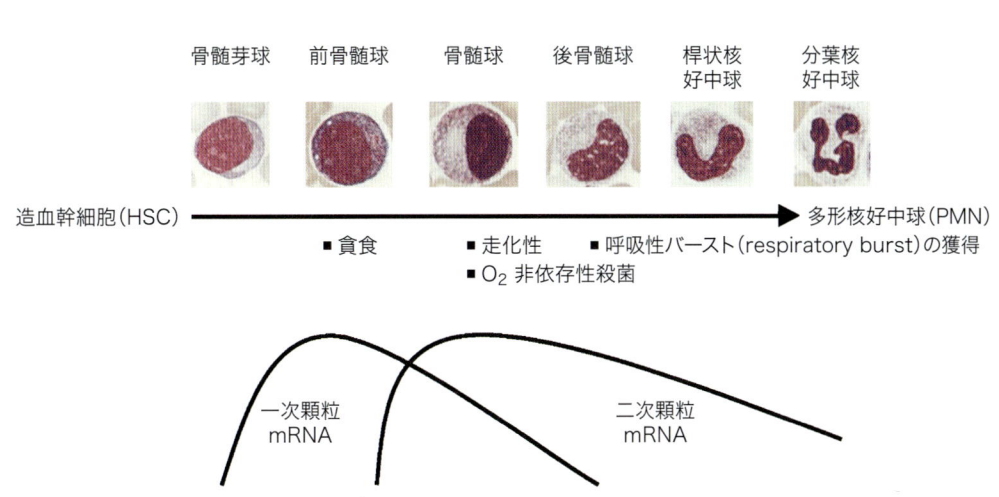

図18-1　骨髄球系造血．顆粒球系細胞は分化し，成熟するにつれ，時間軸に応じて特定に機能を発揮する遺伝子が発現され，形態学的な変化も観察される（Gaines P and Berliner N. Granulocytopoiesis. In *Clinical Hematology*, Young N, ed, Philadelphia, USA, Mosby/Elsevier, 2006, 62 より許可を得て掲載）．

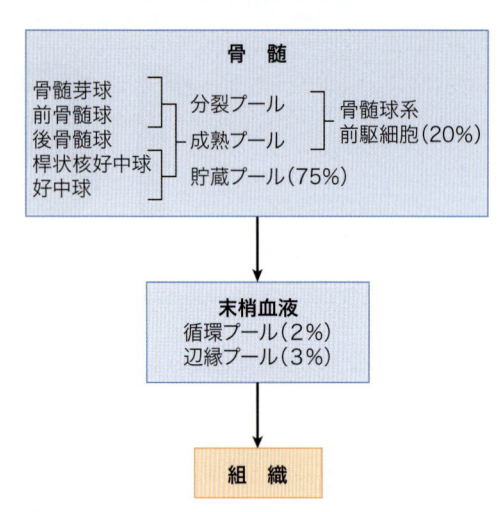

```
    骨髄
骨髄芽球    分裂プール    骨髄球系
前骨髄球    成熟プール    前駆細胞（20%）
後骨髄球
桿状核好中球   貯蔵プール（75%）
好中球
         ↓
      末梢血液
      循環プール（2%）
      辺縁プール（3%）
         ↓
       組 織
```

図 18-2　**好中球のさまざまなプール**．好中球および好中球前駆細胞の相対的な各プール比率（詳細は本文参照）．

プールから好中球が動員され，顆粒球増加症が速やかに起こる．とりわけ重症な細菌感染症では桿状核好中球，場合によってはさらに未熟な骨髄球系前駆細胞が末梢血液中に放出される．この現象は好中球の**左方移動** left-shift とよばれる．極端な場合は白血球数は5万/μLを超える．

白血球数が著明に増加し，そのうえ未熟な白血球が出現している場合には，骨髄性白血病に類似した所見となり，**類白血病反応** leukemoid reaction とよばれる．

時に炎症が骨髄自体に及ぶこともある．こうなれば，骨髄の線維化や異常病変が起こり，未熟な骨髄球性細胞だけでなく，赤血球や赤血球形態の異常として涙滴赤血球が観察される．この末梢血液所見は**白赤芽球症** leukoerythroblastosis とよばれる．骨髄病変が高度になると甚大な骨髄癆性貧血になる（第4章）．

最も強調したいことは，顆粒球増加症の大部分は骨髄以外の組織病変に対する反応であることである．これに対し，好中球数が少なすぎる**好中球減少症** neutropenia は骨髄での好中球産生異常に基づくことが多く，正確な診断には骨髄検査が必要となる．

原発性の好中球機能異常症は，通常は遺伝子異常が原因となる．これらはまれな疾患ではあるが，病態発生機序の解析が正常の好中球の成熟と機能発現を調節する遺伝子を同定するのに有益である点から興味深い．

定常状態においては，新しく作られる好中球の大多数は末梢血液中に放出されることもなく死の過程をたどる．もっとも，これらの好中球は**貯蔵プール** storage pool にストックされており，いざという事態が発生したときには動員される．

骨髄から放出される好中球は**循環プール** circulating pool に入る．臨床検査で測定できるのは循環プールの好中球だけである．平均すると好中球はほんの3～6時間循環しただけで組織に移行し，そこで約3日間の寿命を過ごす．血中の好中球のおよそ半分は常に血管壁にくっついており，これらは**辺縁プール** marginal pool とよばれる．なお，一部の好中球は脾臓で捕捉される．

健常状態では，血中の好中球の5%未満が循環プールにあり，速やかに循環している．このため，骨髄からの好中球放出刺激，辺縁プールへの移行，組織への移行などにより，末梢血液好中球数は急速かつ多大な影響を受ける．

b）好中球の異常

多くの施設では，白血球の基準値は4,500～11,000/μLとされ，その約60%は好中球である．末梢血液白血球数の増加する**白血球増加症** leukocytosis は，通常は全身性の炎症反応が刺激された病理学的な結果として起こる．白血球増加症の中で最も多いのは**顆粒球増加症** granulocytosis で，これは好中球が増加した状態をさすので**好中球増加症** neutrophilia ともよばれる．

いかなる原因にせよ，急性炎症では骨髄の貯蔵

2. 顆粒球増加症 granulocytosis

顆粒球増加症には，原発性と二次性とがある（表18-1）．

a）原発性顆粒球増加症

顆粒球増加症をきたす原発性疾患には骨髄性腫瘍（以降の章で詳述する）のほか，多少なりとも解説するのに値する種々の遺伝性疾患がある．

- **遺伝性好中球増加症** hereditary neutrophilia：慢性的に顆粒球増加をきたすまれな疾患である．通常は常染色体優性遺伝形式をとる．一部の家系では顆粒球コロニー刺激因子 granulocyte colony-stimulating factor（G-CSF）レセプターの機能獲得型変異 gain-of-function mutation が原因となり，骨髄が過度に刺激されて好中球の産生が高まっている．
- **ダウン症候群** Down syndrome（トリソミー21

表18-1 顆粒球増加症の原因

原発性疾患
遺伝性好中球増加症
ダウン症候群(21トリソミー)
白血球接着不全症
二次性疾患
ストレス
感染症
炎症
薬物に対する反応
骨髄への過剰刺激(造血因子増加)
脾摘

trisomy 21)：先天性の染色体異常症としては最も頻度が高い．ダウン症候群患児のおよそ10％は一過性の骨髄増殖状態となり，顆粒球増加，循環血液に未熟骨髄系細胞の出現，肝脾腫が観察される．好中球増加は，転写因子GATA-1に後天的な変異が生じて骨髄系前駆細胞の増殖調節が破綻するためである．約75％の患者は自然に回復するが，残りの患者では数か月あるいは数年後に完全な急性骨髄性白血病に移行することがある．
- 白血球接着不全症 leukocyte adhesion deficiency (LAD)：まれな常染色体劣性遺伝性疾患である．「10．好中球機能異常症」の項で後述する．

b) 二次性顆粒球増加症

顆粒球増加としては原発性よりも圧倒的に二次性のほうが多い．病態発生に基づき次のように分類できる．
- ストレス：急性ストレスではカテコールアミンならびにグルココルチコイドの分泌が高まり，この両者ともに好中球を辺縁プールから循環プールへ急速に移行させる．精神的・肉体的ストレス，運動，発作，疼痛で好中球が増えるのはこのメカニズムに基づく．
- 感染：感染初期には，炎症細胞から放出されるインターロイキン1 interleukin-1(IL-1)や腫瘍壊死因子 tumor necrosis factor(TNF)などのサイトカインによって，骨髄貯蔵プールから好中球が循環血液中へ移行する．

  炎症が長期化すると，T細胞やマクロファージなどが顆粒球-マクロファージコロニー刺激因子 granulocyte-macrophage colony-stimulating factor(GM-CSF)や顆粒球コロニー刺激因子を産生し，骨髄内での顆粒球前駆細胞の増殖と生存を高め，5〜7日かかって好中球の産生率が上昇する．

  粟粒結核などの場合には慢性感染症が骨髄に直接波及し，骨髄の炎症と線維化を起こして末梢血液に白赤芽球症 leukoerythroblastosis の所見を呈する．
- 非感染性炎症：感染症での顆粒球増加症と同じメカニズムで，感染症以外の炎症でも顆粒球が増加する．
- 薬物：薬物はさまざまな機序で好中球増加をきたしうる．

  β-アドレナリン作動薬とグルココルチコイドは，好中球を辺縁プールから循環プールへ移行させて好中球が増加する．グルココルチコイドには，骨髄貯蔵プールから好中球を放出させて軽度に好中球を増加させる作用もある．

  テストステロンなどのタンパク同化ホルモン薬は，造血能を刺激し，軽度の顆粒球増加症を起こしうる．

  双極障害に使われるリチウムは骨髄実質細胞からのコロニー刺激因子 colony-stimulating factor(CSF)放出を高め，顆粒球を増加させる．
- 骨髄への過剰刺激：溶血性貧血，自己免疫性血小板減少性紫斑病，巨赤芽球性貧血患者での葉酸ないしビタミンB_{12}治療開始後では，造血因子の増量に伴って顆粒球増加症が起こったり，骨髄での好中球産生亢進が起こりうる．

  癌患者では，時に癌細胞がG-CSFのような造血因子を異所性に産生し，いわゆる腫瘍随伴性好中球増加症 paraneoplastic neutrophilia を起こすこともある．
- 脾摘：脾臓が摘出されると，脾臓で好中球が捕捉されなくなるため，軽度の好中球増加症をきたすことがある．

3. 顆粒球増加症の診断

感染症の疑いがある急性疾患の患者に検査を進める過程で，好中球増加症がしばしば検出される．

急性感染症患者では，しばしば好中球に中毒顆粒(一次顆粒の遺残)，細胞質空胞，デーレDöhle小体(淡青色の小胞体細胞質内凝集)が認められる(図18-3)．重症の敗血症では，貪食された微生物が好中球の中に取り込まれているのがしばしば観察され

る.

　急性感染症患者では主な感染部位から病原微生物を同定し，適切な抗菌薬治療を実施する.

　亜急性ないし慢性疾患患者における好中球増加症の鑑別診断は多岐にわたり，多くの感染症，炎症性疾患，悪性腫瘍などを幅広く鑑別しなければならない．症状のない患者に軽度の好中球増加症がある場合には，喫煙しているか些細な炎症が疑われる．しかし，慢性骨髄性白血病のような重要な疾患の除外診断を忘れてはならない．

　好中球増加症は一般に反応性であり，それだけ骨髄の働きがしっかりしているといえる．したがって，骨髄検査を敢えて行う必要はない．とはいえ，好中球増加に加えて白赤芽球症や末梢血液に未熟な骨髄系細胞が検出されるようであれば，骨髄検査を行う必要がある．

　白赤芽球症の存在は，骨髄への浸潤性病変があることを示唆する．例えば，癌の骨髄転移，骨髄線維症を伴う原発性骨髄疾患，結核のような播種性の肉芽腫性疾患などがある．

　未熟な骨髄系細胞に加えて好酸球増加症や好塩基球増加症が伴っておれば，これらは慢性骨髄性白血病や真性多血症のような骨髄系腫瘍に特徴的な所見である．この両者は分子生物学的解析を行えば鑑別ができる（第20章）．

　説明のつかない好中球増加症が続く場合には，骨髄検査が診断に有用なことがある．この際，結核菌と真菌の培養を同時に行う．

4．その他の白血球増加症

a）好酸球増加症 eosinophilia

　好中球増加症の次に多い白血球増加症は，好酸球増加症である．

　好酸球増加症も，好中球増加症と同様に，原発性よりも二次性に起こるほうが圧倒的に多い（表18-2）．

　米国で最も多い好酸球増加症の原因は，気管支喘息や花粉，薬物などに対するTh2免疫応答に関連する疾患である．一方，世界全体からみれば，開発途上国の多くの地域に蔓延している寄生虫感染が好酸球増加の原因として最も多い．

　反応性に好酸球が増えるほかの原因としては，全身性エリテマトーデスや血管炎のような免疫異常症がある．また，骨髄系腫瘍とりわけ急性骨髄性白血病，骨髄増殖性疾患でみられることもある．この場合には通常，好酸球も悪性クローンの一員である．好酸球が絶対数で1万/μLを超えるほどの著明な好酸球増加症は骨髄増殖性疾患に属する可能性が高い（第20章で詳述）．

　癌の種類によっては，反応性に好酸球増加症を起こすこともある．例えば，ホジキンリンパ腫Hodgkin lymphomaはしばしば反応性に好酸球増加症を起こすことで有名である（第23章）．

b）好塩基球増加症 basophilia

　好塩基球増加症はまれで，通常，好酸球増加症に随伴する．気管支喘息やアレルギー性疾患では軽度の好塩基球増加症をみることが多い．骨髄系腫瘍,

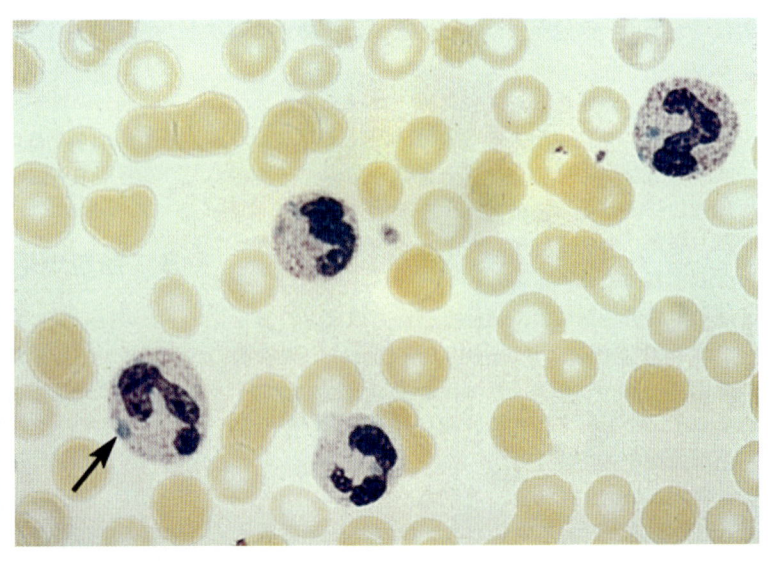

図 18-3 末梢血液塗抹標本で観察されるデーレ Döhle 小体と中毒顆粒．矢印は好中球の細胞質内にみられるデーレ小体をさす．さらに，いくつかの好中球は粗い紫色の細胞質顆粒である中毒顆粒を含む．写真の右上の好中球が典型例である．多くの重症感染症患者で，デーレ小体と中毒顆粒がしばしば観察される．

表18-2　好酸球増加症で多い原因

気管支喘息
アレルギー（薬物反応も含む）
寄生虫感染
膠原病（全身性エリテマトーデスなど）
悪性腫瘍（原発性または二次性）

とりわけ慢性骨髄性白血病と真性多血症において高度な好塩基球増加症がときどき認められる．この場合，好塩基球は悪性クローンの一員である．

c）単球増加症 monocytosis

単球増加症は時おり結核や骨髄系腫瘍でみられる．とくに骨髄増殖性疾患で単球の増加していることがあるが，この場合には単球とその前駆細胞は悪性クローンの一員である．

d）リンパ球増加症 lymphocytosis

リンパ球増加症はウイルス感染症でみられることが最も多い．とくに伝染性単核球症の原因になるエプステイン・バーウイルス Epstein-Barr（EB）ウイルスなどのγ-ヘルペスウイルス属やサイトメガロウイルスでリンパ球が増加しやすい．

循環しているリンパ球は細胞障害性T細胞が主体をなし，これらはEBウイルスや他のヘルペス属ウイルスに対して免疫作用を行う．細胞障害性T細胞は細胞質が豊富で少数のアズール顆粒を含み，しばしば周囲の赤血球にくっつくようになっている（図18-4）．

細菌感染症の中では，**百日咳菌** Bordetella pertussis が例外的にリンパ球増加症を引き起こす．これは血中の百日咳菌が，リンパ球のリンパ節への移行を阻止する毒素を放出するためである．

さらにまれではあるが，リンパ性白血病の徴候としてリンパ球増加がみられることもある．

5．白血球減少症 leukopenia

概念

白血球減少症とは，白血球数が基準値よりも低下した病態，と定義される．白血球減少症の中でも好中球の絶対数が1,500/μL未満の場合には**好中球減少症** neutropenia といい，よくみられ，かつ臨床的に重要である．著明な好中球減少症は**無顆粒球症** agranulocytosis であり，細菌や真菌によって重症化し，時には致命的な感染症に罹りやすい．

好中球が急激に減少し，500/μLを下回ると感染のリスクが高まる．この状態で感染症を引き起こす患者は好中球数が200/μL未満のことが多い．

慢性の好中球減少症では何らかの機序で代償されるらしく，たとえ好中球数が50～100/μLと極端に少なくても，必ずしも感染症を合併するとは限らない．

6．好中球減少症の原因

好中球減少症も先天性と後天性に分けられる（表18-3）．先天性好中球減少症は小児や幼児の早いうちに発症する．一方，後天性好中球減少症はどの年代にも発症しうる．

小児および幼児期の早期に発症する好中球減少症

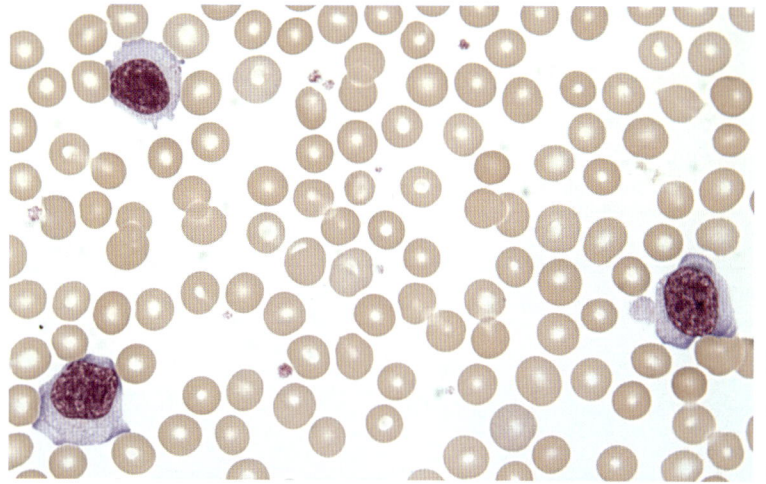

図18-4　末梢血液塗抹標本にみられる単核球症．豊富な細胞質をもつ巨大なリンパ球が周囲の赤血球にくっついている．これをキスする細胞 kissing cells という．

は，すべてとはいえないが，しばしば遺伝子異常によって好中球の産生が不十分になる．一方，幼児期後期ないし成人に発症する好中球減少症の場合は，後天的要因による骨髄での好中球産生障害，好中球の寿命短縮，あるいは両者の合併が原因になる．

a）先天性好中球減少症

よくみられる好中球減少症には次のような疾患がある．

- 体質性好中球減少症 constitutional neutropenia：生涯にわたって好中球数が少なく，健診などで偶然に発見されることがほとんどで，臨床的に問題はない．定義上，好中球数は中等度に減少し，一般には $500 \sim 1,500/\mu L$ で，易感染性がないものとされる．

  体質性好中球減少症は，正常な好中球絶対数が遺伝的に多様であることを反映しているともいえる．実際，ある民族では好中球の平均値は低いほうにずれている．この傾向はアフリカ系子孫，一部のアラブ系に多くみられる．これらの人は症状はなく，家族も好中球数が少ない．しかし，感染症に曝露されれば，正常に反応できる．

- 良性好中球減少症 benign neutropenia：小児の良性好中球減少症は，好中球数が $100/\mu L$ 未満と極端に少ないにもかかわらず，意外と致命的な感染症には罹患しない状態である．典型的には6～12か月で発症する．定型的な小児感染症に罹りやすく，感染状態が長く続く．好中球数は一般に $500/\mu L$ 未満と低く，ゼロに近いことすらあるが，驚くほどに良性の経過をたどる．

  患児には予防的に抗菌薬を服用したり，重症感染症に罹患した場合には速やかにG-CSFを投与する．

  本疾患は自己免疫が基本であり，好中球特異抗原に対する抗体がしばしば検出される．95％以上の患児は，2歳までに好中球減少症は完全に治癒する．

- 重症先天性好中球減少症：生命に危険が及ぶほどの感染症に罹りやすいまれな遺伝性疾患である．遺伝形式は，常染色体優性，常染色体劣性，X連鎖性があり，孤発性もよくみられる．

  常染色体優性遺伝する60％以上は好中球エラスターゼ（ELA2ともいう）の変異が原因となる．好中球エラスターゼはセリンプロテアーゼの一種で，アズール好性の一次顆粒に含まれ，エラスチンや他の多くのタンパク基質を切断する．好中球がなぜ減少するのかは不明であるが，変異したエラスターゼが折り重なり，小胞体に蓄積することが関与すると仮定されている．すなわち，折り重ねられていないタンパクの反応を誘導し，細胞のアポトーシスにつながる細胞内経路が活性化されると考えられる．

  骨髄検査を行うと，典型的には骨髄の過形成があるものの，前骨髄球の段階で成熟が阻止されているのがわかる．

  重症先天性好中球減少患者のかなり（10歳の20％）が急性骨髄性白血病に移行し，この傾向はとくにエラスターゼ変異に多いとされる．これら

表18-3 臨床上重要な好中球減少症の原因

先天性疾患
慢性良性好中球減少症（不詳）
高度先天性好中球減少症（エラスターゼ変異，その他の遺伝子変異）
周期性好中球減少症（エラスターゼ変異）
他のまれな遺伝性疾患（Chédiak-Higashi症候群，シュバッハマン・ダイアモンド・オスキ症候群 Shwachman-Diamond-Oski syndrome，細網異形成症）

後天性疾患
薬物（骨髄抑制薬，特異体質）
感染症（種々の原因あり）
自己免疫（抗好中球抗体による破壊亢進）
造血器腫瘍（種々の要因あり）
栄養不足（骨髄性の産生低下）

の白血病は通常 G-CSF レセプターの後天性機能獲得型変異に関連していると考えられ，G-CSF レセプター変異が白血病細胞の増殖におそらく関与していると想定される．
- 周期性好中球減少症：平均して 21 日の周期で，好中球数がほぼ正常の状態からゼロに近くなるまで変動する興味深い疾患である．高度に好中球が減少している時期の骨髄は，典型的には成熟好中球が減少し，骨髄球の段階で成熟が停止している．患者はとりわけ好中球が少ないときには感染症に罹患しやすい．もっとも，感染症は歯周囲炎など表在性のもので，重症先天性好中球減少症ほどに重症ではない．

 周期性好中球減少症は通常，常染色体優性遺伝形式をとり，ほとんどが好中球エラスターゼ (ELA2) 変異が原因となる．エラスターゼ変異がなぜ一方では周期性好中球減少症を，他方では重症先天性好中球減少症を引き起こすのかは不明である．周期性好中球減少症が骨髄性白血病に移行しやすい，ということはなさそうである．
- その他の先天性好中球減少症：その他，まれながら先天性の好中球減少症がある．

 その 1 つが Chédiak-Higashi 症候群である．これは常染色体劣性遺伝し，LYST 遺伝子の機能喪失型変異が原因である．LYST 遺伝子は，顆粒球，細胞障害性リンパ球，メラノサイトなどのリソソーム顆粒を適切に形成するのに不可欠な役割がある．好中球とリンパ球に異常な顆粒が存在することから診断される（図 18-5）．好中球数が少なくなるとともに好中球機能不全に陥り，細菌感染症に罹りやすい．肝脾腫，汎血球減少，好中球機能不全のために持続する EB ウイルス感染から急性増悪期に血球貪食症候群などを併発し，死亡することが多い．

b) 後天性好中球減少症

好中球減少症は，先天性よりもさまざまな原因によって後天性として発生するほうが多い．
- 薬物副作用：後天性好中球減少症の原因としては，おそらく処方薬が最も多い．薬物は種々の機序で好中球減少症を発生しうる．

 細胞毒性の化学療法薬は骨髄低形成による好中球産生障害を引き起こす．これは予測可能で，一過性である．

 一方，特異体質の人に好中球の産生を抑制する薬物があり，これは予測できない副作用である．多くの場合，これらの薬物は抗体を作って顆粒球を破壊し，骨髄前駆細胞の増殖を抑制するとされる．骨髄検査では，前骨髄球ないし骨髄球の段階での成熟停止がしばしば観察できる．
- 感染症：さまざまなウイルスおよび細菌感染症で好中球減少症の起こることがある．急性 EB ウイルス感染による伝染性単核球症，ウイルス性肝炎，パルボウイルス B19 感染症，HIV 感染症など，典型的な小児期ウイルス感染症の際に軽度の好中球減少症が発生することがある．

 ウイルス感染症で好中球減少症が起こる機序にはさまざまなものがある．例えば，好中球の辺縁プールへの移行，遊走促進，γ-インターフェロンなどサイトカインの骨髄抑制作用による好中球産生低下などである．時に EB ウイルス，肝炎ウイルス，HIV 感染が遷延性の高度好中球減少症を引き起こすが，これは自己抗体の誘導が原因になることもある．

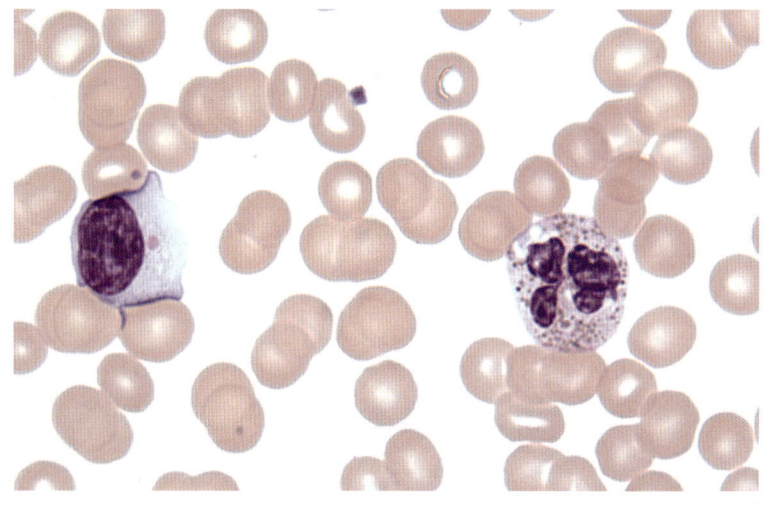

図 18-5 Chédiak-Higashi 症候群の末梢血液所見．多数の異常な青灰色細胞質内顆粒を有する好中球と単一の大きな異常赤紫顆粒をもつリンパ球が観察される．

細菌感染症は一般に好中球増加症を引き起こすが，例外として Salmonella typhi による腸チフス，ブルセラ症，リケッチア症，粟粒結核などでは好中球減少症が起こる．細菌感染症での好中球減少症も種々のメカニズムで起こる．

敗血症によって好中球減少症が引き起こされることがあり，とくに小児，高齢者，アルコール依存症患者で多い．敗血症では，末梢での好中球破壊亢進か骨髄での好中球産生低下（骨髄消耗）によって好中球が減少し，必然的に予後が不良となる．

- 自己免疫性好中球減少症：自己免疫性好中球減少症は単独でも発症しうるし，全身性エリテマトーデスなど全身性自己免疫疾患の一部分症として表れることもある．抗好中球抗体をもっていても，好中球数が正常である患者が多い．このため好中球減少症が起こる理由は不明であるが，細胞性好中球破壊も関与している可能性がある．

  自己免疫性好中球減少症における好中球の減少はしばしば軽度で，良性である．むしろ好中球減少は基礎疾患の活動性を反映するマーカーとして利用されている．

- 造血器腫瘍：造血器腫瘍では種々の機序で白血球減少症が起こる．

  急性白血病，骨髄異形成症候群，その他の造血器悪性腫瘍では，しばしば正常の骨髄前駆細胞が腫瘍細胞で置換され，造血細胞の産生が障害される．

  慢性リンパ性白血病などリンパ系腫瘍では，好中球や骨髄前駆細胞に対する自己抗体が産生され，好中球減少症を引き起こすことがある．単独の好中球減少症を伴うまれなリンパ系腫瘍に大型顆粒リンパ性白血病 large granular lymphocyte leukemia がある．これは細胞障害性T細胞の腫瘍で，機序は不明であるが骨髄顆粒球前駆細胞を抑制する．

- 巨赤芽球性貧血：葉酸もしくはビタミン B_{12} 欠乏でも好中球減少症がみられる．好中球減少自体は一般に，貧血の程度に比べて軽い．

- 脾機能亢進：脾機能が亢進しても好中球が脾臓に捕捉され，軽度の好中球減少症が発生する．

- 特発性好中球減少症：成人患者で時おり原因不明の好中球減少症のみられることがある．ごく軽度（1,000〜1,500/μL）の好中球減少がみられる患者では，炎症によって好中球産生抑制性のサイトカインが作られることが原因になりうる．好中球が 50〜100/μL になる高度の好中球減少症が起こる場合もある．

これらの患者には骨髄検査と染色体検査を行って骨髄異形成症候群を鑑別する（第20章）．骨髄に異常がなければ，経過は良好なことが多い．

7. 好中球減少症の診断

定期的に好中球数を測定し，好中球減少症の存在を確定するとともに経過を追って好中球の変動を確認する．

好中球減少症が急性なのか慢性なのか，慎重に病歴を聴取する．小児例では，好中球減少症の家族歴がないか，易感染性がないか，両親に確認することが重要である．身体診察では感染の有無に注意する．とくに，中咽頭，リンパ節，脾臓，肛門周囲に注意を払う．

重症の細菌感染症と敗血症では，起炎菌と感染巣を特定し，広域抗菌薬で治療を行う．その他の場合は，臨床検査が有用なことがある．

末梢血液塗抹標本が診断の緒になることもある．例えば，細胞質顆粒を含む大リンパ球が増えれば，急性ウイルス感染症や細胞障害性T細胞の腫瘍である大型顆粒リンパ性白血病が疑われる．追加の検査を行って鑑別を進める．

骨髄検査もしばしば確定診断に結びつくような情報を提供する．薬物誘発性と自己免疫性好中球減少症では，しばしば骨髄の成熟停止が観察される．骨髄前駆細胞の成熟異常である異形成の所見があれば，骨髄異形成症候群の可能性があり，骨髄細胞の染色体検査を行う（第20章）．

新生児，幼児，小児の早期にみられる好中球減少症では，特殊な遺伝子解析を行い，エラスターゼ変異や先天性好中球減少症をきたす他の遺伝性欠損症を鑑別する．

8. 好中球減少症の治療

a）抗菌薬投与

まず第1は好中球減少に伴う合併症の改善をめざした治療を開始する．

高度の好中球減少症では，発熱が細菌感染症と真菌感染症に対する治療を開始すべきマーカーになる．すなわち，高熱患者には適切な培養検査を実施した後で，広域スペクトラムの抗菌薬で速やかに治療を開始する．注意すべきことは，感染症における多くの臨床徴候は好中球が担っている点である．し

たがって，好中球が減少していれば，感染に伴う膿の形成や，特徴的な局所所見はみられない．だからこそ，発熱が唯一の感染症の徴候である場合がある．

たとえ細菌や真菌培養検査が陰性であっても，抗菌薬は十分な期間投与する．薬物誘発性や急性の好中球減少症では，好中球数が回復するまで抗菌薬を継続する．難治性の好中球減少症ならば，7〜10日間は十分に抗菌薬を続ける．

b）好中球数の増加を目的とした治療

第2に，好中球数の回復をめざした治療を行う．この治療は，原因によって異なる．

好中球減少症の原因としては，常に薬物の副作用が考慮される．そこで，治療にとって不可欠な薬物でない限り，極力，使用薬物を中止する．薬物の副作用であれば，原因薬物を中止すれば大抵の場合，7〜10日で好中球数は回復する．しかし，ある種の薬物は数週間にわたって遷延性の好中球減少症をきたす．重症の薬物誘発性好中球減少症には顆粒球コロニー刺激因子(G-CSF)を投与すると，好中球数の回復が早まる．

先天性好中球減少症患者が感染症を起こす場合には，G-CSF投与と骨髄移植が治療の根幹となる．G-CSFが開発される以前には，重症の先天性好中球減少症はほとんどが小児期に死亡していた．大量のG-CSF投与でこれらの患者も成人になるまで生存が可能になったが，骨髄性白血病へ移行する可能性がある．

慢性の良性好中球減少症では，よほどの重症感染症を起こさない限り，ほとんどの症例で敢えてG-CSFを使う必要はない．自己免疫性好中球減少症では，副腎皮質ステロイド薬などの免疫抑制薬で治療する．大型顆粒リンパ性白血病は，副腎皮質ステロイド薬や低用量のメトトレキサートにしばしばよく反応する．

9. リンパ球減少症 lymphopenia

白血球減少症のうち，好中球減少症に次いで多いのはリンパ球減少症である．健常者の末梢血液中にあるリンパ球の大部分はT細胞で，主にCD4陽性ヘルパー細胞と，より少ないCD8陽性細胞障害性T細胞からなる．リンパ球減少症には，B細胞とT細胞の両者が減少するタイプ，T細胞のみが減少するタイプ，T細胞のサブセットが減少するタイプがある．

a）後天性リンパ球減少症

リンパ球減少症で最も多いのは，後天性に発生するものである．

最も重要な原因の1つはヒト免疫不全ウイルスhuman immunodeficiency(HIV)感染によるもので，CD4陽性のヘルパーT細胞が特異的に減少する．HIV感染が進行して後天性免疫不全acquired immunodeficiency syndrome(AIDS)の状態になると，CD4陽性ヘルパーT細胞が極端に減少し，リンパ球減少症となる．その結果，日和見感染病原体による二次性の感染症をしばしば引き起こす．

次いで多い後天性リンパ球減少症の原因には，自己免疫疾患，炎症性疾患，リンパ系腫瘍の治療に頻繁に使われる副腎皮質ステロイド薬治療によるものがある．大量の副腎皮質ステロイド薬はリンパ球およびその前駆細胞のアポトーシスを誘発する．しかし，その機序は十分には解明されていない．

b）先天性リンパ球減少症

重症混合型免疫不全症のような先天性免疫不全症ではT細胞とB細胞の産生が障害され，一次性にリンパ球減少症を起こす．重症混合型免疫不全症は常染色体優性ないしX連鎖遺伝形式をとり，種々の遺伝子の機能喪失型変異によって発症する．例えば，再構成活性遺伝子 *RAG-1* と *RAG-2* など，抗原レセプターの遺伝子再構成に必要な遺伝子などの変異が原因となる．

T細胞が単独で減少する原発性の原因として，胸腺無形成のディ・ジョージ症候群 DiGeorge syndromeがある．これは，一般に染色体22q11を含む生殖細胞 germline 欠失に関連する．

10. 好中球機能異常症

好中球減少症の患者が細菌や真菌感染症に罹患しやすいという事実は，好中球がこれらの病原体の殺菌に重要であることを示す．好中球の殺菌作用を詳細にするには，循環好中球の機能が緻密に調節される一連の過程を検討するとよい．

a）接着 adhesion，遊走 migration

感染を起こした部位からはさまざまな物質が放出される．例えば，肥満細胞からはヒスタミンが，病原微生物の成分や組織マクロファージからは炎症メディエーターなどが放出される．これらは血管を裏打ちする血管内皮細胞を活性化する．炎症を起こし

た血管内皮細胞はE-セレクチンやβ_2-インテグリンに結合する他のリガンドなどの分子群を表面に発現し，好中球の接着を促進する（図18-6）．

血管内皮細胞にしっかりと接着した好中球は，血管内皮細胞間にある隙間から組織へと遊走する．

b）走化性 chemotaxis

好中球は標的を求めて，細菌の産物，補体分解産物（C5a），炎症細胞から出るインターロイキン8（IL-8）などの化学走化性物質に反応して活発に遊走する．これらの化学走化性物質は好中球の表面に発現されるGタンパク質共役型レセプターと結合する．そして，レセプターは好中球細胞骨格の機械的装置にシグナルを与え，病原微生物が局在する部位に好中球を移動させる．

c）病原体の認識と貪食 recognition and phagocytosis

次いで好中球はエンドトキシンなど細菌の産物とオプソニン，抗体など宿主のタンパク質，さらにC3bなど細菌に付着する補体タンパク分解産物に対するレセプターを発現する．これらのうち，オプソニンがとくに貪食作用の発揮に有効である．貪食作用では，病原体がファゴソーム phagosomeとよばれる好中球の細胞膜小胞に飲み込まれ，好中球に取り込まれる．

d）脱顆粒 degranulation

新しく作られたファゴソームは特殊なリソソーム lysosomeである好中球細胞質顆粒と融合し，ファゴリソソーム phagolysosomeを形成する．

e）殺菌 pathogen killing

好中球に取り込まれてファゴリソソームに運ばれた病原体は，さまざまな機序で殺菌される．

殺菌作用の1つは，エラスターゼなどタンパク質分解酵素や，細菌の細胞壁を消化する酵素のリゾチーム lysozymeなど，あらかじめ細胞質顆粒にある因子の直接作用である．

しかし，最も重要な殺菌の機序は，ファゴリソソームでの活性酸素や窒素類の発生である．これらのいわゆる呼吸バーストは，酸素をスーパーオキシドに還元する多タンパク酵素NADPHオキシダーゼの会合に依存する．スーパーオキシド産生に伴う付加的な反応に従い，漂白剤の成分でもある次亜塩素酸塩や他の強度な反応性のフリーラジカルを産生する．これらは貪食した病原体の細胞膜や細胞壁を破壊し，十分に損傷して死滅させる．

以上の過程の重要性および関与する分子の詳細は，循環する好中球数が正常かむしろ増えているにもかかわらず，細菌感染や真菌感染を繰り返すまれな患者の検討から明らかにされてきた．これらの患者における前述の過程の1つか，それ以上にかかわる遺伝子の機能喪失型変異による好中球の特異的異常が確認されてきた．

好中球機能異常症のうちで病態生理学的に有意義なものを記述する．

- 白血球接着異常症：白血球接着欠損症 leukocyte adhesion deficiency(LAD)は常染色体劣性遺伝性疾患で，遺伝子変異によってβ_2-インテグリン（LAD I）やβ_2-インテグリンリガンド PSGL-I（LAD II）の機能が障害されている（図18-6）．好中球の血管内皮細胞への接着と炎症組織への遊走が障害されているため，好中球はしばしば増加し，特に感染症のときに多くなる．

- ファゴリソソーム機能異常：これらの疾患で最も有名なものが慢性肉芽腫症 chronic granulomatous disease(CGD)である．CGDは，遺伝子変異によって呼吸バーストに必要なNADPHオキシダーゼの活性が障害されていることが原因となる．せっかく細菌や真菌を貪食しても効果的に殺菌できないため，感染症が続いてしまう．慢性的に感染症が続くと活性化されたマクロファージが集積して肉芽腫の状態となるので，慢性肉芽腫症とよばれる．

- 好中球顆粒の異常：このタイプのまれな疾患として，Chédiak-Higashi症候群がある．この疾患についてはすでに本章の「好中球減少症」の項で解説したが，顆粒に異常があるために細菌を殺菌できない．

11. 組織球異常症─血球貪食リンパ組織球症

a）概念

"組織球"は組織マクロファージにつけられた古典的な名称である．

マクロファージの機能不全に関連した疾患はまれである．しかし，重症ゆえに特筆すべき疾患として，**血球貪食リンパ組織球症** hemophagocytic lymphohistiocytosis(HLH)がある．HLHは種々の病態で発生しうるし，数々の誘発要因もある．それらに共通した特徴は，エフェクターT細胞の放出

	正常	LAD I	変形した LAD I	LAD II
β_2-インテグリン	正常	↓↓ 欠損	欠失	正常
セレクチンリガンド（PSG L-1）	正常	正常	正常	欠失

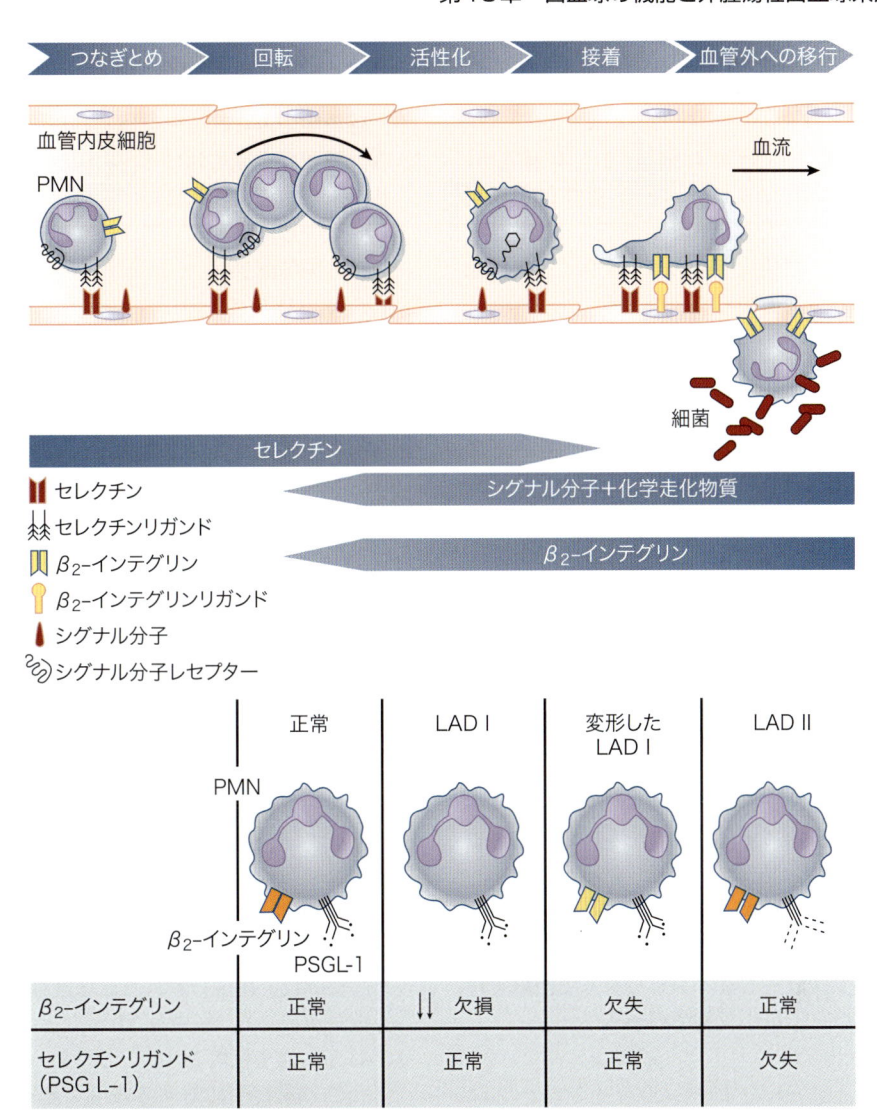

図 18-6　白血球の接着および接着異常症．好中球（PMN）のような正常白血球の血管壁への接着は，血管内皮細胞表面にあるセレクチンと好中球に発現しているセレクチンリガンドの弱い相互作用によって開始される（上段）．炎症メディエーターの刺激を受けると，白血球は β_2-インテグリンの発現を上方調節する．これらのインテグリンは血管内皮細胞表面のリガンドに強固に結合し，白血球はしっかりと接着し，さらに血管外へ出て組織に移行する．白血球接着欠損症（LAD）では，β_2-インテグリンの遺伝子欠損（LAD I）かセレクチンリガンドの遺伝子欠損（LAD II）によって白血球の血管内皮細胞への接着が障害される．このため，白血球が血管から組織へ移行できず，殺菌できない（Bunting M, Harris ES, McIntyre TM, et al. Leukocyte adhesion deficiency syndromes: adhesion and tethering defects involving [beta] 2 integrins and selectin ligands. Curr Opin Hematol 2002; 9: 30-35 より許可を得て改変）

因子による過剰刺激で生体内のマクロファージが活性化されることである．活性化されたマクロファージは造血細胞を貪食し，さらに付随的にサイトカインやケモカインを放出し，血球減少症を伴った全身性炎症を起こす．

HLH は家族性にも後天性にも発症しうる．

b）家族性 HLH

家族性 HLH は小児でみられ，少なくとも異なる4つの遺伝子における常染色体劣性変異が原因となる．最も多い変異遺伝子の1つは，細胞障害性T細胞の顆粒成分であるパーフォリン perforin を

コードする遺伝子である．

c）後天性 HLH

後天性 HLH は小児でも成人でも発症しうる．自己免疫疾患（マクロファージ活性化症候群 macrophage activation syndrome とよばれた），T 細胞リンパ腫，感染症とりわけ EB ウイルス感染症の合併症として発生することがある．

d）臨床所見

原因のいかんを問わず HLH 患者では，発熱，脾腫，汎血球減少症がみられる．骨髄検査では，成熟および未熟な血球を貪食しているマクロファージが観察できる（図 18-7）．臨床検査では，フェリチンの超高値（10,000 μg/L 以上）が典型的で，HLH を診断するのに感度も特異度も高い．

e）治療

原発性 HLH は化学療法薬や免疫抑制薬にしばしば反応する．しかし，再発を免れず，骨髄移植を行わないと致命的になる．

二次性 HLH は基礎疾患の治療が優先される．例えば，T 細胞リンパ腫には化学療法を行う．この場合でも，原発性 HLH に対するのと同様な治療がしばしば必要となる．EB ウイルス感染症関連 HLH などの二次性 HLH は正しく診断し，エトポシドのようなトポイソメラーゼ II インヒビターで治療を行えば，生存率はとくに小児例で高まる．

セルフアセスメント

1. 感染症でみられる所見はどれか．
   A．循環好中球における一次顆粒の存続
   B．末梢血液に桿状核好中球の出現
   C．好中球増加症
   D．好中球減少症
   E．A〜D すべて

2. 臨床的に好中球減少症をきたす原因として最も多いのはどれか．
   A．大型顆粒リンパ性白血病
   B．先天性異常症
   C．重症ウイルス感染症
   D．医原性
   E．特発性

3. 21 歳のアフリカ系アメリカ人大学生．ローズ奨学金に応募し，助成を受けられることになった．英国に出発前，健康診断を受けることが義務づけられ，大学の健康管理センターで血球検査が行われた．検査結果は，白血球数が 3,200/μL で，好中球が 35％ であった．健診医は彼に奨学金受領を延期し，精査を受けるよう勧告した．既往歴では易感染性はなく，これまでまったく健康状態にあった．身体診察に異常を認めなかった．再度行われた血球検査では，白血球数 3,400/μL，好中球 30％，ヘマトクリット 41％，血小板数 20 万/μL であった．

   この奨学生に対する説明で適切なのはどれか．

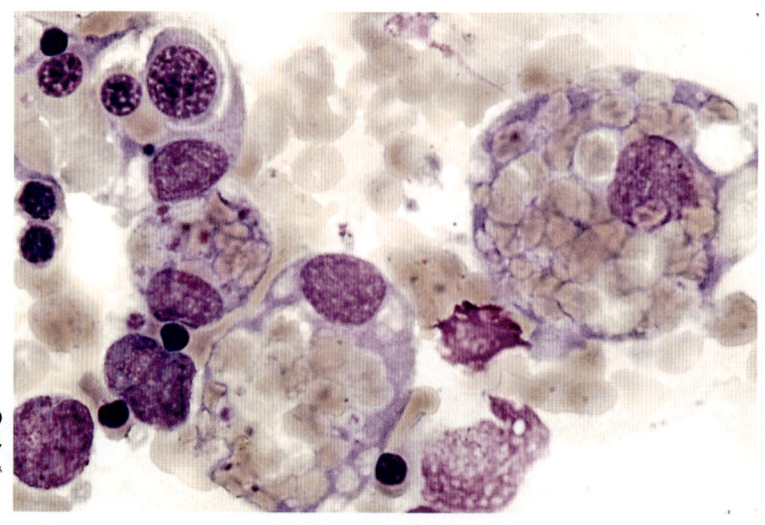

図 18-7　血球貪食リンパ組織球症の骨髄所見． 3 個のマクロファージが多数の赤血球を貪食しているのが観察できる．

A．好中球減少症の原因を明らかにするため，骨髄検査を受けるべきである．
B．精査は必要なく，英国へ行ってよい．
C．周期性好中球減少症を鑑別するため，連続して血球検査を行うべきである．
D．末梢血液での染色体検査が必要である．

4．甲状腺機能亢進症患者．プロピルチオウラシルで治療開始6週後，発熱と咽頭痛のため救急外来を受診した．体温は38.9℃で扁桃に滲出物を認めた．血球検査の結果は，白血球1,500/μL，好中球5%，ヘマトクリット38%，血小板20万/μL．直ちにプロピルチオウラシルを中止した．
行うべき治療はどれか．
A．アモキシシリンを投与し，翌日咽頭培養のために来院させる．
B．患者を入院させ，広域抗菌薬投与を開始する．
C．アモキシシリンを投与し，経過を観察する．
D．患者を入院させ，広域抗菌薬と顆粒球コロニー刺激因子(G-CSF)投与を開始する．

CHAPTER 19

造血器腫瘍（序説）
Introduction to Hematologic Malignancies

Jon C. Aster, Mark Fleming

> **学習目標**
>
> 本章で理解すること
> - 造血器腫瘍の主な分類
> - 造血器腫瘍の診断に用いられる検査
> - 造血器腫瘍を特徴づけるクローナリティの重要性

　造血機構の研究が幹細胞生物学のちょうど先駆けとなったように，造血器腫瘍，リンパ系腫瘍の病態発生研究に関する急速な発展が癌の診断および治療における新たな分子生物学導入の端緒になった．

　近い将来，造血器腫瘍のすべてのゲノムがルーチンに解析され，それらの腫瘍の発生にかかわる遺伝的変化が明らかになると期待される．これら分子生物学の発展は，造血器腫瘍だけでなく，他の腫瘍をも含め，診断と治療に画期的な改革を必ずもたらすであろう．

　この領域における急速な発展は研究者に多大な刺激を与えたが，基本事項を理解しようとする学生には難題を突きつけることとなった．そこで，筆者はできるかぎり学生の理解を手助けできるように説明したい．本章および以降の章では，興味深くかつ重要な疾患の理解を助けるための入門編とした．

　まず，造血器腫瘍の分類と診断について概説する．第20〜24章では，造血器腫瘍の病態発生について省察し，とくに診断と治療における分子生物学的考察を強調する．これらの章では造血器腫瘍の病態生理，臨床的特徴，小児および成人における主なタイプの腫瘍の治療について詳しく述べる．

1．造血器腫瘍の命名

　種々の造血器悪性腫瘍に用いられる名称は，腫瘍細胞の起源ならびに臨床的特徴に基づく．

　顆粒球，赤血球，血小板およびそれらの前駆細胞といった骨髄系細胞からなる腫瘍は，**骨髄性** myeloid, myelogenous, myeloproliferative などという．一方，リンパ球および前駆細胞から構成される腫瘍は**リンパ性** lymphoid, lymphocytic, lymphoblastic, lymphoproliferative という．

　白血病 leukemia は，文字通り"白い血液"の病気であり，骨髄と末梢血液が主たる病変の腫瘍をいう．これに対し，**リンパ腫** lymphoma は，一般にリンパ節や他の軟部組織に腫瘤を形成するものをいう．

　リンパ腫については，腫瘍細胞と正常リンパ球との対比によって命名されるものがある．例えば，濾胞性Bリンパ腫は，リンパ節内のB細胞濾胞，また胚中心にある正常細胞との類似性から命名されている．

　他の命名法としては，問題となる疾患の自然経過に基づくものもある．例えば，急性白血病は治療を受けなければ数週〜数か月で死亡するし，慢性白血病は治療しなくても数年間は生存できる．

2．造血器腫瘍の分類

　分類システムは，特定の疾患群において，診断と治療を的確に行うために共通の言語を提供する．つい20年前までは異論もあり，造血器悪性腫瘍の分類に混乱があった．当時の診断は臨床的特徴と腫瘍細胞の形態学的所見に基づいており，分子生物学的観点に基づく現在の多様性ある分類からみれば不適切な基準であった．

　1994年，リンパ系腫瘍の分類に大きな転機が訪れた．臨床的特徴，腫瘍細胞形態に加え，系統特異的タンパクならびに腫瘍特異的遺伝子異常などの客観的なマーカーを加えた細分類が行われるようになった．続いて骨髄系腫瘍にも，同様な方法による細分類が行われるようになった．表19-1に，現在最も広く使われている分類を示す．この分類は系統別に分けられ，かつ腫瘍細胞の起源に基づく分類になっている．起源となる細胞の概念は，とりわけリンパ系腫瘍の分類において重要である．というのも，

リンパ系腫瘍では，腫瘍を構成する細胞は正常のB細胞もしくはT細胞の，ある分化段階での正常細胞が腫瘍になったものと考えられるからである．

造血器腫瘍のWHO分類では，臨床病理学の観点から大きく5つに分類される．

a）急性白血病 acute leukemia

骨髄芽球ないしリンパ芽球が骨髄で増殖し，さまざまな程度で末梢血液にも出現したり，他の組織に浸潤する疾患である．

白血病細胞は，初期の骨髄系ないしリンパ系前駆細胞から発生すると考えられる．白血病芽球はかなり未熟で，機能はなく，骨髄における正常の造血細胞の産生を抑制する．その結果，多くの患者は汎血球減少症を起こし，それに伴う症状が現れる．

b）慢性骨髄増殖性疾患 chronic myeloproliferative disorder

骨髄で発生する腫瘍で，1種類以上の成熟骨髄系細胞の産生が増加した病態である．初期の骨髄系前駆細胞ないし造血幹細胞レベルで腫瘍細胞が発生すると考えられる．

患者のほとんどの症状は，骨髄系前駆細胞の過剰増殖，末梢血液における赤血球数，白血球数，血小板数の増加によって起こる．

c）骨髄異形成症候群 myelodysplastic syndrome

まだ病態が十分には解明されていない疾患で，多彩な骨髄系腫瘍群が含まれる．

骨髄系前駆細胞の成熟が障害されて異形成となり，無効造血が起こっている．腫瘍細胞は初期の骨髄系前駆細胞に由来すると考えられる．血球減少の種類に応じた症状がみられ，経過は患者によって相当異なる．

d）リンパ腫とリンパ系腫瘍 lymphoma, lymphoid neoplasm

成熟リンパ球またはその前駆細胞に由来する多彩な腫瘍群で，造血器腫瘍の中でも最も多い．米国では年間に約10万人の患者が出ている．リンパ腫は大きく2つに分類できる．

- ホジキンリンパ腫 Hodgkin lymphoma：B細胞性腫瘍の一種で，Reed-Sternberg（リード・シュテルンベルク）細胞とよばれる巨大な腫瘍細胞の存在が特徴である．
- 非ホジキンリンパ腫 non-Hodgkin lymphoma：ホジキンリンパ腫以外のリンパ腫を総称する．リンパ球の発生過程のどの段階の細胞でも発生しうるので，著しく多様性に富む．米国では非ホジキンリンパ腫の85〜90％はB細胞性腫瘍で，残りのほとんどがT細胞性腫瘍である．ナチュラルキラー細胞に由来するリンパ腫もあるが，極めてまれである．

リンパ腫の臨床経過は極めて多彩である．急速に悪化して重篤な経過をたどるものもあれば，偽腫瘍とも考えられるような数年間にわたって安定した症状をとるものもある．このため，後述するように，リンパ腫に対する治療もそれぞれの特性に対応して行う．すなわち，急激な経過をとるタイプには速やかに治療を行い，数年にわたって安定しているタイプには治療を行わずに経過をみることもある．

e）形質細胞性腫瘍および類縁疾患 plasma cell neoplasm, related entity

腫瘍の少なくとも一部は，B細胞の最終分化段階の形質細胞で構成される．これらの比較的多くみられる腫瘍は高齢者に多く，症状としては腫瘍細胞が産生する完全または部分的な免疫グロブリンによるものがほとんどである．

最も重要な腫瘍として次のようなものがある．

- 多発性骨髄腫 multiple myeloma：骨破壊病変が特徴的である．
- リンパ球性形質細胞性リンパ腫 lymphoplasmacytic lymphoma：腫瘍細胞はしばしば免疫グロブリン immunoglobulin M（IgM）を産生する．時にはワルデンシュトレームマクログロブリン血症 Waldenström macroglobulinemia とよばれる過粘稠度症候群になりうるほどの大量のIgMを産生しうる．

以上のカテゴリーは造血器腫瘍の体系化に有用である．しかし，それぞれの境界は時に不明瞭で，必ずしも明確に分けられないこともあることに注意すべきである．例えば，リンパ腫，時には形質細胞腫でさえも，腫瘍細胞が末梢血液中に出現することがある．逆に，**白血病であっても骨髄や末梢血液への浸潤はなく，組織に腫瘤を形成することもある．**

こうした臨床的な特徴をも加味して，分類に反映されている（表19-1）．例えば，未熟なリンパ球であるリンパ芽球の腫瘍に対して，臨床的特徴から**急性リンパ性白血病**とも**リンパ芽球性リンパ腫**ともよばれる．同様に，成熟リンパ球の腫瘍は，**慢性リン**

表19-1 造血器腫瘍のWHO分類（簡略版）

骨髄系腫瘍	
亜型	推定される細胞起源
急性骨髄性白血病（AML）	初期の骨髄系前駆細胞
反復性の遺伝子異常をもつAML	
反復性の遺伝子異常がないAML	
化学療法後に発症するAML	
慢性骨髄増殖性疾患	造血幹細胞，初期の骨髄系前駆細胞
慢性骨髄性白血病（CML）	
真性多血症	
本態性血小板血症	
慢性好酸球性白血病	
原発性骨髄線維症	
骨髄異形成症候群	初期の骨髄系前駆細胞

リンパ系腫瘍	
未分化型B細胞，T細胞腫瘍	
B細胞性急性リンパ性白血病/リンパ腫	初期のB細胞前駆細胞
T細胞性急性リンパ性白血病/リンパ腫	初期のT細胞前駆細胞
成熟型B細胞腫瘍	
慢性リンパ性白血病/小リンパ球性リンパ腫	後胚中心B細胞
マントル細胞リンパ腫	ナイーブB細胞
濾胞リンパ腫	胚中心B細胞
バーキットリンパ腫 Burkitt lymphoma	胚中心B細胞
びまん性大型B細胞リンパ腫	胚中心B細胞，後胚中心B細胞
形質細胞腫瘍および類縁疾患	
多発性骨髄腫	後胚中心B細胞
リンパ球性形質細胞性リンパ腫	成熟B細胞
成熟T細胞とナチュラルキラー細胞腫瘍	成熟T細胞，ナチュラルキラー細胞
ホジキンリンパ腫 Hodgkin lymphoma	胚中心B細胞，後胚中心B細胞

パ性白血病とも，**小リンパ球性リンパ腫**ともよばれる．学生にとって重要なことは，同じ腫瘍でありながら，臨床徴候が異なるために異なる病名のつくことのある点である．

さらに厄介なことは，それまで症状が安定していた白血病やリンパ腫が急激に悪化し，別のカテゴリーの疾患に分類されてしまうこともある．造血器腫瘍では，慢性骨髄性白血病のように造血幹細胞から発生した場合には，腫瘍細胞が急性転化し，細胞形態だけでなく，表面形質もまったく異なってしま うことがある．急性転化の典型例については後述する．

3．造血器腫瘍の診断

造血器腫瘍の診断には，組織生検または末梢血液塗抹検査が必須である．

白血病の診断は，末梢血液，骨髄生検または穿刺標本を観察して行われる．形質細胞腫瘍は，骨髄生検で診断する．リンパ腫では，リンパ節や他の軟部

組織腫瘤の生検で診断する.

最初の生検では，骨髄系またはリンパ系の過形成性が感染症や炎症による良性のものか，悪性のものか，しばしば区別しにくい．良性と悪性を決定的に区別する鍵は**クローン性** clonality にある．悪性腫瘍は変異した1個の細胞に発生するので，単クローン性である．一方，炎症などの反応性変化では異なる複数の細胞が反応するので多クローン性となる．

時には腫瘍細胞の形態を顕微鏡で観察しただけで良性か悪性か区別できることもある．例えば，正常骨髄組織がほぼ均一な異常細胞で置き換えられていれば，悪性疾患であると判定できる（図 19-1 A）．しかし，血液腫瘍は多様性に富み，活発な反応現象と見間違えることが少なくない（図 19-1 B）．こうした場合，後で述べるような分子学的方法でクローン性を調べれば，造血器悪性腫瘍の診断を確実にすることができる．

造血器腫瘍の診断の基本は，塗抹や生検標本の顕微鏡観察にある．しかし，形態学単独で確定診断したり細分類をするのは無理である．そこで，造血器腫瘍の診断にあたっては，いくつかの補助的検査法を加えて行うのが通常である．

a）形態学 morphology

血液病理学のトレーニングを受けた病理学者である診断医は，腫瘍細胞の形態学的特徴から，まずはいくつかの病名の可能性をあげる．

例えば，針状のアズール顆粒であるアウエル小体 Auer rod を含んだ芽球が観察されれば，まずは急性骨髄性白血病と診断し，ほかの必要な検査を加えて詳細な細分類を進める（図 19-2 A）．同様に骨髄が異常な形質細胞で占有されていれば，多発性骨髄腫であることを強く示唆する（図 19-2 B）．

しかし，細胞形態だけで確実に造血器腫瘍の細胞系列を決定するのはしばしば不可能である．例えば，多くのB細胞リンパ腫やT細胞リンパ腫は，細胞の形態だけで信頼性をもって鑑別することはできないし，さらに精密検査を加えないかぎり，反応性の過形成と腫瘍とを区別することはできない．

b）表面形質検査 immunophenotyping

腫瘍細胞の特定抗原（ほとんどがタンパク）に対する抗体を用いた腫瘍細胞の染色は，造血器腫瘍の診断に有用である．とくに有効な抗原を表 19-2 に示す．

新鮮で固定されていない腫瘍細胞では，抗原はフローサイトメトリを使って検出できる（第1章）．フローサイトメトリでは，蛍光色素で標識された抗体を用い，腫瘍細胞に発現された抗原と結合した蛍光標識抗体の光散乱に基づいて，細胞を同定し，計数できる．実際，フローサイトメトリは急性白血病と非ホジキンリンパ腫の診断に広く使われている．

また，フローサイトメトリは成熟B細胞のクローン性の検討にも使用される（図 19-3）．成熟B細胞は2つの重鎖と，κかλのいずれかの軽鎖から構成される1種類の免疫グロブリンを発現している．

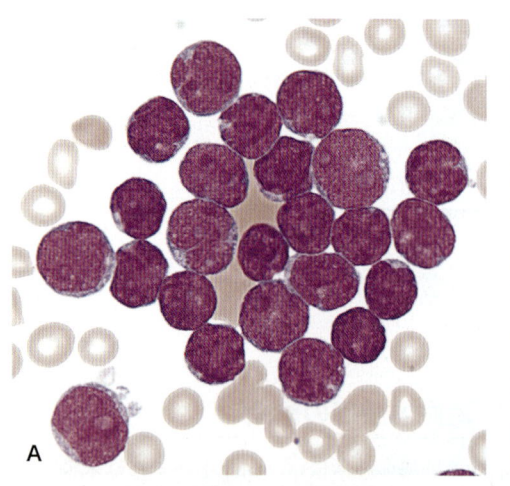

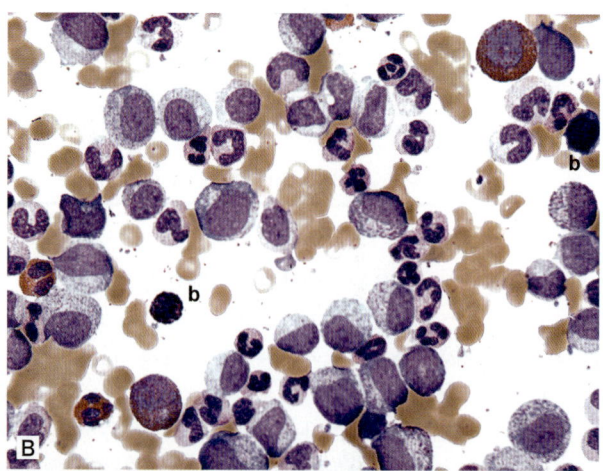

図 19-1 造血器腫瘍のさまざまな細胞形態．A：急性リンパ性白血病（骨髄穿刺標本）．B細胞分化段階初期で分化の停止したリンパ芽球が増殖してほぼ均一の腫瘍になっている．B：慢性骨髄性白血病 chronic myelogenous leukemia（CML，骨髄生検像）．成熟が停止しない造血細胞からなる腫瘍で，種々の成熟段階の細胞があるために非腫瘍性の骨髄過形成と必ずしも形態的には区別しにくい．典型的な CML の骨髄には好中球，好酸球，濃く染まる好塩基球（b）など種々の成熟段階の顆粒球で占められる．

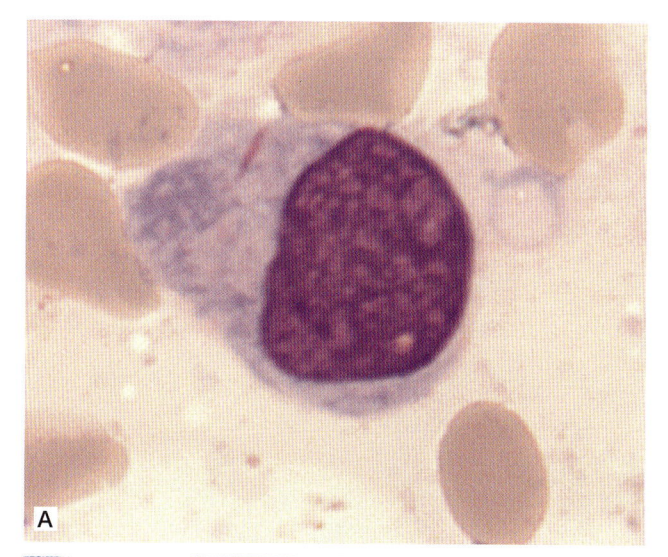

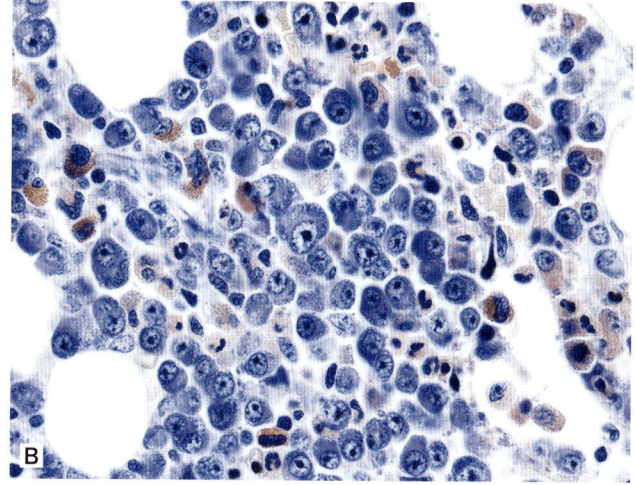

図 19-2 造血器腫瘍の特徴的な形態学的所見．A：アウエル小体 Auer rod（骨髄穿刺標本）．骨髄芽球に，1 個の細胞質アズール顆粒を含む針状のアウエル小体が観察される．アウエル小体は骨髄系腫瘍に特異的で，急性骨髄性白血病を示す．B：多発性骨髄腫（骨髄生検標本）．異常にはっきりした核小体が中央にあるシート状になった形質細胞が骨髄を置き換えている．

B リンパ球が多クローン性に増えていれば，軽鎖の κ と λ の比率はほぼ 1：1 である．ところが，単一の B 細胞から増殖した腫瘍では，成熟した B リンパ球は κ か λ かのいずれかしか発現していない．

フローサイトメトリでは，単一細胞に発現している複数のマーカーを定量し，異常な抗原の組合せを検出すれば，たとえ多くの正常細胞に混じっていてもある種の造血器腫瘍を診断できる．しかし大きな欠点は，新鮮で固定されていない腫瘍細胞を用いて検査しなければならず，このため生検する時点で造血器腫瘍を疑って準備しなければならないことである．

フローサイトメトリで検査ができない場合，それを補う 2 つめの検査法に，免疫組織化学検査 immunohistochemistry がある（図 19-4）．この方法では，病理検査部門で標準的に行われるホルマリン固定組織やパラフィン固定標本を使い，スライドグラスに展開した標本を使って特異的な抗体でインキュベートする．次いで，西洋ワサビペルオキシダーゼのような酵素と酵素作用によって不溶性の色素沈着物に変換する基質を結合した二次抗体を添加する．この方法は造血器腫瘍の診断に広く用いられており，とくに非ホジキンリンパ腫やホジキンリンパ腫の診断に有用である．

c）組織化学 histochemistry

主に急性白血病の診断に用いられる．骨髄または末梢血液塗抹標本に対して細胞系列に応じて異なる染色性を示す化学物質を反応させる．特異的な白血球酵素によって変色する色素を用いる染色法もある．

代表的な染色法に，ミエロペルオキシダーゼ，骨

表19-2 造血器腫瘍の診断によく用いられる細胞マーカー

細胞マーカー	発現している細胞
CD34	造血幹細胞，初期の骨髄系およびリンパ系前駆細胞
CD117 (*c-KIT*)	初期の骨髄系前駆細胞
CD13, CD33	初期および後期骨髄球系細胞
TdT (末端デオキシヌクレオチド転移酵素)	リンパ系前駆細胞
CD10, CD19	初期のB細胞前駆細胞
CD20, 細胞表面免疫グロブリン	成熟B細胞
CD10, BCL16	濾胞性B細胞
細胞質免疫グロブリン	形質細胞
CD3, CD4, CD8	T細胞前駆細胞，成熟T細胞
CD5	T細胞，ある種のB細胞腫瘍
CD15, CD30	Reed-Sternberg（リード・シュテルンベルク）細胞

CD：cluster designation（クラスター分類）

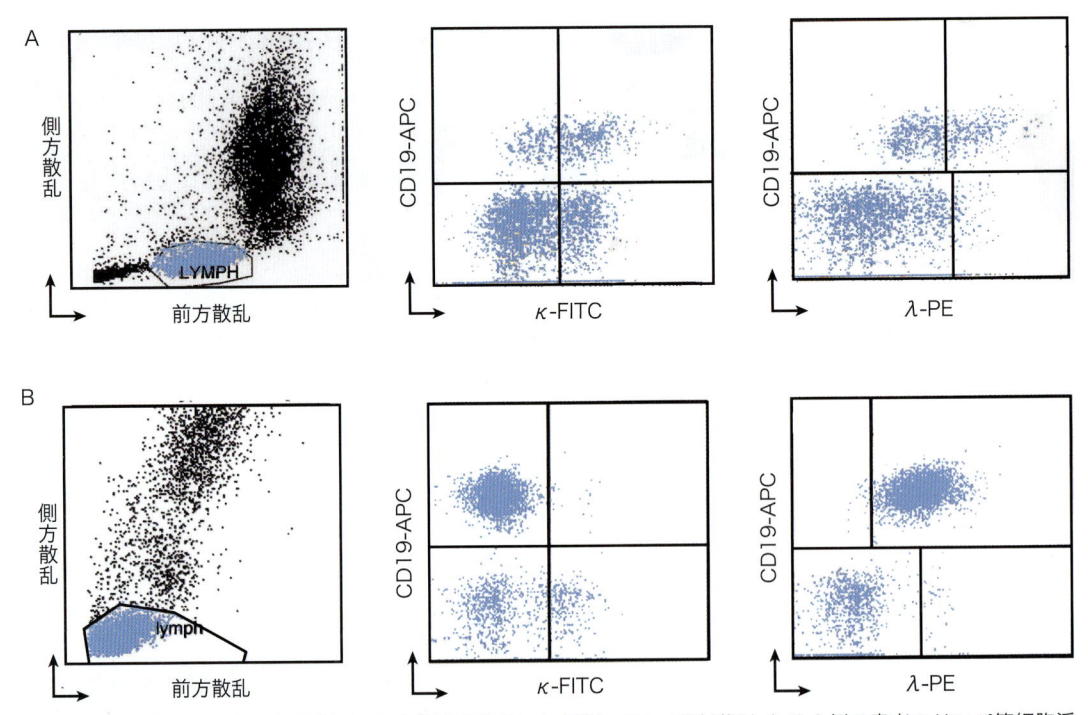

図 19-3　フローサイトメトリを用いたB細胞のクローン解析． リンパ腫が疑われる2例の患者のリンパ節細胞浮遊液を，まず側方散乱で"ゲート"をかける（左図）．次いでリンパ球集団につき，蛍光色素APCで標識したCD19に特異的な抗体と，蛍光色素FITCで標識した免疫グロブリン軽鎖κに対する抗体（中央図）または蛍光色素PEで標識した免疫グロブリン軽鎖λに対する抗体（右図）を結合させて，染色パターンを調べた．A：CD19陽性B細胞は，免疫グロブリン軽鎖のκとλをほぼ同等に発現しており，反応性のB細胞多クローン集団であることがわかる．B：免疫グロブリン軽鎖λを発現するCD19陽性B細胞が優位で，B細胞の単クローン性増殖と診断できる．この集団について，他のマーカー発現の検索，および形態学的特徴から，精密な診断が可能になる．LYMPH：リンパ球．

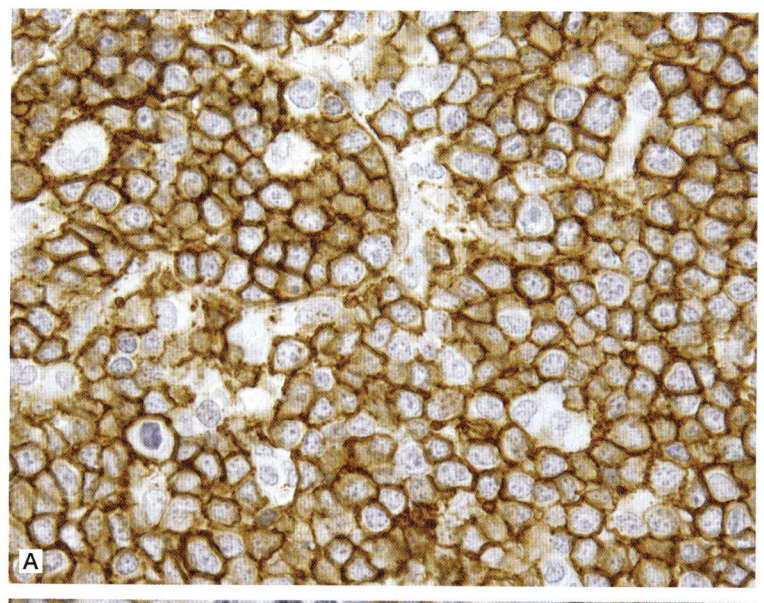

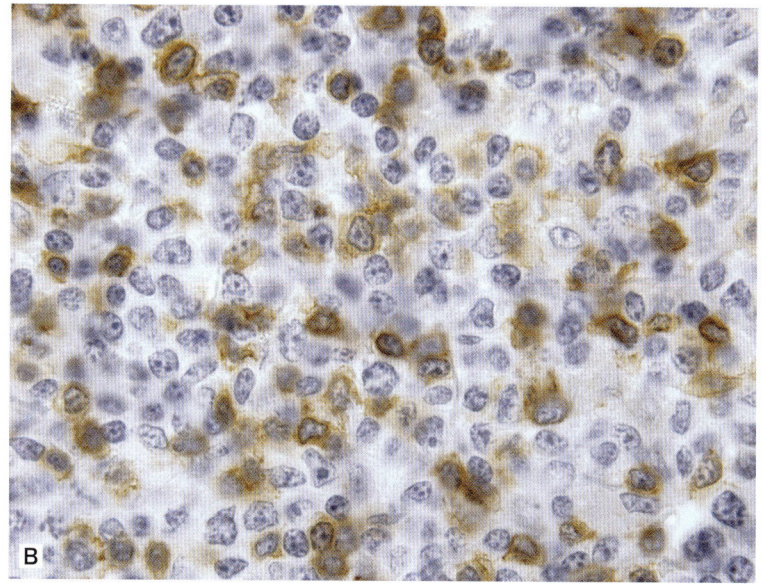

図 19-4　免疫組織化学検査による細胞系列特異的抗原の検出． B細胞に特異的なタンパク CD20(図 A)とT細胞に特異的な CD3(図 B)に対する抗体を用いた，びまん性大細胞型B細胞リンパ腫における染色標本を示す．抗原抗体反応による発色反応は褐色で表され，細胞核はヘマトキシリンブルーで対比染色されている．腫瘍細胞は CD20 に陽性で，CD3 に陽性のT細胞がわずかに混在している．

髄芽球とより成熟した顆粒球に発現する特異的エステラーゼ染色，あるいは単芽球と単球に発現する非特異的エステラーゼ染色がある．

そのほか，酵素以外の細胞構成成分と反応する染色法もある．例えば過ヨウ素酸シッフ periodic acid-Sciff(PAS)染色はグリコーゲンと反応し，急性リンパ性白血病のリンパ芽球や，時に骨髄系白血病の赤芽球で陽性となる．また，プルシアンブルー Prussian blue 染色は，鉄芽球性貧血など骨髄異形成症候群の赤芽球のミトコンドリアに沈着した非ヘム鉄の検出に用いられる．

d）細胞遺伝学 cytogenetics

腫瘍に特異的な遺伝子異常は，骨髄系およびリンパ系腫瘍のクローン解析に有用である．また，特定の造血器腫瘍に特異的な異常は診断にも役立つ．

例えば，すべての慢性骨髄性白血病患者において，第9番染色体にある *ABL* 遺伝子の3′末端領域と，第22番染色体にある *BCR* 遺伝子5′領域が再構成し，キメラによって生じる *BCR–ABL* 融合遺伝子が発癌に関連する．ほとんどの場合，*BCR–ABL* 融合遺伝子は第9番染色体と第22番染色体の相互転座によってできる．このため，第9番と第22番の2

つの染色体に異常が検出できる．BCR–ABL 融合遺伝子をもつ第 22 番染色体は，発見された地名にちなんでフィラデルフィア染色体ともよばれる．新鮮な骨髄ないし末梢血液検体を用い，染色体が濃染する細胞分裂中期で白血病細胞の核型解析を行えば，特徴的な所見が観察できる（図 19-5 A）．

しかし，常に細胞分裂中期の細胞が得られるとは限らないし，第 9 番と第 22 番染色体を含む複雑な再構成が起きていることもある．この場合は，BCR–ABL 融合遺伝子と相補的な ABL–BCR 融合遺伝子を蛍光原位置ハイブリッド形成法 fluorescence in situ hybridization（FISH）法で直接に検出することができる．この方法では，BCR 遺伝子と ABL 遺伝子座に対する DNA プローブを使い，白血病細胞の中間期の核とハイブリダイズさせる．図 19-5 B に例示するように，白血病細胞は BCR と ABL 遺伝

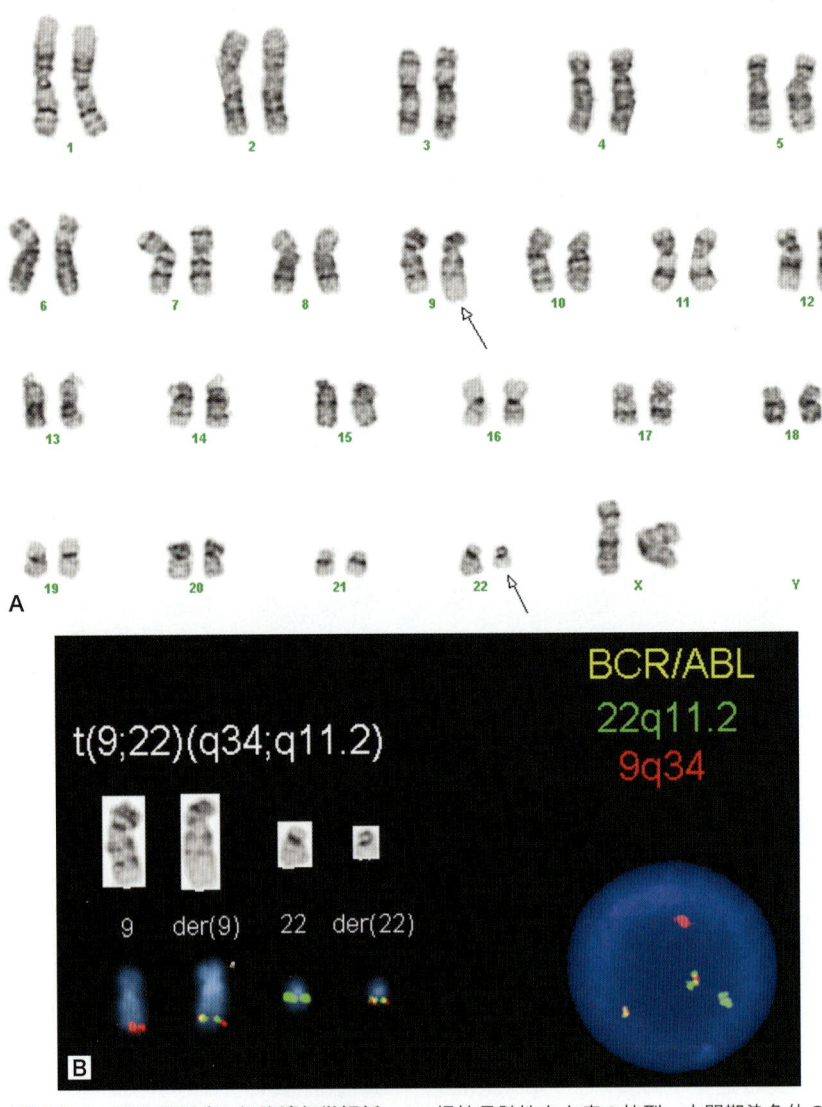

図 19-5　**造血器腫瘍の細胞遺伝学解析**．A：慢性骨髄性白血病の核型．中間期染色体のギムザ染色像を示す．矢印（↑）は 2 つの誘導染色体，すなわち第 22 番染色体の BCR 遺伝子と第 9 番染色体の ABL 遺伝子間での平衡転座によって作られた誘導第 9 番染色体（der 9）と誘導第 22 番染色体（der 22）をさす．B：蛍光原位置ハイブリッド形成法 fluorescence in situ hybridization（FISH）法による BCR–ABL 融合遺伝子の検出．BCR 遺伝子と ABL 融合遺伝子に特異的に結合する蛍光色素で標識したプローブを用いて中間期の核とハイブリダイズさせる．第 9 番染色体と第 22 番染色体の平衡転座を含む細胞には BCR–ABL 融合遺伝子と ABL–BCR 融合遺伝子がある．そこで，2 つの融合遺伝子シグナルが検出され，同時に正常 ABL 遺伝子と正常 BCR 遺伝子のそれぞれ 1 コピーのシグナルが観察される．

子の相互の再構成によって2つの異常な融合シグナルを形成する．1つは第22番染色体上の*BCR-ABL*融合遺伝子で，もう1つは第9番染色体にある*ABL-BCR*融合遺伝子である．

e）分子遺伝学 molecular genetics

造血器腫瘍の診断には，腫瘍細胞のDNAもしくはRNAのシークエンス解析の意義が大きくなってきている．

例えば，骨髄増殖性疾患の一種の真性多血症では，チロシンキナーゼJAK2遺伝子の活性化突然変異の検出が診断に必須である．

また，リンパ系腫瘍のクローン解析にも分子遺伝学検査が有用である．B細胞では免疫グロブリン遺伝子の，T細胞ではT細胞レセプター遺伝子の再構成と集積が細胞の分化と成熟に応じて起こるので，細胞系列に特異的なDNAシークエンスが検出できる．そこで，リンパ系細胞が増えている場合，クローン解析にDNAシークエンス解析が応用される．多クローン性の反応性リンパ系細胞増殖では種々の再構成レセプター遺伝子をもつ細胞で構成されるし，単クローン性の腫瘍性増殖では同じ再構成パターンを示す細胞だけで構成される．そこで，ポリメラーゼ連鎖反応polymerase chain reaction(PCR)法で再構成抗原レセプター遺伝子の増幅を行えば，リンパ系細胞が増殖している場合には多クローン性か単クローン性かを高感度ならびに高特異度で鑑別できるので，現在広く臨床に応用されている（図19-6）．

さらに，慢性骨髄性白血病では，逆転写ポリメラーゼ連鎖反応 reverse transcriptase-polymerase chain reaction(RT-PCR)法を用いてBCR-ABL転写産物を信頼性高く，高感度で検出できるので，診断に有用である．

f）臨床所見，臨床検査

上述したような組織を利用した検査に加え，他の臨床所見や臨床検査も造血器腫瘍の診断に有用である．

例えば，血清や尿検体を用いたモノクローナル抗体や抗体の一部の定量検査は，形質細胞系腫瘍の補助診断として重要である．また，骨破壊病変の放射線診断は多発性骨髄腫が疑われる患者における診断の一部になる．

T細胞系リンパ腫の診断には，組織浸潤のパターンも有用な情報となる．というのも，特定サブタイプのT細胞系リンパ腫は，皮膚，脂肪組織，腸管，脾臓への浸潤が好発する．この傾向は，正常T細胞の特異的な部位への指向性を反映するともいえる．

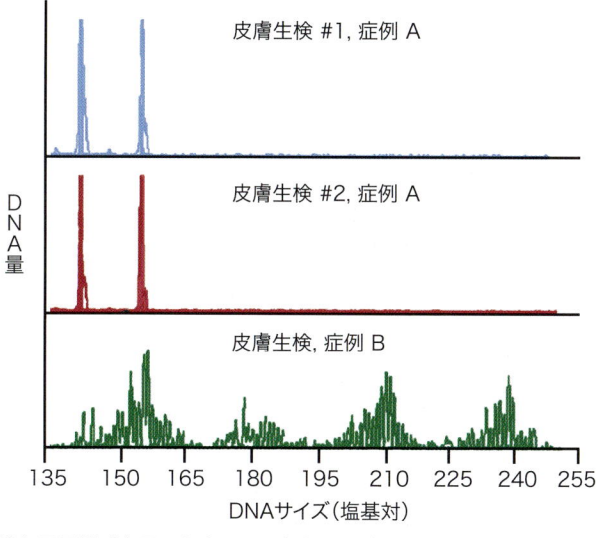

図19-6 抗原レセプター遺伝子再構成を用いたクローン解析． 皮膚T細胞リンパ腫が疑われた2症例から皮膚生検の検体について，T細胞レセプター遺伝子(TCR)γ-遺伝子のV領域およびJ領域に相補的なコンセンサスオリゴヌクレオチドDNAプライマーを用いてポリメラーゼ連鎖反応(PCR)法が行われたものである．このうち1例は，異なる2か所から生検が行われた．PCR産物について，DNA断片の1塩基対でも異なれば分離できるキャピラリー電気泳動を行った．症例Bは異なるサイズのDNA断片が分離され，多クローン性の反応性病変と診断される．TCRγ-遺伝子の異なるV領域とJ領域の断片は正常検体ではピークと谷を生じる．各ピークの個々の産物は，初期段階T細胞におけるVγ-領域とJγ-領域が結合するときにエクソヌクレアーゼによってランダムに塩基が除去され，ターミナルデオキシリボヌクレアーゼによって塩基が付加されて作られる．一方，症例Aでは2か所の皮膚生検ともに同一の主なPCR産物が得られ，TCRγ-遺伝子の再構成をもつ単一のT細胞に由来する腫瘍であることがわかる(Dr. Janina Longtineより許可を得て掲載)．

セルフアセスメント

1．造血器腫瘍の診断と分類に現在行われているのはどれか．
   A．形態学検査
   B．組織化学検査
   C．表面形質検査(フローサイトメトリ，免疫組織化学検査)
   D．細胞遺伝学検査(核型解析，FISH)
   E．DNAシークエンス解析
   F．上記のすべて

2．良性と悪性のリンパ系細胞増殖の鑑別に最も重要なのはどれか．
   A．形態学検査
   B．身体診察
   C．表面形質検査
   D．クローン解析
   E．組織化学検査

3．上の腫瘍(A～F)と下の特徴的な検査(a～f)を結べ．
   A．急性骨髄性白血病
   B．リンパ芽球性白血病/リンパ腫
   C．多発性骨髄腫
   D．B細胞リンパ腫
   E．慢性骨髄性白血病
   F．真性多血症

   a．PAS染色陽性
   b．異常形質細胞
   c．アウエル小体
   d．JAK2遺伝子変異
   e．*BCR-ABL*融合遺伝子
   f．表面免疫グロブリン軽鎖限定

骨髄増殖性疾患，骨髄異形成症候群

Myeloproliferative Disorders and Myelodysplastic Syndromes

Jon C. Aster, Daniel J. DeAngelo

CHAPTER 20

学習目標

本章で理解すること
- 種々の骨髄増殖性疾患の病態発生における特殊なチロシンキナーゼ変異の役割
- 慢性骨髄性白血病の診断と分子標的治療における BCR-ABL の役割
- 真性多血症の病態発生における JAK2 変異の役割
- 骨髄異形成症候群の病態生理と臨床的特徴

1. 遺伝子異常症としての癌

ほかの癌と同様に造血器悪性腫瘍も，癌遺伝子の活性化ないし癌抑制遺伝子の不活性化をきたす後天性の体性変異が原因となって発症する．驚くべきことに，すべての健常者とはいえないものの，ほとんどの人において造血細胞に少なくともいくつかの発癌性の変化が起こっている．もっとも，大部分の人は，一生涯，造血器悪性腫瘍を発症することはない．

単一の変異すべてが癌を引き起こすとは限らない．むしろ，いくつかの変異が相互に作用して形質転換を起こすと考えられる．分子生物学的解析によれば，1人の癌患者の腫瘍細胞間にはさまざまな程度で遺伝子変異の多様性が認められうるが，すべての腫瘍細胞に共通した中心的な遺伝子変異が観察される．つまり，腫瘍細胞は，1個の形質転換した細胞から派生すると結論できる．

造血器悪性腫瘍の特徴と経過は次の2つの要因で規定される．すなわち，①腫瘍細胞における遺伝子変異の同一性，②腫瘍が発生する細胞の同一性，である．前者の指令を受けて後者が細胞の増殖，生存，分化に影響を与える．この2つの要因，つまり後天性遺伝子変異と細胞構成が，すべての造血器悪性腫瘍を論じるうえでからみ合って登場する．

本章では，骨髄の機能に影響を与え，造血器細胞へと分化する初期の造血前駆細胞から発生する骨髄増殖性疾患と骨髄異形成症候群について解説する．

2. 骨髄増殖性疾患
myeloproliferative disorders

骨髄増殖性疾患における分子生物学的研究による顕著な成果は，タンパクのチロシン残基でのリン酸化を触媒する酵素チロシンキナーゼを活性化する機能獲得型遺伝子変異の存在である．

一般に，造血因子が活性化する正常な造血機構を異常なチロシンキナーゼも刺激する．しかし，正常な酵素と違うのは，造血因子に非依存性に造血を刺激する点である．第2章で，造血因子によって活性化された経路が骨髄での骨髄系前駆細胞の増殖と生存を促進する，と述べた．骨髄増殖性疾患では，異常なチロシンキナーゼで刺激された骨髄系前駆細胞の増殖と生存にかかわる経路が造血因子とは無関係に活性化され，結果として骨髄は過形成となる．そして，骨髄増殖性疾患の初期には，末梢血液において血球成分の顆粒球，血小板，赤血球の1つもしくは複数が増加する．

病態発生当初の造血細胞の分化には異常がないかあるいは極めて軽いので，病初期の患者は血球成分の増加に伴う症状のみを訴える．骨髄増殖性疾患では好塩基球や好酸球が著増することもあり，この所見が診断の重要な端緒になったりする．

他の悪性腫瘍と同じく，骨髄増殖性疾患も経過とともに，得てして他の遺伝子変異が加わり，より急性に進行し，臨床病態が増悪しやすい．病変の進行には2つのパターンがある．1つは，急性白血病への転化で，骨髄は未分化な芽球で置換される．もう1つは骨髄線維症への進行で，線維芽細胞が反応性に増殖して骨髄はコラーゲン線維で置換される．いずれにしても，骨髄の機能が障害され，血球減少を起こす．

主な骨髄増殖性疾患の診断は，特異的なチロシンキナーゼ変異の検出に加え，臨床所見，臨床検査所見を総合して行われる(表20-1)．

3. 慢性骨髄性白血病
chronic myelogenous leukemia(CML)

a）病態発生

慢性骨髄性白血病は，通常は第9番染色体と第22番染色体の平衡転座による体性変異で生じる*BCR–ABL*融合遺伝子と常に関連する（フィラデルフィア染色体，第19章）．融合遺伝子はキメラのBCR-ABLチロシンキナーゼをコードし，BCRの一部の自己会合によってABLのキナーゼを造血因子と無関係に活性化させる．ほとんどの症例において，染色体切断点の位置で210kDaのサイズのBCR-ABLタンパクが作られる．

染色体転座がなぜ起こるのかは不明である．長崎と広島の被爆者で慢性骨髄性白血病の発症率が高いことから，放射線によって誘発されたDNAの損傷が第9番と第22番染色体の転座を進める可能性が示唆される．しかし，高感度ポリメラーゼ連鎖反応polymerase chain reaction(PCR)法を用いれば，健常供血者に高い確率で*BCR–ABL*融合転写産物が微量に検出されるものの，その大多数は慢性骨髄性白血病を発症しない．したがって，*BCR–ABL*融合遺伝子の存在は慢性骨髄性白血病の発症に必要条件ではあるが，十分条件とはいえない．

b）臨床徴候，臨床検査所見

BCR-ABLキナーゼはRAS, JAK-STAT, PI-3キナーゼ/AKT経路を活性化する．この経路は正常の造血前駆細胞において造血因子によって活性化される経路と同じである．BCR-ABLキナーゼの刺激を受け，骨髄で顆粒球系および巨核球系前駆細胞が過剰に増殖する（図20-1）．理由はよくわからないが，赤芽球系前駆細胞はBCR-ABLキナーゼによっ

表20-1 骨髄増殖性疾患

疾患名	細胞の起源	チロシンキナーゼ変異	典型的な末梢血液所見	臨床的特徴
慢性骨髄性白血病	造血幹細胞	*BCR-ABL*融合遺伝子	好中球増加，好酸球増加，好塩基球増加，好中球核左方移動，血小板増加，軽度貧血	髄外造血に基づく症候，100%の症例が急性白血病に転化．骨髄線維症への移行は少ない
真性多血症	初期骨髄系前駆細胞	*JAK2*点変異	汎血球増加（赤血球増加，好中球増加，好塩基球増加，血小板増加）	赤血球数増加に基づく症候，急性白血病への移行はまれ，10～20%は骨髄線維症に移行
本態性血小板血症	初期骨髄系前駆細胞	*JAK2*または*MPL*点変異	血小板増加	血小板数増加に基づく症候，急性白血病への移行はまれ，10～20%は骨髄線維症に移行
原発性骨髄線維症	初期骨髄系前駆細胞	*JAK2*または*MPL*点変異	貧血，白赤芽球症	早期発症の骨髄線維症に基づく症候（貧血，広汎な髄外造血），急性白血病への移行はまれ
慢性好酸球性白血病	初期骨髄系前駆細胞または造血幹細胞	PDGFR-αまたはPDGFR-β融合遺伝子	白血球増加，好酸球増加，とくにPDGFR-β遺伝子再構成を伴う単球増加	心臓・皮膚など好酸球の浸潤による組織線維化に基づく症候
全身性肥満細胞症	初期骨髄系前駆細胞	*c-KIT*点変異	とくになし	皮膚瘙痒，下痢，潮紅，発汗，失神，骨痛など肥満細胞から放出される化学物質による症候
*FGFR1*遺伝子再構成に関連する骨髄増殖性疾患	造血幹細胞	*FGFR1*遺伝子再構成（通常は転座）	白血球増加，好酸球増加	初期は骨髄増殖性疾患に関連した症候，通常は急性リンパ性白血病/リンパ芽球性リンパ腫に移行．治療後は急性骨髄性白血病に転化することがある

FGFR1：fibroblast growth factor receptor 1 gene（線維芽細胞成長因子レセプター1遺伝子），PDGFR：platelet-derived growth factor receptor（血小板由来成長因子レセプター）

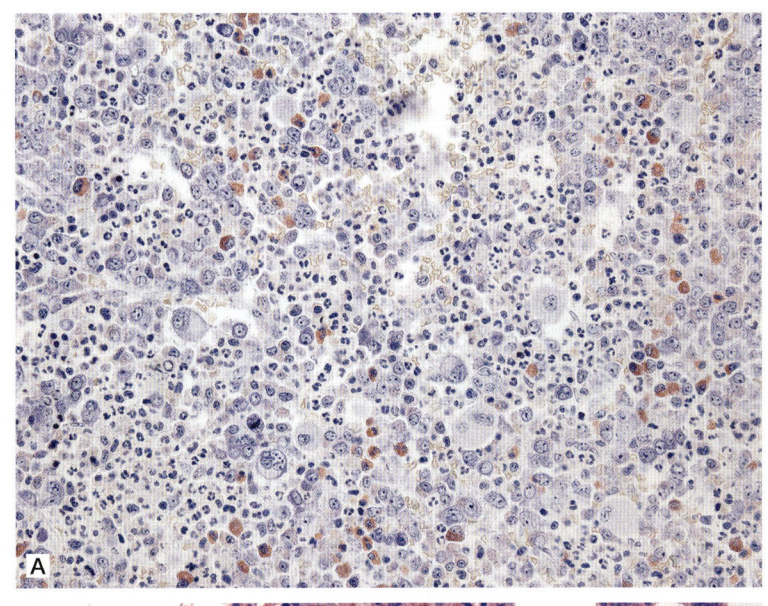

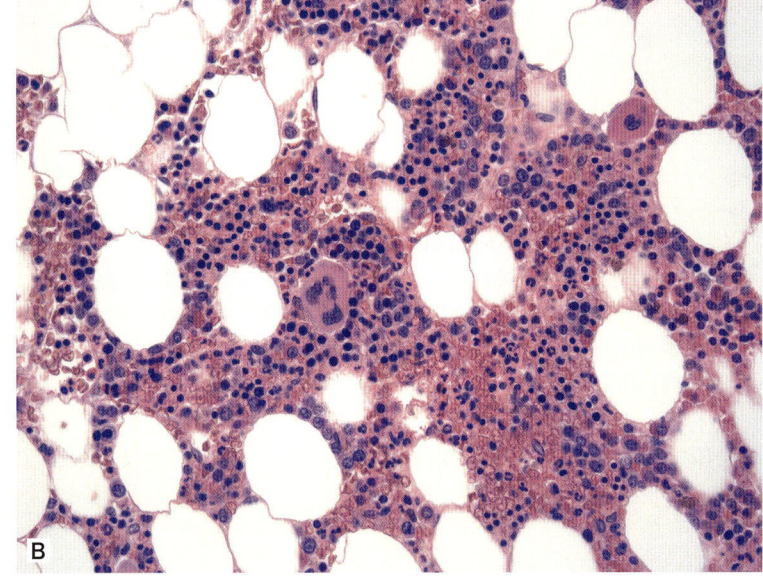

図 20-1 慢性骨髄性白血病（骨髄生検標本）． A：慢性骨髄性白血病患者の骨髄は過形成で脂肪組織はなく，好酸球を含む顆粒球および幼若顆粒球が増加し，巨核球も増えている．B：正常の骨髄生検標本で，およそ 50％の骨髄細胞成分が観察できる．赤芽球系，顆粒球系，巨核球系細胞の比率は，正常では図に示すような割合である．

て刺激されない．このため，骨髄の顆粒球系細胞/赤芽球系細胞比 granulocyte/erythroid ratio（G/E 比）が著明に高くなる．

　腫瘍化した造血幹細胞および骨髄系前駆細胞は脾臓や肝臓に浸潤し，そこで髄外造血を引き起こし，しばしば肝脾腫を伴う（図 20-2）．

　末梢血液では典型的には，幼若な顆粒球が出現して核の左方移動を伴った好中球増加症，種々の程度の好酸球増加，好塩基球増加，単球増加，血小板増加，さらに軽度の貧血が認められる（図 20-3）．

c）臨床経過

　慢性骨髄性白血病は，他のほとんどの骨髄増殖性疾患と 2 つの点で異なる．まず第 1 は，治療を受けないかぎり，ほぼ全例が 3～5 年の経過で急性白血病に移行（急性転化 blast crisis）する点である．第 2 は，転化した急性白血病は急性骨髄性白血病にも，急性リンパ性白血病にも類似する点である．

　急性転化では，急性骨髄性白血病にも急性リンパ性白血病にも移行しうることから，慢性骨髄性白血病が多能性造血幹細胞のレベルで発症していることを示す．急性転化に先立ち，患者によっては，治療が効かなくなる，血小板数が低下する，好塩基球や骨髄芽球が増加する，などといった所見が表れ，この状態を移行期 accelerated phase という．慢性骨髄性白血病が，後述する原発性骨髄線維症のような

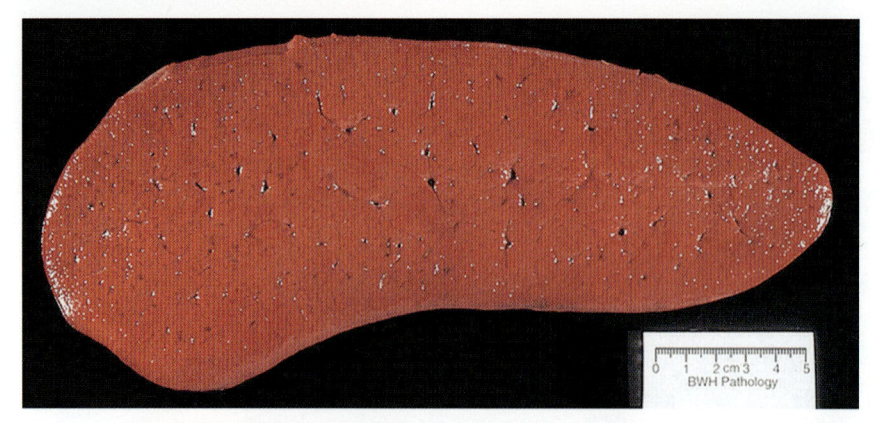

図 20-2 慢性骨髄性白血病における脾腫．髄外造血によって赤色脾髄が増殖し，白色脾髄がみえなくなり，あたかも均一な牛肉のような外観を呈する．

病態に移行することはまれである．

d）診断

　診断は，典型的な臨床的特徴や臨床検査結果に加え，PCR 法を応用した mRNA の解析や，FISH 法（図 19-5 参照）などを行って BCR-ABL 融合遺伝子を検出すれば確定できる．これらの方法は，染色体の核型分析に比べて感度，信頼性ともに高く，かつ労力も少なくてすむ．

　米国では毎年約 5,000 人が新たに慢性骨髄性白血病を発症している．小児も発症しうるが，中年あるいは高齢者の発症が多い．診断時の年齢中央値は 67 歳で，男女比はほぼ 1：1 である．初期の症状として脾腫に伴う症状（胃の圧迫による早期満腹感や脾梗塞による疼痛）や，代謝亢進症状（倦怠感，体重減少，発汗など）がしばしば訴えられる．もっとも，約半数の新規の患者には症状がなく，健康診断などで偶然に発見される．

e）治療

　慢性骨髄性白血病の治療は，BCR-ABL を阻害するアデノシン三リン酸 adenosin triphosphate (ATP) 類似薬のメシル酸イマチニブ imatinib mesylate の開発で大きな転機を迎えた．慢性期の患者の約 99％は，キナーゼの活性部位を選択的に抑制するイマチニブの治療で血液学的な完全寛解に導入できる．しかし，全例ではないものの大半の症例では，高感度の PCR 法で少量ながらも BCR-ABL 融合遺伝子が残っていることが確認される．このため，イマチニブ治療中に再発する患者もいる．再発は，BCR-ABL 融合遺伝子に変異が起こり，イマチニブを結合しないクローンが過剰増殖すること

図 20-3 慢性骨髄性白血病の末梢血液塗抹標本．白血球が増加し，前骨髄球など幼若な顆粒球系細胞と好中球の核分葉の異常が観察される．好塩基球も認める．これらの所見はいずれも慢性骨髄性白血病に特徴的である（Lichtman MA, Shafer MS, Felgar RE, Wang N, Lichtman's Atlas of Hematology ([Online via Access Medicine], McGraw-Hill の好意による）．

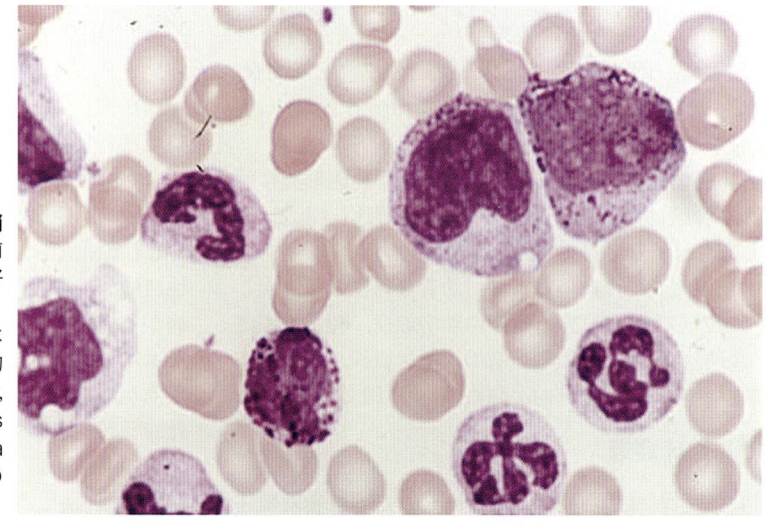

に関連する.

後ろ向き研究によれば,イマチニブに耐性のクローンは治療開始時点ですでに存在するとされる.ある研究によるとBCR-ABLのシグナルが変異の速度を高めるので,イマチニブによるBCR-ABLの抑制は*BCR–ABL*融合遺伝子陽性クローンの増殖を抑えるだけでなく,薬剤耐性と急性転化を引き起こす変異の獲得をも防ぐ効果があるとされる.この説に基づけば,慢性骨髄性白血病の初期段階でイマチニブ治療を受ければ,寛解状態を保つことができると考えられる.

イマチニブ治療中に再発する患者は,病態が異なっている.これらの患者は,イマチニブ耐性の変異*BCR–ABL*融合遺伝子を標的とする別の治療薬で治療できるが,それでも新たな薬剤耐性クローンの出現は免れない.

現時点で完全に治癒できる唯一の治療法は,同種造血幹細胞移植である(第26章).ただし,造血幹細胞移植は安定した慢性期の患者には有効であるが,移行期ないし急性転化を引き起こした患者には効果が劣る.

造血幹細胞移植には2つの利点がある.まず移植の前処置で用いる大量の化学療法薬は*BCR–ABL*陽性の造血幹細胞ならびに前駆細胞のほとんどを駆逐できる.次に,同種の免疫系により,移植片が宿主の患者を認識して残っている*BCR–ABL*陽性の造血幹細胞を標的とみなして駆逐する.すなわち,移植片対白血病効果 graft-versus-leukemia effect(GVL)である.

造血幹細胞移植後は定期的に*BCR–ABL*陽性細胞をモニターする.驚くべきことに,初期の再発であれば,ドナーの白血球を輸注するとGVL効果を増強し,*BCR–ABL*陽性クローンを排除できる(図20-4).もっともこの手技の不都合な点として,移植片対宿主病 graft-versus-host disease(GVHD)の発生を高め,重篤で致命的な結果をも引き起こしうる.GVL効果があり,かつGVHDの発生を減らせるような優れた移植法の開発が期待される.

4. 真性多血症
polycythemia vera(PCV)

a)病態発生

真性多血症は,チロシンキナーゼをコードする*JAK2*遺伝子の後天性の活性化変異に関連する疾患で,臨床的には主に赤血球の過剰増加に伴う症状や徴候が現れる.

変異した*JAK2*遺伝子の主な影響はJAK/STATシグナル経路の活性化として現れる.RASおよびPI-3キナーゼ/AKT経路も活性化されるが,効果はBCR-ABLよりも低い.それにもかかわらず,全体的な効果として,骨髄系前駆細胞のエリスロポエチンなど造血因子に対する要求は著しく減少する(図20-5).

b)診断

真性多血症を診断するには,*JAK2*遺伝子の検出と,ヘモグロビン濃度の増加を確認する必要がある.患者のヘモグロビン濃度は,通常,男性で18.5g/dL以上,女性で16.5g/dL以上である.骨髄は中等度に過形成で,末梢血液は赤血球だけでなく,顆

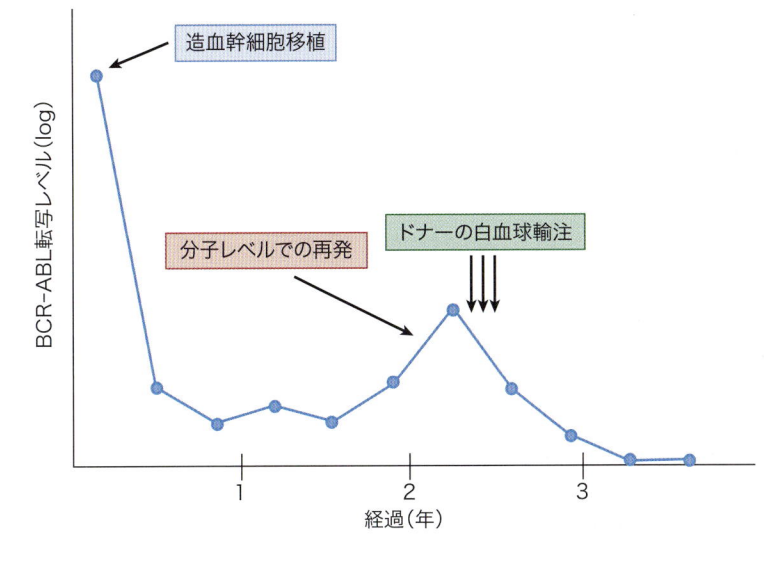

図20-4 造血幹細胞移植後に再発した慢性骨髄性白血病(CML)患者にドナー白血球の輸注効果.CML腫瘍細胞量は*BCR–ABL*融合mRNA量と相関する定量的RT-PCR法でモニターした.この症例では末梢血液が用いられたが,骨髄細胞も利用可能である.造血幹細胞移植直後に*BCR–ABL*融合転写量は減少したが,その後増加に転じ,分子生物学的所見が臨床的なCMLの再発の信頼できる前兆となった.そこで同種移植ドナーの白血球を輸注したところ,移植片対白血病(GVL)効果によって腫瘍クローンの量を検出限界以下にまで下げることができた.

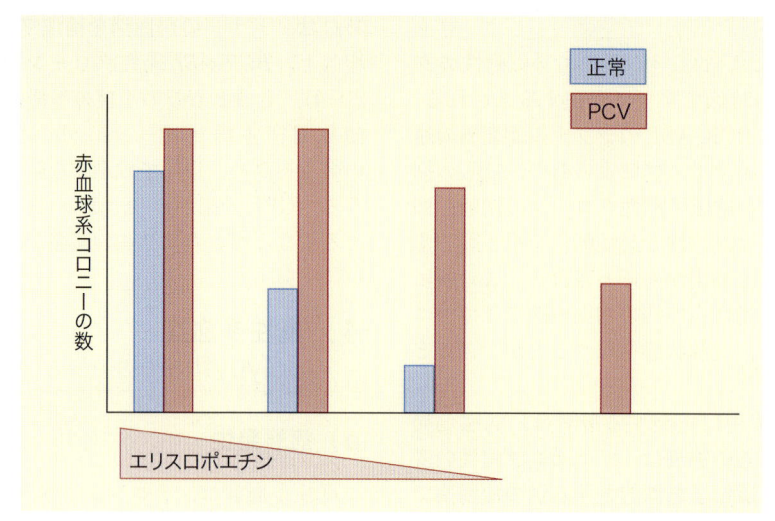

図 20-5 真性多血症(PCV)におけるエリスロポエチン非依存性の赤芽球前駆細胞増殖. 健常者(正常)と PCV 患者の骨髄細胞を半固体培地で培養し，種々の濃度でエリスロポエチンを増加させた．PCV 患者ではエリスロポエチンがなくても赤芽球前駆細胞に由来する赤血球コロニーを形成した．一方，健常者ではエリスロポエチンがないと赤芽球前駆細胞は増殖できなかった．

粒球，しばしば好塩基球，血小板も増加している．血中エリスロポエチン濃度は低下し，この点が二次性赤血球増加症と異なる(第 12 章)．

患者が出血してヘマトクリット値が基準値にあれば，診断はむずかしくなる．骨髄の貯蔵鉄は，赤芽球の増殖によって鉄が消費されるために減少している．

c) 臨床的特徴

真性多血症は高齢者に発症するまれな疾患で，男性がやや多い．徴候のほとんどは，赤血球量増加による血液過粘稠に基づく．

循環静脈が拡張し，顔色が赤くなる．血流が増加し，かつ血小板機能が後天性に障害され，しばしば出血傾向，あるいは血栓症を併発する．後者の血栓症は，心筋梗塞，深部静脈血栓症，脳梗塞，腸間膜静脈血栓症，門脈血栓症，肝静脈血栓症などを起こし，いずれも致命的になることがある．

皮膚瘙痒はよくみられる症状で，熱いシャワーを浴びると増悪する(水性瘙痒症 aquagenic pruritus)．より重篤な問題は，肢端紅痛症 erythromelalgia で，微小循環が閉塞されて手や足に灼熱痛が走る．脾腫もよくみられるが，一般には中程度の脾腫である．

急性白血病への転化が後期に起こることもあるが，まれである(1〜5％)．急性転化は常に急性骨髄性白血病のタイプで，真性多血症が初期の骨髄系前駆細胞で発生することを示唆する．およそ 10〜20％は原発性骨髄線維症と区別できない骨髄線維症に移行する．

d) 治療

症状のある真性多血症患者に治療を行わなければ，生存期間中央値は 1 年以下である．しかし，単純にヘマトクリット値を 42％以下の正常域に下げるだけで，この惨憺たる予後は改善できる．この目的には，定期的な瀉血 phlebotomy か，ヒドロキシウレアによる緩やかな化学療法で通常は達成できる．少量のアスピリンも血栓症の合併を防ぐためにしばしば併用される．

骨髄線維症に移行すると，高度の貧血と巨大脾腫を伴う．こうなると，治療は極めてむずかしくなる．

真性多血症を完全に治癒するには，造血幹細胞移植しかなく，血栓症を合併する若年患者に適応がある．

5. 本態性血小板血症 essential thrombocytosis(ET)

a) 病態発生

本態性血小板血症は，約 50％の患者に *JAK2* 遺伝子の，約 5〜10％に *MPL* 遺伝子の後天性の点突然変異が認められる．

MPL は巨核球系前駆細胞の主な造血因子である

トロンボポエチンのレセプターをコードする．MPLは下流にあるいくつかのシグナル伝達経路，とりわけJAK/STAT経路を活性化する造血因子レセプターファミリーの1つである．そこで，本態性血小板血症にみられる2つの遺伝子変異はともに，造血因子とは無関係にJAK2を過剰刺激することになる．

残りの40〜45％の患者の多くに，チロシンキナーゼを含むシグナル伝達経路の活性化に導く遺伝子の変異が認められる．

b）臨床検査所見

本態性血小板血症では巨核球系前駆細胞の過剰増殖が原因となり，骨髄巨核球と末梢血液血小板の著しい増加がみられる．末梢血液塗抹標本では異常な巨大血小板を観察することもある（図20-6）．

同じJAK2遺伝子変異がありながら，なぜ真性多血症を発症する患者と本態性血小板血症を発症する患者がいるのかは，不明である．異なる分化能をもつ別々の初期骨髄系前駆細胞において2つの疾患が発症するのかもしれない．あるいは，胚性細胞の多様性や他の遺伝子の体細胞変異が，JAK2遺伝子変異によってもたらされる形質変異を修飾する可能性が考えられる．

c）診断

本態性血小板血症の診断は，他の骨髄増殖性疾患と同様に，臨床所見と臨床検査所見を併せて行われる．

診断基準は，血小板数が45万/μL以上で，慢性骨髄性白血病や真性多血症など他の骨髄増殖性疾患の特徴をもたないことである．JAK2遺伝子ないしMPL遺伝子変異を検出すれば診断は確定する．これらの遺伝子異常がなければ，慢性炎症や鉄欠乏性貧血などによる反応性の血小板増加症を除外する必要がある．

d）臨床的特徴

本態性血小板血症患者のほとんどは50歳以上である．若年者での発症は，しばしば臨床徴候はなく，ただ単に血小板数が多いだけである．臨床徴候は血小板機能異常に基づくものが多く，真性多血症に類似して，血栓症や出血の合併が認められる．

患者は皮膚瘙痒症や肢端紅痛症をときどき訴えるが，真性多血症に比べると頻度は低い．一部の患者は骨髄線維症に移行するが，急性骨髄性白血病への転化はまれである．

e）治療

治療の基本原則は，血栓症の合併を防ぐことにある．そこで，すべての患者は少量のアスピリンを服用すべきである．血小板数が150万/μLを超える超高値の患者，血栓症の既往がある場合，あるいは60歳以上の高齢者に対しては，ヒドロキシウレアのような比較的緩やかな化学療法薬を用いて血小板数を下げる．

6．原発性骨髄線維症
primary myelofibrosis (MF)

a）病態発生

本態性血小板血症と同様に，原発性骨髄線維症の

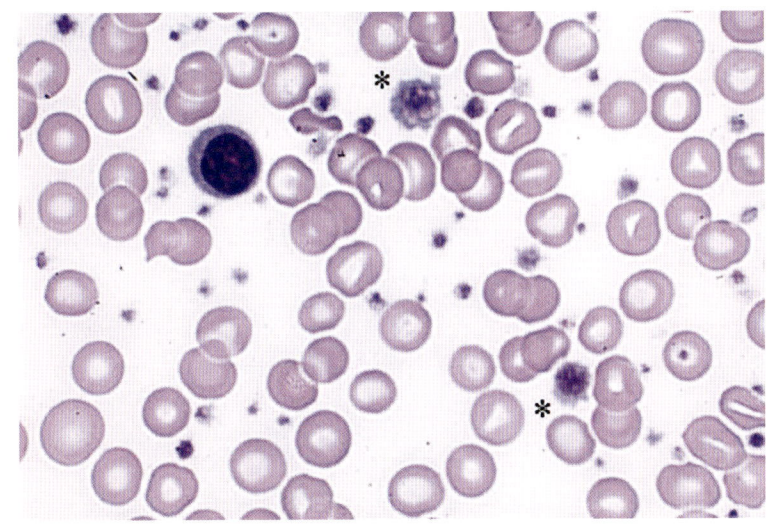

図20-6 本態性血小板血症の末梢血液塗抹標本． 血小板増加と，巨大血小板（＊）が観察される．

約50％は*JAK2*遺伝子に，5〜10％は*MPL*遺伝子に後天性に活性型点突然変異がみられる．

b）臨床的特徴

骨髄に線維化が起きた原発性骨髄線維症の初期段階では，顆粒球系前駆細胞と巨核球の増加に伴い，末梢血液では白血球と血小板が増加し，骨髄は細胞過形成の状態になる．

病変が進行するに伴い，血小板由来成長因子 platelet-derived growth factor（PDGF）や異常巨核球から分泌される腫瘍由来成長因子β tumor-derived growth factor-β（TDGF-β）の刺激を受け，反応性の線維芽細胞によって骨髄は線維性基質で置換される．そして骨髄腔が障害されて消滅し，造血が骨髄から脾臓や肝臓などの髄外造血部位へと移行する．

こうなると，重症の貧血になり，しばしば輸血が必要になる．また，線維化された骨髄ないし髄外造血部位から異常な形態の血球が放出され，白赤芽球症 leukoerythroblastosis（涙滴赤血球 tear-drop red cell，有核赤芽球，幼若顆粒球など）が出現し，目立つようになる．血小板数と白血球数は患者間でまちまちである．約1/3の患者は血小板減少を，ほぼ1/3は逆に血小板増加をきたす．約50％の患者は軽度ないし中等度に白血球が増加するが，白血球の減少はまれである．

c）診断

原発性骨髄線維症は高齢者に起こるまれな疾患である．診断は，特徴的な臨床徴候と，骨髄生検で骨髄線維化を証明して行われる（図20-7）．

骨髄腔が線維化によって障害される結果，造血前駆細胞が拡大した類洞に"追いやられ"，末梢血液に赤芽球や幼若白血球を放出し，白赤芽球症を起こす（第18章）．巨核球は一般に数が増え，異常な塊を作る．

晩期になると，髄外造血の結果として巨大な脾腫をしばしば伴う．線維化した骨髄が骨化して骨硬化症 osteosclerosis を起こす患者もある．一部の患者は急性骨髄性白血病に転化するが，リンパ節のような髄外造血部位で最初に白血病が発見されたりする．

原発性骨髄線維症の全般的な臨床的特徴は，真性多血症，本態性血小板血症，慢性骨髄性白血病などに合併する骨髄線維症と何ら変わるところはない．つまり，原発性骨髄線維症は独立した疾患単位というより，他の骨髄増殖性疾患の共通した終末像であるとも考えられる．

d）予後

予後は臨床徴候の程度による．

白血球数が4,000/μL以下か3万/μLを超え，しかもヘモグロビン濃度が10g/dL以下の貧血を伴う場合には，生存期間の中央値は1年以下である．しかるに，これらの所見がない患者の生存期間は平均して5〜8年である．

治療手段は限られている．巨大脾腫に伴う疼痛，早期満腹感，体重減少などの症状を軽減させるため

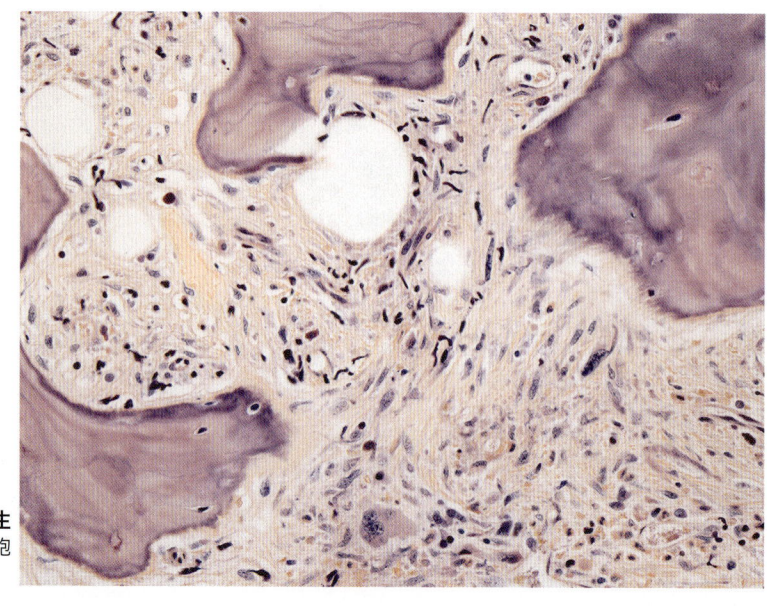

図20-7　原発性骨髄線維症の骨髄生検標本． 骨髄腔は線維化し，骨髄細胞は低形成の状態になっている．

に脾摘がときどき行われる．もっとも，脾摘は，重要な造血部位を失うことになり，また血小板数を増やして血栓塞栓症の発生を高めるといったリスクがある．

若年患者には骨髄移植の適応もある．*JAK2*遺伝子変異を伴う患者に対して分子標的治療薬としてのJAK2阻害薬が検討されている．

7. 慢性好酸球性白血病
chronic eosinophilic leukemia

a）病態発生

慢性好酸球性白血病はまれな疾患ではあるが，特有な病態発生と分子標的治療への反応性から注目に値する．

慢性好酸球性白血病は，通常，チロシンキナーゼのレセプターでもある血小板由来成長因子 platelet-derived growth factor（PDGF）レセプター α－ないし β－遺伝子の活性型突然変異を伴う．理由は不明であるが，これらの遺伝子変異が好酸球前駆細胞に大きな影響を与える．

b）臨床的特徴

慢性好酸球性白血病患者では，骨髄に好酸球前駆細胞が増え，末梢血液中に好酸球が増加している．脾腫や線維化に伴う組織機能障害がみられることもある．時おり肥満細胞も増えており，著明に増加している場合は肥満細胞も腫瘍性クローンから派生した可能性がある．

組織の線維化は，多くの組織に浸潤した腫瘍性好酸球から放出される線維化促進物質の直接作用による．好酸球がしばしば浸潤する主な臓器の1つが心臓である．心臓への好酸球浸潤によって心内膜に線維化が起こり，重症の場合にはレフラー心内膜炎 Löeffler endocarditis とよばれる拘束型心筋症を招くこともある．皮膚には強皮症様の線維化病変が起こることもある．

c）診断

慢性好酸球性白血病はいずれの年齢層にも発症しうるが，40〜50歳の男性に発病することが多い．診断は，末梢血液に好酸球が $1,500/\mu L$ 以上に増え，*PDGFR*遺伝子再構成の存在で確定できる．*PDGFR*遺伝子再構成の検出には，FISH法が最も優れる．

臨床的には慢性好酸球性白血病と判断されても，*PDGFR*遺伝子再構成が検出されない症例もある．これらの症例はかつては**特発性好酸球増加症候群** idiopathic hypereosinophilic syndrome とよばれていた．寄生虫感染症，アレルギー，腫瘍随伴症候群などといった反応性の好酸球増加が否定され，かつ骨髄増殖がクローン性であると認められた場合にのみ，慢性好酸球性白血病と診断される．

d）治療

*PDGFR*遺伝子再構成を伴う慢性好酸球性白血病には，メシル酸イマチニブが奏功する．イマチニブは，PDGFR-α チロシンキナーゼおよび PDGFR-β チロシンキナーゼの両者を阻害する作用がある．イマチニブは急速に好酸球数を減少させ，組織障害を防止したり，修復する．もっとも，この効果が永続するかどうかは未定である．

8. 骨髄異形成症候群
myelodysplastic syndrome（MDS）

a）概念

骨髄異形成症候群は，骨髄系前駆細胞の正常な分化が後天性の変異によって障害され，末梢血液で血球減少症をきたす一群の造血器腫瘍を包括したものである．無効造血により，骨髄系前駆細胞は成熟しきらないうちにアポトーシス apoptosis を起こす．しかも，骨髄で作られる細胞はしばしば形態学的に異常で，異形成 dysplasia とよばれる．貧血を伴うことが多く，骨髄異形成症候群はしばしば**不応性貧血** refractory anemia とも称される．

b）病態発生

多くの骨髄異形成症候群患者は特発性に発症する．しかし，なかには遺伝子に影響を与える因子に曝露されて発症するものもある．例えば，癌に対する放射線治療や，抗癌薬，とりわけ DNA アルキル化薬が骨髄異形成症候群を引き起こすことがある．また，チェルノブイリ原子力発電所事故などによる放射能汚染や，ベンゼンなど化学物質などの環境要因が引き金になることもある．

骨髄異形成症候群は後天性の遺伝子変異が原因になるが，具体的な原因遺伝子は現時点では明らかでない．骨髄増殖性疾患の特徴であるチロシンキナーゼの活性型変異はみられない．最も頻繁にみられる染色体異常は，5qおよび7qの欠失である．骨髄異形成症候群にかかわる第5番染色体の欠失によって欠損する遺伝子の1つに，リボソームタンパクを

コードする RPS14 遺伝子がある．この事実は，いくつかのまれな遺伝性骨髄機能不全症がリボソームタンパク遺伝子の生殖細胞性変異で引き起こされることを考えれば，興味深い．

c) 分類

骨髄異形成症候群の分類は複雑で，本書の目的から逸脱する．学生諸君は，次の3つの要因が患者の予後を規定することを理解しておけば十分である．すなわち，染色体異常のタイプ，血球減少のパターンと重症度，それと骨髄における芽球数が予後と相関するということである．複雑な染色体異常があり，複数の血球系統が減少し，さらに骨髄芽球増加を伴う骨髄異形成症候群患者の予後は不良で，生存期間は6〜18か月である．これとは逆に，核型は正常で，貧血のみで白血球と血小板は減少しておらず，骨髄芽球も増えていない症例は5年以上生存可能である．

d) 臨床的特徴

骨髄異形成症候群の症状には，徐々に進行する貧血による倦怠感や息切れ，血小板減少による易出血性や点状出血などがある．

e) 診断

骨髄異形成症候群を診断するうえで重要な所見

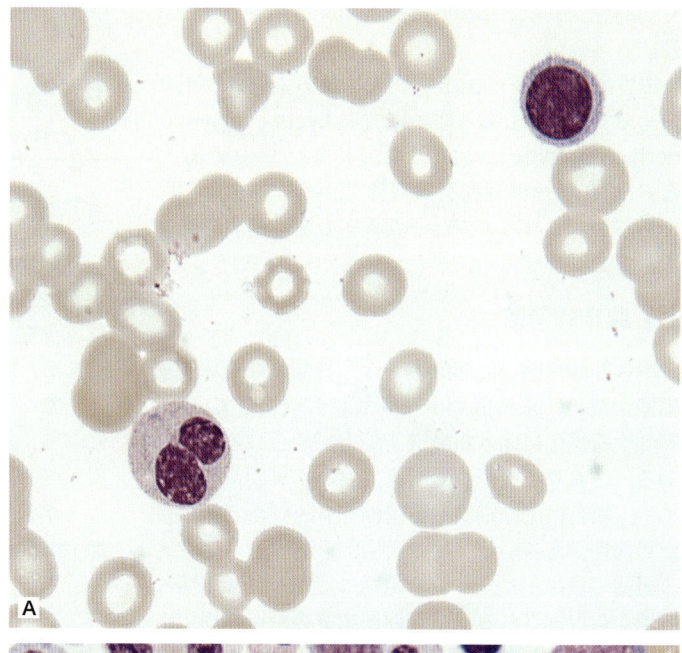

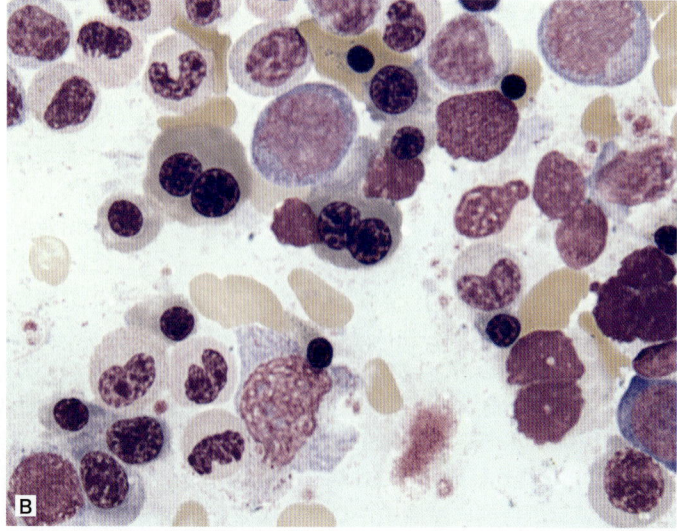

図20-8 骨髄異形成症候群にみられる血球の異形成． A：偽ペルゲル・フエ核異常 pseudo-Pelger-Huët anomaly を示し，好中球の核が二分葉しかしていない．B：赤芽球系の異形成．視野の中央部にある2つの赤芽球には2個の核がある．（図は次頁）C：環状鉄芽球（プルシアンブルー染色）．赤芽球の核の周囲にサファイアのネックレスのように青色顆粒が数珠つなぎになっているのは，鉄が沈着したミトコンドリアである．D：巨核球の異形成．ばらばらに3つに分かれた核をもつ異常な巨核球．

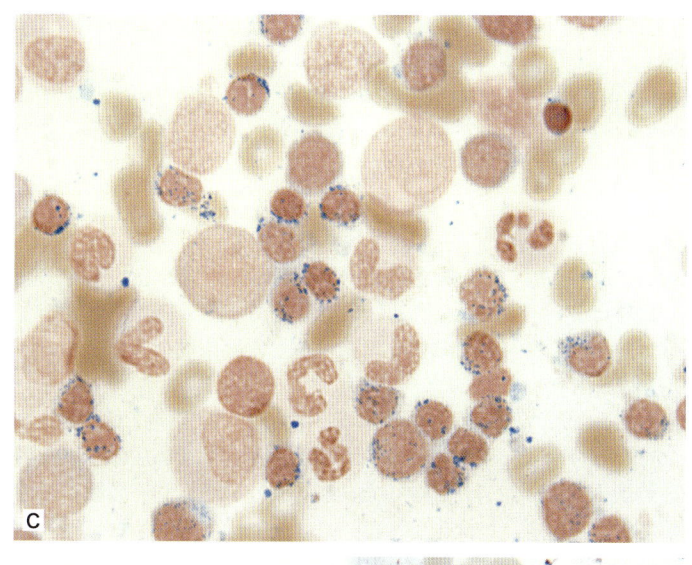

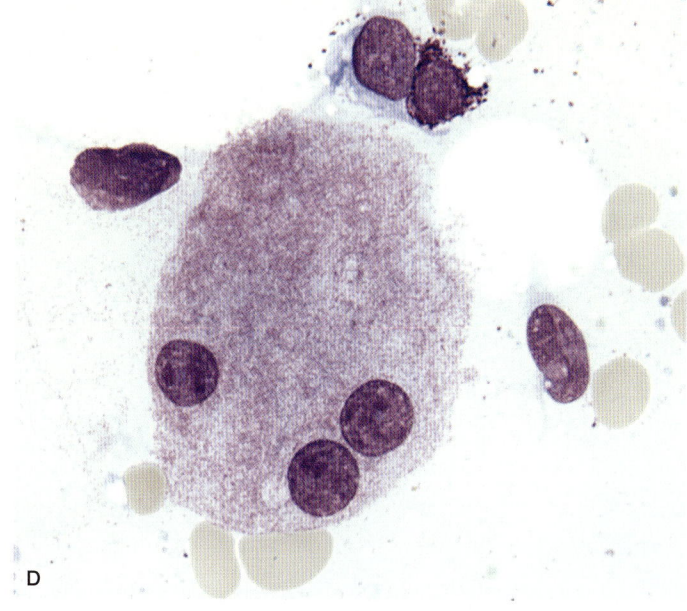

図 20-8 つづき

は，1〜3つの血球系統での異形成である．
 特徴的な血球形態異常には，異常な核をもつ赤血球，ミトコンドリアの異常な鉄沈着である環状鉄芽球 ringed sideroblast，好中球の核が2分葉しかしていない偽ペルゲル・フエ核異常 pseudo-Pelger-Huët anomaly，細胞質顆粒球異常，多核巨核球，核が1個しかない小巨核球などがある(図20-8)．
 これらの血球形態異常に加え，血球減少と特徴的な染色体異常があれば，骨髄異形成症候群と診断できる．

f) 治療

 骨髄異形成症候群は主に高齢者に発症し，80歳以上にピークがある．
 唯一効果のある治療は同種造血幹細胞移植であるが，高齢者には安全に実施できない．強力な化学療法薬は一般に有効とはいえない．治療当初は骨髄の腫瘍細胞を排除できても，治療を中止すれば異常細胞がまたぞろ急速に増殖し，ほとんどの患者で真の寛解を得られない．こうした経験から，骨髄異形成症候群は，正常の造血幹細胞ないし前駆細胞が消失するか欠損し，変異した異常な異形成性前駆細胞が優位に増殖している骨髄から発生するとの仮説を支持する．
 ほとんどの患者には，末梢血液の血球数を改善するための対症的治療が施される．すなわち，貧血に

対して輸血が実施される．輸血の回数が増えれば，鉄キレート療法も必要になる．第5章で記述したように，骨髄異形成症候群に特徴的な無効造血は血漿ヘプシジン量を抑制して鉄の取り込みを増加させ，輸血依存性患者における鉄過剰症のリスクを増大する．

なお，唯一の染色体異常として5q-をもつ貧血患者に対しては，サリドマイドの誘導体であるレナリドマイド lenalidomide が著効するが，その機序は不明である．

一部の患者は，DNA のメチル化阻害薬である 5-アザシチジン 5-azacytidine かデシタビン decitabine によく反応する．その機序は，骨髄異形成症候群で作用が不適切に抑えられた不明の遺伝子を再活性化することによって，骨髄機能が回復されると考えられている．

g）予後

さまざまな治療が行われるにもかかわらず，骨髄異形成症候群の予後は不良である．多くの患者は骨髄の芽球が20％以上となって急性骨髄性白血病へと移行し，急速に悪化して高率に重篤な病態となる．

ひとたび急性骨髄性白血病が発症すると，一般に化学療法には反応しにくく，生存期間中央値はわずか数か月となる．

セルフアセスメント

1. 本態性血小板血症患者の造血細胞で変異している可能性が高いタンパクはどれか．
   A．JAK2 チロシンキナーゼ
   B．PDGFR (platelet-derived growth factor receptor) α
   C．PDGFR (platelet-derived growth factor receptor) β
   D．c-MPL (thrombopoietin receptor)
   E．c-Abelson (ABL) チロシンキナーゼ

2. 65歳の男性．4年前から高度の貧血があり，脾腫が増大してきた．小さな小腸梗塞を起こして入院した．検査所見：ヘモグロビン 7g/dL，ヘマトクリット 22％，網赤血球 4％，MCV 90 fL，白血球 35,000/μL（骨髄球 3％，後骨髄球 5％，桿状核好中球 8％，分葉核好中球 66％，好酸球 5％，好塩基球 5％，単球 8％）．末梢血液塗抹標本でほとんどが涙滴状の奇形赤血球で，有核赤血球も認める．考えられる疾患はどれか．
   A．急性骨髄性白血病
   B．慢性骨髄性白血病
   C．骨髄異形成症候群
   D．原発性骨髄線維症
   E．類白血病反応

3. 58歳の男性．赤ら顔のため受診し，ヘモグロビン濃度が 20g/dL であった．真性多血症かどうかの確定に最も適した臨床検査法を2つあげよ．

   もしも身体診察ならびに臨床検査で真性多血症が否定された場合，赤血球増加症の原因を明らかにするために必要な検査と，その解釈を述べよ．

4. 骨髄異形成症候群の予後を規定する3つの重要な因子をあげよ．

CHAPTER 21

急性白血病 Acute Leukemias

Jon C. Aster, Daniel J. DeAngelo

> **学習目標**
>
> 本章で理解すること
> - 転写因子をコードする遺伝子およびシグナル分子の変異が急性白血病の発生に果たす役割
> - 急性白血病の診断および予後判定における細胞免疫形質，細胞遺伝学，分子遺伝学の役割
> - 急性白血病の治療概念と関連する短期合併症
> - 急性前骨髄球性白血病治療における分化誘導療法薬のユニークな役割

1. 急性白血病の病態発生

a）急性白血病にみられる分子異常

急性白血病および類縁疾患は，初期の造血前駆細胞に後天性の体性変異が起きて発症する進行性の悪性腫瘍である．

急性白血病の最も顕著な病理学的所見は，骨髄および他の組織に未分化な芽球が集積している点である．他の骨髄増殖性疾患と異なり，骨髄系細胞の分化がブロックされているか，著明に遅れている．急性白血病の特殊なサブタイプには，正常の造血前駆細胞の分化に必要な転写因子の機能に影響を与える遺伝子因子の変異がしばしば確認される（表21-1）．

これらの変異は，染色体の再構成に伴い，転写因子をコードする遺伝子の片方か両方を巻き込むキメラ融合遺伝子を作っていることがある．また，病態の発生に関与する変異は，ごく小さな点突然変異か欠失のこともある．ほとんどの場合，変異によって造血系細胞の１系統もしくは複数系統の分化に必要な転写因子の機能が低下している．唯一の例外は $NOTCH1$ 遺伝子変異で，NOTCH1 タンパクの転写活性をむしろ亢進させる．

マウス造血幹細胞において機能獲得型変異を伴う $NOTCH1$ 遺伝子発現は，T 細胞型急性リンパ芽球性白血病/リンパ腫 T-cell acute lymphoblastic leukemia/lymphoma（T-ALL）を急速に発症する．T-ALL はヒトにおいても $NOTCH1$ 遺伝子変異が特異的に関連していることから，$NOTCH1$ 遺伝子変異が白血病を発症することを示す．

しかし，正常の転写活性を減少させたり，阻害する白血病関連変異をもつ他の転写因子遺伝子についての研究によれば，急性白血病を発症することは通常できないか，たとえ白血病を発症してもかなり長期間後にしかすぎない．実際，ある種の変異転写因子を造血幹細胞で発現させると，骨髄機能不全を引き起こす．つまり，転写因子遺伝子の変異は，細胞

表21-1 特殊な急性白血病に関連する転写因子変異

遺伝子変異	影響	遺伝子の正常な機能	関連する急性白血病
PML-$RAR\alpha$ 融合遺伝子〔t(15;17)〕	RAR-α 機能の低下	RAR-α：顆粒球系造血に必要	急性前骨髄球性白血病
$C/EBP\alpha$ 点変異	C/EBPα 機能の低下	顆粒球系造血に必要	急性骨髄性白血病
$PAX5$, $E2A$, EBF 欠失	PAX5, E2A, EBF 機能の低下	B 細胞系分化の初期段階で必要	B 細胞型急性リンパ性白血病/リンパ芽球性リンパ腫
$NOTCH1$ 点変異	NOTCH1 機能の亢進	T 細胞系分化の初期段階で必要	T 細胞型急性リンパ性白血病/リンパ芽球性リンパ腫

増殖よりも，主として細胞の分化を阻止する方向に向かうと考えられる．

転写因子変異が急性白血病を引き起こすのに十分な因子でないことは，新生児に対してルーチンに行われるガスリー Guthrie 法でのマススクリーニングで採取した血液検体を用いた後ろ向き研究からも理解できる．すべての血液検体を用いて高感度ポリメラーゼ連鎖反応 polymerase chain reaction（PCR）法で解析したところ，10〜12歳頃に急性白血病を発症した小児では，すでに出生の時点で何らかの転写因子変異が認められていたケースがある．この事実から，急性白血病といえども長い前駆期があり，転写因子に変異がある初期の"前白血病"クローンに他の体性変異が加わって，本格的な白血病になるといえる．

b）急性白血病発症の 2 段階モデル

以上の考察に基づき，急性白血病が発症するには，少なくとも 2 つの相補的なイベント（事象）が関与するというモデルが成り立つ．すなわち，クラス 1 の変異は細胞の増殖を駆動し，クラス 2 の変異が細胞の分化を抑制するというモデルである（図 21-1）．

少なくとも一部の急性白血病にみられるクラス 1 変異として，第 20 章で述べた骨髄増殖性疾患における遺伝子変異と同様に，チロシンキナーゼの機能獲得型変異がある．

B 細胞型急性リンパ芽球性白血病/リンパ腫 B-cell acute lymphoblastic leukemia/lymphoma（B-ALL）の一部にフィラデルフィア染色体なり *BCR-ABL* 融合遺伝子がみられることが以前より指摘されてきた．細胞遺伝学レベルでは，B-ALL における染色体異常は，未治療の場合に急性転化して急性白血病の病態になる骨髄増殖性疾患の慢性骨髄性白血病 chronic myelogenous leukemia（CML）にみられる所見と同じである．もっとも，分子遺伝学レベルでは，B-ALL における BCR-ABL タン

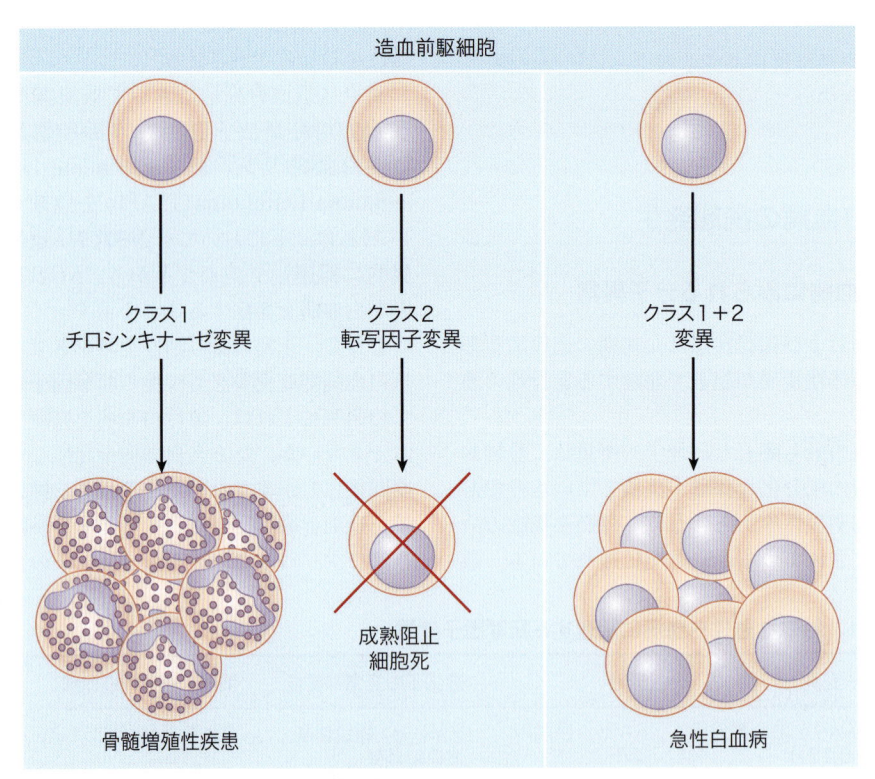

図 21-1　造血器腫瘍にみられる遺伝子変異． 多くの骨髄増殖性疾患ではチロシンキナーゼを活性化するクラス 1 変異がみられ，これが増殖因子がなくても細胞の増殖を刺激するが，細胞分化には影響を及ぼさない（第 20 章）．多くの急性白血病では，正常の細胞分化に必要な転写因子の 1 つないし複数を阻害したり活性を変える遺伝子変異がみられる．これらのクラス 2 変異は，マウスの造血幹細胞に遺伝し導入すると，細胞の成熟は障害されるが，急性白血病を発症することはない．そこで，急性白血病は，造血前駆細胞レベルでクラス 1，2 の変異の協調作用を受けて細胞増殖促進と細胞分化阻止が起こることが原因で発症すると考察される．

パクの分子量は通常190 kDaで，CMLにみられる210 kDaよりも若干小さい．とはいえ，190 kDaのBCR-ABLタンパクも，チロシンキナーゼ活性に相違はあるものの，210 kDaのBCR-ABLタンパクと同様にRAS，JAK/STAT，PI-3キナーゼ/AKTシグナル伝達経路を刺激する．さらに，マウスの造血幹細胞に遺伝子導入で210 kDaと190 kDaのBCR-ABLタンパクを発現させたところ，いずれもCMLと同様の骨髄増殖性疾患を発生した．

これらの観察から，BCR-ABL陽性ALLと，CMLにおけるB細胞型急性転化は，同じ重要な転写因子のクラス2変異が加わっている可能性が示唆される．この予測は，最近になって，両者のおよそ90％に*Ikaros*とよばれる遺伝子に変異があることが証明され，予想どおりぴたりと的中した．

*Ikaros*はリンパ系細胞の初期段階での分化を調節する転写因子である．変異した*Ikaros*遺伝子は切断された形のタンパクを産生し，これが正常のIkarosタンパクの機能を障害して初期のリンパ球前駆細胞の分化を阻止する．しかも興味あることに，CML急性転化で検出されるIkaros変異は，慢性期には認められない．つまり，骨髄増殖性疾患から急性転化することに直接関連している可能性がある．

骨髄異形成症候群の急性骨髄性白血病への移行など他の急性転化においても，まだ十分に同定されていないクラス2の変異が原因となって重要な転写因子活性が消失し，細胞分化に支障の出る可能性が想定される．

急性白血病の発症にかかわる遺伝子変異は必ずしも十分には解明されていない．それでも，後述するようなクラス1，2の遺伝子変異のさまざまな組合せに，腫瘍抑制遺伝子の付加的変異が影響しているのは明白である．

これらの分子異常は複雑で難解ではあるが，臨床的には次の2つの観点から重要である．
- 予後：特定の急性白血病で観察される遺伝子変異は，標準的な治療に対する効果があらかじめ予見できることがしばしばである．
- 分子標的治療：変異タンパクが治療薬の標的になる場合がある．

分子標的治療が普及するに伴い，急性白血病を分子遺伝学的に細分類することがより重要になっている．他の癌と同様に急性白血病細胞の全ゲノム解析がルーチンになる日も近い．そうなれば，個々の急性白血病患者における遺伝子異常が完全に明らかにできると期待されている．

2. 急性リンパ芽球性白血病/リンパ芽球性リンパ腫
acute lymphoblastic leukemia/lymphoblastic lymphoma（ALL）

急性リンパ芽球性白血病もリンパ芽球性リンパ腫も，リンパ芽球という未熟なリンパ系細胞が無制限に増える類似した疾患であるが，臨床徴候が異なる．すなわち，前者はリンパ芽球が骨髄と末梢血液で増え，後者は骨や軟部組織で腫瘍を形成する．こうした臨床徴候の差異は，腫瘍細胞の起源が若干異なることに起因する．

B細胞系の腫瘍は，ほとんどがB細胞の増殖の場である骨髄で発生するので，通常"白血病"として発症する．一方，T細胞系の腫瘍はT細胞が発達する胸腺でしばしば発生し，リンパ腫のような腫瘤を形成しやすい．本書では簡略化のために，両者を急性リンパ芽球性白血病/リンパ芽球性リンパ腫（ALL）として論じる．

ALLは小児で最も多い悪性腫瘍である．米国では毎年2,500〜3,000の小児ALL患者が新たに発病する．もちろんALLは年齢を問わず発症する可能性があるが，成人では悪性腫瘍としては少数にすぎない．

ALLの発生にかかわる遺伝子変異を生ずる因子は不明である．多くは，それまで健康であった小児が突然に発病する．ALLには，主なサブタイプとしてB細胞由来のB-ALLと，T細胞由来のT-ALLがある．両者は形態学的には区別できないが，臨床的特徴，細胞表面マーカー，遺伝的特徴はそれぞれ異なっている．

1）B細胞型急性リンパ芽球性白血病/リンパ芽球性リンパ腫（B-ALL）

B-ALLはALLのなかで最も多く，約85％を占める．発症のピークは3歳前後で，ちょうど骨髄でB細胞の産生がピークになる時期に一致する．発症リスクが比較的高いのは，白人ないしラテン系の小児，21トリソミーのダウン症候群 Down syndrome 小児である．

a）臨床徴候

B-ALLで最もよくみられる臨床徴候は，リンパ芽球による骨髄の置換，ならびにその結果として起こる汎血球減少である．通常，進行性の貧血に伴い，数週にわたって続く倦怠感や脱力感が急性に発症す

る．血小板数が減少すると易出血性も現れる．好中球減少は感染症を引き起こし，発熱や時に局所症状を訴える．

末梢血液塗抹標本では，リンパ芽球が数個～多数出現し，貧血，血小板減少，好中球減少が種々の程度で認められる．まれにリンパ腫のような所見の患者では，単一の長管骨の疼痛や皮膚病変を訴えることもある．

B-ALL は髄膜に浸潤して中枢神経系を障害しやすい．また，卵巣や精巣など免疫学的に隔離された部位へ浸潤することもある．白血病細胞の浸潤に伴って脾腫，肝腫，リンパ節腫を認めることもあるが，程度は一般に軽い．

b）診断

ALL がまず強く疑われるのは，末梢血液ならびに骨髄中の異常細胞の形態学的特徴である．白血病の診断のための定義によれば，繊細なクロマチン構造，小さな核小体，顆粒のない乏しい細胞質を有するリンパ芽球が骨髄細胞の25％以上を占めていることが必要である（図21-2）．しかし，確定診断には通常，フローサイトメトリを用いた細胞免疫形質を確認する．

白血病細胞は，幼若な B 細胞と T 細胞にしか発現しない酵素の終末デオキシヌクレオチド転換酵素 terminal deoxynucleotidyl transferase (TdT) が陽性である．CD19 のような B 細胞系のタンパクが陽性であるが，成熟 B 細胞でのみ発現する細胞表面免疫グロブリンは陰性である（図21-3）．

まれではあるがリンパ腫のような腫瘍性病変を示すことがあり，正常組織がリンパ芽球で広く浸潤されている．その診断は，組織標本の免疫組織化学検査によって行われる．

B-ALL との鑑別診断がむずかしい病態は小児の重症ウイルス感染症である．ウイルス感染症では免疫反応によって骨髄の正常な幼若 B 細胞の産生が亢進し，一方，造血機能を抑制して軽度の好中球減少症を伴うことがある．この場合には，反応性に増えているリンパ芽球は初期 B 細胞分化段階のすべての細胞を含み，骨髄がすっかり置換されることはないので，一般に鑑別はさほど困難ではない．一方，腫瘍性のリンパ芽球は初期 B 細胞系の一分化段階が増えるために特定の細胞表面マーカーのみが検出される．

c）予後を規定する因子

B-ALL は細胞遺伝学に基づいて細分化され，特定の細胞生物学的異常は患者の予後と強く相関する．このため，ALL 患者の全例に細胞遺伝学検査は必須となる．よくみられる染色体異常，遺伝子異常と臨床経過との関連を表21-2に示す．注意すべきことは，*BCR-ABL* 融合遺伝子，*MLL* 遺伝子再構成，もしくは染色体低2倍性 hypodiploidy をもつ B-ALL の予後が通常の治療では不良な点である．

1歳未満，あるいは10歳以上の患者の予後も悪い．このことは一部，年齢によって特定の細胞遺伝学的異常が起こりやすいことに関連する（表21-2）．

白血球数の多い患者も予後不良である．これは，

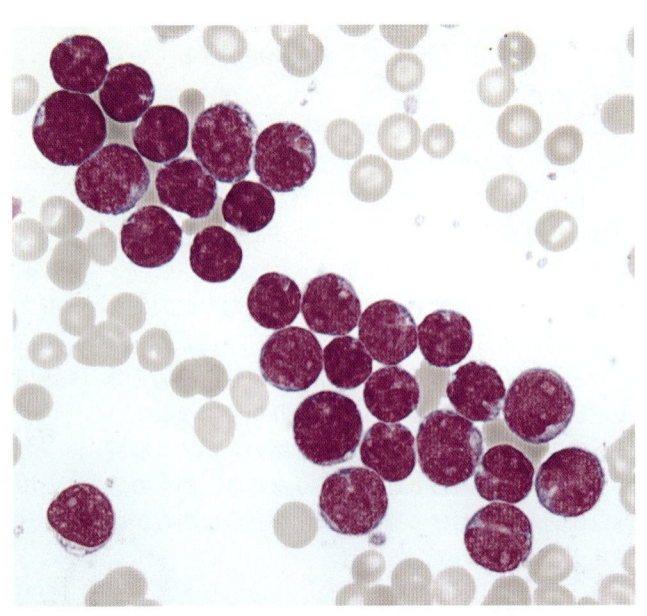

図 21-2　B 細胞性急性リンパ性白血病の骨髄穿刺標本．すべての有核細胞はリンパ芽球であり，不整な核，粗いクロマチン，顆粒のない青色の乏しい細胞質が観察される．

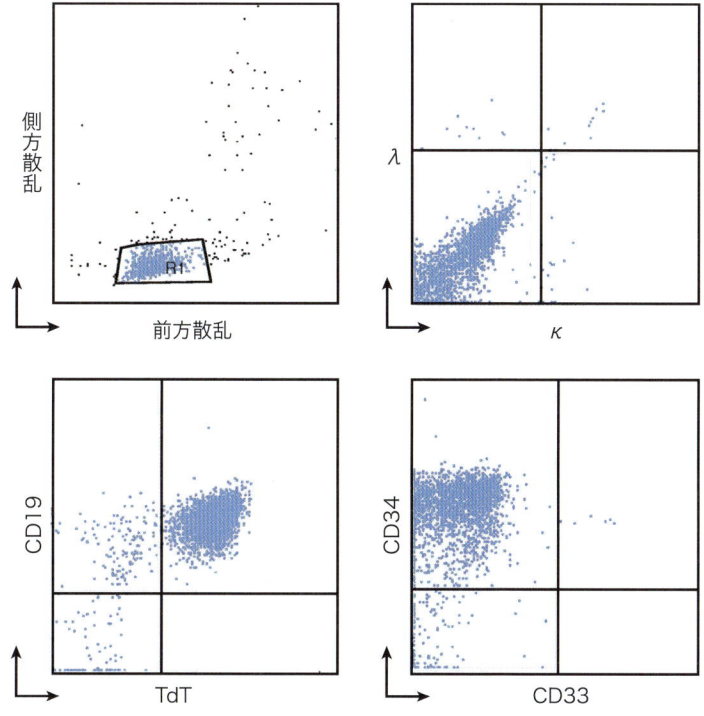

図21-3 B細胞性急性リンパ芽球性白血病細胞のフローサイトメトリ所見．白血病細胞は，B細胞系の全細胞に発現するCD19，前駆B細胞とT細胞に発現する終末デオキシヌクレオチド転換酵素(TdT)，および未熟な造血幹細胞のマーカーのCD34にはそれぞれ陽性で，成熟B細胞に発現する免疫グロブリン軽鎖の κ および λ，骨髄系マーカーのCD33には陰性である．この組合せが幼若なB細胞性腫瘍の診断に有意義である．

患者の体内白血病細胞量が多いことによる可能性がある．

d) 予後

総じて小児 B-ALL の予後は良く，95％以上は完全寛解に導入され，75～85％は治癒できる．これに対して成人患者の予後は悪く，治癒するのは少数にすぎない．

2) T細胞型急性リンパ芽球性白血病/リンパ芽球性リンパ腫(T-ALL)

T-ALL は ALL の約 15％を占める．発症のピークは 15 歳頃で，ちょうど胸腺が最も大きくなる時

表21-2 B-ALLの主な細胞遺伝学的亜分類

細胞遺伝学的異常	関連する遺伝子異常	活性化の機序	頻度	予後
t(12;21)	TEL-AML1	キメラ転写因子によるAML1機能障害	小児の25%，成人ではまれ	良好
染色体高2倍性（染色体数50〜66）	不明	不明	小児の25%，成人ではまれ	良好
染色体低2倍性（染色体数45未満）	不明	不明	小児，成人の1〜5%	不良
t(9;22)	BCR-ABL	造血因子に無関係なチロシンキナーゼ活性	小児の3%，成人の25%	不良
t(11q23;v)	MLL，その他	キメラ転写因子によるMLL機能障害	小児で多い，年長児ではまれ	不良

v：他のさまざまな遺伝子

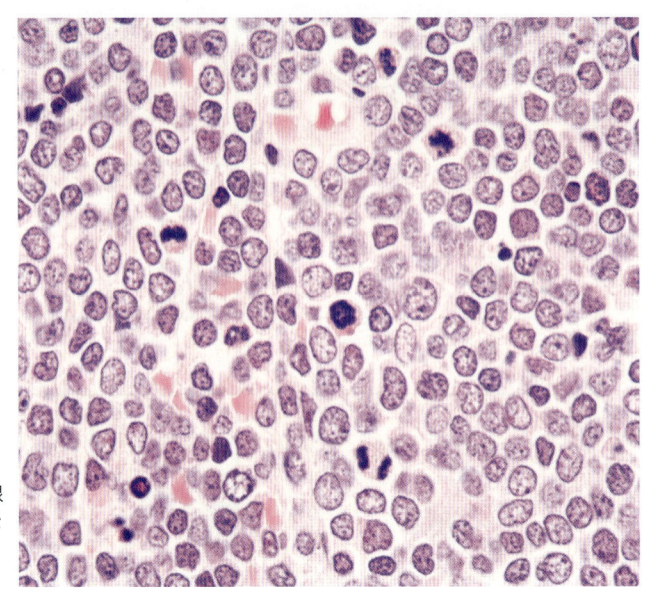

図 21-4　T リンパ芽球性リンパ腫(胸腺). 胸腺組織には，卵円形の核，顆粒状のクロマチン構造を有し，細胞質が乏しいリンパ芽球が浸潤している．分裂像を示す細胞もみられる．

期に一致する．理由は不明であるが，男女比は 2：1 である．

a) 臨床的特徴

T-ALL 患者の約 2/3 は縦隔リンパ腫のタイプで，正常 T 細胞を産生する胸腺の巨大腫瘤を伴うことが多い．腫大する腫瘤が主気管や血管を取り巻き，咳嗽，息切れ，心臓への静脈還流障害による顔面や上肢の腫脹と発赤を特徴とする上大静脈症候群などをしばしばきたす．

残り 1/3 は腫瘍細胞が主に骨髄で増殖し，B-ALL と同様な白血病の病態を呈する．T-ALL は B-ALL に比べて肝脾腫やリンパ節腫を伴いやすい．また，B-ALL と同様にしばしば中枢神経系に浸潤する．

b) 診断

診断は，胸腺や骨髄などで増殖するリンパ芽球の形態学的特徴に基づく(図 21-4)．

そして，B-ALL と同様にリンパ芽球の細胞表面マーカー検査を行って確定診断する．T-ALL では，終末デオキシヌクレオチド転換酵素(TdT)と，CD1a, CD3, CD4, CD8 など T 細胞系列のマーカーが陽性になる(図 21-5)．

B-ALL と異なり，細胞遺伝学検査は T-ALL の予後を推測するのには有用でない．分子遺伝学検査では，一般的な所見の *NOTCH1* 活性化変異に加え，T-ALL の発症に関連する遺伝子異常として，*TAL1*，*LMO1*，*LMO2* など種々の転写因子発現を増強する染色体再構成や他の染色体異常が認められる．これらの異常は，B 細胞と T 細胞の発達に必要な転写因子である E2A の活性を障害すると考えられる．

チロシンキナーゼを活性化する変異についても検索されているが，普遍的なものがない．多くの T-ALL にみられるクラス 1 変異は一律ではない．T-

図 21-5　フローサイトメトリによる T-ALL の所見. 腫瘍細胞は T 細胞マーカーの CD3 に陽性で，前駆 B 細胞および T 細胞のマーカーである終末デオキシヌクレオチド転換酵素(TdT)が部分的に陽性である．汎 B 細胞マーカーの CD19 は陰性である．これらの所見から，腫瘍細胞は未熟な T 前駆細胞であると判定できる．

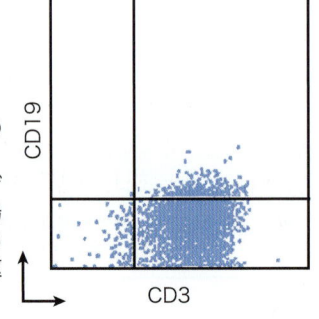

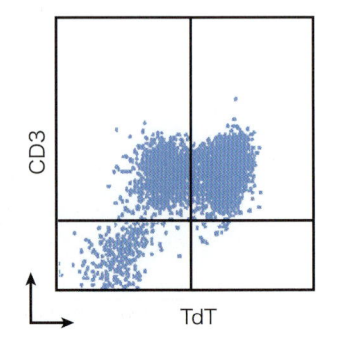

ALLでは，腫瘍抑制遺伝子，すなわちp53を抑制するARFと，細胞分裂を促進する数種類のキナーゼを抑制するp16の両者をコードする第9番染色体長腕に座位する複雑な遺伝子座のCDKN2Aの機能喪失型変異がしばしば認められる．

c）予後

かつてはT-ALLはB-ALLよりも予後が不良であると考えられてきた．しかし，新しい化学療法薬の開発に伴い，両者の予後にほとんど差異はなくなった．総じて，小児T-ALLの75～80％は治癒するが，成人例での治癒率は40～50％にとどまる．

3）ALLの治療

ALLは分子レベルでの亜型に関係なく，活発に細胞増殖が起こる極めて悪性の腫瘍で，しかも多くの異なる器官に浸潤する傾向がある．有効な治療を施さないと，患者は骨髄機能不全による合併症のために数週から数か月で死亡する．

a）化学療法

現在，B-ALLもT-ALLもいくつかの治療相を組み合わせた同じプロトコールで治療される．初期の目標は患者を寛解に導き，中枢神経系からリンパ芽球を駆逐することである．この目的には，大量の化学療法薬を静脈内と髄腔内に投与する．頭蓋内照射を行うこともある．

いくつかの臨床研究によれば，高感度のフローサイトメトリないしPCR法で4週間の寛解導入療法後に白血病細胞が完全に駆逐されていれば，他の予後因子にかかわらず寛解を維持できることが証明されている．

寛解導入後は大量の化学療法薬で地固め療法を行った後，少量の化学療法薬を毎日投与して2～2.5年間の維持療法を行う．青年患者もこの強力な小児治療法によく反応する．もっともこうした治療法が成人にも有効かどうかは結論が出ていない．

b）支持療法

白血病細胞に対する治療と並行して，化学療法によって引き起こされたり，あるいは増悪する合併症を防ぐために次のような支持療法も重要になる．
- 輸血：白血病そのもの，あるいは治療に伴う血球減少症を改善する目的で，赤血球と血小板の輸血が行われる．
- 感染対策：感染症の徴候を慎重にモニターする．好中球減少症がある場合には，発熱のみが急速に起こり，致命的な細菌感染症や真菌感染症の徴候であることが少なくない．発熱があれば，速やかに血液や他の体液の培養検査を行い，すぐに広域スペクトルの抗菌薬で治療を開始する．
- 体液，電解質，酸塩基平衡管理：体液，電解質，酸塩基平衡を慎重に管理する．化学療法によって増殖しているリンパ芽球が急激に破壊されて溶解すると，尿酸，カリウム，リン酸などといった代謝産物や電解質が大量に放出される．これらの物質を慎重にモニターし，治療に伴う有害事象を防ぐために適切な方策を講じること．

  例えば，血液中に放出された尿酸は腎臓で濾過され，尿細管に沈着して急性腎不全を発症することがある．この合併症を防ぐには，溶解性のプリン体（ヒポキサンチンとキサンチン）を難溶性の尿酸への変換を阻害するアロプリノールを投与する．
- 精神的サポート：患者と家族を精神的にサポートし，勇気づけることも重要である．担当医は明快で確実な情報を提供して患者の不安を取り除き，さらには診断後治療が完了するまでの長くて辛い期間，希望を与えるように努めることが必須である．

c）難治性白血病の治療

予後不良を示す染色体異常がある患者，寛解導入に失敗した患者，あるいは治療中や治療後に再発した患者には，非定型的な治療が必要になる．すなわち，代替治療として強力な化学療法や骨髄移植療法があり，*BCR–ABL*融合遺伝子や*MLL*遺伝子再構成をもつB-ALL患者に対しても実施される．チロシンキナーゼのインヒビターであるイマチニブは慢性骨髄性白血病やある種の骨髄増殖性疾患に有効であり，*BCR–ABL*融合遺伝子陽性のB-ALL患者にも用いられる．

3. 急性骨髄性白血病
acute myeloid leukemia（AML）

AMLは，骨髄に未分化な骨髄系の芽球が集積して単一の形態像を示す分子生物学的に独立した疾患単位である．極めてまれであるが，AMLと同じ細胞が軟部組織に腫瘍を形成し，骨髄肉腫 myeloid sarcomaとか顆粒球肉腫 granulocytic sarcomaとよばれることがある．もっとも，これらの腫瘍のすべてが最終的にはAMLに移行し，同じ疾患である

が発症の仕方が異なるだけである，と解釈される．

a）疫学

AMLは成人の白血病に最も多いタイプである．米国では毎年約13,000人が発症し，このうちの10～15％が小児患者である．

AMLの発症率は中年期から増え，80歳以降にピークがある．ほかの癌の治療として行われた放射線治療や化学療法がAML発症のリスクを高める．また，ファンコニ貧血など先天的なDNA修復機構の欠損がある患者でも発症リスクが高い（第4章）．エラスターゼ変異による先天性の重症な好中球減少症もAML発症リスクに関連する（第18章）．タバコの煙に含まれる発癌物質のために，喫煙者でも発症率が若干高いとされる．また，ベンゼンなどの有害物質に曝露された人でも発症率は優位に高い．さらに，骨髄増殖性疾患や骨髄異形成症候群の患者からAMLに移行するリスクも高い（第20章）．

b）臨床的特徴

AMLの臨床的特徴は急性リンパ芽球性白血病/リンパ芽球性リンパ腫（ALL）とほぼ同様であるが，いくつかの点で差異がある．

AMLのほとんどの徴候は，貧血，血小板減少，好中球減少に基づく．しかし，脾腫やリンパ節腫脹はALLよりも少ないし，中枢神経系への浸潤率もはるかに低い．その一方で，歯肉などの軟部組織へ白血病細胞が浸潤することが多く，とくに単球系への分化を示す白血病でその傾向が強い．

骨髄芽球はリンパ芽球よりも大きく，粘着性が強い．このため白血病細胞数が極めて多い患者では，白血病細胞が毛細血管床でぬかるみ，呼吸器症状，中枢神経症状，ペニスが有痛性に怒張する持続性勃起などが認められることもある．

また，とりわけ急性前骨髄球性白血病では播種性血管内凝固を伴うこともある．血液凝固検査の異常があるだけで臨床的に症状がないこともあれば，凝固異常が高度になって致命的にもなりうる大出血をきたす症例もある．

c）診断

AMLの診断は，骨髄および末梢血液細胞の形態学的観察に加え，細胞化学，免疫形質，細胞遺伝学検査を併せて行う．

AML患者の末梢血白血病細胞数は，0～20万/μL以上までさまざまである．このため，末梢血液中に白血病細胞が見られなくても（いわゆる非白血性白血病 aleukemic leukemia），白血病は否定できない．

骨髄は一般に著明な過形成性で，脂肪は少ないかまったく消失している．しかし，骨髄細胞数は正常で，脂肪成分を約50％含むことも，またむしろ減少している症例もあり，この傾向は高齢の患者に多い．骨髄細胞数の多寡にかかわらず，白血病細胞数は多い．

白血病細胞の形態は患者間で異なる（図21-6）．白血病細胞は，好中球の前駆細胞である骨髄芽球，単球の前駆細胞である単芽球や前単球，巨核芽球，まれに赤芽球がそれぞれ個々の患者で主体をなす．多くの症例では，芽球と，種々の分化段階の顆粒球系および単球系細胞が混在する．AMLに特徴とされる細胞の成熟停止は，ほぼ完璧にみられることも，部分的であることもあり，症例でさまざまである．

大多数の患者では芽球が骨髄細胞の20％を超えており，これがAMLの診断基準となる．まれに芽球が20％未満でも，後述するAMLに特異的な異常所見があれば，AMLと診断する．

AMLに特異的な付加的形態異常に，アウエル小体がある（図21-6 A）．これは，異常な一次顆粒が集まった赤紫色の針状封入体で，腫瘍性の骨髄芽球ないし前骨髄球に共通して認められる．

細胞化学も診断に有用で，骨髄芽球のマーカーになるミエロペルオキシダーゼや単芽球のマーカーとしての非特異的エステラーゼ染色が，診断に役立つ．同様にフローサイトメトリを使った細胞免疫形質の検索も有用で，骨髄系のマーカーとしてCD33，CD13，CD117が，単球系のマーカーとしてCD14が役立つ．多くのAML症例では，造血幹細胞でみられるマーカーのCD34も陽性になる．

d）AML分子亜型

AMLの細分類は，細胞遺伝学的所見，分子遺伝学的特徴，さらに臨床所見から行われ，それらは患者の予後を反映したり，治療法選択の指標ともなる．比較的多く，かつ臨床的に明確な分子遺伝学的細分類を表21-3に示す．

AMLの細胞遺伝学は複雑であるが，100種類以上もの染色体異常がしばしば観察される．そのほかにもよくみられる遺伝子変異が報告されてきている．そのうち多いのが転写因子C/EBP-αと核内輸送タンパクNPMの変異があり，これらは現在では独立した亜型として認識されている．

抗癌薬や放射線照射など遺伝子に有害作用を及ぼす治療に伴って発生するAMLの遺伝子異常は臨床

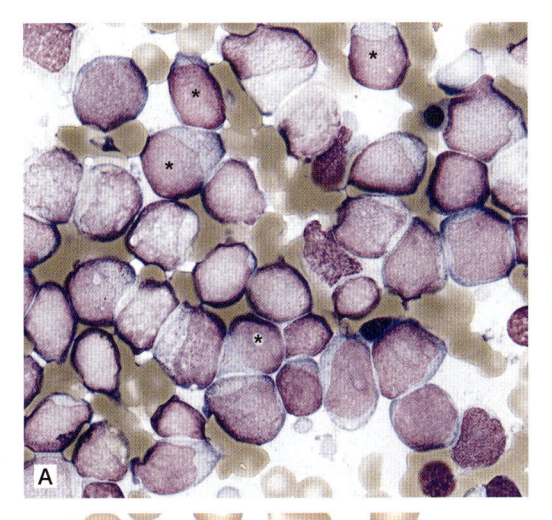

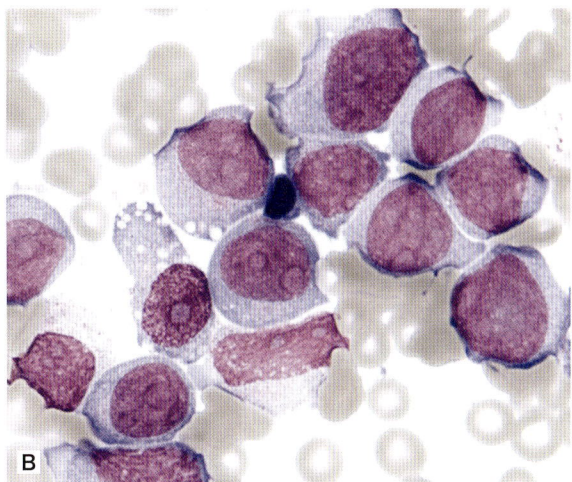

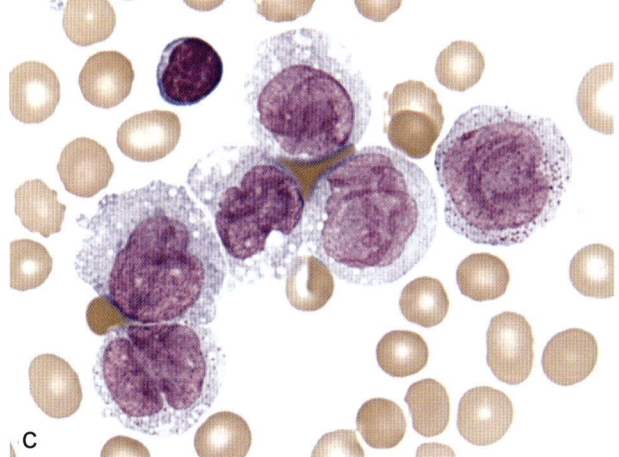

図 21-6　急性骨髄性白血病（AML，骨髄穿刺検査標本）． A：骨髄芽球．粗大なクロマチン，明瞭な核小体，そして中等度の青色細胞質をもつ骨髄芽球がみられる．この視野で星印（＊）をつけた芽球の細胞質には，細く，針状のアズール好性のアウエル小体 Auer rod がみられ，これは AML 細胞に特有な所見である．患者によっては，白血病細胞が単球系の分化を示すこともある．B：単芽球．卵円形の核，明瞭な核小体，豊富な塩基好性の細胞質をもつ．C：単球系の白血病細胞で若干の分化を示す．分葉した核と灰青色の細胞質をもつ前単球が骨髄細胞の大半を占める．

表21-3　急性骨髄性白血病の分子亜型

タイプ	遺伝子異常	発癌機序	特徴
t(8;21)をもつAML	ETO-AML1	キメラ転写因子がAML1の機能を障害	AMLの約5%，芽球にはしばしば1本のアウエル小体がある
inv(16)をもつAML	CBFB-MYH11	キメラ転写因子がAML1と結合するCBFBを障害	AMLの5～10%，好酸球が増加し，幼若好酸球に異常な紫青色顆粒あり
t(15;17)をもつAML	PML-RARA	キメラ転写因子がRAR-αの機能を障害	AMLの5～10%，多くの前骨髄球が多数のアウエル小体をもつ．非白血性白血病の病態や播種性血管内凝固（DIC）をしばしば伴う
NPM変異をもつAML	NPM	不詳	AMLの約30%，通常は単球系への分化を示す
C/EBPA変異をもつAML	C/EBPA	C/EBPαの機能低下	AMLの10～15%，通常は顆粒球系への分化がみられる
遺伝子毒性治療後のAML	部分的に11q23再構成を伴うMLL	部分的に11q23再構成を伴うMLL機能異常	エトポシド投与1～5年後にMLL再構成に関連する白血病発症．他の化学療法薬ないし放射線照射5～10年後に発症

AML：acute myeloid leukemia（急性骨髄性白血病），t：translocation（転位），inv：inversion（逆位）

的にも特有で，独立した疾患単位とされる．

　注目すべきものに，種々のチロシンキナーゼ遺伝子の機能獲得型変異が，一部の AML で細胞増殖促進のクラス 1 変異として作用していることが報告されている．変異遺伝子として多いものに *FLT3* および *c-KIT* がある．これらはいずれも，初期の正常な骨髄系前駆細胞に発現しているチロシンキナーゼレセプターをコードする遺伝子である．

e）治療

　AML の標準的な治療は，強力な化学療法で寛解導入を行い，次いで地固め療法を追加する．ALL の治療に使われる治療薬と投与スケジュールは異なる．このために正確に診断しておくことが重要になる．AML においても ALL と同様に補助療法をしっかり行う．

　AML は総じて ALL よりも経過は不良である．治療によって遺伝子に有害作用が及んだために発症した予後不良な AML 患者では，骨髄移植のようなより強力な治療によく反応することがある（第 26 章）．しかし，骨髄移植に伴う有害事象や死亡は，適応しない高齢患者を除いても，年齢とともに急速に上昇する．

　変異している発癌タンパクを特異的に標的とした治療法がすでに実施されており，また開発中のものもある．代表的な分子標的治療として，以下に示すように，t(15;17)転位をもつ急性前骨髄球性白血病の全トランス型レチノイン酸 all-trans-retinoic acid（ATRA）療法がある．

- **急性前骨髄球性白血病 acute promyelocytic leukemia（APML）における ATRA 療法**：APML は白血球数がしばしば減少し，末梢血液に白血病細胞は少ないか，まったくみられない．腫瘍性の前骨髄球に含まれる異常なアズール顆粒から放出される凝固促進物質により，播種性血管内凝固（DIC）も発症しやすい（図 21-7）．分子レベルでは，t(15;17)によって生じるキメラ遺伝子が PML-RARα 融合発癌タンパクをコードしている．

　正常なレチノイン酸レセプターα retinoic acid receptor-α（RARα）は RXR とよばれるパートナータンパクとともに作用する転写因子で，**レチノイド反応性成分** retinoid response element（RARE）とよばれる特殊な DNA 塩基配列に結合する（図 21-8）．レチノイン酸（ビタミン A）は RARα/RXR 複合体に結合してその構造を変化させる．すると**転写共活性体** co-activator（CoA）とよばれるタンパクを取り込んで結合する．これが DNA に結合しているヒストンをアセチル化し，付近にある遺伝子の転写を開始する．

　骨髄系前駆細胞では，RARα/RXR 複合体で調節される遺伝子に，顆粒球系の分化に必要な遺伝子がある．PML/RARα は RXR と DNA に結合はするものの，レチノイン酸結合力ははるかに弱い．RARE は PML/RARα に占められてしまい，レチノイン酸が結合しないために遺伝子の転写が起こらず，顆粒球系の分化が阻止されることになる．

　こうした仮説は，急性前骨髄球性白血病に対する大量の全トランス型レチノイン酸（ATRA）治療が有効であることから立証される．ATRA は

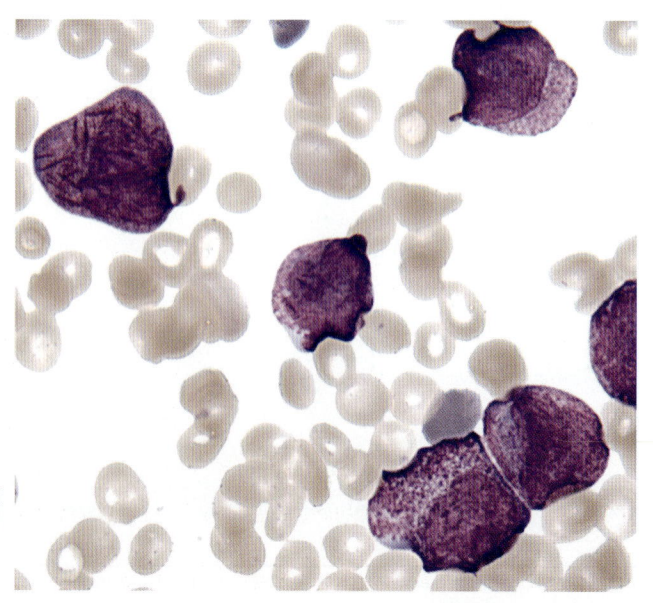

図 21-7　急性前骨髄球性白血病（APML）． 骨髄穿刺標本．顆粒を豊富に含む前骨髄球が散在し，多数のアウエル小体をもつ前骨髄球も観察される．いずれも APML に特徴的な所見である．

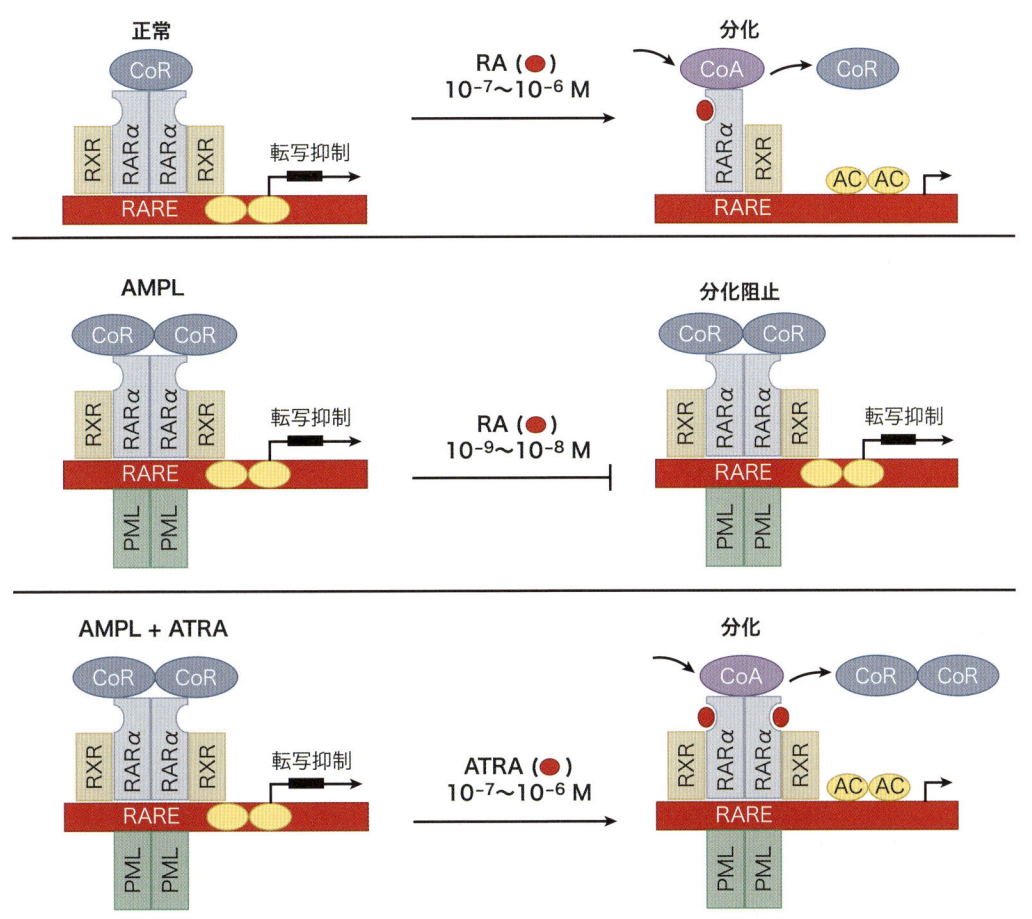

図 21-8　急性前骨髄球性白血病（APML）における全トランス型レチノイン酸（ATRA）の作用機序． 正常な骨髄系前駆細胞では，レチノイン酸レセプターα（RARα）とレチノイン X レセプター（RXR）からなる二量体が，骨髄系の細胞分化を調節するプロモータ領域にあるレチノイド反応性成分（RARE）に結合する．レチノイン酸（RA）が存在しないと，RXR/RARα二量体は転写共抑制体（CoR）を結合する．一方，RA があると CoR を遊離し，代わって転写共活性体（CoA）を結合する．その結果，ヒストンのアセチル化（AC）が起こり，遺伝子発現が促進して顆粒球系への分化が始まる．急性前骨髄球性白血病 acute promyelocytic leukemia（APML）の病態では，t(15;17)染色体転座によって生じるキメラ遺伝子が，前骨髄球性白血病タンパク promyelocytic leukemia protein（PML）と RAR αとの融合タンパクの発現を進める．この場合でも PML/RARα融合タンパクは RARE に結合するが，RXR/RARα二量体よりもはるかに強く CoR を結合する．その結果，生理的な濃度の RA ではもはや遺伝子転写を促進できず，骨髄球の分化を阻止して APML の病態を形成する．そこで，ATRA を薬理学的レベルで投与すると，ATRA は PML/RARα融合タンパクと結合し，CoR の結合を外して CoA を結合する．

PML-RARα/RXR 複合体と結合し，活性化する．そして，ATRA 治療を開始 1〜2 日目で好中球が増加しはじめ，時には 5 万/μL にもなる．同時に播種性血管内凝固もストップする．

ATRA 投与後に現れる好中球には t(15;17)が認められるので，白血病性の前骨髄球の分化した子孫であることがわかる．もっとも，好中球の寿命は短く，かつ細胞分裂もしないため，ATRA は急速に大量の白血病細胞集団を駆逐することとなる．

ATRA 療法は通常の化学療法による細胞毒性の副作用は起こさない．とはいえ，ほかの副作用がある．

最も注意すべき副作用は，ATRA 治療開始の早々に毛細血管から液体が滲出して呼吸困難と肺浸潤がみられる現象である．肺漏出症候群 pulmonary leak syndrome とよばれ，骨髄球の分化とは異なる機序で発生すると考えられる．この合併症は暫定的に ATRA 投与を中止したり，副腎皮質ステロイド薬を投与して好中球が毛細血管へ接着するのを防止すれば改善される（第 18 章）．

- 亜ヒ酸治療：ATRAによる分化誘導療法は多くのAPML患者を寛解に導入できるが，これ単独で治癒するのはむずかしい．このため，通常の化学療法との併用が今日まで広く行われてきた．

　最近になり，ヒ素塩類（とりわけ亜ヒ酸）がATRAとは違った機序でPML/RARαを標的として融合タンパクの分解を促進することが報告された．ATRAと亜ヒ酸を併用した初期の臨床試験では，90％以上の患者が寛解に導入され，しかもほとんどが寛解を維持できた．このユニークな併用療法は，急性骨髄性白血病（AML）の特殊型であるAPMLに対する有効な治療として期待される．

- そのほかの分子標的治療：このほかにも，分子標的治療が検討されている．例えば，FLT3活性化変異を伴うAMLに対するチロシンキナーゼ阻害薬や，CD33などの骨髄系表面タンパクに特異的な抗体に抗癌薬や放射活性化学物質を結合した抗体療法などが開発中である．

セルフアセスメント

1. 急性リンパ芽球性白血病（ALL）または急性骨髄性白血病（AML）患者の予後を推測するのに最も有用な指標はどれか．
   A．骨髄中の芽球比率と細胞遺伝学
   B．患者の年齢と骨髄中の芽球比率
   C．ヘモグロビン濃度と細胞遺伝学
   D．患者の年齢と細胞遺伝学
   E．ヘモグロビン濃度と血小板数

2. 45歳の図書館司書．発熱，体重減少，倦怠感，進行性の点状出血と紫斑が2～3週前から出現し，受診した．臨床検査結果：ヘモグロビン濃度8 g/dL，ヘマトクリット25％，網赤血球2％，白血球数4万/μL（骨髄芽球10％，前骨髄球55％，桿状核好中球5％，分葉核好中球10％，単球5％，リンパ球15％），血小板数2.5万/μL．
   広汎な紫斑の原因はどれか．
   A．自己免疫性血小板減少症
   B．急性白血病に伴う血小板減少
   C．グラム陰性菌敗血症による血小板減少
   D．播種性血管内凝固
   E．白血病細胞の皮膚浸潤

3. 問2の患者に最も有効な治療はどれか．
   A．ヘパリン
   B．血小板輸注
   C．第VIII因子濃縮製剤
   D．イマチニブ（グリベック）
   E．全トランス型レチノイン酸（ATRA）

4. 14歳の男子．息切れ，体重減少，倦怠感を主訴に受診した．胸部X線写真で12 cm径の前縦隔腫瘤を認めた．腫瘍の生検標本で急性T細胞性リンパ芽球性リンパ腫と診断された．
   この患者の病態発生に関連するのはどれか．
   A．エプスタイン・バーウイルス
   B．c–ABL癌遺伝子を含む染色体転座
   C．c–MYC癌遺伝子を含む染色体転座
   D．IgH遺伝子を含む染色体転座
   E．NOTCH1遺伝子の活性化変異

5. 問4の患者に多剤併用療法が行われた．10日後には腫瘤は劇的に縮小したが，尿量が著明に減少して乏尿となり，血清クレアチニン濃度が正常上限の1.2 mg/dLから6 mg/dLに進行性に上昇した．血清カルシウム濃度は正常であった．
   この患者における腎不全の原因はどれか．
   A．敗血症および播種性血管内凝固
   B．尿酸の沈着による尿流の鬱滞
   C．腹腔内リンパ腫による尿管閉塞
   D．急性腎盂腎炎
   E．溶血性尿毒症症候群

CHAPTER 22

非ホジキンリンパ腫および慢性リンパ性白血病
Non-Hodgkin Lymphomas and Chronic Lymphocytic Leukemias

Jon C. Aster, Arnold Freedman

学習目標

本章で理解すること
- リンパ系腫瘍の主な分類
- リンパ腫の発生における遺伝子不安定と感染病原体の役割
- 慢性リンパ性白血病および主要な非ホジキンリンパ腫 non-Hodgkin lymphoma の病理学的・臨床的特徴

1. リンパ系腫瘍の概略

a）概念

　悪性リンパ腫，慢性リンパ性白血病，形質細胞性腫瘍は，いずれも成熟リンパ球から発生する疾患群に属する．しかし，臨床的特徴，経過，分子発生機序，治療，予後はかなり異なる．

　歴史的には，これらの腫瘍は臨床徴候と悪性度に基づいて分類されてきた．この分類は今日でも有用であるが，同じカテゴリーに分類されても，臨床的特徴や予後が異なる場合があることに注意が必要である．

　そこで，世界保健機関 World Health Organization（WHO）は，客観的な病理学的特徴ならびに分子遺伝学的特徴に基づいてリンパ系腫瘍を分類した．

　一般に**リンパ腫 lymphoma** とは，リンパ節あるいは二次性リンパ組織に生じる腫瘍性病変をいう．しかし，体内の他の臓器に発生して機能を障害することもある．一方，リンパ性白血病 lymphocytic leukemia は骨髄や末梢血液に初発するものをさすが，しばしばリンパ節腫脹や脾腫を伴う．すなわち，リンパ腫とリンパ性白血病の区別は絶対的ではなく，**リンパ腫**と診断される腫瘍でも骨髄や末梢血液に浸潤しうるし，**白血病**でもリンパ組織に腫瘍を作りうる（第19章）．

b）臨床的特徴

　リンパ腫もリンパ性白血病もともに免疫調節機構を障害して次のような徴候を示す．
- B症状：発熱，盗汗，体重減少
- 免疫抑制と易感染性
- 免疫寛容が破綻し，抗赤血球抗体や抗血小板抗体などの自己抗体を産生したり，自己免疫疾患の徴候が現れることがある．

　形質細胞腫瘍は独特な症状と徴候を示す．それらは骨破壊，腎不全，腫瘍細胞が産生する免疫グロブリン immunoglobulin（Ig）の有害な作用に基づく．

　成熟したリンパ球と形質細胞の腫瘍性疾患の徴候は複雑で，これはそもそも免疫系の複雑性を反映する．最新のWHO分類ではリンパ系腫瘍を50以上に細分類し，その分類にはそれぞれに生物学的ならびに臨床的な特徴がある．しかし本書では，まれな亜型までを記載する余裕はなく，むしろリンパ系腫瘍に共通する特徴を中心に記載する（表22-1）．これだけでも，ヒトのリンパ系腫瘍の90％以上をカバーし，数種類の非ホジキンリンパ腫，慢性リンパ性白血病，ホジキンリンパ腫 Hodgkin lymphoma，形質細胞腫瘍および類縁疾患を含む．なお，たとえ頻度はまれでも，病態発生が特有な疾患については記載する．

　本章では，まずリンパ系腫瘍の病態発生を簡単に総覧する．これはほとんどのリンパ系腫瘍に関連しており，次いで非ホジキンリンパ腫の共通事項ならびに慢性リンパ性白血病について詳述する．頻度の低いT細胞性腫瘍はごく簡単に触れることとし，リンパ系腫瘍の1％未満という極めてまれなナチュラルキラー natural killer（NK）細胞腫瘍は割愛する．ホジキンリンパ腫と形質細胞腫瘍についてはそれぞれ第23，24章で解説する．

2. ゲノム不安定性の両刃の剣

　表22-1に掲載したリンパ系腫瘍は，一部の小細

表22-1 頻度の高いリンパ系腫瘍

腫瘍名	細胞の起源	関連する癌遺伝子	臨床的特徴
濾胞性リンパ腫	胚中心B細胞	BCL-2	症候が乏しい
節外辺縁帯リンパ腫	後胚中心B細胞	NFκB	症候が極めて乏しい
慢性リンパ性白血病/小リンパ球性リンパ腫	胚中心B細胞, ナイーブB細胞	BCL-2	症候が乏しい
びまん性大細胞型リンパ腫	胚中心B細胞, 後胚中心B細胞	BCL-6, BCL-2	急激に悪化する
バーキットリンパ腫	胚中心B細胞	c-MYC	極めて急激に悪化する
多発性骨髄腫	後胚中心B細胞	種々	症例間でさまざま
ホジキンリンパ腫　古典的　結節性リンパ球優位型	胚中心B細胞, 後胚中心B細胞	NFκB	症例間でさまざま

胞型リンパ腫を除き，胚中心を通過するB細胞に由来する．これに対し，T細胞ないしNK細胞に由来する腫瘍は少なく，リンパ系腫瘍全体の約10%に満たない．すなわち，T細胞やNK細胞に比べ，胚中心B細胞がとくにリンパ系腫瘍を発生しやすいことになる．

胚中心B細胞が変異を起こしやすい要因は，ゲノム元来の不安定によるところが大きい．

B細胞とT細胞の発達初期段階は類似している．pre-B細胞は骨髄で免疫グロブリン遺伝子の再構成を起こし，IgMを分泌する成熟したナイーブB細胞となる．同様にpre-T細胞は胸腺でT細胞レセプター遺伝子の再構成を行い，T細胞レセプターを発現するナイーブT細胞に分化する．

したがって，ひとたび抗原に曝露されてナイーブなB細胞あるいはT細胞が活性化されると，両者のプロセスは異なる．T細胞は抗原で刺激されても，"元々"(born)と同じT細胞レセプターを持ち続ける．一方，活性化されたB細胞は胚中心に移行し，体細胞超変異somatic hypermutationとクラススイッチclass switchingを起こして多様な免疫グロブリン遺伝子を生じる．

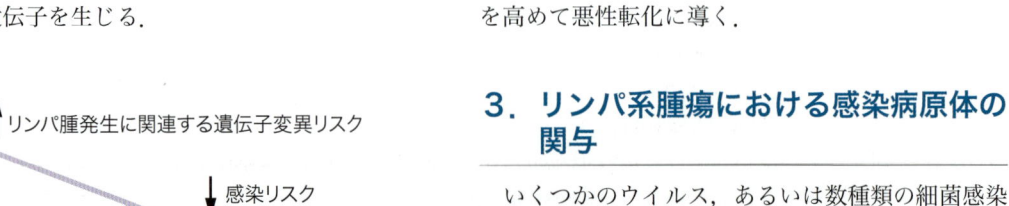

↑リンパ腫発生に関連する遺伝子変異リスク
↓感染リスク
胚中心B細胞のゲノム不安定性

胚中心はリンパ節と脾臓でみられる楕円形の構造で，抗原提示樹状細胞，少数のヘルパーT細胞，散在する貪食性マクロファージが網細工様に存在する(図22-1)．抗原で刺激されたB細胞は胚中心で急速に分裂を開始する．そして，活性化されて誘導されるシトシンデアミナーゼ酵素を発現する．この酵素はDNAのシトシン残基をウラシル残基に変換し，B細胞の体細胞超変異とクラススイッチに必要である(図22-2)．

体細胞超変異とクラススイッチは液性免疫反応が有効に作動するのに必須の現象である．しかし同時に，エラーを生じやすい要因でもある．免疫グロブリン遺伝子座以外にも多くの遺伝子は超変異を起こしうるが，頻度は低い．同様に，B細胞性腫瘍でみられる染色体転座はクラススイッチの過程で起こるDNA断裂の際に起こる過誤によって部分的に説明できる．*BCL-6*のような遺伝子は，点突然変異か染色体転座によって調節が乱れてしまう(図22-2)．

すなわち，胚中心で起こる反応は両刃の剣といえる．一方では，有効な液性免疫の獲得に重要であり，その他方では，胚中心にあるB細胞の変異リスクを高めて悪性転化に導く．

3. リンパ系腫瘍における感染病原体の関与

いくつかのウイルス，あるいは数種類の細菌感染が特定のリンパ系腫瘍の発生にかかわっていることが証明されている．最も有名な病原体として次のものがある．

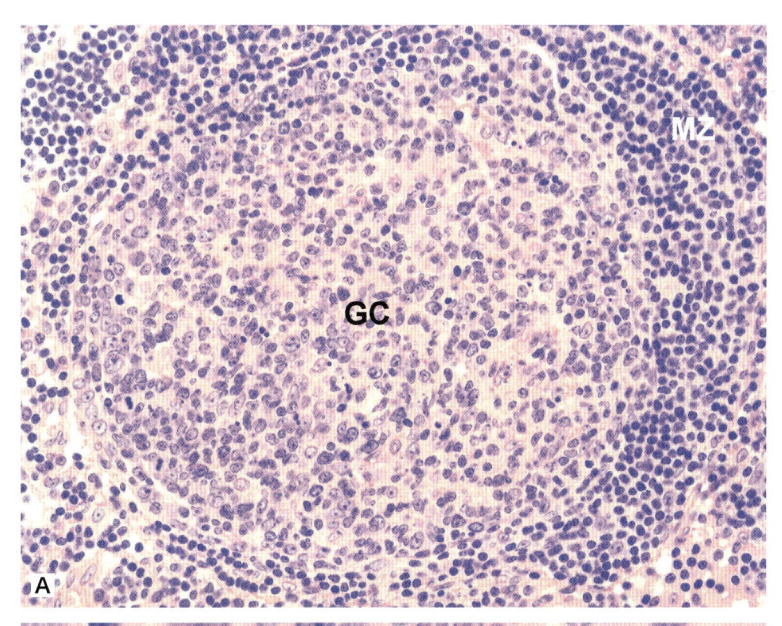

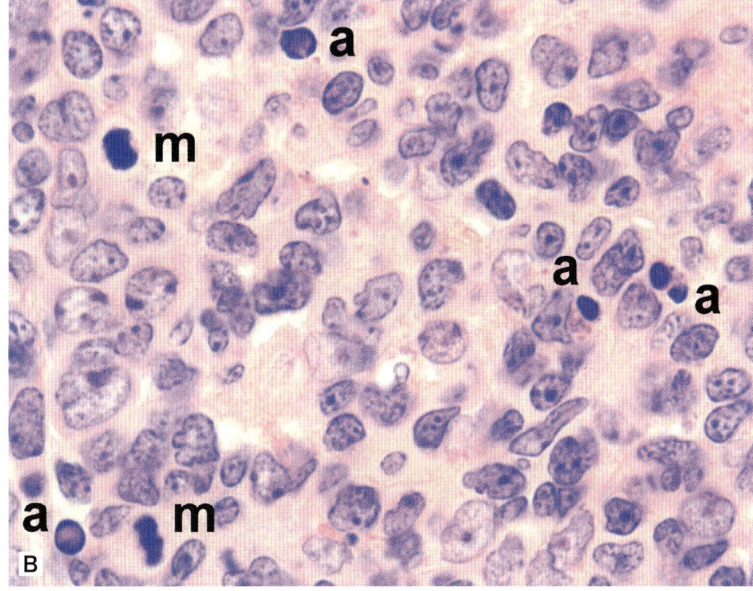

図 22-1 反応しているリンパ節胚中心. A:弱拡大. 楕円形の胚中心(GC)の周りは小さな静止状態にある B 細胞からなる辺縁帯で囲まれる. 辺縁帯は胚中心の一側に偏る. B:強拡大. 胚中心にあるいくつかの細胞は細胞分裂(m)している. またアポトーシスを起こした B 細胞に由来する核断片(a)も観察される.

- エプスタイン・バー Epstein-Barr(EB)ウイルス
- ヒトヘルペスウイルス 8 human herpesvirus-8〔HHV-8. カポジ肉腫ヘルペスウイルス Kaposi sarcoma herpesvirus(KSHV)としても知られる〕
- ヒト T 細胞白血病ウイルス I human T-cell lymphotropic virus-I(HTLV-I)
- ヒト免疫不全ウイルス human immunodeficiency virus(HIV)
- ヘリコバクターピロリ *Helicobacter pylori*

a）EB ウイルス

EB ウイルスは γ ヘルペスウイルスに属し, いくつかの非ホジキンリンパ腫とホジキンリンパ腫の発生に重要な役割を演じている. ほとんどの人は一生のうちどこかで感染するが, 通常は幼小児期か青春期に感染する. 成熟 B 細胞は細胞表面に *CD21* とよばれる EB ウイルスに対するレセプターが発現し, これを介して EB ウイルスが細胞内に侵入する. ひとたび EB ウイルスが細胞に入るとウイルスタンパクを産生し, B 細胞を不死化して無秩序に増殖させる.

健常者では, 感染した B 細胞の表面に発現するウイルス抗原に対し, T 細胞による免疫応答が高まる. こうして T 細胞によって産生されるサイトカ

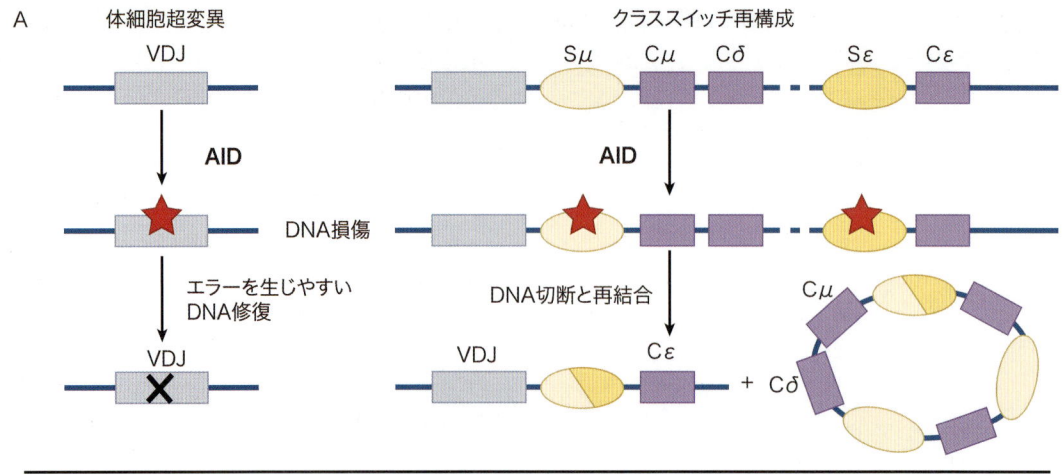

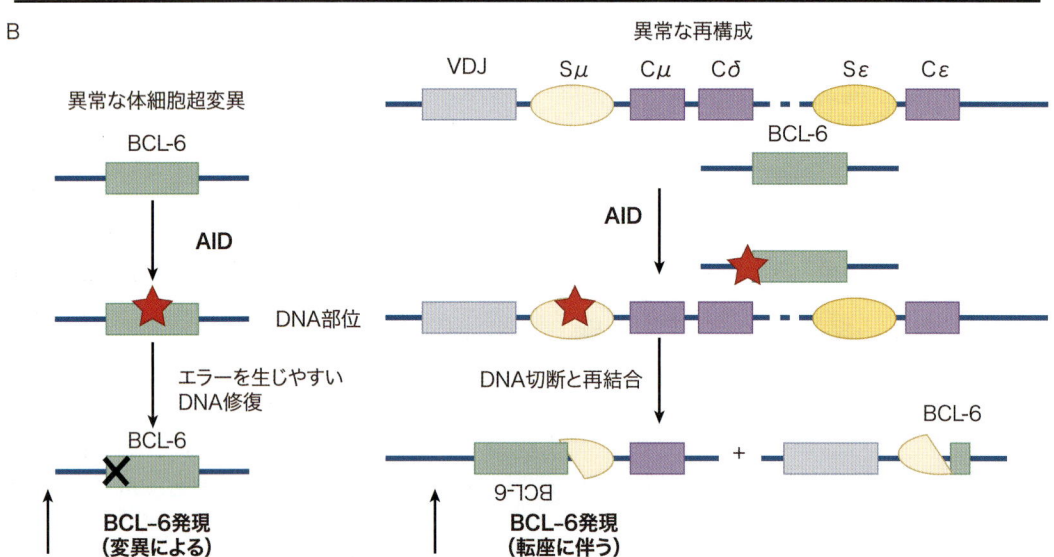

図22-2 体細胞超変異，クラススイッチ，リンパ腫発生につながる変異． A：正常の胚細胞中心B細胞の反応．抗原刺激を受けた胚中心B細胞は活性化誘導シトシンデアミナーゼ activation-induced cytosine deaminase (AID) を発現する．AIDは免疫グロブリン遺伝子のVDJ領域にあるシトシンからウラシルへの変換をもたらす．生じるウラシルとグアニンの塩基対不整合はDNA修復の際にエラーを生じやすい．多くの細胞において，これらの変異は抗原に対する抗体の親和性を低くし，アポトーシスを起こしやすくなる（図22-1 B参照）．しかし，一部の細胞ではAIDによって誘導される変異が抗体の抗原親和性を改善する．これらの高親和性抗体を含む細胞表面の複合体が出すシグナルは，細胞を生存させ，続いてAIDを含むクラススイッチを行う．このAIDはさらに定常領域の隣にある非コード領域であるクラススイッチ領域での変異を誘導する．図の例示では，変異がミュー (Sμ) とイプシロン (Sε) スイッチ領域で起こる．これらの損傷はDNAの切断と再結合をもたらすタンパクと酵素の複合体で認識され，VDJ領域に隣接するCε定常領域に位置する遺伝子内の再構成をもたらす．この結果，IgH鎖遺伝子をもつB細胞はIgMからIgE抗体発現に変化する．

B：リンパ腫発生につながるAID介在変異．*BCL-6*は胚中心B細胞リンパ腫で変異がしばしばみられる癌遺伝子である．腫瘍によっては*BCL-6*遺伝子のプロモータ領域において，AIDによるVDJ領域の変異に似通った点変異が確認される．また別の腫瘍では，クラススイッチの過程で生じる過誤の際にみられるように，*BCL-6*遺伝子のコード領域が生理的にIgHスイッチ領域に転座している．いずれの場合も，BCL-6発現が増強して発癌につながる．

インが，伝染性単核（球）症としての症候をもたらす（第18章）．宿主のT細胞はほとんどの感染B細胞を殺すが，一部のB細胞はウイルスタンパクの発現を消去して免疫反応を免れ，EBウイルスに感染したままで長期にわたって潜伏する．これらの潜伏細胞がやがて抗原の刺激を受けて再活性化されると，EBウイルスタンパクの産生をふたたび開始し，B細胞の転化につながることがある．

EBウイルスがリンパ系腫瘍を発症するには，いくつかのルートがある．

最もよく知られているのが，骨髄移植や臓器移植などで大量の免疫抑制薬が使用されてT細胞免疫が低下したときである．T細胞免疫能が一定レベル以下になると，潜伏していたEBウイルス感染B細胞を活性化して無秩序な増殖を開始し，実質的にはどの部位にでも腫瘍を発生しうる．こうしたEBウイルス陽性腫瘍は免疫抑制薬を減量することで，しばしばコントロールできる．しかし，状況によっては拒絶反応や移植片対宿主病graft-versus-host disease(GVHD)のリスクが高まる．また，B細胞抗原CD20に特異的な抗体であるリツキシマブを使って治療することも可能である．

その他のEBウイルス陽性リンパ系腫瘍には，バーキットリンパ腫Burkitt lymphoma，とくに高齢者でのびまん性大細胞型B細胞リンパ腫，ホジキンリンパ腫，まれではあるがT細胞リンパ腫，NK細胞腫瘍などがある．

これらのリンパ腫発生におけるEBウイルスの詳細な役割はわかっていない．しかし，腫瘍細胞内のEBウイルスゲノムが単クローン性であることが常に分子生物学的解析で証明されており，すべて腫瘍は単一のEBウイルス感染細胞から発生することは間違いない．となれば，EBウイルスがリンパ系腫瘍の発生に直接かかわっているといえる．

b) HHV-8

別のヒトヘルペスウイルスであるHHV-8は，原発性滲出性リンパ腫に強くかかわっている．原発性滲出性リンパ腫はまれではあるが急激に悪化するリンパ腫で，典型的には胸腔や腹腔での慢性滲出液の中で発生する．とりわけHIV感染患者や高齢者では，免疫不全が腫瘍の病期を決定する．

全例ではないものの，多くの患者はHHV-8とともにEBウイルスにも感染しており，2つの形質転換ウイルスが協調してヒトに腫瘍を発生させるユニークな例である．HHV-8は，主に免疫不全患者で発症するカポジ肉腫の原因にもなる．

c) HTLV-I

HTLV-Iは，まれなヒトの腫瘍である成人T細胞白血病/リンパ腫の発症に直接かかわる唯一のレトロウイルスである．HTLV-Iは日本の西南地方，カリブ海沿岸諸国の一部，西アフリカ，南アフリカに地域集積性がある．

HTLV-IはCD4陽性T細胞に感染し，宿主細胞の中でプロウイルスとして存在する．一般に数十年の無症状期を経て，一部の患者でHTLV-I感染T細胞が悪性腫瘍に変化して成人T細胞白血病/リンパ腫を発症する．なぜ一部の患者だけで不幸にも感染T細胞が腫瘍に転化するのかは不詳である．

d) HIV

HIVもCD4陽性T細胞に感染するが，HTLV-Iと異なりB細胞リンパ腫の発症リスクが高まる．

HIV感染初期にはT細胞の調節が障害され，胚中心のB細胞が過剰に増殖し，全身性にリンパ節腫脹が起こる．未治療の場合，HIV感染後期には重症のT細胞免疫不全である後天性免疫不全症候群acquired immunodeficiency syndrome(AIDS)となり，悪性のEBウイルス陽性B細胞リンパ腫の発生頻度が高くなる．EBウイルス陽性B細胞リンパ腫は通常，脳のようなリンパ節外に発生する．

HIV感染後期のEBウイルス陽性B細胞リンパ腫の多くは抗レトロウイルス治療で防止できる．しかし，有効な抗ウイルス療法が行われる現在でもなお，HIV感染患者におけるEBウイルス陰性のB細胞リンパ腫の発生リスクは高い．というのも，HIV感染初期に胚中心B細胞が活発に増殖する際，癌遺伝子に数々の変異が生じ，リンパ腫発生のリスクが高まるためと考えられる．

e) ヘリコバクターピロリ

ヘリコバクターピロリは胃幽門上皮を覆う粘膜層で細菌叢を作る．ヘリコバクターピロリに感染すると，急性および慢性の免疫反応を誘導し，消化性潰瘍発症の重要な原因になる．その一方で，胃におけるリンパ節外性の辺縁帯リンパ腫marginal zone lymphomaの発生に深くかかわっている．このリンパ腫は，慢性炎症が原因で発生すると考えられる．

リンパ腫発生のプロセスは，ヘリコバクターピロリ感染による免疫反応によって，まずは慢性胃炎を引き起こすことから始まる．

慢性炎症が続くとB細胞が反応して変異を起こし，このB細胞の増殖と生存を促進してクローン性の腫瘍発生につながる．もっとも，当初はB細胞クローンはヘリコバクターピロリ抗原に特異的なヘルパーT細胞の調節を受けており，腫瘍は胃以外に広がることはないし，驚くべきことに，抗菌薬でヘリコバクターピロリを駆逐すれば，しばしば腫瘍は消滅する．

しかし，腫瘍はやがて付加的な変異が加わり，もはやヘルパーT細胞の調節を受けなくなる．こうなると腫瘍は抗菌薬に反応することもなく，胃の外まで病変が広がる．

同じようなリンパ節外の辺縁帯リンパ腫は，橋本病における甲状腺や，シェーグレン症候群 Sjögren syndrome における唾液腺などのように，慢性の自己免疫反応が起きている部位でも発生する．この事実は，長期にわたる免疫刺激がある種のリンパ腫発生につながることを支持している．

以上述べてきたように，感染病原体と胚中心の B 細胞のユニークな特徴がリンパ系腫瘍発生の重要な要因になっている．しかし，リンパ系腫瘍の原因はいまだ十分には解明されていない．時に家系内でリンパ系腫瘍の多発することがあり，遺伝性の要因も考えられる．また，注目すべきことに，米国では高齢者を中心にリンパ腫の発生頻度が上昇してきており，現時点では不明の環境要因が関係している可能性もある．

以下，よくみられる非ホジキンリンパ腫とリンパ性白血病について，経過が緩慢な疾患から述べていく．

4．慢性リンパ性白血病/ 小リンパ球性リンパ腫
chronic lymphocytic leukemia(CLL)/ small lymphocytic lymphoma(SLL)

a）疫学

慢性リンパ性白血病/小リンパ球性リンパ腫 (CLL/SLL) は，米国では年間におよそ 15,000 人が罹患する比較的頻度の高いリンパ系腫瘍である．高齢者の疾患であり，診断時年齢の中央値は約 70 歳である．

b）病態

ほとんどの患者は CLL の病態を示すが，一部は SLL の病態を示す．かつては，CLL と SLL は別の疾患とされてきたが，現在では同じ疾患で，臨床病態が異なっているだけにすぎないと解釈されている．

CLL/SLL の分子レベルでの発生原因は不明である．後述するような他のリンパ系腫瘍と違い，CLL/SLL では定型的な染色体転座はない．そのかわり，第 11，13，14，17 番染色体の部分的欠失，12 番トリソミーが特徴的である．

興味あることに，第 13 番染色体を含む欠失では，他の遺伝子発現を抑制的に調節するいくつかのマイクロ RNA，短い非コード RNA をコードする遺伝子が除去されている．CLL/SLL で喪失している第 13 番染色体上のマイクロ RNA は，細胞増殖を促進する遺伝子の発現を抑えていると考えられる．また，第 17 番染色体の欠失は，癌抑制遺伝子としてとりわけ重要な *p53* 遺伝子の不活性化に関与するとされる．

CLL 患者の末梢血液には主に小さな円形のリンパ球が増えている（図 22-3）．これらは脆く，しばしば壊れて汚れ細胞 smudge cell といわれる．CLL/SLL の骨髄には，末梢血液でみられるような小リンパ球様腫瘍細胞が，凝集したり，塊となったり，あるいはシート状に認められる．リンパ節は，小リンパ球がびまん性に浸潤して腫大している（図22-4）．CLL/SLL に特徴的な**増殖中心** proliferation

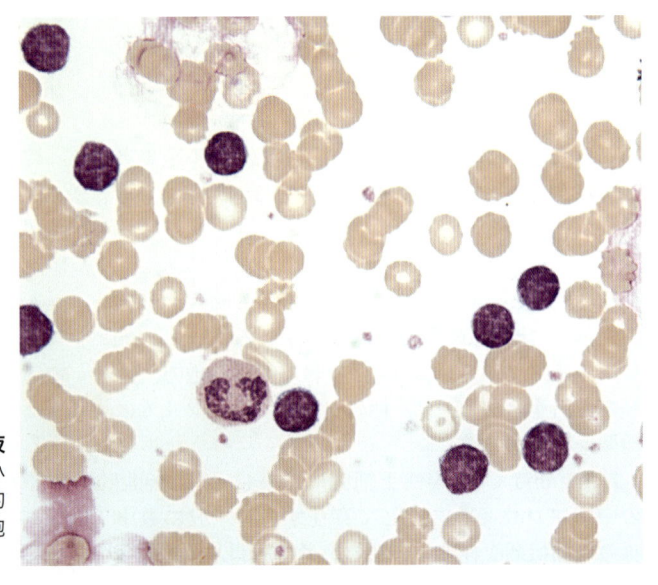

図 22-3　慢性リンパ性白血病（CLL）の末梢血液塗抹標本．クロマチンが濃染し，細胞質の乏しい小さな円形のリンパ球が増えている．CLL に特徴的な"汚れ細胞"smudge cell といわれる壊れた細胞も目立つ（左下）．

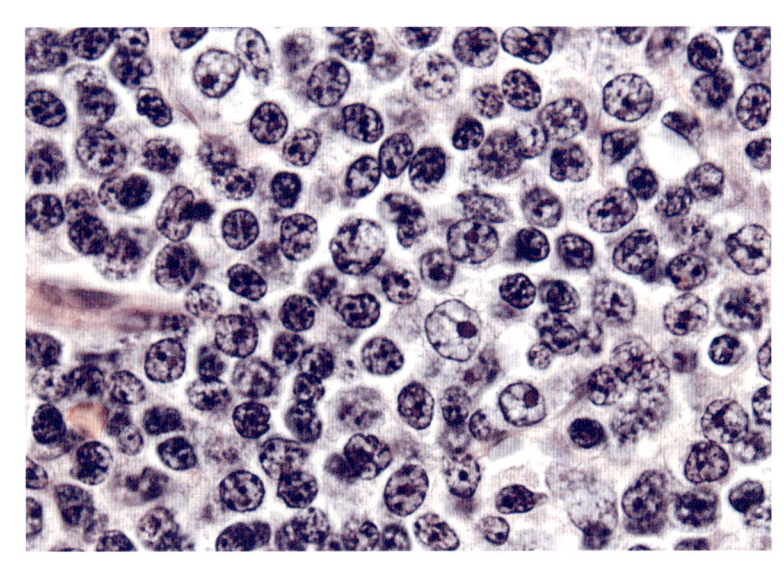

図 22-4 慢性リンパ性白血病/小リンパ球性リンパ腫（CLL/SLL）のリンパ節生検．リンパ節には小型の円形リンパ球がもっぱら集まっている．若干の大型で核小体をもついわゆる前リンパ球 prolymphocyte が散在する．前リンパ球は活発に分裂しているCLL/SLL細胞である．

center とよばれる活発に分裂して大型の細胞が斑状に集まっている部分もある．

リンパ節および他組織の微小環境は腫瘍細胞が増殖し，生存するのを支える．例えば，リンパ節では反応性の T 細胞が CD40 リガンドを発現し，CD40 レセプターを活性化して CLL/SLL の増殖を刺激している．また，単球に由来する"ナース様細胞"nurse-like cell が転写因子の NFκB を活性化するいくつかの因子を発現し，CLL/SLL 細胞の生存を高める多くの遺伝子を刺激している．

1）診断

CLL 患者の大多数はまったく無症状のまま，リンパ球数が多いという所見から発見される．一方，SLL 患者も，しばしばリンパ節が全身性に腫大していることから発見される．発熱，盗汗，体重減少など，リンパ系腫瘍にみられる B 症状はまれである．

診断は，骨髄やリンパ節の生検を行って，特徴的な形態学所見にフローサイトメトリ所見を組み合わせて行う．しかし，末梢血液中にリンパ球増加があれば，末梢血液のフローサイトメトリ所見も診断に応用する．

CLL/SLL 細胞は典型的には低レベルで表面 Ig，通常は IgM を発現し，単クローン性を反映して κ か λ の免疫グロブリン軽鎖を発現している．CD20 や CD23 のような汎 B 細胞マーカーが陽性である．主として成熟 T 細胞のマーカーである CD5 も，CLL/SLL 細胞や一部の他の B 細胞系腫瘍でも陽性になる．

2）病期

CLL/SLL の病期分類は，リンパ球増加の程度，他の血球数，リンパ節腫脹や臓器腫大の有無に基づいて行われる（表 22-2）．予後は病期に相関する．

表22-2 慢性リンパ性白血病（CLL）の病期分類[*1]

病期	所見	生存期間中央値
0	無症状のリンパ球増加	11.5 年
1	リンパ球増加＋リンパ節腫脹	11 年
2	リンパ球増加＋リンパ節腫脹＋臓器腫大[*2]	7.8 年
3	リンパ球増加＋貧血±リンパ節腫脹，臓器腫大[*2]	約 5 年
4	リンパ球増加＋血小板減少±リンパ節腫脹，臓器腫大[*2]，貧血	約 5 年

[*1] Rai 分類に基づく．
[*2] 脾または肝腫大．

細胞遺伝学解析も予後の推定に役立つ．とくに，13q 欠失を有する場合の予後は最も良く，11q ないし 17p の欠失がある患者は予後が最も不良である．他の予後不良因子としては，正常の B 細胞にはないシグナルタンパクの ZAP-70 発現がある．興味あることに，Ig 遺伝子が変異していない場合，つまり胚中心の反応が起きていない腫瘍も予後不良である．

SLL 患者の病期は，次の**濾胞性リンパ腫**の項で記載するリンパ腫全体に適応される分類法に基づく．

3）臨床的特徴，治療

治療は一般に，症状が出現するまで行わない．ごく初期に発見された患者では，診断後平均して 10 年，あるいはそれ以降に症状が現れる．生涯にわたって治療が必要ないケースもある．

症状が現れるとすれば，次の要因が関係する．
- 汎血球減少：正常の骨髄造血前駆細胞が腫瘍細胞で置換されて起こる．
- 感染症：正常の B 細胞による高親和性抗体の産生不良が原因で起こる．しかし，抗体産生不良の機序は十分には解明されていない．細菌による感染が最も多い．
- 自己抗体：自己免疫性血小板減少症や溶血性貧血が起こりうる．自己抗体は腫瘍細胞よりも，反応性 B 細胞によって産生される．この現象は，CLL/SLL によって正常の免疫機構が破綻している証左にもなる．
- 悪性転化：いわゆるリクター転化 Richter transformation として，びまん性大細胞型 B 細胞リンパ腫に似た悪性度の高いリンパ腫に転化することがある．また，B 細胞性前リンパ球性白血病に類似する悪性の白血病に転化することもある．悪性転化は患者の 5〜10％にみられ，治療に反応しにくく，予後不良の経過をたどる．

CLL/SLL は現時点では治癒が見込めない．しかし，マイルドな化学療法や抗 B 細胞モノクローナル抗体のリツキシマブ rituximab を用いて数年にわたってコントロールすることは可能である．

死因は，治療抵抗性に進展し，感染症を併発し，頻度は低いがより悪性度の高い腫瘍への転化である．

5．濾胞性リンパ腫
follicular lymphoma

a）疫学

濾胞性リンパ腫は悪性度の低いリンパ腫のうち，最も多い．米国では年間に 20,000 人が新たに発症する．ほとんどが診断時には無症状で，無痛性のリンパ節腫脹を認めるだけである．

b）病態発生

濾胞性リンパ腫の 90％以上に染色体転座 t(14;18) がみられ，その結果として *BCL-2* 遺伝子と IgH 遺伝子が隣接している．転座によって BCL-2 が過剰発現し，これがアポトーシスを抑制する．

正常の胚中心 B 細胞は BCL-2 を下方制御し，胚中心が反応している際に高親和性抗体を産生できない B 細胞をアポトーシスさせると考えられる．それなのに，濾胞性リンパ腫細胞は BCL-2 タンパクを高レベルに発現している．

驚いたことに，ほとんどの健常者において，時として胚中心細胞に t(14;18) が起こっている．それでも，ほとんどの人で濾胞性リンパ腫を発症することはない．したがって，t(14;18) に未知の遺伝子変異が加わって，濾胞性リンパ腫が発症するものと考えられる．

1）診断

診断は，通常，リンパ節生検によって行われる．リンパ節の構造は，正常の胚中心に類似した腫瘍性の濾胞で置き換わっている（図 22-5）．正常な濾胞と同じように，腫瘍性の濾胞も樹状細胞と散在する T 細胞の密な網細工構造をもつ．樹状細胞も T 細胞も CD40 リガンドのような因子を発現し，リンパ腫細胞の増殖と生存を支持している．しかし，反応性の濾胞と違い，濾胞性リンパ腫の腫瘍性濾胞には細胞分裂は少なく，単一細胞の壊死（アポトーシス）は通常みられない．さらに BCL-2 タンパクが常に発現している（図 22-6）．

2）病期

濾胞性リンパ腫の病期分類は，病変の広がりと分布に基づいて分類するリンパ腫全体の病期分類に従って行われる（表 22-3）．濾胞性リンパ腫では，典型的には横隔膜の上下で多発性にリンパ節浸潤が

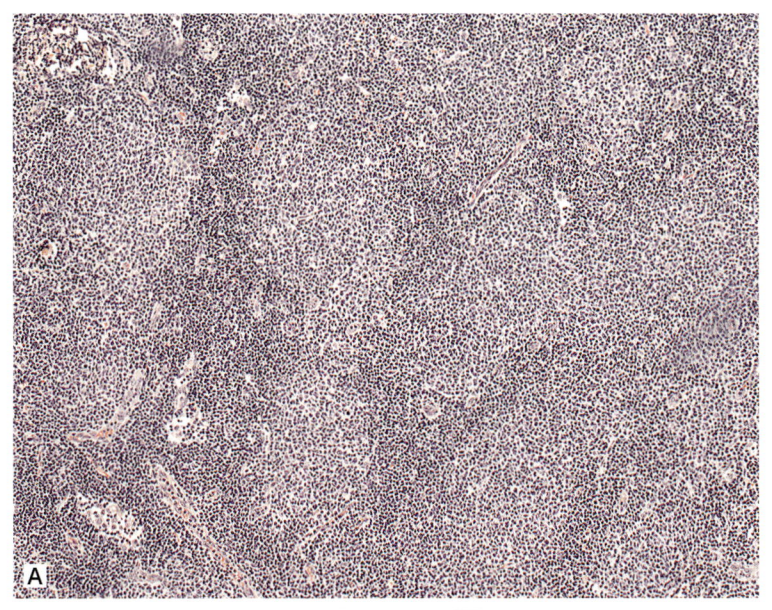

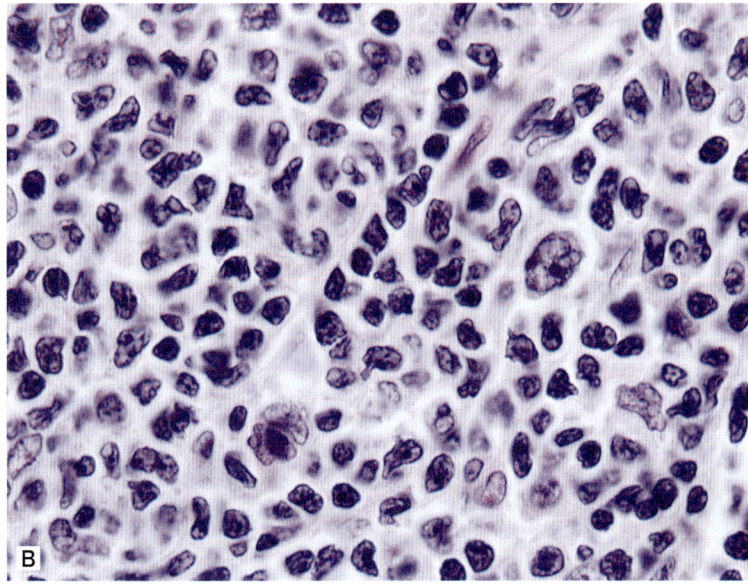

図 22-5 濾胞性リンパ腫のリンパ節．A：弱拡大．腫瘍細胞が結節を作り，正常リンパ節の構造がなくなっている．B：強拡大．多くの細胞は小型で，不規則で切れ込みのあるリンパ球である．大型のリンパ球が少数認められる．正常な胚中心（図 22-1 参照）にある細胞分裂やアポトーシスを認めない点に注意．

放射線画像診断で証明され，かつ骨髄生検で 70% 以上の症例で骨髄浸潤も確認される．このように，濾胞性リンパ腫は診断される時点ですでに病期Ⅳがほとんどである．

3）臨床的特徴，治療

濾胞性リンパ腫は，リンパ節腫脹が増大したり，縮小したりしながら経過する．時には自然に寛解するが，残念ながらこれは一過性で，約 12 か月（中央値）しか持たない．

腫瘍量が小さくて無症状の患者には治療は不要で，経過を観察する．

治療が必要な濾胞性リンパ腫は，①リンパ節腫脹が進行して直径 10cm 以上の巨大腫瘤になって局所を圧迫したり，②臓器の機能が障害されたり，③B 症状があったり，④胸水などリンパ節外の症状があったり，あるいは⑤骨髄浸潤で血球減少が起きている場合，などである．

初期の患者で，少数ではあるが，局所放射線照射によって長期にわたる寛解を得ることができ，そのうち約 50% は治癒する．しかし大多数は進行しており，化学療法とリツキシマブで治療が行われる．この場合，当初は治療によく反応するが，やがて治

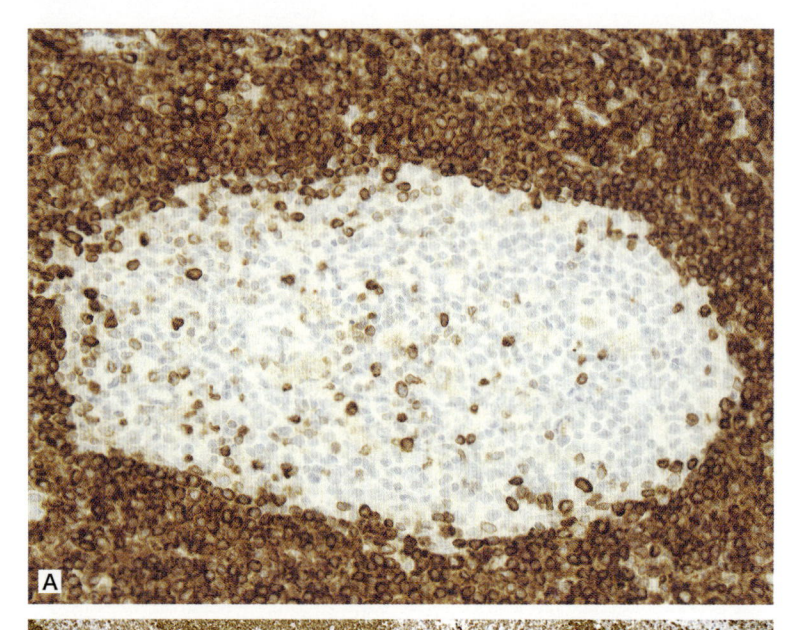

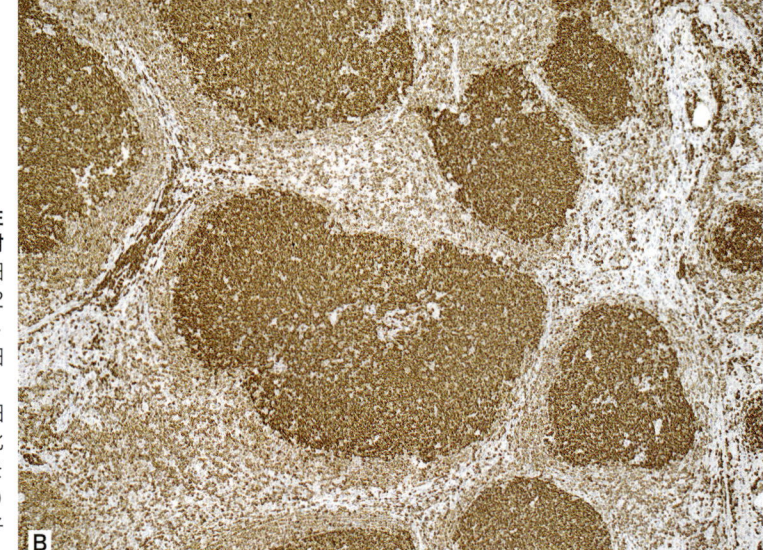

図 22-6 反応性の胚中心と濾胞性リンパ腫における BCL-2 発現の対比. A：正常な胚中心. 胚中心の B 細胞は，免疫組織化学において BCL-2 タンパクは陰性である. 一方，マントル領域の B 細胞と若干の胚中心 T 細胞は BCL-2 タンパクが強陽性である. B：濾胞性リンパ腫. 腫瘍性の濾胞細胞の BCL-2 タンパクは，免疫組織化学において強陽性である. BCL-2 を発現している濾胞性細胞は，t(14;18) をもち，BCL-2 遺伝子が IgH 遺伝子の転写促進成分に融合している.

表22-3 濾胞性リンパ腫の Ann Arbor 分類*

病期	病変の広がり
I	単一のリンパ節病変があると I，単一のリンパ節外臓器病変があると IE.
II	横隔膜の上下の一側で 2 個以上のリンパ節病変があり，リンパ節外の臓器なり部位に局在性の病変がないと II，あると II E.
III	横隔膜の上下にリンパ節病変があり，リンパ節外の臓器なり部位に局在性の病変がないと III，あると III E.
IV	リンパ節病変の有無にかかわらず，骨髄などリンパ節外の臓器や部位に，1 か所以上に広範に浸潤がある.

* 患者は，さらに B 症状の有(B)と無(A)に分けられる.

療抵抗性が現れる．現時点では，一般に濾胞性リンパ腫は完治しない．

注意すべきことは，濾胞性リンパ腫がびまん性大細胞型B細胞リンパ腫という悪性の腫瘍に悪性転化することである．こうなると強力な化学療法にも反応しにくくなる．悪性転化は，年間に約3%の確率で発生する．

6. びまん性大細胞型B細胞リンパ腫 diffuse large B-cell lymphoma (DLBCL)

a) 疫学

びまん性大細胞型B細胞リンパ腫(DLBCL)は，米国におけるリンパ腫の中で最も多い．年間に約25,000人が新たに発症している．どの年齢層にも発症しうるが，高齢者に最も多く，診断時の中央値は64歳である．

DLBCL患者の約2/3はリンパ節に発生するが，残り1/3はリンパ節外に発生し，とりわけ消化管に多い．しかし，初発であれ，二次性であれ，ほとんどすべての臓器で発生する可能性がある．

b) 病態発生

DLBCLにおいて分子レベルで最も多い異常は，染色体転座と，胚中心B細胞の発達に必要な転写因子をコードするBCL-6遺伝子などの点変異である．図22-2で示したように，変異は両者とも胚中心B細胞のクラススイッチの段階，あるいは体細胞超変異のときに発生すると考えられる．これらの変異はBCL-6発現を情報制御する．BCL-6は転写因子として，胚中心B細胞の分化と死にかかわる遺伝子群を刺激し，胚中心B細胞の生存と増殖を促進する．

分子遺伝学的解析と遺伝子発現の分析により，DLBCLは多彩なタイプが含まれており，少なくとも分子レベルで主な3つの亜型があるとされる．そしてサブタイプ別に予後が異なる．

1) 診断

サブタイプのいかんにかかわらず，DLBCLは悪性度の高いリンパ腫である．通常，急激に増大し，全身にリンパ腫としてのB症状が現れる．悪性度の低いリンパ腫や慢性リンパ性白血病に比べ，血清乳酸脱水素酵素(LD)が約50%の患者で上昇する．

診断は組織生検で行われる．典型例では，正常組織構造は大型リンパ球様細胞(図22-7)によってびまん性に消え去り，しばしば活発な分裂像や壊死に陥った部分が認められる．フローサイトメトリや免疫組織化学検査を用いて腫瘍細胞の免疫形質を確認することが診断に欠かせない．腫瘍細胞は典型的にはCD20など汎B細胞マーカーが陽性で，通常はBCL-6も発現している．CD10，BCL-2，表面IgもさまざまなB程度で発現している．

2) 病期，予後

病期は，身体診察，放射線画像検査，骨髄検査に基づいて決定される．腫瘍細胞は活発に代謝回転しており，陽電子放射断層撮影またはポジトロンエミッショントモグラフィ positron emission tomography(PET)で著明な陽性像が認められる(図22-8)．PETは従来の放射線画像検査やCTと

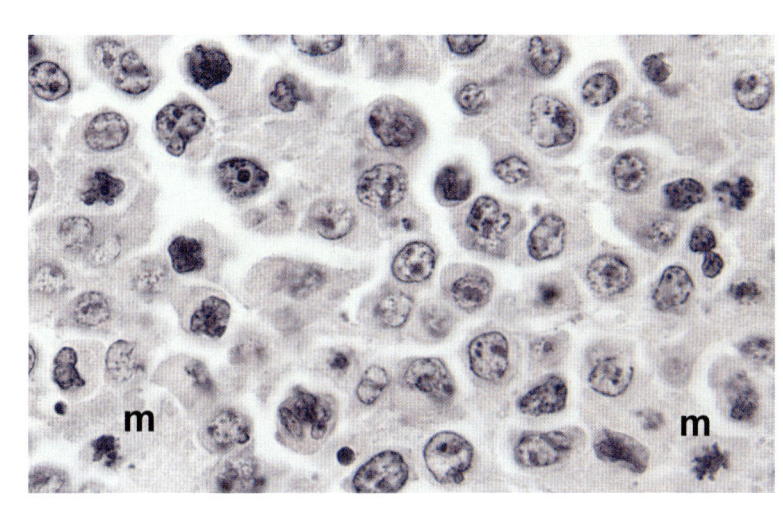

図22-7 びまん性大細胞型B細胞リンパ腫のリンパ節生検標本．強拡大で円形ないし不整な核をもち，クロマチン構造が粗く，いくつかの核小体もあり，細胞質が比較的豊富な大型のリンパ球様細胞がびまん性に浸潤している．分裂(m)している細胞も認められる．

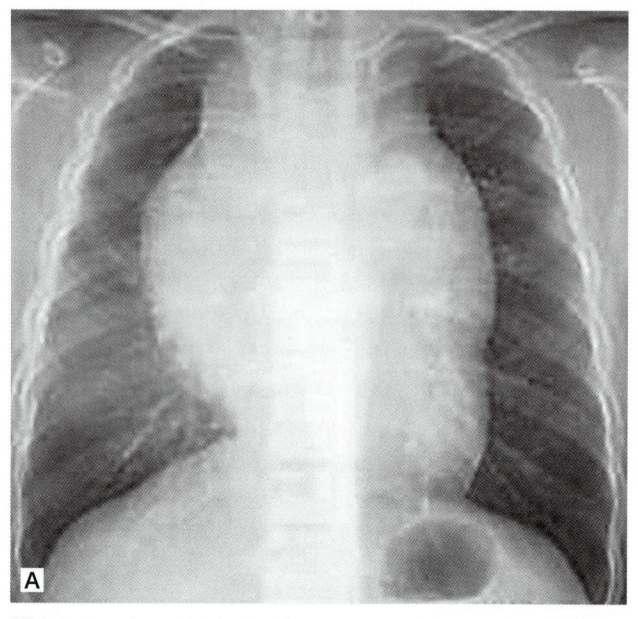

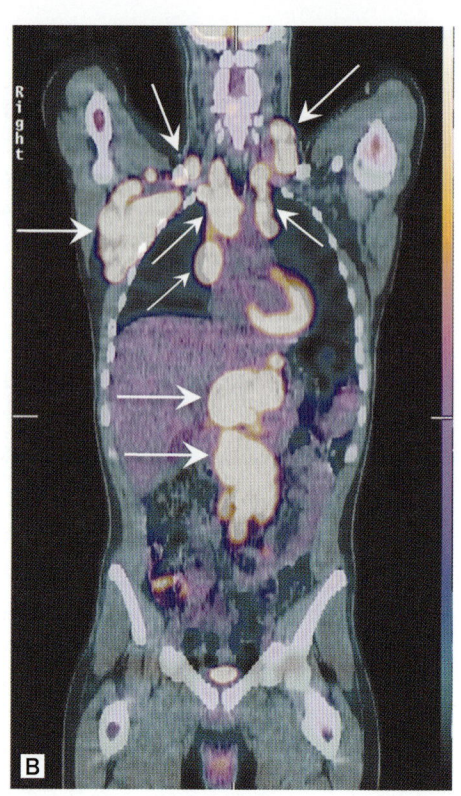

図 22-8　びまん性大細胞型 B 細胞リンパ腫（DLBCL）の病期診断． A：胸部 X 線写真で縦隔に巨大なリンパ腫陰影を認める．B：PET による DLBCL 病変の検出．患者にラジオアイソトープの ^{18}F デオキシグルコースを静注すると，代謝活動の活発な組織に取り込まれ，ポジトロンを減衰して放出する．このポジトロン放出パターンを三次元画像で描出する．矢印（→）は，後腹膜，縦隔，右腋窩，右頸部リンパ節における異常な ^{18}F デオキシグルコースの取り込みを表し，リンパ腫の浸潤を示す（Dr. Ann LaCasce, Dana Farber Cancer Institute の好意による）．

ともに，病期の診断や治療後の効果判定に使用頻度が高まっている．

予後不良因子は，年齢 60 歳以上，病期Ⅲまたは Ⅳ，血清 LD 高値，活動度の高度低下，1 か所以上のリンパ節外病変などである．

3）治療

DLBCL 患者は，多剤併用化学療法〔CHOP：シクロホスファミド cyclophosphamide, ヒドロキシダウノマイシン hydroxydaunomycin（ドキソルビシン doxorubicin），オンコビン oncovin（ビンクリスチン vincristine），プレドニゾン prednison〕とリツキシマブを組み合わせて治療する．この治療法で約 50％ が治癒できる．

治療に反応しなかったり，再発する患者の予後は悪い．再発した患者の約 25％ は造血幹細胞移植のような強力な治療によって 5 年以上生存可能である．この患者群において，分子標的治療を含め，いくつかの臨床試験が研究されている．

7．バーキットリンパ腫
Burkitt lymphoma

a）疫学

この極めて悪性度の高いリンパ腫の発生には，3 つの状況がある．

- アフリカ型バーキットリンパ腫：アフリカの亜赤道地域でしばしば，小児や青年に地域集積性に発生する．これらはエプスタイン・バー（EB）ウイルスの潜伏感染によって発症する．実際，1964 年，当時 Uganda の Kampala で活動していた Denis Burkitt がロンドンに送ったリンパ腫組織に，Anthony Epstein と Yvonne Barr が EB ウイルスの存在を発見した．
- 散発性バーキットリンパ腫：散発性に発症するバーキットリンパ腫患者の多くはマラリアに感染

しており，マラリアが腫瘍発生の補助要因と考えられる．米国では小児と青年に散発的に起こるが，EBウイルスに関連するのは約30％だけである．
- 免疫不全症関連バーキットリンパ腫：免疫不全に関連してバーキットリンパ腫が発生することもある．とりわけHIV感染患者にみられ，少数はEBウイルスに関連する．

b）病態発生

バーキットリンパ腫で分子遺伝学的に特筆すべきことは，染色体8qに座位するc-MYC癌遺伝子を巻き込む染色体転座の存在である．通常は，c-MYC癌遺伝子が第14番染色体のIgH遺伝子座に転座する．まれに，それぞれ第2番と第22番染色体にあるκあるいはλ軽鎖遺伝子座に転座する．

これらの転座による結果は同じで，c-MYCタンパクが過剰に発現される．c-MYCタンパクは転写因子として，細胞の代謝を支配する遺伝子群を総括的に制御する．したがって，c-MYCタンパクが過剰発現すれば，細胞増殖を極限に高める遺伝子発現のパターンになる．これに符合し，バーキットリンパ腫は最も急速に増大するヒト腫瘍の1つである．

1）診断

ほとんどのバーキットリンパ腫が，腸管など腹部をはじめリンパ節外に発症する．急激に大きくなる腫瘤のために局所症状が現れ，これが発見の端緒になる．

組織生検標本では，中型の腫瘍細胞がびまん性に広がり，その多くは細胞分裂したり，アポトーシスを起こしてマクロファージに破壊されているのがみられる（図22-9）．これらのプロセスは腫瘍の組織標本で明るい部分を作り出し，特徴的な"星空"starry skyとして知られる．

免疫組織化学検査では，腫瘍細胞はCD20などB細胞マーカー，および胚中心B細胞マーカーであるCD10とBCL-6に陽性である．しかし，BCL-2発現はほとんど陰性である．典型例では，Ki-67のような活発に増殖する細胞のマーカーが陽性である．

核型分析や蛍光原位置ハイブリッド形成法fluorescent in situ hybridization (FISH)法での細胞遺伝学解析では，特徴的なc-MYC遺伝子再構成を検出する．

2）臨床的特徴

予後と治療は，病期，患者の年齢，臨床状況によって決定される．

アフリカ型バーキットリンパ腫は1か所のリンパ節外部位に限局し，化学療法によく反応する．しかし，この特徴は散発性や免疫不全症関連バーキットリンパ腫にはあてはまらない．そればかりか，散発性およびHIV関連バーキットリンパ腫では中枢神経系に浸潤しやすく，しばしば予防的治療が必要となる．

散発性バーキットリンパ腫の治療として効果的なものは，極めて強力な短期間の化学療法に，中枢神経系浸潤の治療ないし予防のための髄腔内照射を組み合わせる方法である．急性白血病の治療と同様に，抗癌薬治療は急激に大量の腫瘍細胞を死滅させる．このため，腫瘍崩壊症候群 tumor lysis syndromeを避けるべく特別な配慮が必要である（第21章）．

HIV関連バーキットリンパ腫の治療は困難を極める．というのも，これらの患者は大量の化学療法薬に耐えられないからである．

8．T細胞リンパ腫 T-cell lymphoma

T細胞リンパ腫はまれであるが，その際立った生物学的ならびに臨床的特徴について若干の解説は有用である．

前述したHTLV-I感染による成人T細胞白血病/リンパ腫はさておき，T細胞リンパ腫の原因は謎に包まれている．

いくつかのタイプのT細胞リンパ腫には組織指向性がある．この性質は腫瘍細胞表面に生着するレセプターすなわち**アドレシン** addressinが発現していることに基づき，ちょうど対応する正常T細胞での発現を反映する．例えば，皮膚T細胞リンパ腫には2つの皮膚特異的アドレシン，すなわち接着分子の**共通白血球抗原** common leukocyte antigenとケモカインレセプター*CCR4*が発現しており，これが故に著明な皮膚指向性があると説明される（図22-10）．また，他のタイプのT細胞リンパ腫はほかの組織，例えば腸症型T細胞リンパ腫 enteropathy-associated T-cell lymphomaは小腸に，脂肪織炎性T細胞リンパ腫 panniculitic T-cell lymphomaは皮下組織に発生する．しかし，B細胞リンパ腫と同様に，T細胞リンパ腫もリンパ節に発生するのが最も多い．

診断は生検標本の病理組織検査と細胞免疫形質解

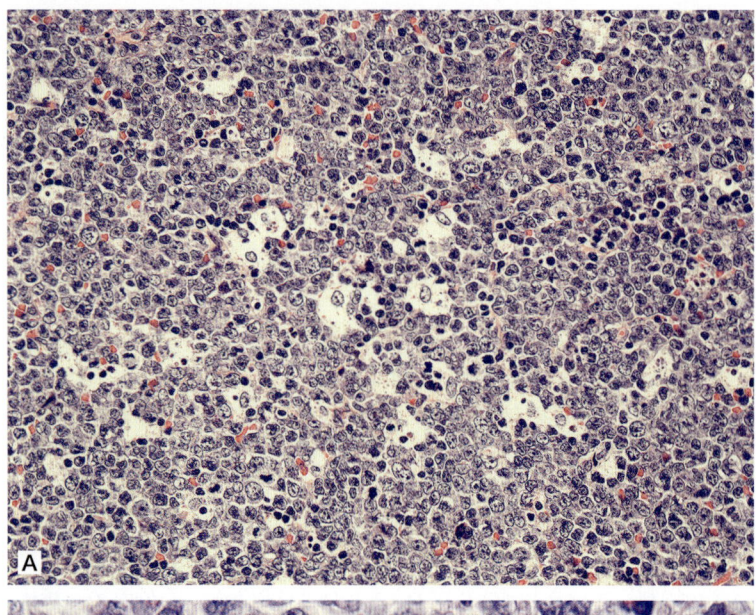

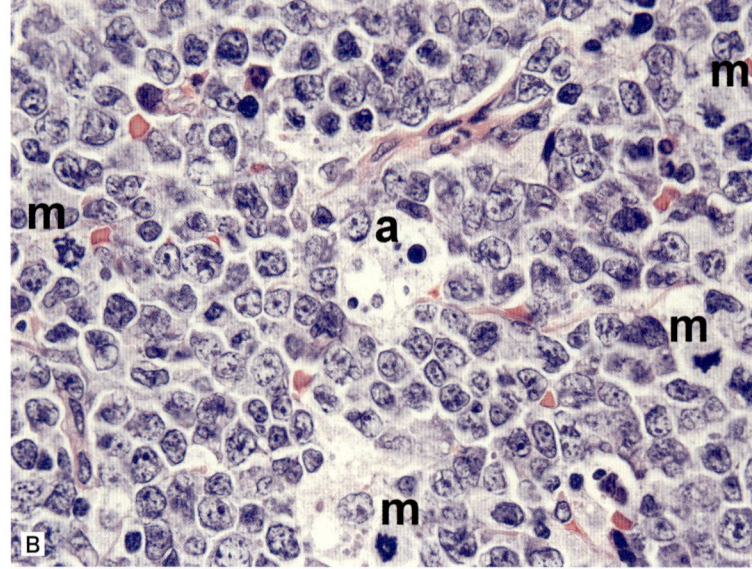

図 22-9　バーキットリンパ腫のリンパ節標本． A：弱拡大．リンパ節にはリンパ球様細胞がびまん性に浸潤し，所々にマクロファージが存在して明るい部分を作っている（星空像 starry sky appearance）．B：強拡大．中型のリンパ球様細胞が増殖している．細胞分裂（m）が多くみられ，またアポトーシスを起こした細胞（a）を貪食したマクロファージが"ぱらぱら"と散らばってみえる．

析で行われ，しばしばクローン性を分子生物学的に判定する．

　T細胞リンパ腫はまれな疾患で，しかも病態が多彩なために分子レベルでの発生機序はよくわかっていない．

　患者はしばしばリンパ腫のB症状を有し，免疫異常もみられる．免疫異常は，低γ-グロブリン血症となったり，悪性転化していないB細胞による自己抗体の産生がある．

　皮膚T細胞リンパ腫は進行が遅いが，これはむしろT細胞リンパ腫としては例外的である．総じてT細胞リンパ腫は，B細胞リンパ腫に比べてより急激に進行し，化学療法に反応しにくく，さらに治癒率もかなり劣る．

セルフアセスメント

1．76歳の男性．これまでは健康であったが，1か月前から倦怠感を訴えて受診した．バランスのとれた食事をとり，標準的な多種類のビタミンを服用しているにもかかわらず，この4か月で約4.5kg体重が減っている．発熱や盗汗はない．急性疾患の印象はない．身体診察では，皮膚蒼白，軽度黄疸を認め，両側前頸部，腋窩，

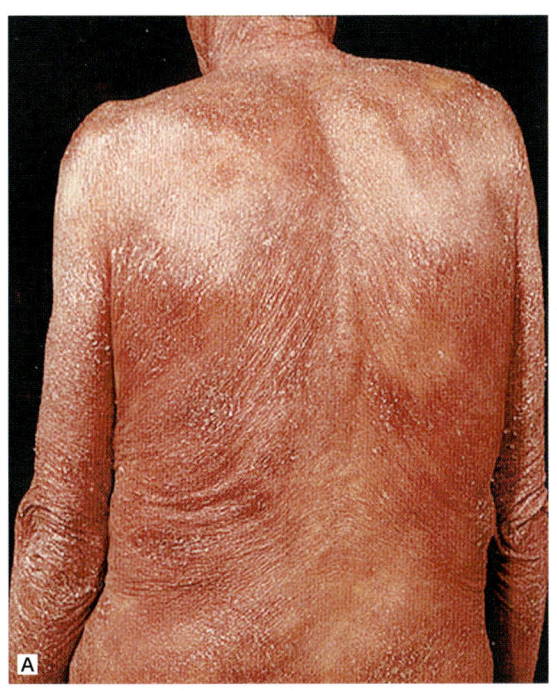

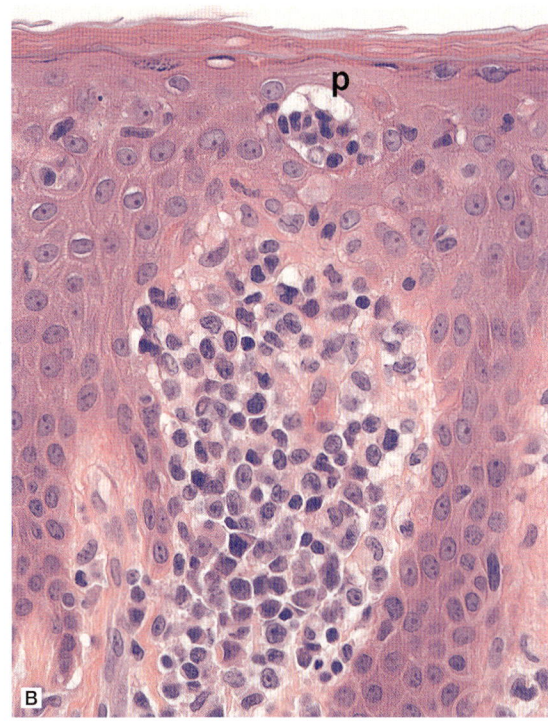

図 22-10　皮膚 T 細胞リンパ腫．A：患者の皮膚にリンパ腫細胞が浸潤し，びまん性紅斑（紅皮症），皮膚肥厚，落屑が認められる．B：皮膚生検所見．不規則なリンパ球様細胞が皮膚に浸潤し，表皮にまで広がっていわゆる表皮指向性 epidermotropism を示す．表皮内に腫瘍細胞が集まったポトリエ膿瘍 Pautrier abscess (p) がみられ，これは皮膚 T 細胞リンパ腫によくみられる所見である（図 A は Assaf C, Sterry W. Cutaneous lymphoma. In: Wolff K, Goldsmith LA, Katz SI, Gilchrest BA, Paller AS, Leffell DJ, eds. *Fitzpatrick's Dermatology in General Medicine*, 7th edition. New York, United States: McGraw-Hill; 2008: p. 1390 より転載）．

鼠径部に対称性の 1cm 径の軽度リンパ節腫大を触知する．肝脾腫はなく，ばち指，浮腫，チアノーゼはない．神経学的診察では異常を認めない．

初診時の臨床検査成績：Hb 7.5 g/dL，ヘマトクリット 22%，MCV 100 fL，白血球数 8.6 万/μL（好中球 11%，好酸球 1%，リンパ球 86%，単球 2%），血小板数 15.1 万/μL，網赤血球 11%．

末梢血液塗抹標本では，正常にみえる成熟リンパ球がほとんどで，芽球はみられない．赤血球の約 30% は小さく，中央の淡明部がない．

追加検査成績：LD 880 U/L（高値），総ビリルビン 3.6 mg/dL（高値），直接ビリルビン 0.1mg/dL（正常），血清鉄 80μg/dL（正常），総鉄結合能 260μg/dL（正常），フェリチン 400ng/dL（正常）．

A．この患者の骨髄で考えられる所見を述べよ．
B．考えられる白血球系疾患は何か．
C．その診断を確定するために行う追加検査をあげよ．
D．患者の貧血の原因は何か．
E．貧血の原因を確定するのに必要な追加検査をあげよ．
F．血液塗抹標本では小さな赤血球が多いにもかかわらず，MCV はむしろ上昇している．この矛盾をどう説明するか．
G．間接型ビリルビンが増加しているのはなぜか．

2．非ホジキンリンパ腫と関連しないのはどれか．
　A．ヘリコバクタピロリ胃炎
　B．免疫抑制薬による治療
　C．患者の年齢が 60 歳よりかなり上であること
　D．エプスタイン・バーウイルス
　E．ヒトヘルペスウイルス-8（HHV-8）
　F．サイトメガロウイルス（CMV）

3．腫瘍と関連する分子異常を選べ．
　A．濾胞性リンパ腫
　B．成人 T 細胞白血病

C．びまん性大細胞型 B 細胞リンパ腫
　　D．バーキットリンパ腫
　　E．慢性リンパ性白血病
1．*c-MYC* を含む転座
2．*BCL-2* を含む転座
3．*BCL-6* を含む変異
4．レトロウイルス感染
5．第 13 番染色体の欠失

CHAPTER 23

ホジキンリンパ腫 Hodgkin Lymphoma

Jon C. Aster, Arnold Freedman

> **学習目標**
>
> 本章で理解すること
> - ホジキンリンパ腫の腫瘍細胞である Reed-Sternberg(リード・シュテルンベルク)細胞の由来
> - Reed-Sternberg 細胞を取り囲む反応性細胞の由来
> - ホジキンリンパ腫と非ホジキンリンパ腫 non-Hodgkin lymphoma の病理学的ならびに臨床的違い

ホジキンリンパ腫という病名は，1832年に本疾患を発見した Thomas Hodgkin に因む．米国では毎年約 8,500 人が罹患している．他の非ホジキンリンパ腫とは，数々のユニークな病理学的ならびに生物学的特徴から区別される．

- Reed-Sternberg 細胞やその亜型，および独特な腫瘍巨細胞が，反応性リンパ球，顆粒球，マクロファージ，形質細胞などが反応性に増えている組織の中に観察される．他のほぼすべての悪性腫瘍と決定的に違うことは，ホジキンリンパ腫の腫瘍細胞は腫瘍全体の1％以下しかない点である．
- 単一のリンパ節で発生し，1つのリンパ節領域から隣のリンパ節へと予測できるような形式で拡大する傾向が強い．したがって，ホジキンリンパ腫の病期分類は，非ホジキンリンパ腫の病期分類よりも一層治療に影響する．

1. ホジキンリンパ腫の分類

ホジキンリンパ腫は，Reed-Sternberg 細胞およびその亜型，反応性の細胞の構成に基づき，主に5つの病理型に分類される．

a) 結節硬化型 nodular sclerosis

- 若年成人に最も多いタイプで，青春期の人や小児に発症することもある．病理組織学的には次の2つの特徴がある．
  ① ラクナ細胞とよばれる Reed-Sternberg 細胞の亜型が存在する(図 23-1 A)．
  ② 反応性の線維芽細胞により，コラーゲンが大きな帯状に沈着している．
  組織全体には，リンパ球(主としてT細胞)，顆粒球(とくに好酸球)，マクロファージ，形質細胞が反応性に混在している．エプスタイン・バーウイルス Epstein-Barr(EB)virus の関与はごくまれである．

b) 混合細胞型 mixed cellularity

米国では高齢者の男性に最も多い．しかし，ペルーのような発展途上国では，若年成人や小児にも発症することがある．リンパ節には多彩な炎症性細胞が混在する．古典的な Reed-Sternberg 細胞が"ぱらぱら"と散在(図 23-1 C)し，単核の亜型 Reed-Sternberg 細胞(図 23-1 B)が比較的多い．
約70％の患者は EB ウイルス感染が関与する(図 23-2)．

c) リンパ球優位型 lymphocyte rich

細胞構成は優位にリンパ球で占められるタイプで，少ない．約40％は EB ウイルス感染に関連する．

d) リンパ球減少型 lymphocyte depleted

ヒト免疫不全ウイルス human immunodeficiency virus(HIV)感染患者を除き，まれなタイプである．病変部位には Reed-Sternberg 細胞がしばしば観察されるが，これらの腫瘍細胞に対する生体の反応は比較的乏しい．ほぼ全例が EB ウイルス感染と関連し，この傾向は HIV 感染患者でとりわけ強い．

e) 結節性リンパ球優位型
nodular lymphocyte predominant

ホジキンリンパ腫全体の約5％ほどの比較的まれなタイプで，多くは若年〜中年の成人男性の腋

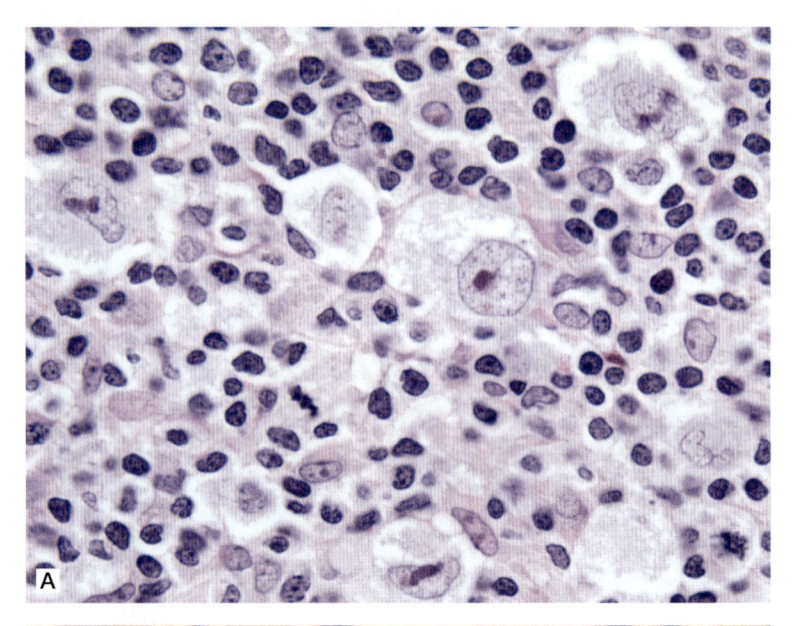

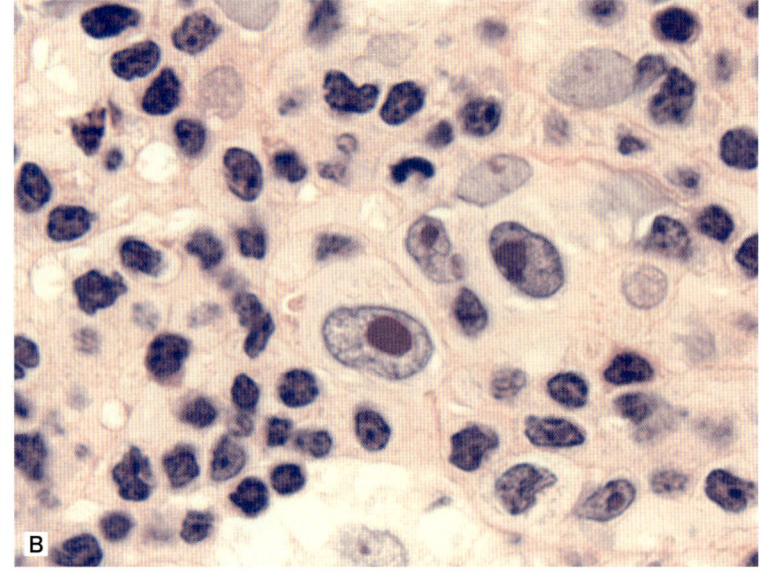

図 23-1　Reed-Sternberg 細胞.
A：亜型のラクナ細胞が，標本作製の過程で乏しい細胞質が引きはがされてできた空間に観察される．B：亜型の単核 Reed-Sternberg 細胞．視野の中央付近に，1個の大きな好酸球性核をもつ巨大な単核 Reed-Sternberg 細胞がある．C：診断に役立つ典型的な Reed-Sternberg 細胞．古典的な Reed-Sternberg 細胞には，大きな核小体を1個もつ核が2個あり，細胞質が豊富である．D：2つの典型的なリンパ球と組織球の亜型を示す．ポリープ状のくびれのある核を星印（★）で記す．

窩や頸部リンパ節に発生する．腫瘍細胞は分葉し，ポップコーン粒のような核もある（図 23-1 D）．古典的な Reed-Sternberg 細胞はまれにあるか，あるいはまったくない．このタイプの腫瘍細胞は慣例的に**リンパ球性組織球性亜型** lymphocytic and histiocytic variant（L&H）細胞とよばれる．L&H 細胞は，B 細胞が結節状に集まって B 細胞濾胞が拡大している部位に典型的にみられる．このタイプのホジキン病は EB ウイルス感染と関係はない．

① ホジキンリンパ腫の腫瘍細胞

腫瘍細胞である Reed-Sternberg 細胞の性質は最近まで不詳であった．その理由の1つは，腫瘍組織内に Reed-Sternberg 細胞が少なかったために，研究がむずかしかったことがあげられる．長らく謎に包まれていたが，腫瘍組織から個々の Reed-Sternberg 細胞を取り出して研究する方法の開発により，ようやく解明された．ホジキンリンパ腫における Reed-Sternberg 細胞では体細胞超変異によって免疫グロブリン重鎖遺伝子がクローン性に再構成していることがわかり，これらの細胞が胚中心の B 細胞に由来することが確定した．

にもかかわらず，結節性リンパ球優位型を除き，Reed-Sternberg 細胞は B 細胞マーカーを発現しておらず，むしろ顆粒球，マクロファージ，時には造血幹細胞など他の細胞のマーカーをしばしば発現

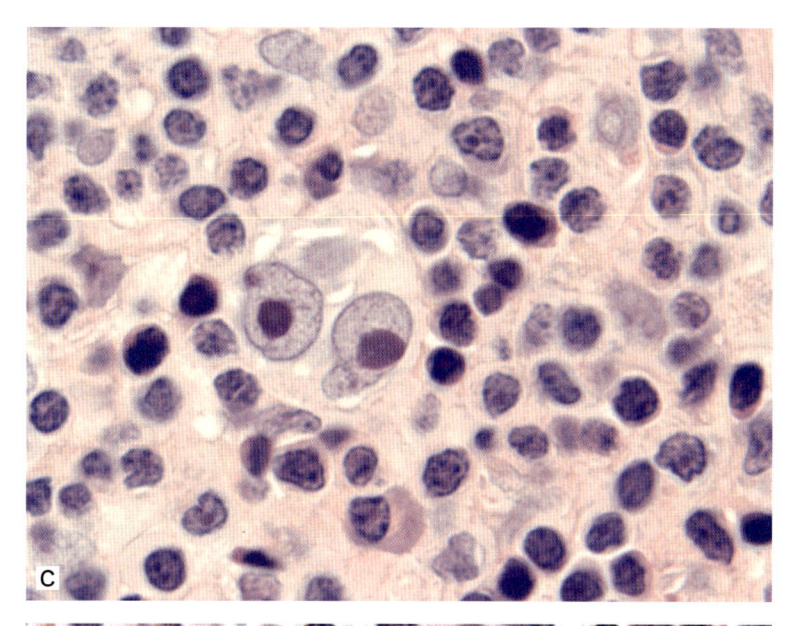

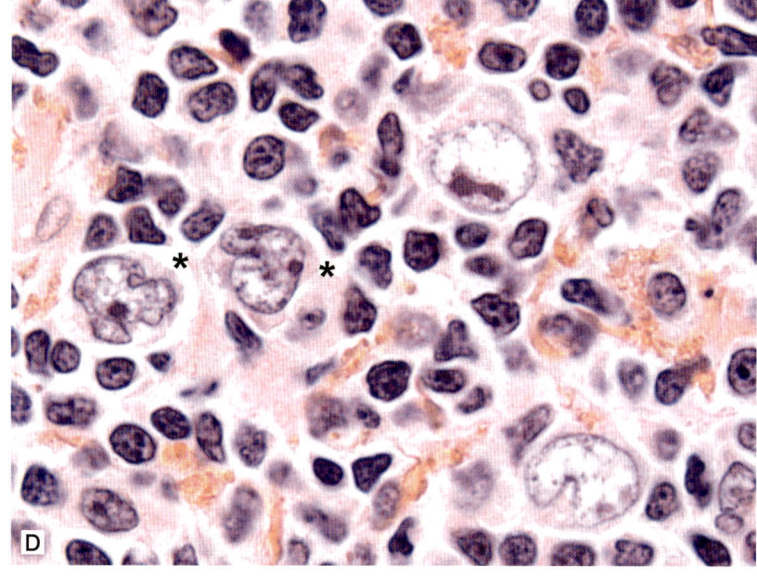

図 23-1 つづき

している。この遺伝子発現の再プログラミングが，Reed-Sternberg 細胞の起源を決定するのに大きな障壁になってきた。現在でも，なぜ再プログラミングが起きるのかは，不明のままである。

　Reed-Sternberg 細胞は，T 細胞，顆粒球，マクロファージなどの走化性因子や増殖因子である各種のケモカインやサイトカインを放出し，これによって特徴的な腫瘍組織の反応性変化が起こる（図23-3）。ホジキンリンパ腫の組織型によってこれらの因子の組み合わせが異なる。重要な因子を次にあげる。

- インターロイキン 4, 10, 13　interleukin(IL)-4, 10, 13：協調して作用し，液性免疫を高めて細胞性免疫を抑制する。
- 顆粒球マクロファージコロニー刺激因子 granulocyte-macrophage colony-stimulating factor (GM-CSF)：骨髄の顆粒球ならびに単球系の前駆細胞を刺激して増やし，白血球増加，リンパ組織への好中球とマクロファージの浸潤を促進する。
- CC ケモカインリガンド 28　CC chemokine ligand (CCL) 28, IL-5：骨髄での好酸球産生を高め，末梢血と組織での好酸球増加を招く。
- 腫瘍壊死因子 tumor necrosis factor (TNF)-β（リンホトキシン），塩基性線維芽細胞成長因子 basic fibroblast growth factor (bFGF)：線維芽細胞を活性化し，とくに結節硬化型で線維化を進

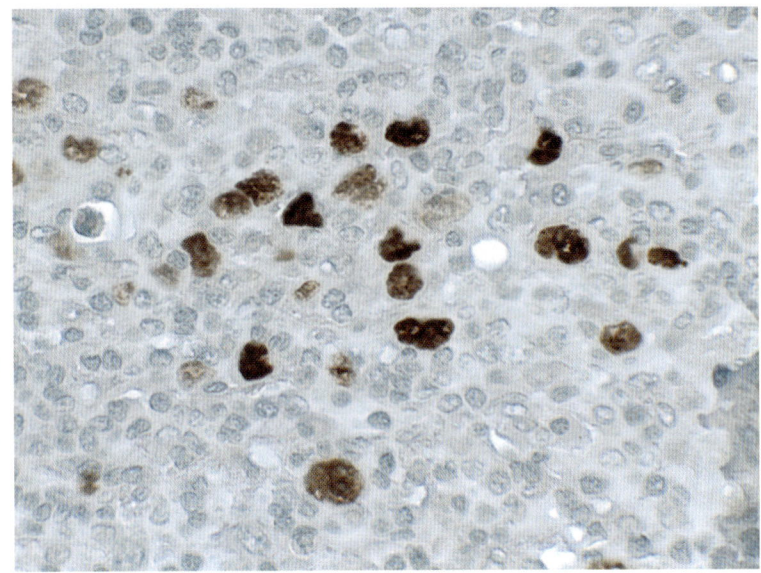

図 23-2 Reed-Sternberg 細胞内のエプスタイン・バーウイルス Epstein-Barr（EB）virus 検出．EB ウイルスの小さな核内リボ核酸が発色性 in situ 染色法で褐色に染まる．この視野では，複数の Reed-Sternberg 細胞の核が陽性に染まっている．

める．

② ホジキンリンパ腫の病態発生

ホジキンリンパ腫の発生原因は十分にはわかっていないが，発生につながる分子レベルでの異常がいくつか発見されている．

EB ウイルス感染に関連して発症する場合，腫瘍細胞に潜在性膜タンパク 1 が発現し，EB ウイルスタンパクがあたかも TNF レセプターを構成的に活性化する因子として作用する．潜在性膜タンパク 1

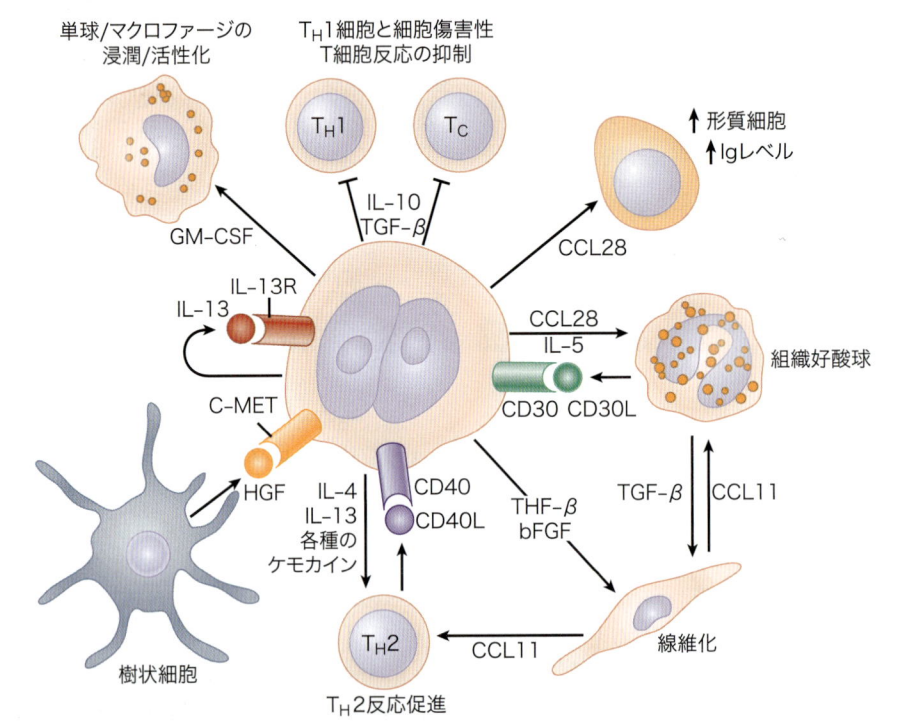

図 23-3 Reed-Sternberg 細胞と炎症性細胞との相互関係．腫瘍組織の Reed-Sternberg 細胞を取り巻く活発な炎症性細胞の反応に関与する重要なレセプターと因子を示す（Diseases of White Blood Cells, Lymph Nodes, Spleen, and Thymus. In: Kumar V, Abbas A, Fausto N, and Aster JC, eds. *Robbins Pathologic Basis of Disease*. 8th ed. Philadelphia, United States: Elsevier; 2010: p.621）．

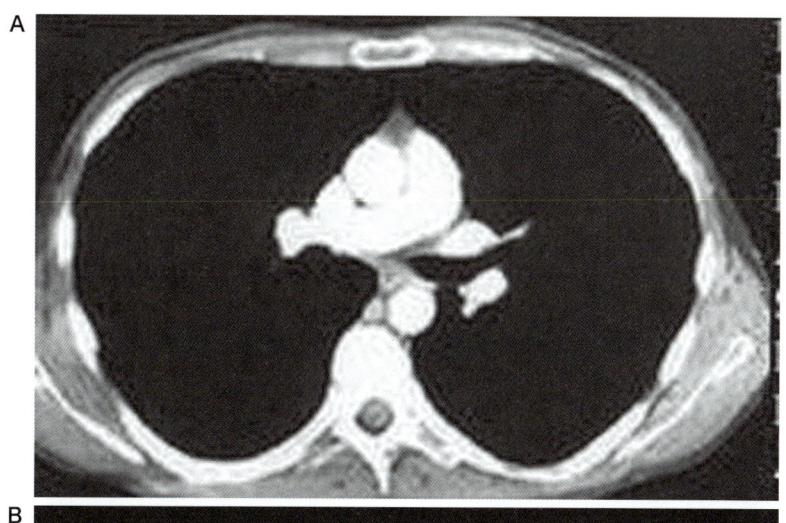

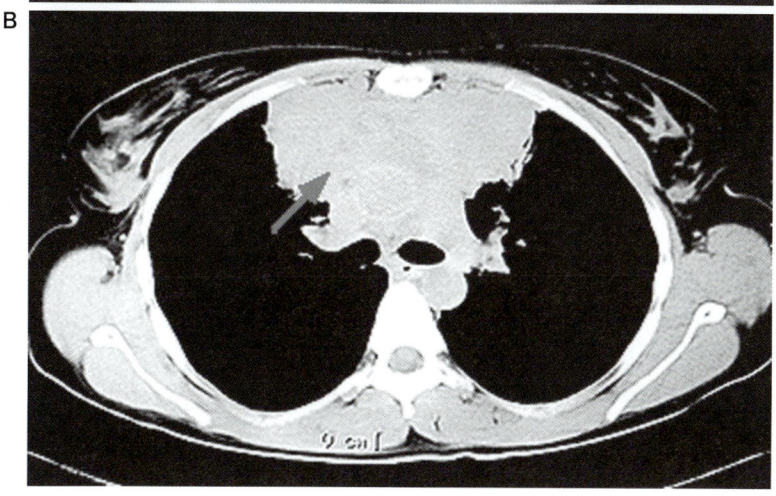

図 23-4　結節硬化型ホジキンリンパ腫の縦隔病変． A：健常者の胸部 CT を示す．
B：巨大な縦隔腫瘤があり，生検で結節硬化型ホジキンリンパ腫と診断された．

はB細胞の増殖と生存を促進する転写因子の NF-κB を刺激する．EB ウイルスが陰性の症例では，NF-κB を抑制的に制御する IκB と A20 の機能を障害する変異がしばしばみられる．これらの事実から，NF-κB の活性化がホジキンリンパ腫の病態発生に中心的な役割を果たすと考えられる．

③ ホジキンリンパ腫の臨床的特徴

サブタイプにかかわらず，ホジキンリンパ腫では無痛性のリンパ節腫大が頸部や鎖骨上窩に多く認められる*．

結節硬化型では，一般に縦隔にも浸潤し，胸部不快感，咳嗽，呼吸困難などが現れる（図 23-4）．時には縦隔リンパ節腫瘤が心臓へ還流する静脈を圧迫して血流を障害し，赤ら顔，顔面や上肢の浮腫などといった上大静脈症候群を起こす．

およそ 1/3 の患者には体重減少，盗汗などいわゆるB症状があり，皮膚瘙痒感を訴える患者も多い．

臨床検査では，しばしば白血球増加，好酸球増加を認め，時に慢性炎症性貧血がみられる．

2．診断

診断は病変部位（通常はリンパ節）の生検で行われる．背景の反応性細胞の中に典型的な Reed-Sternberg 細胞ないし亜型が存在すれば診断が確定する．Reed-Sternberg 細胞に似た細胞が，非ホジキンリンパ腫や他の固形腫瘍でもみられることが時にある．この場合にはホジキンリンパ腫の確定に免

＊ホジキンリンパ腫患者の典型的なリンパ節腫脹は扉絵（p.163）に掲載してある．

疫組織化学検査を行う．

結節硬化型，混合細胞型，リンパ球優位型，リンパ球減少型（これらは**古典的ホジキンリンパ腫**ともよばれる）では，腫瘍細胞は一般に骨髄系細胞にしばしば発現している接着分子の CD15 に陽性で，TNF レセプターファミリーの CD30 に常に陽性となる．白血球共通抗原の CD45 には陰性である．古典的ホジキンリンパ腫では，腫瘍細胞は B 細胞の増殖を主に調節する転写因子の PAX-5 にも陽性であるが，CD20 など B 細胞マーカーには通常，陰性である．

かなり多くの古典的ホジキンリンパ腫患者，とりわけ混合細胞型やまれなリンパ球減少型は EB ウイルスに陽性である．一方，結節性リンパ球優位型ホジキンリンパ腫の L&H 亜型では，一律に CD20 のような B 細胞マーカーに陽性で，CD15，CD30，EB ウイルスには陰性である．これらの所見が細分類に役立つ．

3．予後，治療

総じてホジキンリンパ腫の予後は良好で，たとえ病期が進行していても予後は良好である．

前述したように，ホジキンリンパ腫では病期が治療法選択の鍵になる．病変が局在し，B 症状がない早期の状態，すなわち IA と IIA に対しては，現在では局所の病変部位への放射線照射と限定された化学療法を組み合わせて治療する．病期が進行していれば多剤化学療法を主とし，巨大腫瘤がある場合には放射線照射を併用する．これらの治療に対する反応は大変よく，全体的に 60 ～ 90％の患者は完治できる．

ホジキンリンパ腫の治療は，腫瘍学からみて大成功の代表とされている．しかし，犠牲を払った面も否定できない．現在でも多くの患者はホジキンリンパ腫そのものというより，治療に伴う合併症で命を落としている．

治療関連合併症には，進行性の心血管障害，心臓弁膜症，さまざまな二次性悪性腫瘍などがある．二次性悪性腫瘍にはメラノーマ，肉腫，乳癌などがあり，主に放射線照射後 15 ～ 20 年で発症するとされる．かつて行われていた化学療法にも発癌性が指摘され，アルキル化薬が骨髄異形成症候群や二次性急性骨髄性白血病を惹起していた．近年の化学療法では二次性に白血病を誘発することはないと考えられる．

現在，放射線照射に伴う合併症を軽減ないし完全になくすために，より安全で治癒効果のある化学療法単独での治療法について臨床試験が進められている．

セルフアセスメント

1．Reed-Sternberg 細胞が B 細胞に由来することを示す最も優れた根拠はどれか．
   A．DNA シークエンス
   B．細胞免疫形質検査
   C．組織学検査
   D．サザンブロット法
   E．ウイルス検査

2．ホジキンリンパ腫の Reed-Sternberg 細胞に対する炎症性反応について正しいのはどれか．
   A．死滅した Reed-Sternberg 細胞から放出される物質に誘導される．
   B．Reed-Sternberg 細胞に発現する EB ウイルス抗原によって起きる．
   C．まれに全身症状を伴う．
   D．臨床検査に異常所見が出るとは限らない．
   E．Reed-Sternberg 細胞が産生する因子によって引き起こされる．

3．ホジキンリンパ腫の治療について誤った記述はどれか．
   A．画像検査による病期判定で治療法が選ばれる．
   B．治療には脾摘がしばしば含まれる．
   C．組織生検診断に基づいて治療方針が決定される．
   D．進行期の病変でも治療効果は期待できる．
   E．治療には，放射線照射，化学療法，さらに両者の併用が行われる．

CHAPTER 24

多発性骨髄腫および類縁疾患
Multiple Myeloma and Related Disorders

Jon C. Aster

> **学習目標**
>
> 本章で理解すること
> - 多発性骨髄腫における骨病変，腎不全，免疫不全の原因と経過
> - 多発性骨髄腫の診断と治療
> - 他の形質細胞性腫瘍とリンパ球性形質細胞性腫瘍の主な病理学的所見と臨床的特徴

形質細胞で構成される腫瘍は，完全または不完全な免疫グロブリン immunoglobulin (Ig) を分泌することに関連する特殊な生物学的ないし臨床的特徴を有する．これらのうち最も重要なものは多発性骨髄腫で，米国では年間に約 15,000 人が発症している．高齢者での発症が多く，診断時の年齢中央値は 69 歳である．理由は不明だが，アフリカ系の子孫で発症率が高い．

1. 多発性骨髄腫 multiple myeloma

a）病態生理

その名が示すように，多発性骨髄腫は診断時に脊椎骨，頭蓋骨，四肢骨近位部，肋骨など，軸を形成する骨格に病変が多発性に及んでいる．

主に 4 つの要因が多発性骨髄腫の病態生理に関連する．
- 病原性の抗体ないし抗体断片：正常の抗体は，IgH 遺伝子でコードされる 2 つの重鎖と，Igκ または Igλ 遺伝子のいずれかでコードされる 2 本の軽鎖で構成される．多発性骨髄腫細胞は一般に IgG 抗体ないし IgA 抗体を分泌する．しかし，これらの完全な抗体に加え，腫瘍細胞は一般に遊離して対をなしていない Ig 軽鎖も分泌する．実際，およそ 20 ％ の患者は軽鎖しか分泌しない．

  分子量が約 25 kDa の小さな軽鎖は腎糸球体の血液で濾過され，尿細管に入る．Ig 軽鎖はひとたび尿路に入ると腎上皮細胞にとって有害で，沈殿物や閉塞性の円柱を生じる．沈殿物も円柱も腎不全の原因になりうる（図 24-1）．

  遊離型の Ig 軽鎖，とくに λ 軽鎖は線維性沈着物のアミロイドを形成しやすい．アミロイドは，腎糸球体や，肝臓，脾臓，心臓など多くの組織の血管周囲腔に認められる（図 24-2）．腎アミロイドーシスはしばしばネフローゼ症候群の病態となり，アルブミンやその他のタンパクを尿中に漏出する．

  また，遊離型の Ig 軽鎖はアミロイドを形成しないで，時おり腎臓や他の組織に無構造の線状沈着物を作り，Ig 軽鎖沈着症 light chain deposition disease を発症する（図 24-3）．これら Ig 軽鎖沈着症の 85 ％ 以上は κ 型 Ig 軽鎖である．Ig 軽鎖沈着症では，ほとんどが腎不全の状態になるが，臨床的に重症の肝不全や心不全の原因にもなる．
- 骨吸収：骨吸収は，MIP1α のような腫瘍由来因子や，Wnt シグナル経路の修飾物質によって起こる．両者は，協調して骨芽細胞の機能を抑制し，破骨細胞の機能を高める（図 24-4）．そして，骨芽細胞と破骨細胞の機能の均衡が乱れて骨が菲薄となり，病的骨折，骨痛，しばしば高カルシウム血症を招く．
- 液性免疫低下：腫瘍性形質細胞が増殖した結果，正常 B 細胞の機能が障害され，正常の抗体産生が低下する．あげくに，細菌への易感染性が高まる．

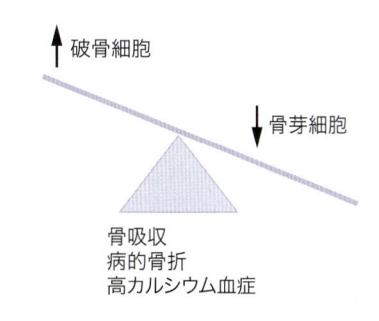

↑破骨細胞
↓骨芽細胞

骨吸収
病的骨折
高カルシウム血症

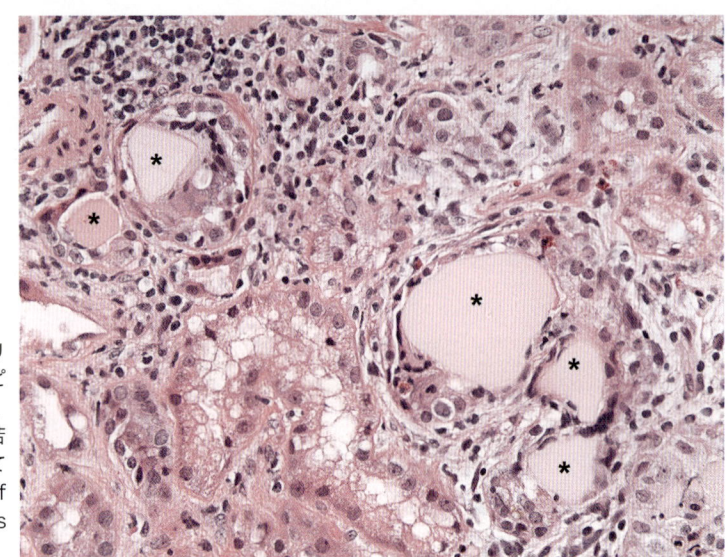

図 24-1　骨髄腫腎． ＊は，免疫グロブリン軽鎖と種々のタンパクからなる淡いピンク色の円柱で閉塞された尿細管を示す．円柱は，マクロファージ，リンパ球，若干の好酸球などによる炎症反応を導いている (Dr. Helmut Rennke, Department of Pathology, Brigham and Women's Hospital の好意による)．

- 腎不全：遊離型 Ig 軽鎖と Ig 軽鎖沈着物は，すでに述べたように腎機能を障害する．腎機能障害は，細菌感染による腎盂腎炎や，高カルシウム血症の合併があると，増悪される．腎臓はこれらの影響を極めて受けやすく，骨髄腫患者の約 50％に顕性の腎不全が出現する．

骨髄腫細胞の IgH 遺伝子はすでにクラススイッチと体細胞超変異を終えている．ということは，腫瘍細胞は抗原で刺激された胚中心 B 細胞の子孫から構成されるといえる．典型的には，1 個の IgH 遺伝子は生産性に再構成されており，細胞が単クローン性に免疫グロブリンを産生することになる．

一方，骨髄腫患者の 60～70％では，骨髄腫に関連した種々の染色体転座の 1 つによって二次的に IgH 遺伝子が巻き込まれる．染色体転座した IgH 遺伝子に関連して最もよくみられる遺伝子として，重要な細胞周期の調節因子であるサイクリン D1 cyclin D1，チロシンキナーゼレセプターの FGFR3，転写因子の c-MAF がある．すべてではないにしても，多くの骨髄腫で 3 種類の D サイクリン遺伝子(サイクリン D1，D2，D3)のうち 1 つが障害されている．

また，多くの骨髄腫で，網膜芽細胞腫 retinoblastoma(Rb)癌抑制遺伝子が座位する染色体 13q に欠失がみられる．D サイクリン異常と Rb 癌抑制遺伝子機能の喪失が相互に作用し，腫瘍性形質細胞の増殖を促進すると考えられる．

さらに，骨髄腫細胞の増殖と生存は骨髄微小環境を構成する間質細胞の相互作用によって支持される．この相互関係は分子レベルでは明らかにされていないが，ある種の治療が骨髄腫細胞と骨髄間質細胞との相互関係を遮断して効果を現すとされる．

b）臨床的特徴

多発性骨髄腫患者では通常，貧血，腎不全，骨吸収，高カルシウム血症に関連した症状が徐々に現れる．時には長管骨，肋骨，脊椎などの病的骨折による疼痛が突然始まるケースもある．また，後天的な低γ-グロブリン血症のために細菌感染症を起こして発症する患者もある．

c）診断

多発性骨髄腫の診断は，臨床検査，画像検査，病理学検査を組み合わせて行う．

- M タンパク検出：腫瘍の 80％以上は完璧なモノクローナル抗体である M タンパクを分泌し，血清タンパク電気泳動法で検出・定量できる(図 24-5 A)．M タンパクが検出されると，免疫固定法で IgA，IgG，κ鎖，λ鎖など，特定の抗体を検出する(図 24-5 B)．この方法によると，典型例では正常の多クローン性抗体が減少している．

尿中の遊離型軽鎖であるベンスジョーンズタンパク Bence Jones protein は，血清タンパク電気泳動法と同じ方法によって検出し，定量できる．血清中のベンスジョーンズタンパクも，最近開発された高感度の遊離型軽鎖検出試験で測定できる．標準的なペーパー尿テストで注意すべきことは，アルブミンのような陰性電荷をもつタンパクのみを検出し，遊離型軽鎖のように陽性荷電をもつタンパクは検出できない点である．

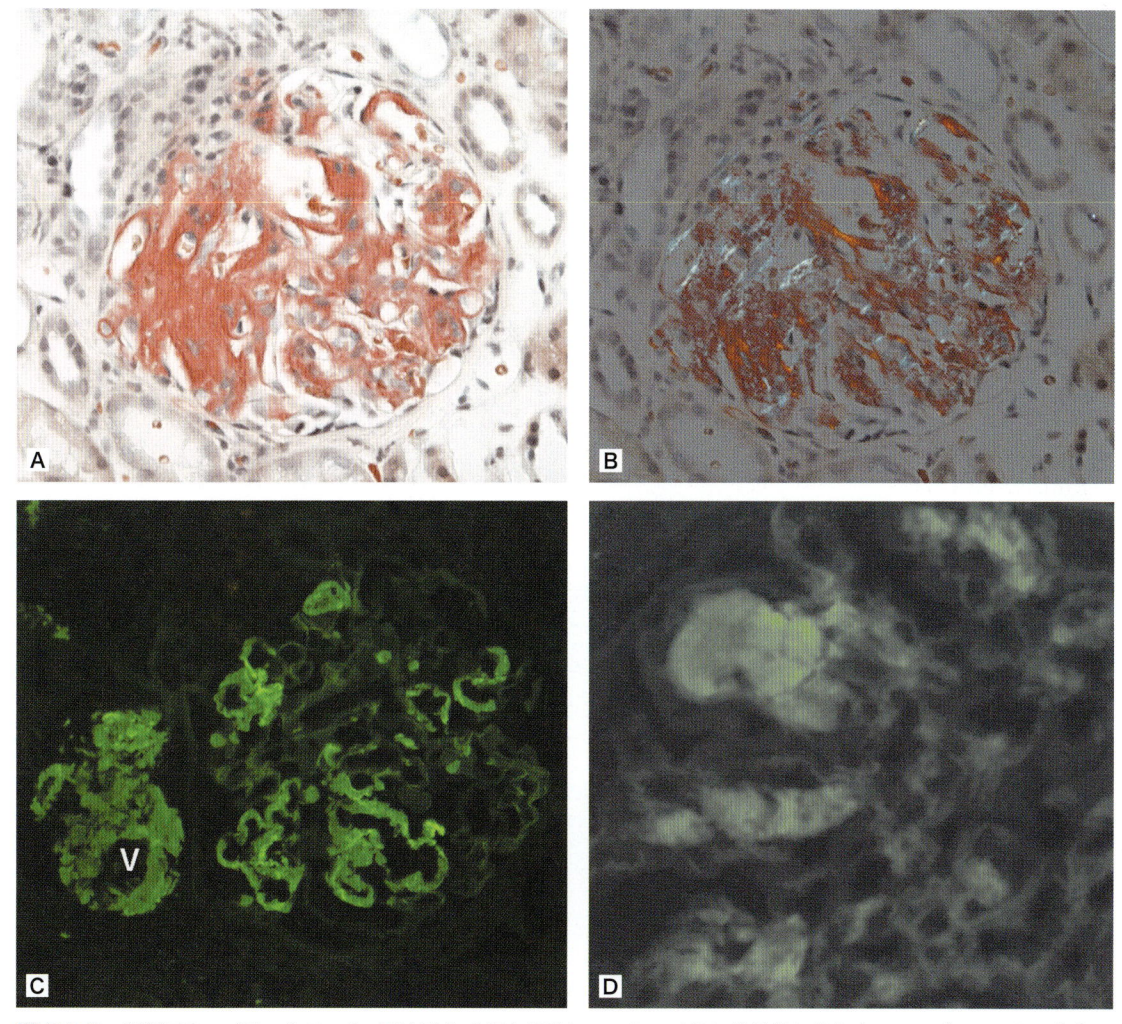

第24章 多発性骨髄腫および類縁疾患　**237**

図 24-2 軽鎖アミロイドーシス．A：腎糸球体毛細血管壁に，アミロイドに特異的に結合するコンゴーレッドで染色される無構造の沈着がある．B：偏光顕微鏡で観察すると，コンゴーレッドで染まるアミロイドは緑色になる．これはリンゴの緑複屈折性 apple green birefringence とよばれ，アミロイドの特徴である．C, D：免疫グロブリンκとλ軽鎖に対する抗体を用いた免疫蛍光染色から，沈着しているアミロイドがλ軽鎖に由来することを証明している（C）．C図に示すように，アミロイドは糸球体毛細血管と隣接する輸入血管壁に沈着している．この事実は，アミロイドが体中の血管壁に沈着しやすいことを示す（Dr. Helmut Rennke, Department of Pathology, Brigham and Women's Hospital の好意による）．

- その他の検査：そのほかに診断の鍵になるのは，骨髄生検と穿刺，放射線画像検査，その他の臨床検査である．

　ほとんどの患者では骨髄細胞の 30％以上は形質細胞で占められる．通常それらの形質細胞は，明瞭な核小体があり，多核，免疫グロブリンが球状滴や結晶になった細胞質封入体を有するなど，形態異常を示す（図 24-6）．

　しかし，症状のある患者でも骨髄には形質細胞がほんの数％しかないことがある．この場合，他の基準をあてはめて診断する．この目的は，放射線検査で骨髄腫細胞腫瘍 plasmacytoma によってできる"打ち抜き punched out"骨融解像を証明したり，高カルシウム血症，腎不全，貧血などを確認するためである（図 24-7）．

d）経過

　多発性骨髄腫の経過は極めて多様である．症状が乏しく，ゆっくりと進行する患者では，10年以上の生存が期待できる．しかし，大半の患者は進行性で全身性の合併症に見舞われる．大量の血清Mタンパクないしベンズジョーンズタンパク尿，多発性の

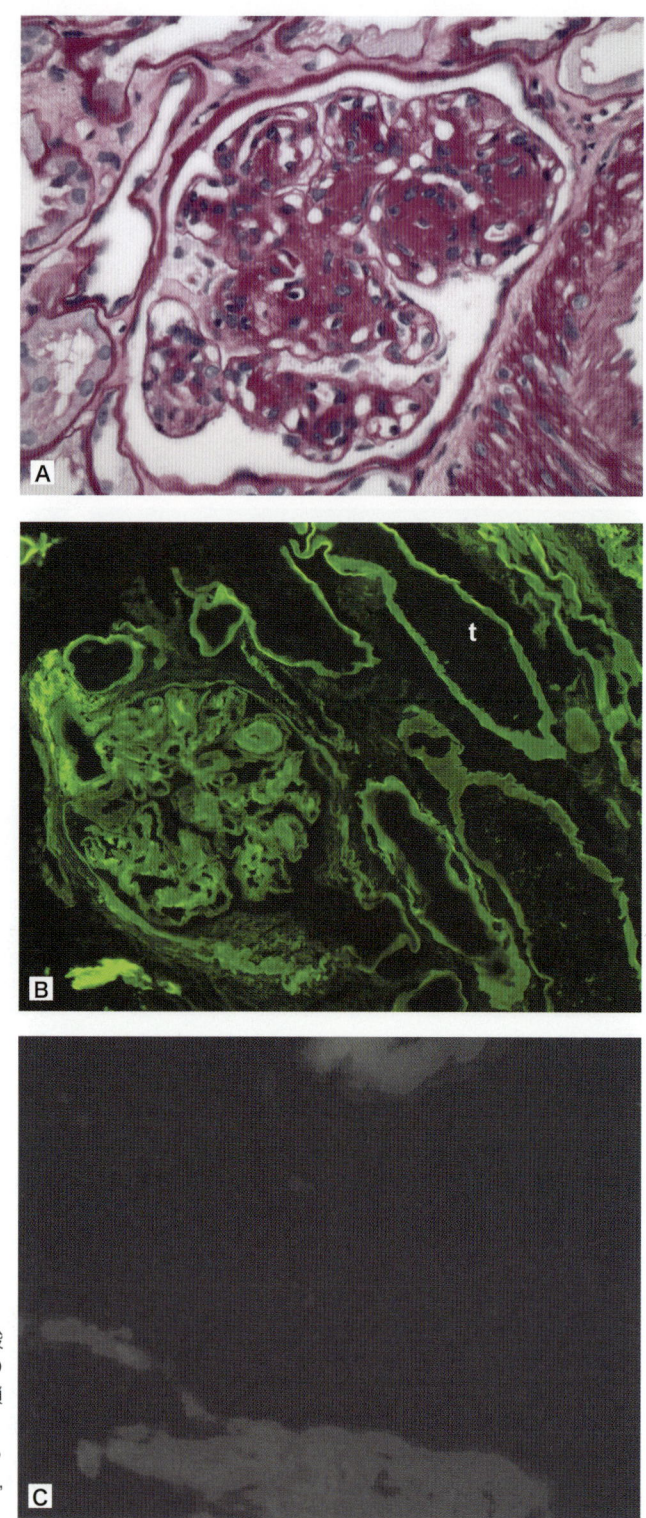

図 24-3　軽鎖沈着症． A：腎糸球体に過ヨウ素酸シッフ periodic acid-Schiff(PAS)染色で陽性の沈着物を認める．B, C：免疫グロブリンκとλ軽鎖に特異的な抗体を用いた免疫蛍光染色．糸球体と腎尿細管基底膜 (t) にκ軽鎖が線状に沈着している(Dr. Helmut Rennke, Department of Pathology, Brigham and Women's Hospital の好意による)．

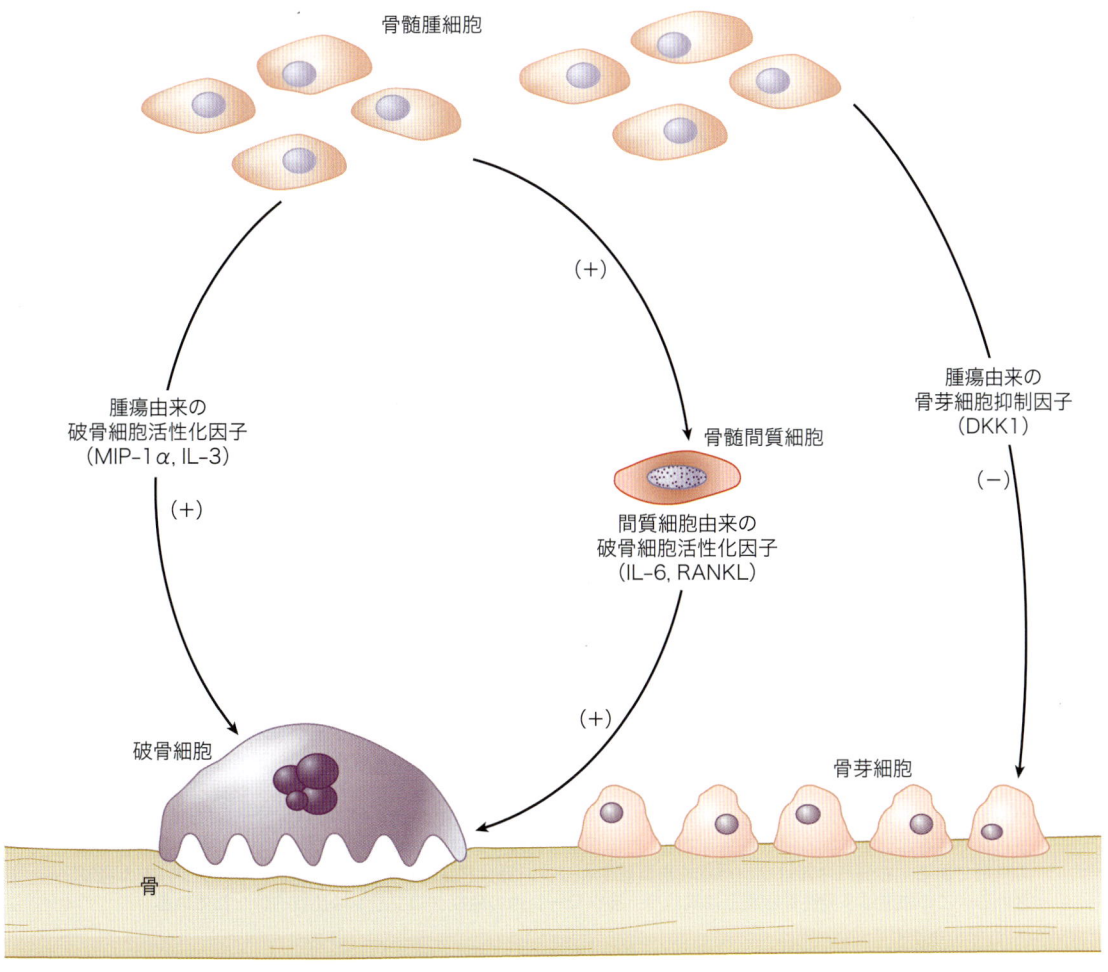

図 24-4　多発性骨髄腫における骨吸収のメカニズム．骨髄腫細胞は，マクロファージ抑制因子1α（MIP-1α）とインターロイキン3（IL-3）のような因子を放出して破骨細胞の成熟と機能を直接に刺激する．また，骨髄間質細胞からのレセプター活性化因子NF-κBリガンド（RANKL）とIL-6のような破骨細胞因子の放出を介し，間接的にも破骨細胞の成熟と機能を刺激する．同時に骨髄腫細胞はDickkopf-1（DKK-1）のような因子も放出し，骨芽細胞の活性を抑制する．これらが総合的に作用して，骨吸収を強力に進める（Roodman, GD. Pathogenesis of myeloma bone disease. Leukemia 2009:23; 435-441 より許可を得て改変）．

骨融解，中等度以下の貧血（Hb<8.5 g/dL），著明な高カルシウム血症（Ca>12 mg/dL）は，すべて予後不良の徴候である．

e）治療

　最近までほとんどの患者は標準的な化学療法で治療を受けており，一過性に寛解を得て，平均生存期間は3～5年であった．これにプロテアソーム阻害薬のlenalidomideなどサリドマイド類似薬，ビスホスホネートなどが加えられ，治療効果が向上した．

　プロテアソーム阻害薬は，対をなしていない軽鎖のような異常な折りたたみ構造のタンパク質の分解を防いでこの細胞をアポトーシスに導く．このため形質細胞はプロテアソーム阻害薬に高感受性を示す．

　サリドマイド類似薬は，形質細胞と骨髄間質細胞との相互作用を阻止して効果を発揮する．

　ビスホスホネートは破骨細胞の活性を阻害し，骨吸収を抑えて，高カルシウム血症や病的骨折のリスクを減らす．

　現時点では多発性骨髄腫を治癒に導く治療法はない．しかし，新しい治療法が開発され，生存期間がおよそ2倍にも延長されるようになり，将来に希望がもてるようになった．

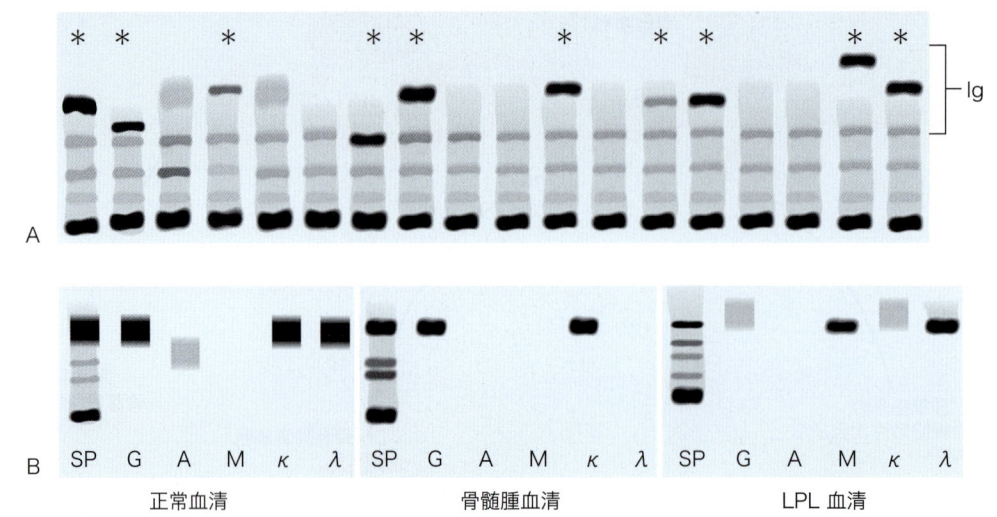

図 24-5　Mタンパクの検出と同定．A：血清タンパク電気泳動．アガロースゲル電気泳動法では，血清タンパクをサイズと電荷に基づいて分離し，その後にタンパク色素で染色する．星印（*）で示すレーンには，免疫グロブリン（Ig）が移動する部位にシャープに濃縮されたバンドが形成されている．このシャープなバンドは単クローン性のMタンパクを表す．個々のMタンパクはアミノ酸組成の違いから異なった移動度を示している．Mタンパク量は染色の強さから定量される．B：Mタンパクが検出されると，免疫固定法で同定する．血清検体を複数のレーンに入れ，電気泳動を行って分離する．1レーンには全タンパク（SP）に対して染色する．他のレーンはIgG（G），IgA（A），IgM（M），κ，λにそれぞれ対する抗体でインキュベートし，余分なタンパクを洗い流す．形成された免疫グロブリンと対応する抗体の複合体はゲル内でしっかりと固定され，洗浄しても流されない．これら"免疫固定"されたタンパクをタンパク染色を行って検出する．正常血清の免疫グロブリン（左側パネル）は多数の異なるタイプからなり，幅広いバンドとなる．一方，多発性骨髄腫の血清では単一のシャープなバンドが形成される．中央パネルにはIgG（G）とκ軽鎖にシャープなバンドがあり，IgG-κMタンパクであると判定される．この血清では，他の正常な免疫グロブリンが減少しており，これが多発性骨髄腫の特徴である．右側パネルはリンパ球性形質細胞性リンパ腫（LPL）患者の血清で，IgM-λMタンパクが確認される．この血清は多発性骨髄腫とは異なり，多クローン性の免疫グロブリンは比較的保たれている．

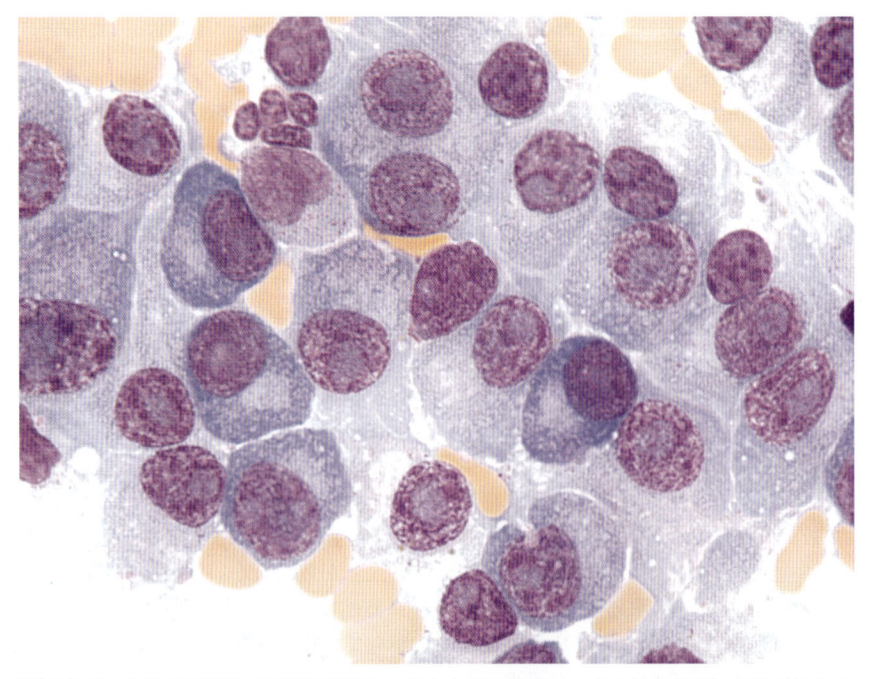

図 24-6　多発性骨髄腫の骨髄穿刺標本．ほとんどの細胞は，多発性骨髄腫に特徴的な巨大核小体をもつ大きな異常形質細胞である．

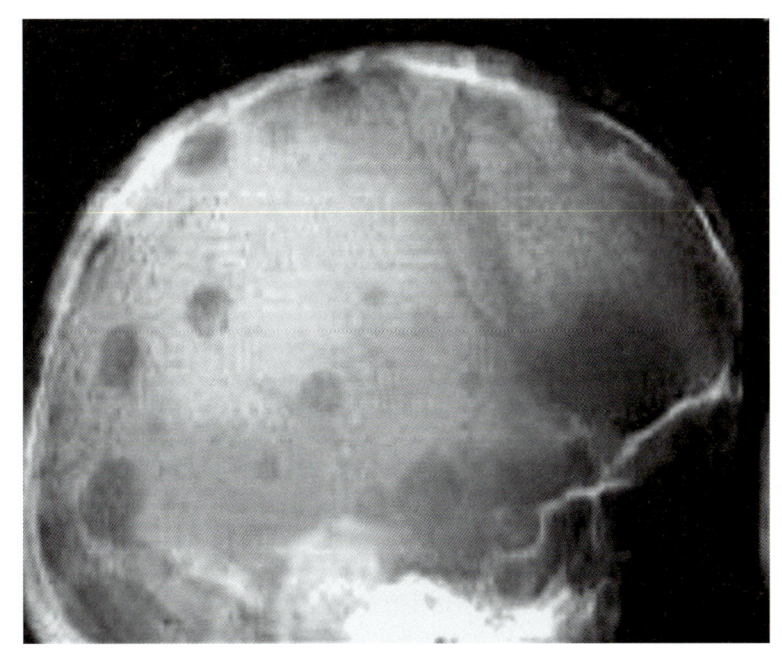

図24-7 多発性骨髄腫における骨融解像．頭蓋骨X線写真で多発性に骨透亮像が認められる．これらは，形質細胞腫によって骨吸収されてできる（Dr. Paul Richardson, Dana-Farber Cancer Instituteの好意による）．

2．その他の形質細胞性腫瘍
other plasma cell neoplasms

多発性骨髄腫に加え，いくつかの類似した形質細胞腫瘍が報告されている．

a）分類

- 孤立性形質細胞腫 solitary osseous plasmacytoma：その名が示すように，孤立性の骨破壊性病変である．およそ患者の70％は10年以上の経過で多発性骨髄腫に移行する．
- 骨外形質細胞腫 extraosseous plasmacytoma：軟部組織に発生するクローン性の形質細胞増殖性病変で，中咽頭や消化管に多くみられる．通常は局所にとどまり，孤立性形質細胞腫と違って多発性骨髄腫に移行するのはごくまれである．多くは局所を切除すれば治癒が期待できる．
- 意義不明の単クローン性高ガンマグロブリン血症 monoclonal gammopathy of uncertain significance（MGUS）：50歳以上の約3％，70歳以上の約5％のヒトで血清に少量のMタンパクが検出される．MGUSの患者は，定義からいえば症状はない．しかしMGUSにおけるクローン性の形質細胞には，IgH遺伝子を巻き込む染色体転座のように，多発性骨髄腫でみられる遺伝子レベル異常と同じものが多く存在する．このことはMGUSが多発性骨髄腫の前駆状態であることを示唆している．事実，MGUSの約1％が毎年多発性骨髄腫に転化している．
- 単クローン性免疫グロブリン沈着症 monoclonal immunoglobulin deposition disease：多発性骨髄腫と診断されるほどには腫瘍量がまだ多くない時期に，症候性アミロイドーシスや軽鎖沈着症を認める患者が時にある．

b）臨床的特徴

これらの疾患群の予後は総じて良好で，基本的には多発性骨髄腫へ移行するリスクが臨床的に問題となる．しかし例外として，単クローン性免疫グロブリン沈着症，とりわけアミロイドーシスは，多発性骨髄腫に移行しなくても予後不良である．アミロイドーシス患者の多くは，アミロイドが腎臓，肝臓，心臓に集積し，腎不全，肝不全，拘束性心筋症を発症する．時には心臓伝導系障害も伴う．

3．リンパ球性形質細胞性リンパ腫
lymphoplasmacytic lymphoma

a）概念

まれなB細胞性リンパ腫で，多発性骨髄腫と同様に単クローン性抗体の過剰産生による症候が特徴的である．

リンパ球性形質細胞性リンパ腫は，高齢者（中央

値60歳代なかば）に発症する進行が遅い腫瘍で，典型的には診断時に骨髄，リンパ節，脾臓に病変が認められる．腫瘍は通常，小リンパ球，形質細胞，形質細胞様リンパ球と時に呼ばれる中間型の細胞から構成される（図24-8）．腫瘍の形質細胞からは単クローン性の免疫グロブリン，ほとんどはIgMが分泌される．

b）臨床的特徴

一般に，次の症候の1つまたは複数がある．
- 貧血：腫瘍の骨髄浸潤，循環血漿量の増加，さらに通常は冷式自己抗体によって患者の15〜20%に起こる溶血が原因となって貧血を発症する．
- 神経症状：末梢神経症状がみられるが，その原因は不詳である．
- 過粘稠度症候群 hyperviscosity：粘膜出血，視覚障害，聴覚障害，鬱血性心不全，感覚障害などが現れる．これはIgM産生腫瘍の患者に限られ，マクログロブリン血症 Waldenström macroglobulinemia として知られる．

IgMは，末梢血液中ではJ鎖とよばれる接合成分を通じて共有結合している5つのIgM成分からなる900 kDaの五量体として循環している．溶液の粘稠度は分子サイズが大きくなるに伴い対数的に増大する．したがって，IgMは分子量がより小さな抗体に比べて容易に血漿の粘稠度を高くする．

過粘稠度症候群の症状は，部分的には循環血液が静脈側にプールされることに関連する．この症候群の網膜血管は拡張して蛇行し，眼底検査で確認される．

多発性骨髄腫と違い，リンパ球性形質細胞性リンパ腫は軽鎖を過剰に産生しないし，骨吸収も起こらない．このため，腎不全や病的骨折を起こすことはない．アミロイドーシスもまれにしか起こらない．B細胞機能が保持されているので，多発性骨髄腫ほどに感染症を引き起こすことも少ない．

c）治療

リンパ球性形質細胞性リンパ腫が治癒することは，ない．しかし，穏やかな化学療法と，腫瘍中のCD20陽性小リンパ球を標的としたリツキシマブ rituximab の併用が効果的である．体内のIgMのほとんどは血管内にあるので，過粘稠度症候群に伴う症状は血漿交換療法でコントロールできる．

他の低悪性度リンパ腫と同じく，リンパ球性形質細胞性リンパ腫は経過とともに治療に抵抗性を示

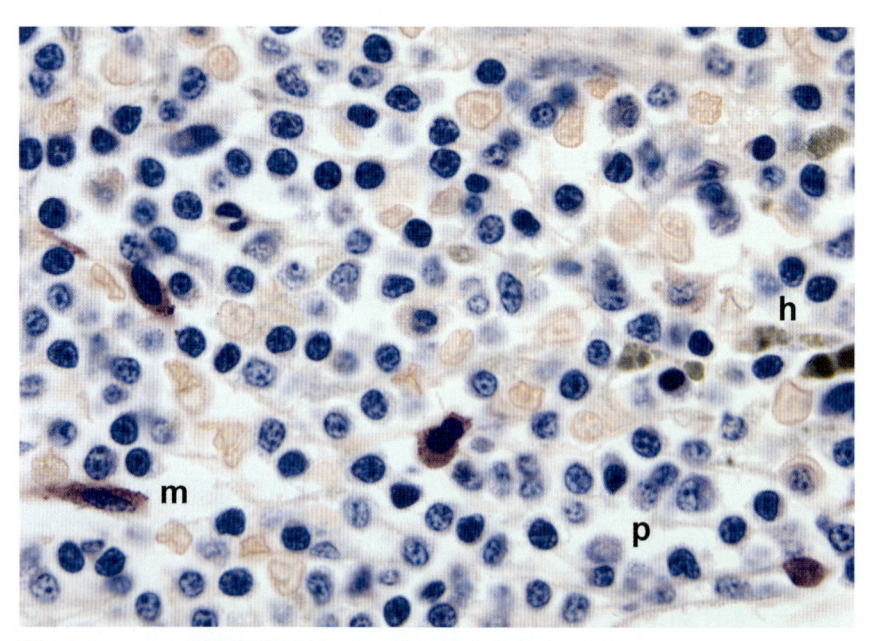

図24-8 リンパ球性形質細胞性リンパ腫の骨髄生検標本． 骨髄は小リンパ球で構成され，種々の程度に形質細胞への分化が認められる．小さな形質細胞に類似した細胞（p）も認められる．また，ストラップ状の肥満細胞（m）もあり，これはしばしば本疾患の骨髄に反応性に出現する．緑褐色調のヘモジデリンを貪食したマクロファージ（h）もみられる．これは，この患者に併発する自己免疫性溶血性貧血の病態を反映している．

すようになる．頻度は低いが，びまん性大細胞型B細胞性リンパ腫に類似した悪性の腫瘍に転化することもある．

生存期間は総じて約5年である．

セルフアセスメント

1．適切な組み合わせを線で結べ．
    A．多発性骨髄腫
    B．意義不明の単クローン性高ガンマグロブリン血症
    C．原発性アミロイドーシス
    D．リンパ球性形質細胞性リンパ腫
    E．κ軽鎖症

    1．ネフローゼ症候群
    2．免疫グロブリンの線状沈着
    3．耳鳴と視力低下
    4．細菌性肺炎
    5．多発性骨髄腫の前駆病態

2．多発性骨髄腫における腎不全の発生に関連しないのはどれか．
    A．細菌感染
    B．高カルシウム血症
    C．遊離型軽鎖
    D．正常な免疫グロブリン
    E．アミロイドーシス

67歳の女性．9か月前から徐々に全身倦怠感が強くなり，受診した．夫は彼女が次第に青白くなってきたと気づいていた．4か月前からは強い下背部痛がある．2か月前には肺炎球菌性肺炎で入院した．そのときのヘモグロビンは8 g/dLで，2単位の濃厚赤血球輸血を受けた．1か月前からは食欲不振としゃっくりが始まった．

身体診察では，安静時の脈拍数は90/分，血圧と呼吸数は正常である．皮膚は高度の蒼白であるが，黄疸やリンパ節腫脹はない．第3腰椎椎体に強い圧痛がある．そのほかには特記すべき所見はない．

臨床検査所見：Hb 5.0 g/dL，Ht 15%，MCV正常，網赤血球1.1%．白血球数と分画は正常．血小板数正常．血清UN 100 mg/dL，クレアチニン 5.8 mg/dL，カルシウム 12 mg/dL．

骨X線写真：下部脊椎に著明な骨粗鬆症があり，第3腰椎に融解像が認められる．

3．考えられる疾患はどれか．
    A．バーキットリンパ腫
    B．骨髄化生と骨髄線維症
    C．溶血性尿毒症症候群
    D．多発性骨髄腫
    E．腎癌の骨髄転移

4．肺炎球菌の原因になった病態生理所見はどれか．
    A．顆粒球機能障害
    B．肺転移による気管支閉塞
    C．後天性低グロブリン血症
    D．リンパ腫による二次性T細胞免疫障害
    E．背部痛に対する副子固定と換気低下による無気肺

追加の質問（第18〜24章）

1．造血器悪性腫瘍の病態発生として適切なものを選べ．［選択肢］は1回のみ使用すること．
    1．急性白血病
    2．慢性骨髄増殖性疾患
    3．骨髄異形成症候群
    4．成熟B細胞リンパ腫

    ［選択肢］
    A．染色体の増加と喪失
    B．チロシンキナーゼの活性化変異
    C．造血細胞の分化にかかわる遺伝子の転座
    D．免疫グロブリン遺伝子を含む転座

2．白血病/骨髄増殖性疾患の臨床病態で適切なものを選べ．［選択肢］は1回使用すること．
    1．急性骨髄性白血病
    2．T細胞性急性リンパ性白血病
    3．骨髄異形成症候群
    4．前駆B細胞性急性リンパ性白血病
    5．慢性リンパ性白血病
    6．慢性骨髄性白血病
    7．本態性血小板血症
    8．真性多血症
    9．特発性骨髄線維症

    ［選択肢］
    A．高齢者で，肝脾腫，X線検査での骨硬化像，軽度の汎血球減少症，涙滴赤血球がみられる．
    B．60歳の女性．乳癌に対してアジュバント化学療法を受けた7年後に汎血球減少症をきたした．
    C．10歳代の男子で，白血球数が12万/μLで，

縦隔腫瘤がある．
D．4歳の小児で，点状出血と汎血球減少症がある．
E．67歳の男性で，自覚症状がまったくないまま，偶然に発見された．
F．45歳の女性．脾腫，好中球増加，末梢血好塩基球増加，血小板増加がみられる．
G．80歳の男性．顔面は潮紅し，ヘマトクリット値65％，血小板数140万/μL．
H．50歳の女性．頭痛を訴え，血小板数が120万/μLである．
I．32歳の男性．新鮮な歯肉出血と易出血性があり，歯科を受診した．

[選択肢]
I．B細胞性リンパ性白血病ないし慢性骨髄性白血病
II．濾胞性リンパ腫
III．急性前骨髄球性白血病
IV．バーキットリンパ腫

3．造血器悪性腫瘍の予後について適切なものを選べ．[選択肢]は1回のみ使用すること．
 1．急性骨髄性白血病
 2．小児急性リンパ性白血病
 3．成人急性リンパ性白血病
 4．慢性骨髄増殖性疾患
 5．緩徐進行性リンパ腫
 6．急速進行性リンパ腫

[選択肢]
A．慢性に経過するが，化学療法や造血幹細胞移植（HSCT）では治癒しないと考えられる．
B．HSCTでのみ治癒可能．
C．通常の化学療法で85％以上は治癒可能．
D．通常の化学療法で30〜40％が治癒可能．
E．通常の化学療法で40〜60％が治癒可能．
F．高齢者で骨髄異形成症候群から移行した症例の予後は不良．

4．染色体異常（1〜4），遺伝子異常（A〜D），疾患名（I〜IV）を結べ．[選択肢]は1回のみ使用のこと．
 1．t(15;17)
 2．t(14;18)
 3．t(8;14)
 4．t(9;22)

[選択肢]
A．(IgH;BCL2)
B．(PML;RARα)
C．(c-myc;IgH)
D．(BCR;ABL)

PART IV 輸血医学

CHAPTER 25

輸血 Blood Transfusion

H. Franklin Bunn, Richard Kaufman

> **学習目標**
>
> 本章で理解すること
> - ABO および Rh 血液型抗原の構造
> - 血液型判定とクロスマッチの方法
> - 急性および遅発性の輸血副作用の症候と検査所見
> - 輸血に関連するリスクの種類と重大性の順位

1592年，ローマ法王イノセントⅧ世が昏睡に陥った際，3人の少年の血液が何と法王の口の中に入れられた！ 以来，輸血が進歩し，とりわけ1901年にKarl LandsteinerがABO血液型抗原を発見してから長足の発展を遂げた．血液学における他のどの治療法の発展よりも，輸血は内科と外科領域により大きく貢献した．米国では年間におよそ1,500万単位の輸血が行われている．

本章ではまず，輸血に用いられる血液の細胞成分と液体成分の分画について解説する．次いで重要な血液型抗原を概説し，血液型判定とクロスマッチの方法を述べる．さらに赤血球輸血，血小板輸血，血漿輸血の適応について触れ，輸血に伴う溶血，炎症，感染のリスクについて論じる．最後に輸血医学の現在と将来を眺める．

1．輸血成分
donor blood component

輸血に使う供血は，標準的には腕静脈に太い注射針を刺して集める．約450 mLの血液がクエン酸塩リン酸デキストロース citrate phosphate dextrose (CPD)-アデニンの入った無菌のプラスチック袋に移される．クエン酸塩 citrate (C) はカルシウムイオンをキレートして血液が凝固するのを阻止する．リン酸 phosphate (P) 緩衝液は，pHを生理的レベルに保つ．デキストロース dextrose (D) は，血液を保存する際のエネルギー源となる．そしてアデニンは，貯蔵する赤血球の生存能力を高める．

第1章で述べたように，凝固を阻止した血液をチューブに入れて遠心分離すると，比較的比重の高い赤血球は底に沈み，赤血球層の上に"buffy coat"層としてより比重の軽い白血球と血小板が集まる．そして，比重が最も軽い，細胞のない血漿成分がチューブの上層に集まる．

血液銀行では，新しく献血を受けた血液バッグをまず比較的低速で遠心分離し，赤血球濃厚液と多血小板血漿に分画する（図25-1）．多血小板血漿をさらに高速で遠心分離し，細胞成分のない血漿と血小板濃厚液に分画する．

赤血球濃厚液は4℃で42日間は保存できる．多くの医療施設では，フィルターを使って白血球を除去し，副作用の発熱とヒト白血球抗原 human leukocyte antigen (HLA) による同種免疫を軽減し，

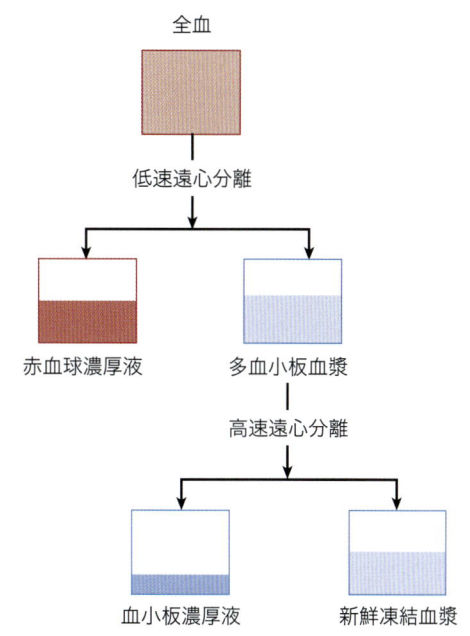

図 25-1 1単位 450 mL の供血が赤血球濃厚液 (RBC)，血小板 (PLT)，新鮮凍結血漿 (FFP) に分離される．

サイトメガロウイルス感染のリスクを減らすようにしている．造血幹細胞移植を予定している患者には，移植片対宿主病 graft-versus-host disease (GVHD) のリスクを減らすために，赤血球濃厚液を放射線照射後に使用する．

新鮮血漿は−18℃以下で1年間は保存可能である．

血小板濃厚液は20℃で保存し，最長でも5日間しか保存できない．一般に血小板輸血は，6人のドナーの血液から血小板を集めて使用される．あるいは，血液成分分離装置を使って輸血に必要な血小板を循環血液から持続的に集め，赤血球と血漿はドナーに戻す．造血幹細胞移植予定者には，血小板も放射線照射後に輸血する．

2．血液型抗原

第10章で述べたように，赤血球の安定性，柔軟性，イオン輸送は特定の赤血球膜タンパクによって行われる．実際，赤血球には100を超える膜タンパクがある．

赤血球膜タンパクの多くは多型で，適合していない人に輸血されると臨床的に重大な免疫反応を起こすことで関心を集めてきた．こうした免疫反応に関係する血液型抗原は，従来は免疫学的方法で同定されてきた．しかし今日では，これらの膜タンパクをコードする遺伝子がクローニングされて塩基配列も明らかになり，構造や時には機能すらも明らかになってきた．図25-2によく知られたいくつかの赤血球抗原の膜トポロジーを示す．

赤血球型分類は，単一の対立遺伝子もしくは密接に関連する複数の対立遺伝子によって産生される糖質またはタンパク赤血球膜抗原によって行われる．ほとんどの血液型抗原は，単一のヌクレオチドの多型性によって説明される．例えば，グリコホリンB遺伝子の対立遺伝子Sとsは，コドン29における単一のヌクレオチドの多型性の違いである．S対立遺伝子はメチオニン残基(ATG)をコードし，s対立遺伝子はスレオニン残基(ACG)をコードしている．

多くの赤血球抗原は赤血球表面に発現したタンパクである．ところが，ABO型のように，表面のタンパクないし糖脂質に結合した糖質の違いに規定されるものもある．

3．ABO血液型システム
the ABO system

A型抗原とB型抗原は，特異的な転移酵素によって糖タンパクないし糖スフィンゴ脂質に結合した末端の糖鎖で決定される．これら末端糖鎖の前駆体はH抗原で，その構造はR-アセチルグルコサミン-ガラクトース-フコースからなる(図25-3)．なお，R-はコアになる炭水化物成分である．

A抗原は，グリコシルトランスフェラーゼの触媒作用によって，H抗原のガラクトースに*N*-アセチルガラクトサミンが結合してできる．B抗原は，H抗原のコアのガラクトースに対立遺伝子多型の酵素によって別のガラクトース残基が結合したものであ

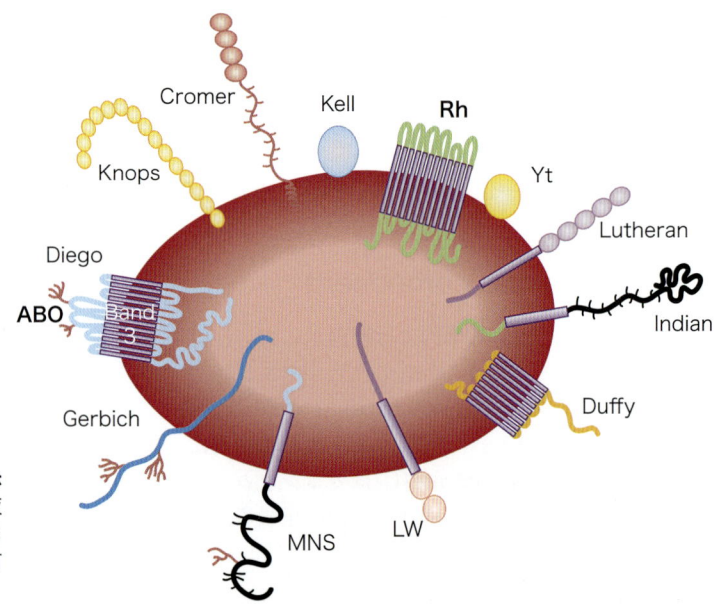

図 25-2　よく確認された抗原である赤血球膜タンパクのトポロジー． ABO血液型の抗原が糖質であることも示されている（Dr. Elizabeth Sjöberg-Wester より許可を得て改変）．

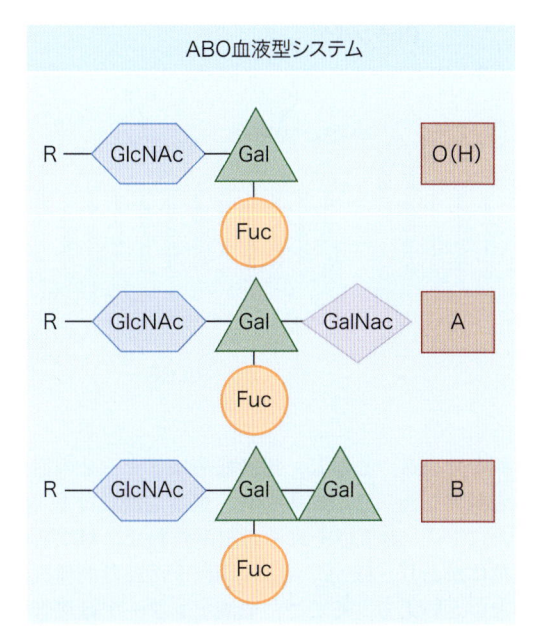

図 25-3　H 物質 O(H)，A 抗原(A)，B 抗原(B) の末端多糖鎖構造． Fuc：フコース，Gal：ガラクトース，GlcNAc：N-アセチルグルコサミン，GalNac：N-アセチル-D-ガラクトサミン．

る．また，対立遺伝子多型で酵素活性がないために糖質が付加されないのが O 抗原である．

OO ホモ接合体は A と B の末端トランスフェラーゼがないために，赤血球表面には H 抗原だけが修飾されない状態で発現している．これらの人を O 型とする．A 型ないし B 型の人は，AA ないし BB のホモ接合体か，AO ないし BO のヘテロ接合体である（表 25-1）．AB 型の人は，両親からそれぞれ A と B の対立遺伝子を引き継いでいる．

胎児から生涯にわたる過程で，人はさまざまな物質から A および B 抗原に曝される．その結果，たとえ輸血を受けていなくとも，抗 A ないし抗 B の自然 IgG および IgM 抗体が作られる．IgM 抗体は補体を結合し，後で詳述するように，血管内溶血を起こしうる．

表25-1　ABO血液型システム

遺伝子型	赤血球抗原	血清抗体
AA, AO	A	抗B
BB, BO	B	抗A
AB	AB	なし
OO	O	抗A，抗B

A 型赤血球をもつ人の血清には抗 B 抗体があり，B 型の人には抗 A 抗体がある（表 25-1）．O 型の血清には抗 A と抗 B 抗体がある．

O 型の人は時に**万能ドナー** universal donor とよばれることがある．そして実際に，ベトナム戦争時に血液型の種類にかかわらず戦場で O 型血液が輸血されたこともある．逆に，AB 型の血清には抗 A 抗体も抗 B 抗体もないので，**万能レシピエント** universal recipient とよばれることもある．

4．Rh 血液型システム
the Rh system

Rh 血液型システムを構成するタンパクは，第 1 番染色体にある 2 つの相同遺伝子にコードされている．2 つのタンパクは赤血球膜を 12 回通過する複雑な膜貫通タンパクである．1 つのタンパクは D 抗原を含み，もう 1 つのタンパクには，C，c，E，e 抗原がある．Rh 血液型システムには，ほかにも免疫原性が低く，性質がよくわかっていない 45 種類の抗原がある．

Rh 血液型システムのうち，D 抗原が最も免疫原性が強く，輸血の際に重要になってくる．**Rh+** とは赤血球表面に D 抗原があるもので，**Rh−** は D 抗原がないものをいう．北米の白人の約 15% は Rh−である．Rh−の人は，胎児から，あるいは輸血によって D 抗原をもつ赤血球と接触しないかぎり，同種抗 D 抗体を作ることはない．頻度は低いが，赤血球膜外層にあるタンパクドメインにおけるアミノ酸置換によって生じている C，c，E，e 抗原（図 25-4）に対する同種抗体が作られることもある．

Rh 抗原に対する同種抗体は IgG 免疫グロブリンで，オプソニンではあるが補体は結合しない．IgG で覆われた赤血球をマクロファージが認識して貪食し，血管外溶血を起こす．温式 IgG 自己抗体（第 11 章参照）によって発生する自己免疫性溶血性貧血のほとんどは，Rh 抗原に対する自己抗体で発症することに注意したい．

本章で後述するように，D 抗原は胎児および新生児の溶血性疾患に重要な役割を果たす．また，Rh 血液型システムは不適合輸血の主な原因にもなる．さらに，Rh 抗原以外の赤血球抗原も同種抗体を作ることがある．よくみられる同種抗体は，次項で述べるルーチンのスクリーニング検査で検出される．

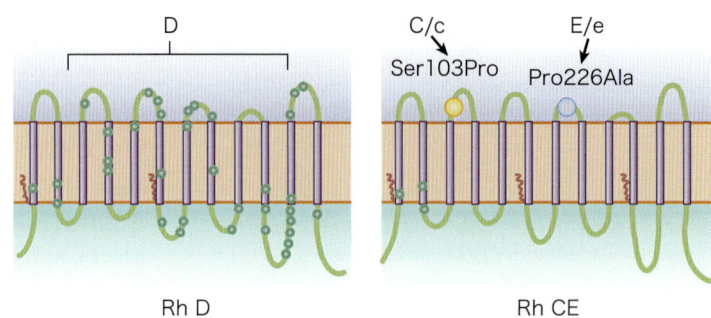

図 25-4　Rh タンパクのトポロジー.
左図：D 抗原, 右図：C, c, E, e 抗原.
Ser：セリン, Pro：プロリン, Ala：アラニン.

5. 輸血前検査*
pretransfusion testing

　ドナーの血液 1 単位が採取されると，赤血球の A，B，Rh D 抗原を調べる．高力価の抗 A 抗体を含む血清を添加すると，A 型ないし AB 型赤血球はたちどころに凝集して塊を作る．一方，O 型赤血球は凝集しない．同じように，赤血球に B 抗原と Rh D 抗原があるかないかは，簡単な凝集検査法で確認できる．

　赤血球輸血を受けるレシピエントの血液についても，ドナーの血液と同じように ABO 血液型と Rh D 血液型を判定する．

　さらに，レシピエントの血清に，抗 A，抗 B 抗体以外の同種抗体がないかどうか調べておく．図 25-5 には，Rh C, c, E, e だけでなく他の血液型 Kell と Duffy が異なる 2 人の赤血球を用いた検査例を示す．

　患者血清が 2 人の赤血球のいずれとも凝集塊を作らなければ，これらの抗原に対する同種抗体はない

と判定できる．しかし，患者血清はドナー 2 の赤血球と凝集した．この結果から，患者血清には E, c, または Fy^b，およびそれらの組み合わせに対する同種抗体があり，D, C, e, K, k, Fy^a には同種抗体がないといえる．そこで，血液センターでは患者の血清に特殊な同種抗体がないかパネルを追加して検討することになる．血液センターでは，レシピエントと ABO 血液型と Rh D 血液型が同じだけでなく，レシピエント血清の抗体と反応する抗原がない血液製剤を選択する．さらに安全のために，血液製剤が完全に適合しているかどうかを判断するのに，間接抗グロブリン試験（間接クームス Coombs 試験，図 11-3 参照）でレシピエントの血清と反応しないことを確認する．

6. 輸血の適応

1) 赤血球輸血

　赤血球輸血の唯一の目的は血液の酸素運搬能を高

供血者	Rh 血液型					Kell 血液型		Duffy 血液型		血清反応
	D	C	E	c	e	K	k	Fy^a	Fy^b	
1	+	+	O	O	+	+	+	+	O	O
2	+	O	+	+	O	O	+	O	+	3+

図 25-5　抗原が同定されている赤血球を用いて患者血清に同種抗体の有無を検出する 2 つの検査パネル． 結果の解釈については本文参照．

＋ 抗原陽性
O 抗原陰性
3＋ 凝集＝不明の抗原が存在, 同定が必要

*輸血前検査：ABO/Rh 血液型判定, 抗体検査, クロスマッチ

めることである．最も明確な適応は，急性の出血，外科手術，外傷，重症の消化管出血などの場合である．急性出血に際し，輸血を考慮する身体所見としては起立性低血圧がとくに有用である．というのも，起立性低血圧は，循環血漿量が低下しており，赤血球量と血漿量の両者を補う必要があることを示唆しているからである．出血による貧血については第3章を参照されたい．

亜急性貧血ないし慢性貧血の患者に対し，輸血を行うべきか否か，輸血するとしたらいつ行うか，判断はより微妙になる．貧血の原因，基礎疾患の併存，患者年齢，症状，徴候など，多くの要因を考慮しなくてはならない．腎不全に伴う貧血は，エリスロポエチン投与でほぼ十分である．鉄欠乏，ビタミンB_{12}（シアノコバラミン）欠乏，葉酸欠乏の場合には，適切な補充療法で貧血は急激に改善するので，合併症さえなければ輸血は避ける．また慢性に続く貧血では，生体のもつ代償作用（第3章）によって高度の貧血にも耐えられるので，とりわけ若年者やデスクワークの人では輸血は慎重にする．

これに対し，貧血が急激に起こった場合，とくに肉体作業をする人では貧血に耐えられない．狭心症や一過性脳虚血発作が起こるようであれば，生命維持に重要な器官が損傷されないうちに，輸血は比較的早めに行う．

以上の理由から，ヘモグロビン濃度やヘマトクリットがどのくらいに下がれば輸血をすべきか，基準を設けるのはむずかしいし，現実的でもない．この10年間で得られたエビデンスによれば，内科系，外科系ともに赤血球輸血が多すぎた，とされる．実際，中等度の貧血患者には輸血を極力制限したほうが，かえって死亡率を低めるとの研究もある．

2）血小板輸血

前述のように，1単位の血小板製剤は6人のドナーから集めるか，1人のドナーから血球成分分離装置を使って準備される．

血小板の正常な寿命は循環血液中で7〜9日である（第14章）．しかし，血小板減少患者に輸血した場合の血小板寿命は明らかに短い．そればかりか，血小板輸血を受けた後で免疫応答が起こり，とりわけ適合していないHLA抗原に対する抗体によって供血された血小板が一層早く除去されてしまう．こうした理由から血小板輸血は慎重にすべきで，むやみに行うべきではない．

血小板輸血は，血小板破壊亢進よりも，血小板産生低下に基づく血小板減少症に効果を示しやすい．血小板輸血の主な適応は血小板減少による出血に対してであり，血小板機能異常に対する適応は低い．また，たとえ出血していなくても，著明な血小板減少のために重篤な出血のリスクが大きい場合にも血小板を輸血することが多い．

赤血球輸血の場合と同様に，予防的な血小板輸血は近年では制限される傾向にある．血小板機能に問題がなければ，血小板数が5,000/μL以下にでもならないかぎり，著明な消化管出血を起こすことはない（図25-6）．前向き研究によれば，血小板数が10,000/μL以下で血小板輸血を受けた群と，20,000/μL以下で血小板輸血を受けた群とでは，重大な出血を起こすリスクに有意差はみられない．

3）血漿輸注

新鮮凍結血漿輸注の主な適応は，複数の血液凝固因子の欠乏を補正する目的にある．すなわち，肝疾

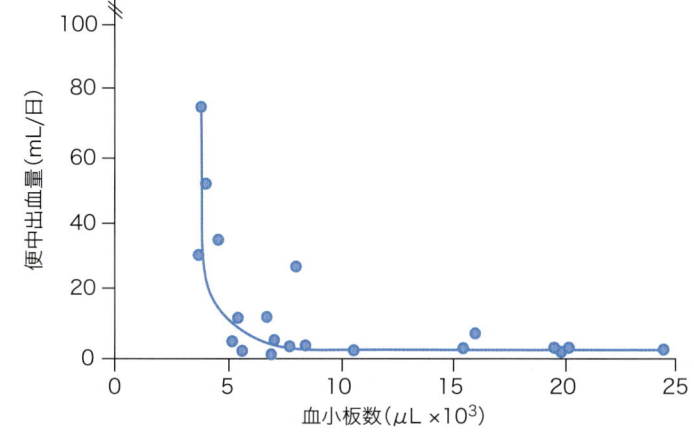

図25-6 血小板数と便中出血量との相関
(Slichter SJ, Harker L. Thrombocytopenia: mechanisms and management of defects in platelet production. *Clin Haematol* 1978; 7: 523-539より許可を得て改変).

患，ワルファリンの過剰投与，播種性血管内凝固などの場合である(第16章)．単一の血液凝固因子が先天的に欠乏している場合には，欠乏している凝固因子の補充療法で治療できる(第15章)．

急性の大量出血に新鮮凍結血漿の輸注が有用な理由は，2つある．第1は，出血による循環血漿量の減少を，血管内にとどまることができるコロイド成分で補正できることにある．第2は，大量出血の患者では播種性血管内凝固を伴っていたり，血漿の喪失とそれを補う大量の輸液による希釈のために血液凝固因子が減っており，それを補う効果があることである．

血液センターでは，血漿を4℃に冷却してできるタンパク沈殿を集めたクリオプレシピテート cryoprecipitate 製剤の供給を用意している．クリオプレシピテートには，血液凝固第Ⅷ因子，von Willebrand因子，第ⅩⅢ因子，フィブロネクチン，フィブリノゲンが含まれる．もっとも，フィブリノゲン以外は今日ではリコンビナント製剤や高度に純化された製剤が使用できる．このため，クリオプレシピテート製剤が使われるのは，主として低フィブリノゲン血症の治療のためである．

7．輸血による有害事象

1）溶血反応 hemolytic reaction

抗原が不適合な赤血球が輸血されると，即時ないし遅発性に溶血が起こる(表25-2)．

a）即時型溶血反応

即時に溶血反応が起こるのは，ほとんどがABO血液型不適合輸血の場合である．例えば，B型血液の人に誤ってA型が輸血されると，レシピエントに自然にあるIgM抗A抗体が補体を結合し，輸血されたA型赤血球は血管内で溶血する．

臨床徴候は，輸血過誤に気づいて中止されるまでの輸血量によって異なる．通常，発熱や悪寒があり，しばしば呼吸困難，頻脈，ヘモグロビン尿，一般に下背部に強い痛みを伴う．ABO血液型不適合輸血が大量に行われた場合は，しばしば低血圧ショック，乏尿，播種性血管内凝固を引き起こす．これらの徴候は，全身麻酔で手術を受けている場合，低血圧ショック以外は見逃されやすいので十分な注意が必要である．

不適合輸血に気づいた場合は即座に輸血を中止し，ドナーとレシピエントの血液型を再確認する．この間，静脈路を確保し，注意して血圧と尿量を観察する．

幸い，現在の血液センターではいくつもの安全対策がとられ，ABO血液型不適合輸血はほとんど発生しない．ニューヨーク州では，1990～1999年の10年間に900万単位が輸血されている．このうちABO血液型不適合輸血による有害事象が起きたのは462人で，20,000単位の輸血につき約1回程度の確率である．

b）遅発性溶血反応

輸血に伴う遅発性溶血反応が起こることは比較的よくみられるが，過誤が原因になることはほとんどない．前述したように，妊娠や輸血によってタンパク抗原に対する同種抗体のできることがある．とくにRh D抗原は高度に免疫原性があり，1回接触しただけでも抗D抗体が検出されることがある．これに比べ，Rh C，c，E，e，Kell，Duffyなどの抗原は抗原性は低い(図25-2)．それでも抗原がない人に輸血すると，初期免疫反応を誘発する可能性がある．

初期免疫反応は，図25-5に示すようなスクリーニング検査で検出できるほどの高力価の抗体は作ら

表25-2 溶血性輸血反応

	急性	遅発性
溶血のタイミング	即時	輸血後3～10日
機序	自然抗体による	過去に産生された抗体による
抗体	IgMか補体を結合したIgG (例えば，抗A，抗B抗体)	補体を結合していないIgG (例えば，抗Rh抗体)
溶血部位	通常は血管内	通常は血管外
続発症	重症例：ショック，播種性血管内凝固，急性腎不全	普通は特になし

ない．しかし，後に同じ抗原を含む血液製剤が2回目に輸血されると，3〜10日の間で免疫反応が呼び起こされ，臨床的に明瞭な溶血反応を引き起こすのに十分な抗体を産生しうる．

本章の最初(p.249)に述べたように，抗Rh抗体とIgGは補体を結合しない．このため溶血は血管外で起こり，ABO血液型不適合輸血における即時型溶血反応ほどには重症でない．図25-7に典型的な遅発性溶血反応を示す．遅発性溶血反応は，赤血球輸血後1週間以内にヘモグロビン濃度かヘマトクリット値が理由もなく低下したことで判断される．症状も徴候もないことが多いが，時に発熱，悪寒，黄疸があり，まれにヘモグロビン尿も現れることがある．

診断は，直接抗グロブリン試験(第11章，図11-3A参照)で抗体を結合した赤血球を検出する．あるいは最近輸血を受けたドナーの赤血球と同じ抗原をもつ赤血球パネルを用意し，レシピエント血清を添加して間接抗グロブリン試験で検出する．しかし，抗体で覆われた赤血球がマクロファージによって急速に除去され，直接抗グロブリン試験が陰性になることがある．

遅発性溶血反応は通常，治療する必要がない．しかし，患者のヘモグロビン濃度とヘマトクリット値を慎重に経過観察し，輸血が必要なときには反応を起こす抗原がない血液製剤を使うように十分注意する．

c）胎児・新生児溶血性疾患
hemolytic disease of the fetus and newborn (HDFN)

胎児・新生児溶血性疾患(HDFN)は，胎児の赤血球が母体に"輸血"された結果としての免疫反応によって起こる．最も頻度が高いのは母体のRh D同種免疫反応である．この病態発生は，遅発性溶血性輸血反応と似ている．典型的なシナリオは次のようである．

Rh陰性の母が，父親からRh D抗原を受け継いだ児を妊娠する場合を考える．第1回目の妊娠では，胎児赤血球が胎盤を通ってD抗原が免疫する．産生される抗D抗体が胎盤を通過して胎児循環に入る量は少ないため，児に溶血を起こすことはない．

続く妊娠では，胎児のD陽性赤血球に対する既往の免疫反応が増強され，胎児と新生児に自己免疫性溶血を引き起こすリスクが高くなる．児は重症な貧血を起こし，組織低酸素のために全身性浮腫，すなわち胎児水腫hydropsを発症する．加えて，胎児および新生児の血漿中にある高濃度の間接ビリルビンが血液脳関門を通過して脳，とくに基底核に沈着し，核黄疸kernicterusとして非可逆的な神経障害を引き起こす．

妊娠第3期に胎児に異常が現れて，血液検査でHDFNと診断されれば，子宮内輸血を行って胎児水腫や核黄疸の発生を防ぐことができる．

幸いなことに，Rh陰性の母親に第1子出産後に抗D免疫グロブリン(RhoGAM, Ortho Clinical Diagnostics, Rochester, NY)を静注すればRh Dに対する感作を安全かつ効果的に抑えられ，続いての妊娠でHDFNの発生を予防できることが50年前にわかったため，今日ではHDFNはまれにしか発症しなくなった．

2）輸血関連急性肺傷害
transfusion-related acute lung injury (TRALI)

およそ3,000人に1人の割合で輸血後6時間以内に急性間質性肺炎が発症し，呼吸困難，頻脈，低酸素血症，発熱，低血圧が現れる．それまでは正常だった肺に，輸血後に急速に出現した両側の浸潤影を図25-8に示す．この急速に発現する異常は，肺浮腫，肺塞栓，細菌性肺炎，肺出血，急性呼吸窮迫症候群

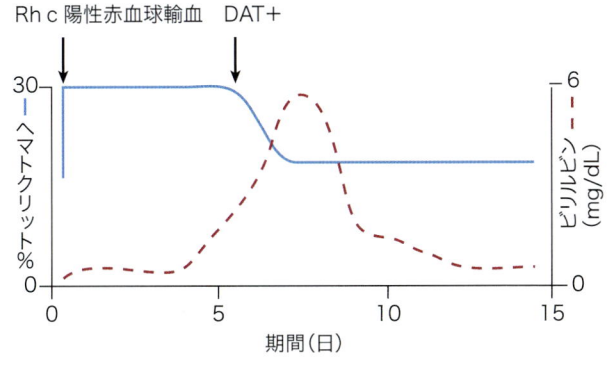

図25-7 過去のRh c陽性赤血球輸血で抗c抗体ができた患者における典型的な遅発性溶血反応の経過．第0病日に患者はRh c陽性赤血球輸血を受け，ヘマトクリット値は改善した．第5日目に血清ビリルビンが上昇し，溶血が疑われた．この時点で直接抗グロブリン試験が陽性になった．抗体で覆われた赤血球は速やかに循環血液から除去され，血清ビリルビン値はそれ以上には上昇しなかったが，ヘマトクリット値は急速に低下した．DAT＋：直接抗グロブリン試験陽性．

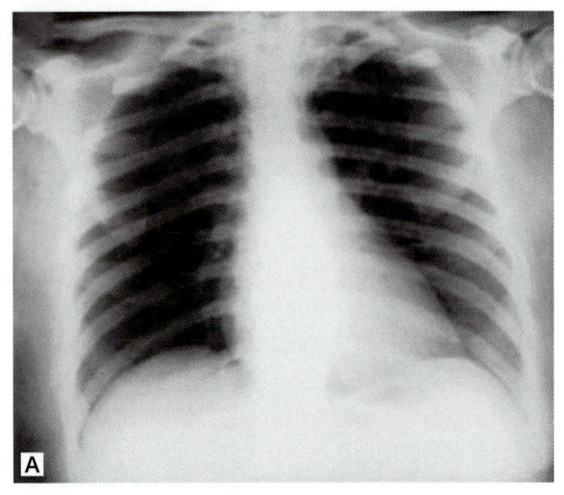

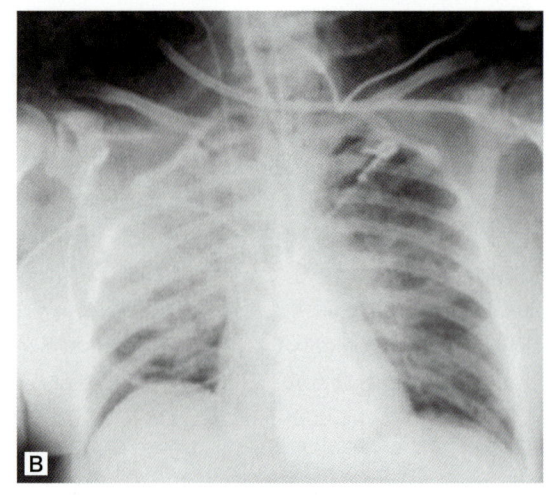

図 25-8 輸血後に発生した輸血関連急性肺傷害（TRALI）．両側肺に浸潤影が急速に出現した（Bux J. Transfusion-related acute lung injury (TRALI): a serious adverse event of blood transfusion. *Vox Sang* 2005;89:1-10 より許可を得て改変）．

としばしば鑑別が困難である．

輸血関連急性肺傷害（TRALI）は，ドナーの抗体がレシピエントの好中球か肺上皮細胞に結合して活性化することによって起きる急性呼吸窮迫症候群 acute respiratory distress syndrome（ARDS）の一型と考えられる．

多くの場合，HLA抗原に対する抗体が原因になる．また，コリン輸送体様タンパク2 choline transporter-like protein 2（CLT2）とよばれる好中球に発現する多様な抗原に対する抗体が原因になる場合もある．後者の抗体はとくに重症でしばしば致命的なTRALIを引き起こしやすい．

TRALIは，輸血治療に伴う重症な合併症としては最も多い．TRALIの治療は，基本的には対症療法である．すべての患者に酸素吸入療法が必要で，人工呼吸器を必要とする患者も多い．48～96時間で通常は回復するが，致命率は5～25％にのぼる．

TRALIのリスクを低下させるには，男性から供血を受けるようにする．というのは，女性は妊娠の際に組織適合白血球抗原 histocompatibility leukocyte antigen（HLA）の同種免疫が行われている可能性があるからである．TRALIが疑われるケースでは，血液センターで調査する．TRALIを発生したと考えられる血液製剤は，供血リストから永久に除外する．

3）輸血関連感染症

種々の細菌，ウイルス，原虫が血液ないし血液製剤を介して感染しうる．現在，表25-3に示す病原体についてはルーチンにチェックしている．

細菌の汚染は，とくに室温で保存する血小板濃厚液で問題になる．

米国では，最近熱帯地域から帰国した人が行う供血によってマラリアが発症することがまれにある．

ウイルスで最も問題になるのは，ヒト免疫不全ウイルス human immunodeficiency virus（HIV），C型肝炎ウイルス，B型肝炎ウイルスである．もっとも，感度と特異度の極めて高い免疫学的および分子遺伝学的検査法が開発されたおかげで，この25年間で血液製剤を介したウイルス感染は大幅に減っている．HIVに感染した場合，血液のHIV RNA検

表25-3 輸血感染症スクリーニング

ヒト免疫不全ウイルス1，2（HIV1，HIV2）
B型肝炎ウイルス
C型肝炎ウイルス
ヒトT細胞白血病ウイルスⅠ，Ⅱ human T-cell leukemia virus typeⅠ，Ⅱ（HTLVⅠ，HTLVⅡ）
西ナイルウイルス
梅毒
トリパノソーマ症（シャーガス病 Chagas disease）
細菌（血小板輸血）

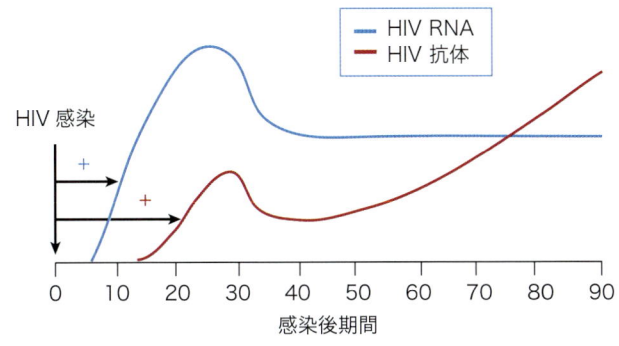

図 25-9 HIV 感染から HIV の RNA や抗体で検出されるまでの"空白期間" window period.

表25-4 輸血に伴うリスク

	発生率
輸血関連急性肺傷害（TRALI）	1/3,000
不適合輸血	1/14,000
感染	
細菌（血小板輸血）	1/75,000
B型肝炎ウイルス	1/200,000
C型肝炎ウイルス	1/2,000,000
ヒト免疫不全ウイルス（HIV）	1/2,000,000

査で陽性になるまでの空白期間は10日と短くなっている（図25-9）．

こうした進歩にもかかわらず，一般の人は輸血に伴う重篤な合併症はHIVと肝炎であると不安に思っている．実際には，ウイルス感染よりも，TRALIと不適合輸血が輸血のリスクとしてははるかに大きい（表25-4）．

セルフアセスメント

1．あなたがアフガニスタンで軍の大規模な血液銀行を運営しているとする．部隊の増派に伴い，より多くの兵士あるいは民間人の犠牲者が出ると見込まれる．国中に点在する大隊の野戦基地に，血液型判定もクロスマッチもできない状況で緊急輸血を想定して血液を支給しなければならない．供血のための採血，冷所保存，前線への供給に必要な血液単位を十分に上回るだけの献血ドナーは，軍の兵士で確保できる．このような状況で，供血に最も有用な血液型はどれか．
　A．O型，Rh−
　B．O型，Rh＋
　C．AB型，Rh−
　D．AB型，Rh＋
　E．A型，Rh−

2．32歳の女性．急性骨髄性白血病に対し，強力な骨髄抑制薬を併用して寛解導入療法を受けた．治療開始10日後に悪寒戦慄，嚥下困難，呼吸困難が出現した．身体診察では，体温39.4℃，口腔および咽頭粘膜炎，右下肺野ラ音聴取，両側下肢の小さな点状出血が認められた．

臨床検査所見は，Hb 5.9g/dL，Ht 17.8％，MCV 90 fL，網赤血球 0.3％，白血球 980/μL（骨髄芽球3％，好中球12％，単球2％，リンパ球83％）．血小板数 22,000/μL

X線写真：肺X線写真では右葉底部に小さく，かすかな浸潤影を認める

輸血すべき血液製剤はどれか．
　A．顆粒球輸血，血小板輸血，濃厚赤血球輸血
　B．血小板輸血，濃厚赤血球輸血
　C．濃厚赤血球輸血
　D．顆粒球輸血，濃厚赤血球輸血
　E．全血

3．輸血に伴う重篤な合併症として現在最も問題になるのはどれか．
　A．血液汚染による細菌性敗血症
　B．HIV感染
　C．C型肝炎感染
　D．ABO血液型不適合による急性溶血反応
　E．輸血関連急性肺傷害

CHAPTER 26

造血幹細胞移植
Hematopoietic Stem Cell Transplantation

Jon C. Aster, Joseph H. Antin

学習目標

本章で理解すること
- 造血幹細胞移植の臨床応用と合併症
- 主な造血幹細胞移植
- 同種造血幹細胞移植の遺伝学
- 移植片拒絶と生着不全
- 移植片対宿主病と移植片対腫瘍効果の病因論

造血幹細胞移植 hematopoietic stem cell transplantation(HSCT)の歴史は，1950年代のE. Donnall Thomas, James Till, Ernest McCullochの先駆的な業績に遡る．すなわち，致死線量の放射線照射で骨髄が荒廃したマウスに同系マウスから未分画の骨髄細胞を輸注すると死を免れることを証明した．彼らは多能性造血幹細胞の存在を明らかにし，免疫系の研究に新たな実験手法を導入し，基礎研究に大きな影響と成果をもたらした．

HSCTは導入当初から，多大な治療効果がある反面，しばしば致命的な合併症を引き起こすことが知られていた．HSCTを受ける患者は致死量の抗癌薬なり放射線照射を受け，HSCTはいわば綱渡りにも近い状態の医療といえる．

しかし，後述するように，幹細胞生物学，免疫学，薬理学の発展により，より効果的で，リスクの少ないHSCT治療法が開発されてきた．こうしてHSCTは以前に比べて適応疾患が拡大し，治療を受けられる患者層も広がっている．

本章では，血液学領域での素晴らしく，かつ急速に発展している革新的取り組みの際立った特徴について述べてみたい．

1．HSCTの適応

HSCTが臨床応用で期待できる効果を本項では述べる．

a）造血幹細胞における先天性，後天性欠損の補正

胚細胞レベルでの欠損症に対する遺伝子治療法が実現するまで，HSCあるいはその子孫の機能を障害する重症な遺伝子疾患患者にとって，HSCTが唯一の希望であった．異常のある患者の造血幹細胞hematopoietic stem cell(HSC)を健常者からのHSCで置換することで，HSCに異常がある遺伝性疾患を治癒することができる．先天性リンパ球異常症(重症複合型免疫不全症，X連鎖性無γ-グロブリン血症など)，赤血球異常症(重症サラセミア，鎌状赤血球症など)，単球/マクロファージ異常症(ゴーシェ病Gaucher diseaseなど)をはじめ，数多くの遺伝性疾患の治療にHSCTが応用されてきた．

b）大量抗癌治療の補助

放射線治療や多くの抗癌薬では，HSCの駆逐による骨髄機能不全のため，治療量に制限があった．これに対し，HSCTは健康なHSCを供給することで数週から数か月にわたって造血と免疫系を完璧に再構成でき，抗癌薬の治療量の制限を克服できる．

c）移植片対腫瘍効果 graft-versus-tumor(GVT)effectの発現

一卵性双生児以外の個人からHSCTを受けた場合，移植されたHSCは新しく免疫系を構築し，患者の腫瘍細胞を"非自己"とみなして抗腫瘍免疫作用を増強する．骨髄性白血病をはじめ，いくつかの種類の悪性腫瘍の治療に，HSCTがGVT効果を発揮して有用であることが明らかにされている．

d）臓器移植拒絶反応の阻止

時にHSCTが固形臓器移植の拒絶反応を阻止する目的で実施される．例えば腎臓や肝臓のような固形臓器を移植する際に，HSCを移植する．

e）遺伝毒性化学物質・放射線物質からの救護

今日までは，チェルノブイリ原発事故など原子力核施設事故に遭遇したまれな被曝者に主に適応されてきた．

しかし，放射性物質で汚染された爆弾を使ったテロ攻撃に備え，アメリカ合衆国政府が膨大な資金と時間を注ぎ込んでいる事実を冷静に考える必要がある．放射性物質を使ったテロ攻撃が行われれば，数百，いや数千人もが重篤な骨髄障害を受けることが想定され，被曝者の多くを救うにはHSCTが必要になると考えられる．

HSCTには3種類の方法がある．

第1は**自家移植** autologous transplantで，患者自身のHSCを使うものである．この方法では有害な免疫反応は回避できるが，その分，移植片対腫瘍効果(GVT)は期待できない．このため骨髄性白血病の場合には再発率が高い．

第2は，**同系移植** syngeneic transplantがある．これは一卵性双生児のHSCを移植するもので，自家移植と同じ長所と短所がある．

第3は，**同種移植** allogeneic transplantで，遺伝的に異なるドナーから移植を受ける．

同種HSCTにおける免疫反応を決定する最も重要な因子は，組織適合抗原 histocompatibility leukocyte antigen(HLA)として知られる主要組織適合複合体 major histocompatibility complex (MHC)クラス1およびクラス2である．クラス1および2MHC分子は，それぞれ，細胞内と細胞外にある抗原に由来する短鎖ペプチドであることを思い起こしていただきたい．MHC遺伝子座にある多くの遺伝子が免疫反応に関与するが，同種HSCTを実施した患者にとって，最も重要な因子はHLA-A，HLA-B，HLA-Cクラス1抗原と，HLA-DRクラス2抗原であることが経験的にわかっている．クラス2抗原のHLA-DQとHLA-DPの影響は明瞭ではない．

これらのHLA抗原をコードする遺伝子は，第6番染色体上で近接しており，**ハプロタイプ** haplotypeとして一括して遺伝する．ドナーとレシピエントのハプロタイプが一致した同種HSCTは，"適合移植"とされる．HSCTは1つあるいは2つの抗原が不一致でも行われるが，HLA完全一致のHSCTに比べてリスクは高い．

別な観点からの同種移植における重要な因子として，ドナーが血縁者か非血縁者であるかである．MHCに加えマイナーな組織適合複合体遺伝子座が，頻度は低いが重大な免疫反応を起こすこともある．同種移植の血縁ドナーは同胞であるケースが多く，非血縁ドナーに比べてマイナーな組織適合複合体の一致率は大きい．MHC座が完全に一致する確率は同胞間では25%である(図26-1)．これに対し，親や子の場合のHLA完全一致率はまれにしかない．

注意すべきことは，マイナー組織適合複合体抗原の1〜2個の遺伝子はY染色体に座位する．したがって，女性ドナーからのHSCを男性患者に移植した場合，移植片対腫瘍効果(GVT)はより強く現れるが，同時に重大なGVHDも現れかねない(後述)．

臨床的には，いくつかの異なる方法で採取した

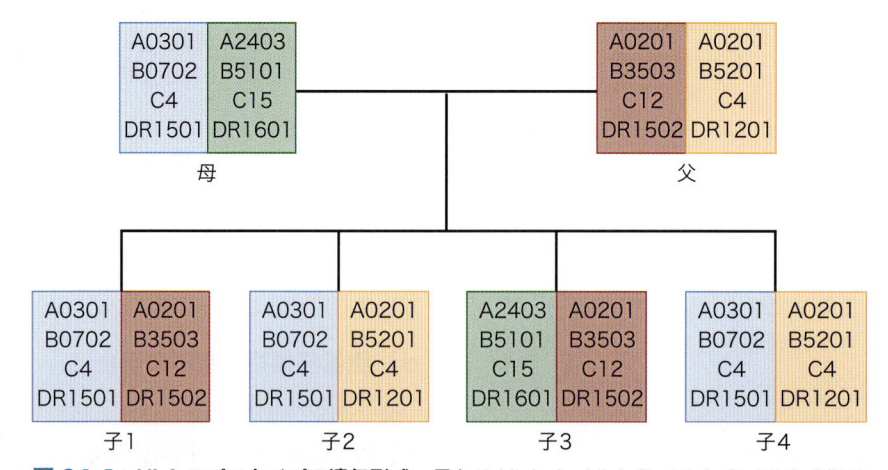

図 26-1　HLAハプロタイプの遺伝形式． 異なるHLA-A，HLA-B，HLA-C，HLA-DRアレル(対立遺伝子)が一緒になって遺伝していることが家系図でみられる．このことは，これらの遺伝子が第6番染色体の近接している部位に座位しているからである．4人の子どものうち，子2と子4は両親からそれぞれ同じペアのハプロタイプが遺伝し，HLAが完全に同一である．

HSCが使用されている．

血縁ドナーからの同種移植のほとんどは，採取した骨髄液を集めて未分画のままで，あるいは末梢血液から集めたHSCを移植する．末梢血液を使う場合には，定型的には顆粒球コロニー刺激因子granulocyte colony stimulating factor(G-CSF)（第2章）のような造血因子を投与してから数日後に採取する．

非血縁ドナーからの移植は，骨髄液，末梢血液や出生時の胎盤からの血液，すなわち臍帯血から集めたHSCを用いて行われる．臍帯血は出産に伴う副産物として利用できる長所がある．将来の非血縁ドナーによる同種HSCT移植に備え，国家的規模で臍帯血バンクが設立されている．しかし臍帯血では得られるHSCの数が比較的少ないのが欠点である．そこで，2人以上のドナーから集めた臍帯血をプールして移植したりする．

自家移植は，一般に，癌患者において，抗癌化学療法施行7～10日後に，G-CSFを投与して末梢血液から集めたHSCを使用して実施する．化学療法後の回復期には，HSCの増殖と移動が誘導される．

2．通常のHSCT：前処置と移植処置

a）前処置

どの方法を用いる場合にも，HSCTに先立って骨髄毒性のある前処置が行われる．前処置により，宿主のHSCの多くは死滅したり移動し，骨髄のニッチniche（第2章）が開放され，移植されるHSCが生着する場が提供されることになる．また前処置には，再生不良性貧血（第4章）の場合のような異常な宿主の免疫系を排除したり，HSCが転化した慢性骨髄性白血病（第20章）のように標準量の化学療法や放射線では効果がない腫瘍細胞を駆逐する役割もある．

前処置の具体的な方法は，対象疾患によって調整される．悪性腫瘍でなければ，一般には化学療法とT細胞を認識して死滅させる抗胸腺グロブリンanti-thymocyte globulin(ATG)で前処置を行う．悪性腫瘍に対しては，大量の化学療法薬を用い，全身放射線照射を加えることもある．

b）移植

前処置の数日後に，ドナーから採取したHSCを患者の末梢血液に輸注する．成功すると，患者の骨髄と末梢血液は，ドナーに由来する造血前駆細胞とその子孫で置き換えられる（図26-2）．最初に後期骨髄系前駆細胞に由来する血球成分が現れ，やがて初期骨髄系前駆細胞に由来する血球集団が出現してくる．しかし，骨髄機能が完全に持続して回復するには，多分化能と自己再生能をもつHSCが生着するまで待たなければならない．

c）移植後の造血回復

移植された細胞が骨髄に生着して成熟した血小板，赤血球，顆粒球を産生するには，平均すると，約3週間かかる．しかし，造血の回復の速度と時期は，HSCの供給源をはじめ，いくつかの要因が関与する．総じて，未分画の骨髄には，臍帯血に比べ，より多くの初期前駆細胞と造血幹細胞が含まれている．したがって，未分画の骨髄移植を受けた患者のほうが，移植細胞の生着は早い．

生着するまでの間，移植を受けた患者は免疫抑制が強くかかっており，体組織へ十分な酸素を供給するには赤血球輸血が欠かせないし，出血を防ぐには血小板輸血が必要となる．同種移植片から十分な数の顆粒球が作られるまでの最初の2～3週は，無顆粒球の状態が続き，細菌や真菌による重篤な感染症が高頻度で発症しやすい．移植後早期の重症感染症による死亡を減らすには，患者を陽圧の無菌室に収容してフィルターで濾過した空気を送って感染病原

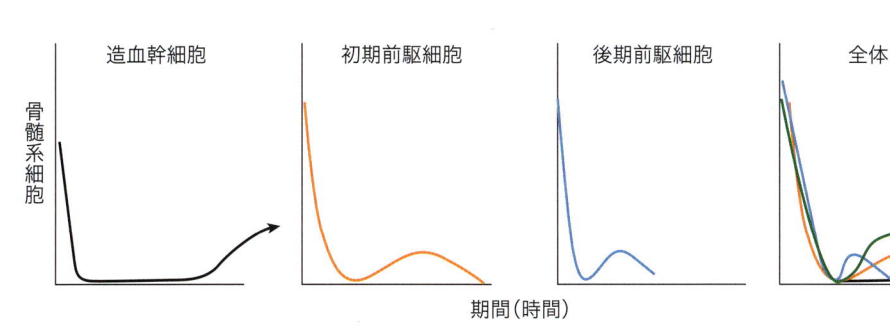

図26-2　HSCT後の生着．移植後早期には，骨髄前駆細胞に由来する骨髄系血液細胞が出現する．遅れて造血幹細胞が生着すると，造血が回復して維持される．

体の侵入を防ぐ．また，感染症の徴候が少しでもあれば，すぐさま強力な広域抗菌薬治療を開始する．

d）その他の合併症

そのほか，移植早期の合併症として，前処置に伴う細胞傷害が直接に関連するものがある．
- 細胞傷害：ほぼ全例で軟口蓋や食道に粘膜炎が発生し，嚥下痛や嚥下困難が起こる．これらの粘膜病変は病原体の侵入門戸になりかねない．

　もっと重篤な合併症に静脈閉塞症 veno-occlusive disease がある．これは，肝臓の静脈洞を裏打ちする血管内皮細胞が傷害されて発生すると考えられる．詳しい病態生理は不明であるが，血管内皮細胞の傷害によってフィブリンが沈着し，肝静脈洞が閉塞される．この意味から，"静脈洞閉塞症候群" sinusoidal obstruction syndrome と表現するほうが適切であるとの意見もある．血流が停滞する結果，肝臓が腫大して有痛性の肝腫が発生する．さらに，低酸素状態による中心小葉性肝壊死が起こり，重症の場合には肝不全になる．
- 生着不全 graft failure，拒絶反応 graft rejection：このほかの重篤な初期段階での合併症に，生着不全と移植拒絶がある．

　拒絶反応は，ドナーとレシピエントの間での免疫不一致の程度に相関して発生する．このため，非血縁者間の同種HSCTにおいて発生頻度が高い．また，移植前の赤血球や血小板の輸血による免疫感作も拒絶反応を増長する．

　生着不全は，造血幹細胞（HSC）を準備する段階でのHSC数の不足，前処置に伴う骨髄微小環境の破壊，感染などが原因で起こる．HSC移植で生着不全が起きた場合，造血能の回復をめざすには，通常は非血縁ドナーからの移植を"再度"試みる必要がある．しかし，二度目の移植では再度の前処置に関連する生着不全の確率が高くなることや致命率が高くなることは容易に理解できるだろう．
- 免疫不全：移植後に好中球が増えてくれば，細菌および真菌による感染のリスクは大幅に減少する．とはいえ，後述するように，同種移植を受けた患者におけるリンパ球免疫系の回復はもっと複雑である．すなわち免疫系は，免疫抑制状態と，移植片中のリンパ球による宿主への攻撃の微妙なバランス状態にある．このバランスがうまくいったとしても，同種HSCT移植を受けた患者の順応免疫能力が十分に回復するには数か月はかかる．このため，ウイルス感染のリスクは依然として高く，エプスタイン・バーウイルス Epstein-Barr（EB）virus に関連したB細胞腫瘍が移植後相当の年月を経てから発症することがある．

3．移植片対宿主病 graft-versus-host disease（GVHD）

a）病態生理

　同種移植で用いられる造血幹細胞（HSC）調整液には，さまざまな数の成熟T細胞が含まれる．これらの成熟T細胞と，新たに移植HSCから作られるT細胞は，宿主の細胞を敵として"見なし"てしまう．奇妙なことだが，移植片対宿主病（GVHD）で傷害されやすい組織は，皮膚，消化管粘膜，胆管である．これらの組織に共通した特徴は，絶えず細菌や他の病原体に曝される体内部分を構成していることである．

　GVHDの病態発生は完全には解明されていないが，次のようなシナリオが想定される（図26-3）．

　まず，前処置，エンドトキシンのような炎症反応刺激，サイトメガロウイルス感染などによる上皮細胞の傷害が引き金になる．傷害された上皮細胞からは種々の液性炎症反応物質が分泌され，その場にある樹状細胞，組織マクロファージ，内皮細胞を活性化する．これらの細胞は，エンドトキシンのような細菌に由来する分子によっても直接に活性化される．炎症反応が確立されると，宿主の組織適合抗原（HLA）に特異的な移植片由来T細胞が集められる．CD8陽性細胞傷害性T細胞が選択的に上皮細胞を攻撃し，アポトーシスを誘導したり初期刺激での上皮細胞傷害を増幅し，上皮細胞を死に招く．

b）病型

　一般に移植100日以内の早期には，GVHDはドナー細胞に混じっている成熟T細胞によって引き起こされる．この急性GVHDは急激に発症し，劇的な臨床徴候が現れる．急性GVHDの発生リスクは，患者に移植する前に移植細胞を抗T細胞抗体で処理すると減らすことができる．しかし，この処置を行えば，T細胞が除去されるために，元の腫瘍の再発リスクが大きくなったり，EBウイルス陽性のB細胞腫瘍の発生率が高まるという矛盾を孕む．

　移植後100日を過ぎると，主として移植片に含まれたHSCや初期の前駆細胞に由来する新しいT細胞とB細胞によってGVHDが起こる．この反応

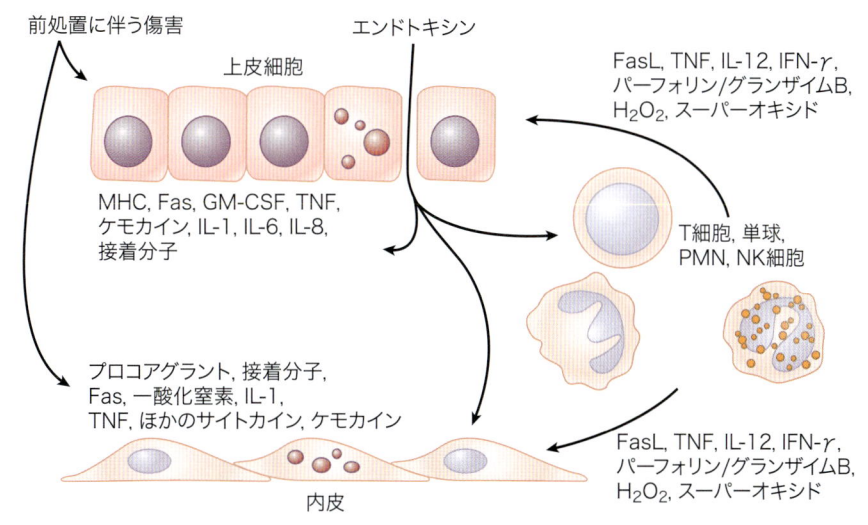

図 26-3 **GVHD の病態発生**．GVHD に関係する細胞および液性因子．詳しくは本文参照（Antin JH, Approaches to graft versus host disease. Pediatr Transplant 2005, Suppl 7:71-5 より改変）．

は慢性 GVHD ともいわれ，より緩やかな経過をたどりやすい．しかし，それでも結果は悲惨である．

c）急性 GVHD

急性 GVHD では，皮疹，下痢，肝機能障害が現れる．皮疹はしばしばびまん性で，目立つ（図 26-4）．障害を受けた臓器における病理組織所見は同様で，リンパ球がまばらに浸潤し，それと関連して上皮細胞のアポトーシスが観察される（図 26-5）．

上皮細胞の傷害程度はさまざまで，壊死細胞がわずかに散在する程度の軽症から，表皮がすっかり剥がれるほどの最も重症な症例まである．重症の急性 GVHD 症例はしばしば敗血症を引き起こし，死亡することが多い．

d）慢性 GVHD

慢性 GVHD の組織傷害はより軽微で，線維化，萎縮，機能障害が起こる（図 26-6）．皮膚，消化管，肝臓が傷害されるのが特徴であるが，肺など他の組織が傷害されることもある．

皮膚の萎縮と線維化は強皮症のような所見を呈し，脱毛のみられることもある．消化管粘膜に線維化が起こると，栄養素の吸収が阻害され，機械的刺激にも脆弱となる．線維化が肺や肝臓に起これば，臓器の機能が障害されて問題になる．移植前処置として全身放射線照射が行われた場合には，放射線の後期毒性に関連する線維化も臓器不全に荷担する．

e）対策

臨床的な課題は，いかに GVHD をコントロールし，癌患者への移植では移植片対腫瘍（GVT）効果

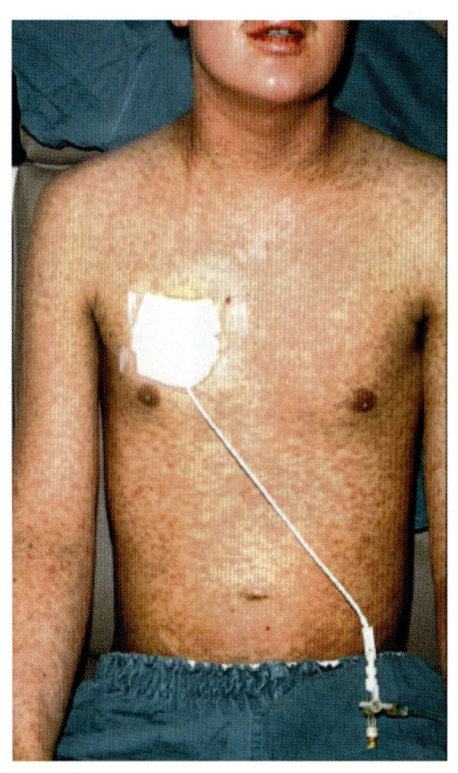

図 26-4 **急性 GVHD**．特徴的な皮疹が認められる．理由は不明であるが，皮疹はまず手と足に出現することが多い．

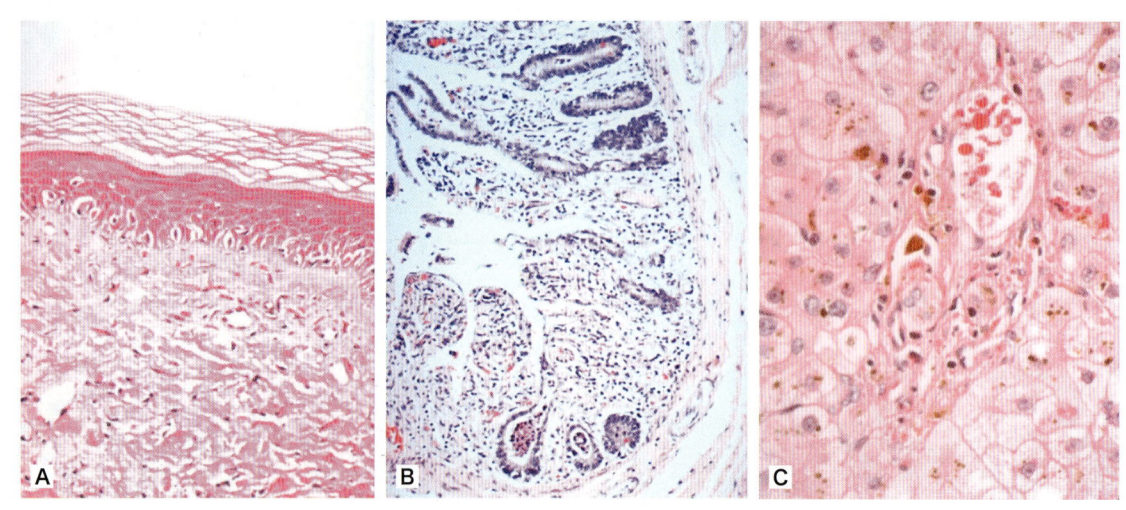

図 26-5　急性 GVHD． A：皮膚生検で，真皮と表皮の結合部位にわずかなリンパ球浸潤がある．B：重症になると腸上皮細胞が部分的に剝離される．C：肝臓の門脈域では，リンパ球がまばらに浸潤し，免疫反応によって胆管細胞が消失している．

を発揮しうる十分な免疫活性を獲得させ，免疫系を再構築するかである．このバランスを保つには，T細胞活性阻害薬(シクロスポリン cyclosporine，タクロリムス tacrolimus，シロリムス sirolimus)，T細胞増殖遮断薬(メトトレキセート methotrexate，ミコフェノール酸モフェチル mycophenolate mofetil)，殺 T 細胞薬(抗胸腺グロブリン，プレドニゾン prednisone)など免疫抑制薬の使用量を慎重に調整する．

4．移植片対腫瘍効果 graft-versus-tumor(GVT)effect

多くの臨床研究から，同種移植におけるいわゆる移植片対腫瘍(GVT)効果が治療上有意義であることが確認されている．この活性は，移植片に含まれる免疫細胞が宿主の腫瘍を認識し，腫瘍細胞を殺す作用に基づく．この効果が最も期待できる腫瘍は，慢性骨髄性白血病，急性骨髄性白血病，急性リンパ性白血病である．したがって，しばしば移植片対白

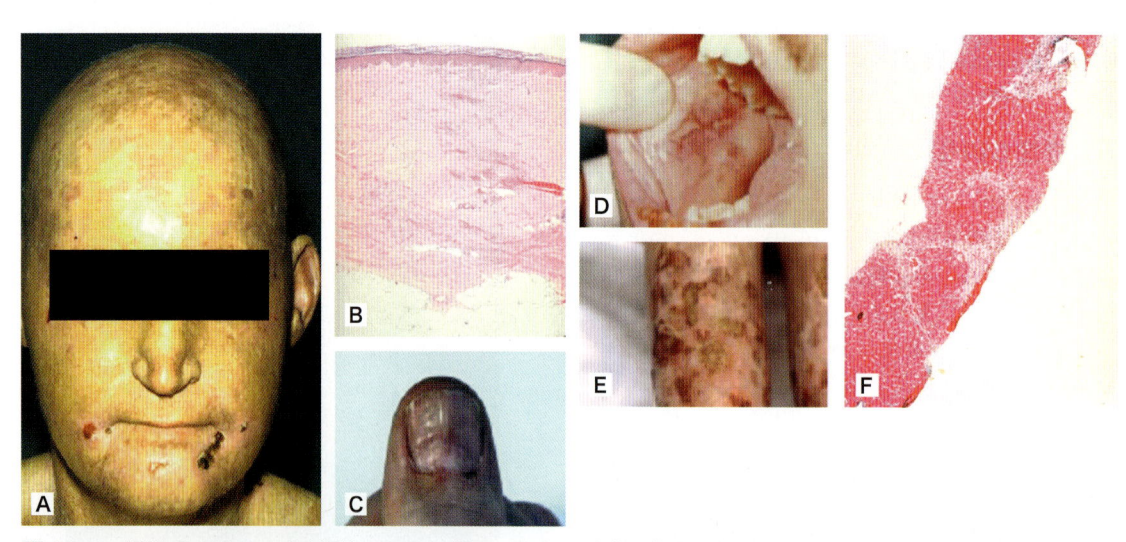

図 26-6　慢性 GVHD． A：重症慢性 GVHD の外観．脱毛し，皮膚の萎縮と脆弱化，肝機能不全に伴う黄疸が認められる．B：皮膚生検．表皮が萎縮し，真皮が厚く線維化している．C：爪はコラーゲン産生が障害され，窪みができて変形している．口腔粘膜(D)と皮膚(F)では，線維化と萎縮によって慢性潰瘍のできる可能性がある．F：肝生検．門脈，肝動脈，胆管がある肝小葉間の結合組織を中心に線維化が起こる．

血病 graft-versus-leukemia（GVL）効果ともよばれる．

GVL と GVHD は，同調して発生する．というのも，白血病の再発はドナーとレシピエントの間での免疫学的類似性の高さに相関する．実際，一卵性双生児からの移植が最も再発しやすく，ある程度の急性 GVHD や慢性 GVHD を起こした場合の再発率は低い（図 26-7）．

慢性骨髄性白血病のように GVL がとくに効果的な疾患では，ドナーの白血球を輸注すると抗腫瘍効果が高まる（第 20 章）．

この分野における大きな関心事は，GVL を GVHD と切り離せないか，ということである．腫瘍に特異的であるマイナーな組織適合複合体抗原が有効な GVL 反応の標的になれば，可能になると期待される．

5．造血幹細胞移植（HSCT）の今後の展望

歴史的にみれば，同種 HSCT の応用は，骨髄機能を廃絶する前処置と，多くの患者に適合したドナーを得ることの困難さによって制限されてきた．ドナーの確保はハプロタイプのわかったドナーを国内あるいは国際間で登録制度として立ち上げることで一部解決してきた．さらに臍帯血バンクもドナー確保に貢献してきた．しかし，いくら細心の注意を払っても，高齢者や重篤な基礎疾患のある患者には，従来の前処置では看過できない毒性の問題が残る．

白血病における同種 HSCT の治療効果の多くが GVL 効果に基づくとの考察から，近年ではレシピエントの骨髄機能を廃絶しないで，ドナーの細胞を少なくとも部分的に生着させる方法の開発に焦点が絞られるようになった．原理的には，このような方法がうまくいけば，高齢者，再移植が必要な患者，臓器不全によって従来の移植法に耐えられない患者らにも適応が大きく広がるはずである．

骨髄機能を完全に廃絶しない化学療法では，副作用が非常に少なく，入院期間も最低限ですむ．このため，小児，高齢者，慢性疾患の合併のある患者でも移植が可能になる．放射線照射も必要なくなり，HSCT の晩期合併症のいくつかは軽減できる．

骨髄非破壊的 HSCT が有望な例の 1 つとして，鎌状赤血球症の成人女性の治療例を示す（図 26-8）．この毒性の低い移植法は，鎌状赤血球症の治療には特に適している．というのは，白血病患者の場合と違い，造血細胞が軽度にキメラ状態になっても問題がないからである．

この患者は，交換輸血で SS 赤血球量を減らして 2 週後に軽症型鎌状赤血球症の兄弟から同種移植を受けた．前処置はフルダラビン fludarabine とブスルファン busulfan を用いて骨髄機能を廃絶しない程度の投与量で行われた．移植後に移植細胞が生着するまでに 2 度の交換輸血が行われた．

移植後 6 か月の時点で，末梢血液では Hb A が約 60％，Hb S が約 40％ となり，鎌状赤血球症軽症型の状態となった．移植細胞の生着後には，末梢血液塗抹標本は正常になり，溶血がなくなった．赤血球系造血亢進はおさまり，骨髄細胞数も正常になった．適切な予防のおかげで，GVHD も出現しなかっ

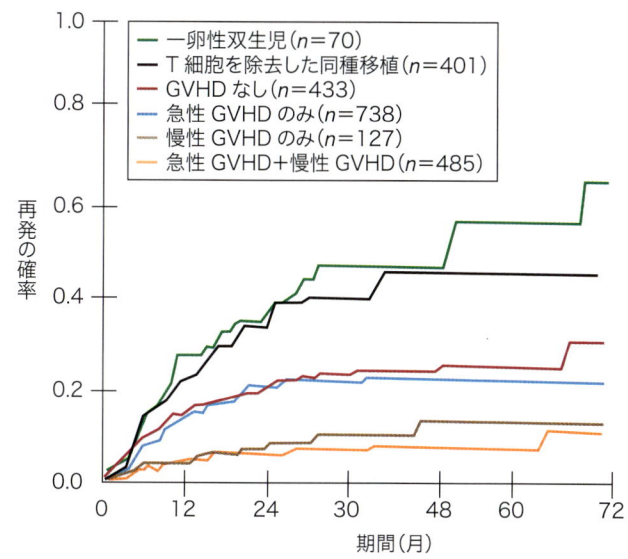

図 26-7 GVHD 発生と白血病再発との相関．急性リンパ性白血病，慢性骨髄性白血病，急性骨髄性白血病に対する造血幹細胞（HSC）移植の結果を示す（Horowitz M, Gale R, Sondel P. Graft-versus-leukemia reactions after bone marrow transplantation. Blood. 1990;75:555-562 より改変）．

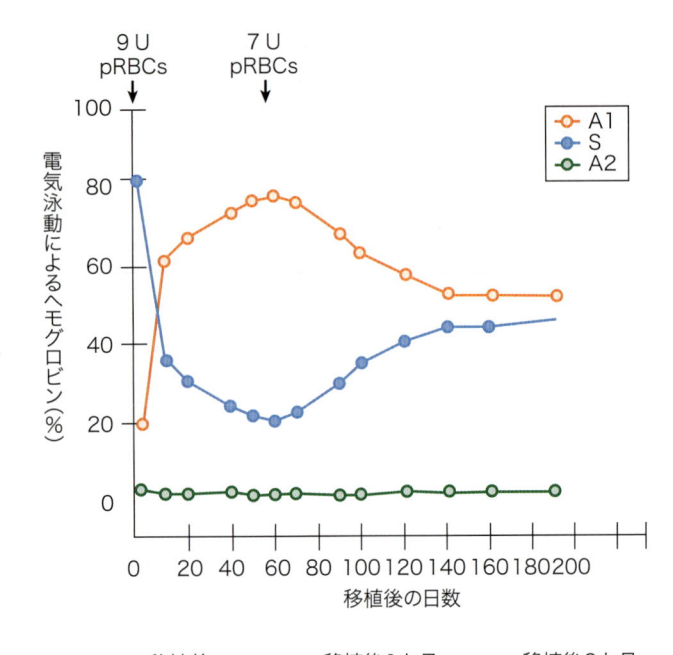

図 26-8 鎌状赤血球症患者に対する骨髄非破壊的 HSCT 治療の例．移植の直前と 58 日後に交換輸血を受けている．詳細は本文参照．pRBCs：濃厚赤血球，A1：HbA$_1$，S：HbS，A2：HbA$_2$．

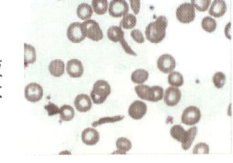

た．
　さらに経験が積まれ，また HSCT における免疫現象がより解明されれば，骨髄非破壊的 HSCT は腫瘍でも非腫瘍性疾患でも適応が広がるに違いない．現在そのような研究が，高齢者の急性骨髄性白血病や，通常の治療では予後不良な他の血液疾患において研究が進められている．

セルフアセスメント

1. 現時点で造血幹細胞輸注が適応になるのはどれか．
   A．遺伝毒性物質曝露からの救護
   B．遺伝性免疫異常症
   C．急性進行型白血病
   D．再生不良性貧血
   E．上記のすべて

2. 急性 GVHD でみられないのはどれか．
   A．トランスアミナーゼ高値
   B．血性下痢
   C．鱗屑性皮疹および全身性紅皮症
   D．肺線維症
   E．敗血症

3. それぞれの説明文に適切なものを［選択肢］A〜I から 1 つずつ選べ．［選択肢］は 1 回のみ使用すること．
   1．これらの疾患における移植には完全な骨髄破壊性前処置が必須．
   2．この場合には GVHD 予防は必要ない．
   3．ABO 不適合の骨髄移植では，造血幹細胞を準備する過程でドナーの赤血球を洗浄する．
   4．この状況下で造血幹細胞移植が成功すること

は，遺伝子を修復した自家幹細胞を用いた遺伝子治療法が有用で，少量の欠質タンパクは治癒しうることの根拠になる．
5．移植後数週～数か月のドナーのリンパ球輸注が有効であることは，最初の化学療法によって白血病細胞を死滅させておくことが必ずしも悪性腫瘍に対する移植療法の目的ではないといえる．
6．移植細胞の供給源が，移植患者で造血が回復するまでの時間に重要な影響を与える．というのは，移植された細胞によって成熟血球になる造血幹細胞と初期前駆細胞の数はさまざまであるからである．
7．移植療法は治癒効果があり，患者は長期にわたって無病のまま生存できる．しかし，遺伝子治療は高力価で組織特異的発現が必要なためにヒトでは有効でない．
8．骨髄，臍帯血，末梢血液から採取した造血幹細胞は，数日でそれぞれ適切なニッチに定着する．
9．造血器以外の癌患者において大量の骨髄毒性化学療法による骨髄抑制から回復するための造血幹細胞の供給源である．

[選択肢]
A．高力価の同種赤血球凝集素をもつO型受血者へのA陰性ドナーの輸血
B．臍帯血 対 末梢血液中の幹細胞 対 骨髄
C．鎌状赤血球症
D．定着
E．自家移植
F．発作性夜間ヘモグロビン尿症か慢性骨髄性白血病
G．再生不良性貧血に対する一卵性双生児からの移植
H．移植片対白血病(GVL)反応
I．アデノシンデアミナーゼ欠損による重症複合型免疫不全

セルフアセスメント解答

第1章
1. D　2. B　3. B

第2章
1. A　2. B　3. D

第3章
1. D　2. C　3. B　4. 鉄欠乏症, サラセミア　5. コバラミン欠乏症, 葉酸欠乏症, 溶血, 形成不全, 骨髄異形成症, アルコール乱用

第4章
1. E　2. B　3. E

第5章
1. B　2. C　3. A

第6章
1. D　2. A　3. A

第7章
1. D　2. B　3. A

第8章
1. B　2. E　3. B

第9章
1. A　2. E　3. D

第10章
1. B　2. E　3. D

第11章
1. B　2. E　3. A

第12章
1. A　2. C

第13章
1. E　2. B　3. E　4. B

第14章
1. C　2. D　3. D　4. A　5. C

第15章
1. B　2. B

第16章
1. D　2. D

第17章
1. C　2. A　3. A：V, B：AV, C：AV, D：V, E：A, F：AV, G：V, H：V

第18章
1. F　2. D　3. B　4. D

第 19 章

1. F　　2. D　　3. Ac, Ba, Cb, Df, Ee, Fd

第 20 章

1. A　　2. D　　3. A. 血漿エリスロポエチン濃度, JAK2 変異解析, B. 動脈血酸素飽和度, 腫瘍検出のための画像検査　　4. 骨髄芽球％, 細胞遺伝学検査, 血小板数.

第 21 章

1. D　　2. D　　3. E　　4. E　　5. B

第 22 章

1A. シート状になった成熟リンパ球. 1B. 慢性リンパ性白血病. 1C. フローサイトメトリ. 1D. 自己免疫性溶血. 1E. 直接抗グロブリン試験(クームス試験). 1F. 球状赤血球は小さくみえるが, 実際には容積は小さくない. 球体は同じ直径の正常赤血球よりも容積が大きい. 網赤血球の増加によりMCV は大きくなっている. 1G. 溶血の結果, ヘムからビリルビンへの代謝が亢進する.　　2. F
3. A2, B4, C3, D1, E5

第 23 章

1. A　　2. E　　3. B

第 24 章

1. A4, B5, C1, D3, E1　　2. D　　3. D　　4. C

追加の質問(第 18 〜 24 章)

1. 1C, 2B, 3A, 4D
2. 1I, 2C, 3B, 4D, 5E, 6F, 7H, 8G, 9A
3. 1F, 2C, 3D, 4B, 5A, 6E
4. 1BⅢ, 2AⅡ, 3CⅣ, 4DⅠ

第 25 章

1. A　　2. C　　3. E

第 26 章

1. E　　2. D　　3. 1F, 2G, 3A, 4I, 5H, 6B, 7C, 8B, 9E

索 引

和文索引

あ

アジソン病　64
アスピリン　135
アドレシン　225
亜ヒ酸　212
アポトーシス　197
アミロイド　235
アミロイドーシス　241
アルガトロバン　127
アンチトロンビン　122
アンチトロンビン欠損症　157

い

意義不明の単クローン性高ガンマ
　　グロブリン血症　241
異形成　197
移行期　191
異食症　46
移植片対宿主反応　20
移植片対宿主病　193,260
移植片対腫瘍効果　257,262
移植片対白血病　262
遺伝子組換えエリスロポエチン
　　62
遺伝子組換え型第VIII因子製剤
　　141
遺伝性乾燥赤血球症　95
遺伝性球状赤血球症　91
遺伝性口唇赤血球症　95
遺伝性好中球増加症　166
遺伝性楕円赤血球症　94
遺伝性熱変形赤血球症　94
イマチニブ　192

う

打ち抜き　237

ウロキナーゼ　127

え

エプスタイン・バーウイルス　169
エリスロポエチン　14,27
エリスロポエチン産生過剰　112
エリスロポエチン産生腫瘍　112

お

温式自己抗体　101

か

外因系凝固反応　120
核-細胞質成熟乖離　53
核黄疸　253
下垂体機能低下症　64
過粘稠度症候群　242
鎌状赤血球症　79
顆粒球　2
顆粒球コロニー刺激因子　15,173
顆粒球増加症　166
顆粒球肉腫　207
顆粒球マクロファージコロニー刺
　　激因子　20
幹細胞　3
幹細胞移植　19
幹細胞因子　14
肝疾患　150
環状鉄芽球　48,199
関節血症　139
間接抗グロブリン試験　250

き

機械的障害による溶血　104
偽ペルゲル・フエ核異常　199
逆転写ポリメラーゼ連鎖反応　187
球状赤血球　102

急性胸部症候群　86
急性呼吸窮迫症候群　254
急性骨髄性白血病　207
急性前骨髄球性白血病　207
急性転化　191
急性白血病　180,201
急性リンパ芽球性白血病/リンパ
　　芽球性リンパ腫　203
凝固因子　119
凝固因子インヒビター　152
胸腺　7
共通白血球抗原　225
巨赤芽球性貧血　51
巨赤芽球性変化　53
拒絶反応　260

く

クームス試験　104,250
クーリー貧血　69
クエン酸塩リン酸デキストロース-
　　アデニン　247
クラススイッチ　16,214
クリオプレシピテート　252
グルコース-6-リン酸脱水素酵素
　　欠損症　96
クローン性　182
グロビン遺伝子　67
α-グロビン遺伝子　67
β-グロビン遺伝子　67
グロビン構造変異　112

け

軽鎖アミロイドーシス　237
軽鎖沈着症　238
形質細胞　3
形質細胞性腫瘍　180
形質細胞様リンパ球　242

血液　1
血液型抗原　248
血液凝固　117
血液凝固系　119
血球　1
血球計測　3
血球貪食リンパ組織球症　174
血漿　1,4
血小板　3
血小板活性化　117
血小板機能異常症　135
血小板凝集　118
血小板凝集能検査　123
血小板血栓　117
血小板減少症　6,129
血小板産生障害　129
血小板増加症　6
血小板体内分布異常　130
血小板粘着　117
血小板輸血　251
血小板由来成長因子　196
血漿輸注　251
結節硬化型　229
結節性リンパ球優位型　229
血栓性血小板減少性紫斑病　133
血栓性疾患　155
血島　11
血友病A　139
血友病B　142
ケモカインレセプター CCR4　225
原発性骨髄線維症　196

こ

抗D免疫グロブリン　253
好塩基球　2
好塩基球増加症　6,168
抗胸腺グロブリン　259
好酸球　2
好酸球増加症　6,168
甲状腺機能低下症　64
好中球　2
好中球異常症　165
好中球核過分葉　55
好中球機能異常症　173
好中球減少症　6,166,169
好中球増加症　6,166
後天性免疫不全　173
後天性免疫不全症候群　217
紅皮症　227

抗リン脂質抗体症候群　153,160
呼吸バースト　174
骨外形質細胞腫　241
骨髄　5
骨髄異形成症候群　180,197
骨髄癌腫症　40
骨髄系細胞　1
骨髄検査　5
骨髄増殖性疾患　189
骨髄肉腫　207
骨髄癆　39
コバラミン　51
コバラミン欠乏性貧血　55
孤立性形質細胞腫　241
コリン輸送体様タンパク2　254
混合細胞型　229
混和試験　126

さ

サイクリンD1　236
再生不良性貧血　36
臍帯血　259
細胞遺伝学　185
殺菌　174
左方移動　166
サラセミア　67
α-サラセミア　74
β-サラセミア　69
サリドマイド類似薬　239
酸素結合曲線　26
酸素高親和性ヘモグロビン　112
酸素親和性　26

し

自家移植　19,258
志賀毒素　135
シグナル伝達系　16
止血機構　117
自己再生　12
自己免疫性血小板減少性紫斑病　131
自己免疫性好中球減少症　172
自己免疫性溶血性貧血　101
肢端紅痛症　194
紫斑　129
2,3-ジホスホグリセリン酸欠損症　112
2,3-ジホスホグリセレート　26
瀉血　194

周期性好中球減少症　171
重症混合型免疫不全症　173
重症先天性好中球減少症　170
終末デオキシヌクレオチド転換酵素　204,206
宿主片対白血病効果　193
樹状細胞　3
出血時間　123
腫瘍随伴性好中球増加症　167
主要組織適合複合体　258
腫瘍由来成長因子β　196
循環プール　166
純赤血球形成不全　38
小球性貧血　30
上大静脈症候群　233
静脈血栓症　155
小リンパ球性リンパ腫　218
人工心臓弁　105
新生児出血傾向　148
真性多血症　109,193
浸透圧脆弱性試験　91
腎不全に伴う貧血　62

す

髄外造血　12,191
ストレージプール病　137
ストレス赤血球増加症　109
ストレプトキナーゼ　127
スプーン爪　46
スペクトリン　91

せ

正球性貧血　30
成人T細胞白血病/リンパ腫　217
性腺機能低下症　64
生着不全　260
赤芽球癆　38
赤脾髄　8
赤血球　1
赤血球形態異常　31
赤血球恒数　3
赤血球増加症　6,109
赤血球代謝異常症　95
赤血球膜骨格　91
赤血球膜タンパク　248
赤血球輸血　250
接着　173
前駆細胞　3
全トランス型レチノイン酸　210

全トランス型レチノイン酸療法 210
線溶系 123
線溶薬 127

そ

走化性 174
造血 11
造血因子 12
造血幹細胞 11,257
造血幹細胞移植 12,193,257
造血前駆細胞 12
造血臓器 1
組織因子 120
組織因子経路インヒビター 122
組織指向性 225
組織適合抗原 258
組織プラスミノゲン活性薬 127

た

第V因子ライデン 156
第Ⅷ因子インヒビター 152
第XI因子欠損症 144
第XIII因子欠損症 144
ダイアモンド・ブラックファン貧血 39
大球性貧血 30
体細胞超変異 214
胎児・新生児溶血性疾患 253
胎児水腫 75,253
体質性好中球減少症 170
胎児ヘモグロビン 67
ダウン症候群 166,203
多形核白血球 2
多血症 6,109
脱顆粒 174
多発性骨髄腫 180,235
単球 2
単球減少症 6
単球増加症 6,169
単クローン性免疫グロブリン沈着症 241

ち

中毒顆粒 167
腸管病原性大腸菌O157：H7株 135
直接抗グロブリン試験 104
直接トロンビン阻害薬 127

貯蔵プール 166
チロシンキナーゼ 189

て

低酸素誘導因子 14
低酸素誘導転写因子 111
ディ・ジョージ症候群 173
デーレ小体 167
デスモプレシン 141,144
鉄芽球性貧血 48
鉄過剰症 47
鉄欠乏性貧血 46
鉄代謝 41
鉄代謝検査 45
転写因子 18,201
点状出血 129
伝染性単核球症 169

と

同系移植 258
同種移植 19,258
特発性好酸球増加症候群 197
特発性好中球減少症 172
トランスコバラミン 51
トランスフェリン 43,44
トランスフェリン鉄飽和度 45
トルソー症候群 161
トロンビン 119
トロンビン時間 124
トロンボキサンA_2 135
トロンボポエチン 15
トロンボポエチン類似薬 133
貪食 174

な

ナース様細胞 219
内因系凝固反応 120
内因子 51

に

二次性赤血球増加症 111
二次性貧血 61
二次性リンパ組織 7
2段階モデル 202
ニッチ 12
尿毒症 136

は

バーキットリンパ腫 224

肺漏出症候群 211
ハインツ小体 69,76
白赤芽球症 166,196
白脾髄 8
破骨細胞 3
破砕赤血球 133
播種性血管内凝固 133,150
白血球 2
白血球減少症 6,169
白血球接着欠損症 174
白血球接着不全症 167
白血球増加症 6,166
ハプトコリン 51
バベシア症 105
汎血球減少症 6,30,35
汎血球増加症 6
斑状出血 129
ハンター舌炎 56

ひ

脾機能亢進症 130
脾腫 10
非ステロイド性抗炎症薬 135
ビスホスホネート 239
脾臓 8
ビタミンB_{12} 51
ビタミンB_{12}欠乏性貧血 55
ビタミンK依存性凝固因子 147
ビタミンK拮抗薬 126
ビタミンK欠乏症 147
脾摘 133
ヒト免疫不全ウイルス 173
非白血性白血病 208
皮膚T細胞リンパ腫 227
非ホジキンリンパ腫 180,213
肥満細胞 3
びまん性大細胞型B細胞リンパ腫 223
標的赤血球 105
表面形質検査 182
ピルビン酸キナーゼ欠損症 99
貧血 6,25

ふ

ファンコニ貧血 38
フィブリノゲン 121
フィブリノゲン定量 126
フィブリノゲン/フィブリン分解産物 126

フィブリン　119
フィブリン分解産物　152
フィラデルフィア染色体　186, 190
フェリチン　41,44
フェロポルチン　41
不応性貧血　197
フォンダパリヌクス　159
部分トロンボプラスチン時間　124
フローサイトメトリ　3
プロテアソーム阻害薬　239
プロテインC　122
プロテインC欠損症　157
プロテインS　122
プロテインS欠損症　157
プロトロンビンG20210A　157
プロトロンビン時間　124
分化　12
分子遺伝学　187
分裂赤血球　104,153

へ

平均赤血球恒数　28
平均赤血球ヘモグロビン濃度　3, 28
平均赤血球ヘモグロビン量　3, 28
平均赤血球容積　3,28
ヘパリン　126
ヘパリン惹起性血小板減少症　126,161
ヘパリン補因子　122
ヘパリン様薬　126
ヘプシジン　41
ヘマトクリット値　3
ヘモグロビン　68
ヘモクロマトーシス　47
ヘモシデリン　44
ヘリコバクターピロリ　217
ベルナール・スーリエ症候群　137
ヘルメット細胞　133,153
辺縁プール　166
ベンスジョーンズタンパク　236

ほ

ホジキンリンパ腫　180,229
発作性夜間ヘモグロビン尿症　106
ポトリエ膿瘍　227
ポリメラーゼ連鎖反応　187
本態性血小板血症　194

ま

マクログロブリン血症　242
マクロファージ　2
マラリア　105
慢性炎症性疾患に伴う貧血　61
慢性好酸球性白血病　197
慢性骨髄性白血病　190
慢性骨髄増殖性疾患　180
慢性肉芽種症　174
慢性リンパ性白血病　213,218

む

無顆粒球症　169
無効造血　29,54

め

メトヘモグロビン血症　112
免疫グロブリン　235
免疫グロブリン重鎖遺伝子　16
免疫グロブリン成分　16
免疫性血小板減少症　131
免疫性溶血性貧血　101

も

網赤血球指数　28
網赤血球数　28

ゆ

有棘赤血球　106
有棘赤血球貧血　105
遊走　173
輸血　247
輸血関連感染症　254
輸血関連急性肺障害　253
輸血成分　247
輸血前検査　250

よ

溶血　30
溶血性尿毒症症候群　134
溶血性貧血　32,101
溶血反応　252
葉酸　52
葉酸欠乏症　57
汚れ細胞　218

ら

ラクナ細胞　229
卵黄嚢　11

り

リード・シュテルンベルク細胞　229
リクター転化　220
リツキシマブ　133,220,221, 224,242
良性好中球減少症　170
リンパ球　2
リンパ球減少型　229
リンパ球減少症　6,173
リンパ球性形質細胞性リンパ腫　180,241
リンパ球性組織球性亜型　230
リンパ球増加症　6,169
リンパ球優位型　229
リンパ系細胞　1
リンパ系腫瘍　180,213
リンパ系造血　16
リンパ腫　180
リンパ節　9

る

涙滴赤血球　196
類白血病反応　166
ループス抗凝固　161

れ

冷式自己抗体　102
レチノイド反応性成分　210
レチノイン酸レセプターα　210
レナリドマイド　200
レフラー心内膜炎　197

ろ

濾胞性リンパ腫　220

わ

ワルデンシュトレームマクログロブリン血症　180
ワルファリン　126
ワルファリン惹起性皮膚壊死　159

欧文索引

A

A 型　249
A 型抗原　248
ABO 血液型　248
ABO system　248
accelerated phase　191
acquired immunodeficiency syndrome　173,217
acute chest syndrome　86
acute leukemia　180,201
acute lymphoblastic leukemia/ lymphoblastic lymphoma　203
acute myeloid leukemia　207
acute promyelocytic leukemia　207
acute respiratory distress syndrome　254
ADAMTS13　134
addressin　225
adhesion　173
agranulocytosis　169
AIDS　173,217
AKT　16
aleukemic leukemia　208
ALL　203
all-trans-retinoic acid 療法　210
allogeneic transplant　258
allogeneic transplantation　19
AML　207
anemia　6
Ann Arbor 分類　222
anti-thymocyte globulin　259
antiphospholipid antibody syndrome　160
antiphospholipid syndrome　153
antithrombin　122
APML　207
apoptosis　197
ARDS　254
argatroban　127
AT III　122
ATG　259
ATRA　210
ATRA 療法　210

Auer 小体　208
autologous transplant　258
autologous transplantation　19

B

B 型　249
B 型抗原　248
B 細胞　2
B 細胞型急性リンパ芽球性白血病 /リンパ芽球性リンパ腫　203
B 細胞への分化　16
B 症状　213,222,233
B-ALL　203
basophilia　6,168
BCL-2 遺伝子　220
BCL-6 遺伝子　223
BCR-ABL チロシンキナーゼ　190
BCR-ABL 融合遺伝子　185,190
Bence Jones protein　236
benign neutropenia　170
Bernard-Soulier syndrome　137
blast crisis　191
bleeding time　123
blood transfusion　247
bone marrow　5
buffy coat　1,247
Burkitt lymphoma　224

C

CBFB-MYH11　209
CD1a　206
CD3　206
CD4　206
CD5　219
CD8　206
CD13　208
CD14　208
CD19　204
CD20　219,223
CD23　219
CD33　208
CD34　208
CD40　219
CD55　107
CD59　107

CD117　208
C/EBPA　209
CGD　174
Chédiak-Higashi 症候群　171
chemotaxis　174
choline transporter-like protein 2　254
CHOP　224
chronic eosinophilic leukemia　197
chronic granulomatous disease　174
chronic lymphocytic leukemia　213,218
chronic myelogenous leukemia　190
chronic myeloproliferative disoder　180
citrate phosphate dextrose　247
c-KIT リガンド　14
class switching　214
CLL　218
clonality　182
CLT2　254
CML　190
c-MYC 癌遺伝子　225
cobalamin　51
cobalamin deficiency　55
cold autoantibody　102
Coombs 試験　104,250
commitment　12
common leukocyte antigen　225
constitutional neutropenia　170
Cooley anemia　69
CPD　247
cryoprecipitate　252
cyclin D1　236
cytogenetics　185

D

D-ダイマー　126
degranulation　174
dendritic cell　3
Diamond-Blackfan anemia　39
DIC　133,150

diffuse large B-cell lymphoma 223
2,3-diphosphoglycerate 欠損症 112
DiGeorge syndrome 173
disseminated intravascular coagulation 133
DLBCL 223
Döhle 小体 167
donor blood component 247
Down syndrome 166,203
2,3-DPG 26
2,3-DPG 欠損症 112
dry tap 7
dysplasia 197

E

EB ウイルス 169,215,224
ecchymosis 129
eosinophilia 6,168
Epo 14
Epstein-Barr ウイルス 169
erythrocytosis 6,109
erythromelagia 194
erythropoietin 14
essential thrombocytosis 194
ET 194
ETO-AML1 209
Evans 症候群 138
extramedullary hematopoiesis 12
extraosseous plasmacytoma 241
extrinsic pathway 120

F

factor V Leiden 156
Fanconi anemia 38
ferritin 41
fibrinolytic pathway 123
FISH 186
fluorescence in situ hybridization 186
folate deficiency 57
folic acid 52
follicular lymphoma 220

G

Gaisböck 症候群 109

G-CSF 15,173
Glanzmann thrombasthenia 136
globin genes 67
GM-CSF 20
GPIb 複合体 117
GPIIb/IIIa 117,132
G6PD 欠損症 96
graft failure 260
graft rejection 260
graft-versus-host 20
graft-versus-host disease 193, 260
graft-versus-leukemia effect 193,263
graft-versus-tumor 257
graft-versus-tumor effect 262
granulocyte colony stimulating factor 15
granulocyte-macrophage colony stimulating factor 20
granulocytic sarcoma 207
granulocytosis 166
gulcose-6-phosphate dehydrogenase deficiency 96
GVH 20
GVHD 193,260
GVL 193,263
GVT 257
GVT effect 262

H

H 抗原 248
Hb A 68
Hb A$_2$ 68
Hb Bart 75
Hb Bethesda 112
Hb F 68
Hb H 病 75
HDFN 253
HE 94
Heinz body 69,76
hemarthroses 139
hematopoiesis 11
hematopoietic stem cell 11,257
hematopoietic stem cell transplantation 257
hemolytic anemias 101
hemolytic disease of the fetus

and newborn 253
hemolytic reaction 252
hemolytic uremic syndrome 134
hemophagocytic lymphohistiocytosis 174
hemophilia A 139
hemophilia B 142
heparin cofactor 122
heparin-induced thrombocytopenia 161
hepcidin 41
hereditary elliptocytosis 94
hereditary neutrophilia 166
hereditary spherocytosis 91
hereditary stomatocytosis 95
hereditary xerocytosis 95
HHV-8 217
HIF 14,27,111
histocompatibility leukocyte antigen 258
HIV 173,217
HLA 258
HLH 174
Hodgkin lymphoma 180,229
HS 91
HSC 11,257
HSCT 257
HTLV-I 217
human immunodeficiency 173
HUS 134
hydrops 253
hypersplenism 130
hyperviscosity 242
hypoxia-inducible factor 14
hypoxia-inducible transcription factor 111

I

idiopathic hypereosinophilic syndrome 197
Ig 軽鎖 235
Ig 軽鎖沈着症 235
IgH 遺伝子 16
Ikaros 203
imatinib 192
immune thrombocytopenia 131
immune thrombocytopenic

purpura 131
immunoglobulin 235
immunophenotyping 182
INR 124
international normalized ratio 124
intrinsic factor 51
intrinsic pathway 120
iron deficiency anemia 46
ITP 130

J

JAK2 遺伝子 193, 194, 196
JAK-STAT 16

K

kernicterus 253

L

LAD 167, 174
left-shift 166
lenalidomide 200, 239
leukemoid reaction 166
leukocyte adhesion deficiency 167, 174
leukocytosis 6, 166
leukoerythroblastosis 166, 196
leukopenia 6, 169
L & H 細胞 230
light chain deposition disease 235
Löeffler endocarditis 197
lupus anticoagulant 161
lymphocyte depleted 229
lymphocyte rich 229
lymphocytic and histiocytic variant 細胞 230
lymphocytosis 6, 169
lymphoid cell 1
lymphoid neoplasm 180
lymphoma 180
lymphopenia 6, 173
lymphoplasmacytic lymphoma 180, 241
LYST 遺伝子 171

M

M タンパク 236
major histocompatibility complex 258
mast cell 3
MCH 3, 28
MCHC 3, 28
MCV 3, 28
MDS 197
megaloblastic change 53
methemoglobinemia 112
MF 196
MGUS 241
MHC 258
migration 173
MIP1α 235
mixed cellularity 229
MLL 209
MLL 遺伝子再構成 204
molecular genetics 187
monoclonal gammopathy of uncertain significance 241
monoclonal immunoglobulin deposition disease 241
monocytopenia 6
monocytosis 6, 169
MPL 遺伝子 194, 196
multiple myeloma 180, 235
myelodysplastic syndrome 180, 197
myeloid cell 1
myeloid sarcoma 207
myelophthisis 39
myeloproliferative disoder 189

N

neutropenia 6, 166, 169
neutrophilia 6, 166
nich 12
NK 細胞 2
NK 細胞への分化 17
nodular lymphocyte predominant 229
nodular sclerosis 229
non-Hodgkin lymphoma 180, 213
Notch 18
NOTCH1 遺伝子変異 201
NPM 209
NSAID 135
nurse-like cell 219

O

O 型 249
osmotic fragility 91
osteoclast 3

P

pancytopenia 6, 35
pancytosis 6
paraneoplastic neutrophilia 167
paroxysmal nocturnal hemoglobinuria 106
partial thromboplastin time 124
pathogen killing 174
Pautrier abscess 227
PCR 187
PCV 193
PDGF 196
PDGFR 遺伝子再構成 197
petechiae 129
phagocytosis 174
phlebotomy 194
pica 46
PIG-A 遺伝子 107
PK 欠損症 99
plasma 4
plasma cell 3
plasma cell neoplasm 180
platelet 3
platelet aggregation 123
platelet-derived growth factor 196
PML-RARA 209
PNH 106
polycythemia 6, 109
polycythemia vera 109, 193
polymerase chain reaction 187
PRCA 38
primary myelofibrosis 196
progenitor cell 3
protein C 122
prothrombin G20210A 157
prothrombin time 124
pseudo-Pelger-Huët anomaly 199
PT 124
PTT 124

pulmonary leak syndrome 211
punched out 237
pure red cell aplasia 38
purpura 129
pyruvate kinase deficiency 99

Q

qualitative platelet disorders 135

R

Rai 分類 219
RARα 210
RARE 210
Ras 16
Rb 癌抑制遺伝子 236
recombinant human erythropoietin 62
red blood cell 1
Reed-Sternberg cell 229
refractory anemia 197
retinoblastoma 癌抑制遺伝子 236
retinoic acid receptor-α 210
retinoid acid response element 210
reverse transcriptase-polymerase chain reaction 187
Rh 血液型 249
Rh system 249
rhEpo 62
RhoGAM 253
Richter transformaion 220
ringed sideroblast 199
rituximab 220,242
RT-PCR 187
RXR 210

S

SCF 14
schistocyte 104
SCT 19

secondary erythrocytosis 111
secondary lymphoid tissue 7
self renewal 12
sickle cell disease 79
SLL 218
small lymphocytic lymphoma 218
smudge cell 218
solitary osseous plasmacytoma 241
somatic hypermutation 214
spur cell anemia 105
starry sky appearance 226
stem cell 3
stem cell factor 14
stem cell transplantation 12,19
storage pool defect 137
stress erythrocytosis 109
syngeneic transplant 258

T

T 細胞 2
T 細胞型急性リンパ芽球性白血病/リンパ芽球性リンパ腫 205
T 細胞系列のマーカー 206
T 細胞への分化 17
T 細胞リンパ腫 225
T 細胞レセプター遺伝子 17
t(14;18) 220
t(15;17) 210,211
T-ALL 205
T-cell lymphoma 225
TDGF-β 196
TdT 204,206
tear-drop red cell 196
TEL-AML1 205
terminal deoxynucleotidyl transferase 204
TF 120
TFPI 122
thalassemia 67
α-thalassemia 74
β-thalassemia 69

thrombin time 124
thrombocytopenia 6,129
thrombocytosis 6
thrombopoietin 15
thrombotic disorder 155
thrombotic thrombocytopenic purpura 133
thromboxane A_2 135
thymus 7
tissue factor 120
tissue factor pathway inhibitor 122
Tpo 15
TRALI 253
transcobalamin 51
transcription factor 18
transfusion-related acute lung injury 253
traumatic hemolytic disorder 104
Trousseau 症候群 161
TT 124
TTP 133
tumor-derived growth factor-β 196

V

VHL 遺伝子 112
vitamin K deficiency 147
von Hippel-Lindau 症候群 113
von Willebrand disease 142
von Willebrand factor 117
vWF 117
vWF 機能測定 126
vWF パネル 126

W

Waldenström macroglobulinemia 180,242
warm autoantibody 101
white blood cell 2
WHO 分類 180,213

ハーバード大学テキスト
血液疾患の病態生理　　　　　定価(本体 5,400 円＋税)

2012 年 8 月 1 日発行　第 1 版第 1 刷©

編　者　H. フランクリン バン
　　　　ジョン C. アスター

訳　者　奈良信雄
　　　　　な　ら　のぶ　お

発行者　株式会社　メディカル・サイエンス・インターナショナル
　　　　代表取締役　若松　博
　　　　東京都文京区本郷 1-28-36
　　　　郵便番号 113-0033　電話(03)5804-6050

印刷：三美印刷／表紙装丁：トライアンス

ISBN 978-4-89592-720-8　C 3047

本書の複製権・翻訳権・上映権・譲渡権・公衆送信権(送信可能化権を含む)は㈱メディカル・サイエンス・インターナショナルが保有します。
本書を無断で複製する行為(複写，スキャン，デジタルデータ化など)は，「私的使用のための複製」など著作権法上の限られた例外を除き禁じられています。大学，病院，診療所，企業などにおいて，業務上使用する目的(診療，研究活動を含む)で上記の行為を行うことは，その使用範囲が内部的であっても，私的使用には該当せず，違法です。また私的使用に該当する場合であっても，代行業者等の第三者に依頼して上記の行為を行うことは違法となります。

JCOPY　〈㈳出版者著作権管理機構 委託出版物〉
本書の無断複写は著作権法上での例外を除き禁じられています。複写される場合は，そのつど事前に，㈳出版者著作権管理機構(電話 03-3513-6969，FAX 03-3513-6979，info@jcopy.or.jp)の許諾を得てください。